国家医师资格考试
实践技能考试指导

中医执业助理医师(具有规定学历)

(附考试大纲)

国家中医药管理局中医师资格认证中心
中医类别医师资格考试专家委员会 编写

中国中医药出版社
·北 京·

图书在版编目（CIP）数据

国家医师资格考试实践技能考试指导．中医执业助理医师：具有规定学历/
国家中医药管理局中医师资格认证中心中医类别医师资格考试专家委员会
编写．—北京：中国中医药出版社，2017.11

ISBN 978 - 7 - 5132 - 4482 - 4

Ⅰ．①国…　Ⅱ．①国…　Ⅲ．①中医师 - 资格考试 - 自学参考资料　Ⅳ．①R192.3

中国版本图书馆 CIP 数据核字（2017）第 248048 号

中国中医药出版社出版

北京市朝阳区北三环东路 28 号易亨大厦 16 层

邮政编码　100013

传真　010 - 64405750

廊坊市晶艺印务有限公司印刷

各地新华书店经销

开本 889 × 1194　1/16　印张 23.5　字数 630 千字

2017 年 11 月第 1 版　2017 年 11 月第 1 次印刷

书号　ISBN 978 - 7 - 5132 - 4482 - 4

定价　129.00 元

网址　www. cptcm. com

社 长 热 线　010 - 64405720

购 书 热 线　010 - 89535836

维 权 打 假　010 - 64405753

微信服务号　zgzyycbs

微商城网址　https∥kdt. im/LIdUGr

官 方 微 博　http∥e. weibo. com/cptcm

天猫旗舰店网址　https∥zgzyycbs. tmall. com

如有印装质量问题请与本社出版部联系（010 - 64405510）

国家医师资格考试实践技能考试指导

专家编审委员会

（按姓氏笔画排序）

丁建中	王 玫	王凤珍	王雪峰	孔德智
卢依平	刘 盼	刘明军	闫东宁	许庆友
李 杨	李 雁	李亚宁	杨龙会	杨金生
吴力群	张凤华	张书信	张宁苏	陆小左
陆建伟	邵素菊	周 杰	周家俊	赵文华
赵吉平	赵靖文	高兆旺	崔晓萍	梁 宏
蒋 健	潘 涛	薛晓鸥		

出 版 说 明

国家中医药管理局中医师资格认证中心（以下简称认证中心）为贯彻落实《中华人民共和国执业医师法》，根据医师执业的实际需要，组织专家编写了2016年版《医师资格考试大纲（中医、中西医结合类别实践技能考试部分）》，并经国家卫生计生委医师资格考试委员会审定，于2016年正式实行。

为帮助考生有效地掌握执业所必须具备的基础理论、基本知识和基本技能，具有综合应用能力，能够安全有效地从事医疗、预防、保健工作，根据2016年版《医师资格考试大纲（中医、中西医结合类别实践技能考试部分）》，认证中心组织专家精心编写了考试指导系列丛书，丛书包括《国家医师资格考试实践技能考试指导［中医执业医师（具有规定学历）]》《国家医师资格考试实践技能考试指导［中医执业助理医师（具有规定学历）]》《国家医师资格考试实践技能考试指导（中西医结合执业医师）》《国家医师资格考试实践技能考试指导（中西医结合执业助理医师）》《国家医师资格考试实践技能考试指导［中医执业医师和执业助理医师（师承或确有专长）]》共五本。

本系列考试指导丛书，为大纲的细化与扩展，内容全面，重点突出，具有权威性，有利于考生进行应试复习。

为了规范实践技能考试实际操作动作及流程，统一评价标准，认证中心委托成都中医药大学和山东中医药大学录制了部分操作视频，详细解析了技能操作从物品准备到结束动作的整个过程及技术要点。各位考生可扫描下面的二维码观看学习。

本书的编写得到了北京中医药大学、天津中医药大学、上海中医药大学、南京中医药大学、山东中医药大学、河南中医药大学、陕西中医药大学、辽宁中医药大学、长春中医药大学、成都中医药大学、河北中医学院等的大力支持，在此谨示感谢！

各位考生及其他读者在应用中提出宝贵意见，以便我们适时修订完善。

扫一扫

国家中医药管理局中医师资格认证中心
2017年10月

目　录

- 第一章　医患沟通
  - 第一节　医患沟通的内容 / 1
  - 第二节　中医临床接诊与医患沟通的方式方法 / 1
  - 第三节　医疗告知 / 3
  - 第四节　接诊流程 / 5
  - 第五节　医生与患者家属的沟通技能 / 7
  - 第六节　医疗团队间的沟通技能 / 8
  - 第七节　医患沟通中的非语言沟通 / 8

- 第二章　中医四诊
  - 第一节　望诊 / 10
  - 第二节　闻诊 / 21
  - 第三节　问诊 / 23
  - 第四节　切诊 / 33

- 第三章　针灸常用腧穴

- 第四章　针灸技术
  - 第一节　毫针法 / 50
  - 第二节　艾灸法 / 53
  - 第三节　拔罐法 / 55
  - 第四节　其他针法 / 57
  - 第五节　针灸异常情况处理 / 58
  - 第六节　常见急症的针灸治疗 / 59

- 第五章　推拿技术

- 第六章　体格检查
  - 第一节　全身状态检查 / 71
  - 第二节　皮肤检查 / 73
  - 第三节　浅表淋巴结检查 / 74
  - 第四节　眼的检查 / 75
  - 第五节　口腔检查 / 76
  - 第六节　鼻的检查 / 76
  - 第七节　颈部检查 / 76

  - 第八节　胸廓、胸壁与乳房检查 / 77
  - 第九节　肺和胸膜检查 / 78
  - 第十节　心脏检查 / 80
  - 第十一节　外周血管检查 / 85
  - 第十二节　腹部检查 / 86
  - 第十三节　脊柱、四肢检查 / 90
  - 第十四节　神经系统检查 / 92

- 第七章　基本操作

- 第八章　辅助检查
  - 第一节　心电图 / 104
  - 第二节　X线片 / 110
  - 第三节　实验室检查 / 115

- 第九章　中医常见病
  - 第一节　感冒 / 126
  - 第二节　咳嗽 / 129
  - 第三节　哮病 / 132
  - 第四节　喘证 / 135
  - 第五节　肺痨 / 138
  - 第六节　心悸 / 140
  - 第七节　胸痹 / 143
  - 第八节　不寐 / 146
  - 第九节　痫病 / 148
  - 第十节　胃痛 / 150
  - 第十一节　呕吐 / 153
  - 第十二节　腹痛 / 155
  - 第十三节　泄泻 / 158
  - 第十四节　痢疾 / 161
  - 第十五节　便秘 / 164
  - 第十六节　胁痛 / 166
  - 第十七节　黄疸 / 168
  - 第十八节　头痛 / 171
  - 第十九节　眩晕 / 174

第二十节　中风 / 176
第二十一节　水肿 / 180
第二十二节　淋证 / 183
第二十三节　阳痿 / 186
第二十四节　郁证 / 188
第二十五节　血证 / 190
第二十六节　消渴 / 197
第二十七节　内伤发热 / 199
第二十八节　虚劳 / 202
第二十九节　痹证 / 205
第三十节　痉证 / 208
第三十一节　痿证 / 211
第三十二节　腰痛 / 214
第三十三节　乳癖 / 215
第三十四节　湿疮 / 217
第三十五节　痔 / 219
第三十六节　肠痈 / 222
第三十七节　崩漏 / 224
第三十八节　痛经 / 227
第三十九节　绝经前后诸证 / 229
第四十节　带下病 / 231
第四十一节　胎漏、胎动不安 / 234
第四十二节　肺炎喘嗽 / 236
第四十三节　小儿泄泻 / 238
第四十四节　厌食症 / 240
第四十五节　水痘 / 241
第四十六节　肩关节脱位 / 242
第四十七节　颈椎病 / 245
第四十八节　腰椎间盘突出症 / 248

● 第十章　西医常见疾病
第一节　急性上呼吸道感染 / 252
第二节　慢性阻塞性肺疾病 / 253
第三节　慢性肺源性心脏病 / 256
第四节　支气管哮喘 / 258
第五节　肺炎 / 261
第六节　肺结核 / 264

第七节　慢性呼吸衰竭 / 267
第八节　心力衰竭 / 269
第九节　心律失常 / 273
第十节　高血压病 / 275
第十一节　冠状动脉粥样硬化性
心脏病 / 278
第十二节　病毒性心肌炎 / 284
第十三节　胃炎 / 286
第十四节　消化性溃疡 / 289
第十五节　肝硬化 / 294
第十六节　急性胰腺炎 / 299
第十七节　慢性肾小球肾炎 / 302
第十八节　尿路感染 / 305
第十九节　慢性肾衰竭 / 307
第二十节　缺铁性贫血 / 311
第二十一节　再生障碍性贫血 / 313
第二十二节　甲状腺功能亢进症 / 314
第二十三节　糖尿病 / 317
第二十四节　痛风 / 322
第二十五节　类风湿关节炎 / 325
第二十六节　脑梗死 / 327
第二十七节　脑出血 / 329
第二十八节　病毒性肝炎 / 331
第二十九节　乳腺增生病 / 338
第三十节　急性阑尾炎 / 340
第三十一节　胆石症 / 343
第三十二节　功能失调性子宫出血 / 346
第三十三节　盆腔炎性疾病 / 349
第三十四节　自然流产 / 351
第三十五节　异位妊娠 / 352
第三十六节　小儿肺炎 / 354
第三十七节　小儿腹泻 / 357
第三十八节　水痘 / 362

● 附　中医执业助理医师资格（具有
规定学历）实践技能考试大纲

第一章 医患沟通

中医医患沟通的内容分为医学观念沟通、医疗信息沟通和医学情感沟通三个主要方面。

一、医学观念沟通

医学观念是指人们对医学相关事物和理念的认知结果。由于专业知识的不平衡，医患之间对医学理解的差异主要表现在以下几个方面。

1. 对医学期望的差异

许多患者会对医疗效果期望过高，而目前的医疗发展水平并不能解决所有问题。

2. 对医学复杂性认知的差异

疾病发展过程受多种因素影响，有时需要长期治疗，而不能如患者希望的药到病除。

3. 对医学风险作用认知的差异

医学具有各种各样的风险，不能保证万无一失。

4. 对药物作用认知的差异

患者由于对药物作用认知不足而导致片面性。

二、医疗信息沟通

1. 基本信息

患者应提供的信息包括姓名、年龄、婚况、职业、家庭住址、生活习惯、饮食嗜好、居处环境等；医生应提供的信息包括本人姓名、职称、相关医学技术背景等。

2. 诊疗信息

诊疗信息包括病情信息、诊疗方案、风险与费用提示等。

3. 权利和责任信息

医患之间应清晰地知道自己的权利和责任。

这既是伦理的需要，也是法律的要求。

三、医学情感沟通

沟通离不开情感，医患沟通同样包含着情感交流的因素。

医患沟通的主要方法是通过望、闻、问、切四诊来获取病患信息，医患双方通过语言及体态、神态等多种非语言形式进行交流沟通。

一、询问

（一）询问技能

询问技能是在问诊内容要求的前提下，运用询问技巧从患者处获取信息的能力。根据问诊的内容与形式，将询问技巧分为以下几种：

1. 开放式询问

不限定回答的形式和内容，让患者自由述说的一种询问模式。这种方式可以让患者在气氛融洽的环境中将自己最痛苦、最想诉说、目前最不舒服的感受在没有限制的情况下告诉医生，以便医生全面了解患者的身体状况。

2. 封闭式询问

从医生的角度出发，为获得更加准确的信息而向患者提出的，以回答"是"与"不是"为特征的询问模式。这种询问方式有澄清事实、缩小讨论范围、便于医生比较明确地了解疾病的情况、使医患双方能集中精力探讨某些特定问题的作用。

3. 开放式与封闭式询问的有机结合

根据患者情况，将开放式与封闭式询问有机结合。

4. 聚焦式询问

在询问过程中针对患者叙述不清晰的某一个内容集中主题进行询问。这种询问方式有确认患者所叙述信息真实性的成分。

5. 选择式询问

在医生询问过程中，对所要问的问题预先给出可以选择的答案供患者选择。这种方式使用适当，可以使医生较容易地获得有效信息。

6. 中立式询问

对询问的回答只有一个答案，并且问题是中立的，没有明显的偏向性。回答这种问题不会引起患者的不安。采用这种方式能够打破医患见面时的尴尬，给患者留下好的印象，从而为建立良好的医患关系打下基础。

7. 跨文化背景下的询问

了解患者的文化背景、禁忌，以及禁忌之中的文化、习俗等，可以减少对患者的无心冒犯，表达对对方的尊敬，也能增进医患双方的交流。

（二）询问过程中的注意事项

为有效收集患者信息，建立良好医患关系，在询问过程中应注意以下几个问题：

1. 避免过多地使用医学术语

医生要时刻注意患者在听到问题后的反应，并及时做出解释说明。

2. 医生的语言不能流露出没信心、紧张、慌乱的内容

医生的信心和冷静能极大地增加患者对疾病治疗的乐观态度，有利于疾病的康复。

3. 询问时要尊重患者的个人文化、信仰及爱好

尊重患者的个人文化、信仰及爱好极其重要。

4. 保护患者的隐私

不要向无关的第三者泄露患者的信息，不要在公共场合谈及患者的病情。

5. 询问时要注意患者的心理变化

对敏感问题，要采用患者能接受的方式进行询问。

6. 医生的立场要中立，防止诱导患者

不要暗示患者如何回答问题，也不要随意发表自己的意见，特别是患者在多家医院诊治后，不要评价其他医院或医护人员的诊疗水平。

二、倾听

倾听是指医生听取患者诉述的过程，是一个接受和感受患者全部信息的过程。

（一）倾听技能

倾听的过程需要掌握多种技能，主要分为基本技能与高等技能两类。

1. 基本技能

（1）催促　通过肯定、附和、不提问对方新问题的方式而使谈话继续进行的倾听技能。

（2）重复　将患者叙述的部分语言或最后一句话再次重复使用以促进交流继续的技能。

（3）沉默　医生以关心、专注的态度静静倾听患者诉述，并使患者感受到医生的认同而愿意继续诉述自己病情的技能。

（4）归纳与确认　医生分析、整理患者诉述要点并使要点得到患者确认的技能。

2. 高等技能

（1）支持与同感　倾听过程中对患者的感受表示理解，让患者感受到来自医生的支持和同情。倾听中表示支持与同感时常用以下几种方法：积极反应；积极认同；积极支持；积极互动。

（2）直接明示主题　患者若不能很好地表达自己想要诉述的内容或表述态度暧昧时，医生代替患者直接明确其主诉或思想的技能。

（3）认真对话或争论　个别患者因为种种原因不愿意说出自己患病的真实原因或不按医生的要求配合治疗时，医生要以严肃认真的态度与之交流。适当得体的争论会促进医患关系的亲切融洽。

（4）恰当解释病情的时机　倾听过程中，有时需要对患者的病证进行解释，以促进患者继续诉说自己的病痛，解释要选择恰当的时机且保证准确无误。

（5）肢体语言的倾听　肢体语言的倾听包括医患两个方面。

1）医生应该有意识地观察患者的肢体语言，以达到倾听并把握患者病证及其心理状态的目的。

2）医生要善于运用肢体语言，如眼神、动

作、手势等促进患者诉述其病情。

（二）特殊人群、特定情况下的倾听技能

1. 因年龄原因导致诉述病证困难

（1）儿童　医生要缓和儿童面对医生的不安情绪，真诚交流，并注意观察儿童的面部表情、肢体动作，尽量使用非语言技巧去感知和理解儿童的表现。

（2）老年人　医生应在较安静的环境中以较平时稍大的声音同老年患者沟通交流，耐心倾听老年患者的诉述，并鼓励患者积极参与治疗，建立相互依赖的医患关系。

2. 女性患者羞于表述病证

医生需从患者的角度思考问题，避免女性患者的不安或误解，避免提出难以回答或无法接受的问题，避免不必要的肢体接触，倾听的姿态要更加得体自然。

3. 性格或情绪等原因不愿交流

医生应当注意观察患者表情、目光和躯体姿势，态度诚恳地表明对其痛苦的理解，耐心安抚和鼓励患者。

4. 为试探医生医术而沉默不语

通过诊脉结合望诊等方法叙述出 1~2 个症状，以获取患者的信任，从而使患者自觉地倾诉病证。

5. 患者喋喋不休但缺乏条理重点

医生安静地倾听患者叙述，并适当地加以提示、引导，使用适当的封闭式提问控制谈话的方向及内容。

6. 患者过度依赖医生

医生在尊重患者的前提下，善意提醒患者，并恰当地控制好患者的诉述，要让患者意识到要与医生一起战胜疾病而不能单靠医生的力量。

7. 患者为残障者

（1）视觉障碍　医生首先应打招呼并尝试与患者握手，以消除患者的不安情绪，增强患者对医生的信赖感；其次医生应直截了当地询问对方的需要。

（2）听觉障碍　①唇读法：患者根据医生说话的口型变化来进行判断的方法，也叫"口话"。

临床接诊时，医生的口型应该夸张一些。②笔谈：一种用文字书写的方式进行交流的方法。医生应注意将词语分开写，并且对一些专有名词的意思和内容进行简单说明。③手语：手语是一种可以进行双向交流的手段，可以表达一些微妙的情感，可以提高患者的信任度。

（3）肢体残障　医生应在掌握患者肢体不自由的具体原因、部位及程度的基础上进行接诊。事先询问患者或陪同家属采取什么方式或使用什么身体姿势进行接诊交流会更方便。

（三）倾听的误区及解决方法

1. 急于下结论

临床经验再丰富、理论知识再扎实也不能轻易下诊断。

2. 轻视患者

无论何时，医生不应忽视患者的感受，要及时安抚好患者，在心理上给予患者安慰支持。

3. 干扰及转移患者话题

应坚持礼貌耐心地倾听，思路清晰地向患者提问，引导患者诉述，以获得有效信息。

4. 做道德或正确性的评判

医生不能妄加评论患者私事，要以患者为中心，努力保持客观公正的立场处理事务。

5. 倾听技巧运用不恰当

在沟通中，医生必须无条件地接受患者，同时学会去欣赏患者，对患者的话表示点头认同。

6. 依赖仪器不重视询问

医生在诊疗过程中，不能单纯依赖医疗仪器，而应以患者为中心，辅助仪器检查，才能有效地得到患者的信任。

7. 医患交流时间过短

医生应该从倾听学起，用心倾听患者的诉述，并在听的过程中仔细思考，对患者加以关心和安慰。

第三节　医疗告知

医疗告知要求医生用最通俗易懂的语言告知患者或其近亲属有关患者的病情、目前对该病通

行的治疗方案、各种治疗方案的利弊、医生建议患者接受的治疗方案、可能产生的风险、需要患者或其近亲属配合的事项、疾病的预后等情况。

一、医疗告知技巧

在医疗告知的同时，要注意语言表达技巧，注重患者感受。

1. 收集信息

由于性格、家庭背景、经济条件、受教育程度、宗教信仰等不同，患者对疾病的感受、治疗费用的承受能力、对疗效的预期、风险意识均有不同，因此在履行告知义务前，必须全面收集患者信息，选择适当的方式进行告知。

2. 整体告知

要注意自然条件、患者自身条件和疾病发展传变等对患者疾病状态的影响，及时告知患者可能出现的不良后果，同时在治疗上要制定相应的防范措施，防止病情进一步恶化。

3. 因人因病制宜

针对不同患病个体，要根据其生理病理、心理特征、社会地位及经济条件等的不同，采取个体化沟通方式，在避免对患者造成不良后果的前提下进行告知，方能达到预期目的。

4. 突出重点

注意根据不同的患者，在疾病的不同阶段、不同环节，针对患者最关心的问题，如疗效、预后、费用、风险、并发症等，履行合理、适当的告知义务。

二、医疗告知参考标准

医疗告知合理、适当与否，可参考以下三条标准：

1. 告知以普通医生在相同或类似的情况下都会告知的内容为参考

评判告知是否适当，是以具备相应专业知识的医务人员，依据诊疗规范，在相同或类似情况下都会告知的内容为参照，如果告知内容满足这个条件，就应当认为尽到了告知义务。

2. 提供普通人能够做出某项决定所需要的信息

医务人员履行告知义务，向患者传递医疗信息，应当力求充分、适宜，尤其对可能的不良后果的告知更要突出这一点，使一个合乎理性的患者能够做出同意或拒绝的选择，并自愿做出决定。信息充分是知情的前提，知情不等于理解，只有理解，患者才能做出是否同意的决定。

3. 告知内容要针对特定的患者

由于不同患者的宗教信仰、心理、想法、生活观念等不同，告知的内容也应有针对性。医务人员既要明确告知患者拒绝医疗的危害，同时又应尊重患者的意愿，并保留履行过告知义务的证据。

三、医疗告知方法

（一）制定方案

在实施告知前，必须根据患者的性格、社会背景、家庭经济条件、受教育程度、对自身疾病的认知程度、风险承受能力等，制定详细的告知方案，选择最佳告知方式。

（二）语言技巧

在告知时，态度要温和、诚恳，尽量消除患者的陌生感和畏惧感，应避免语言失误，做到以下几点：

1. 注意不同对象

医生告知要根据患方的受教育程度和理解能力，使用不同的告知语言和方式，尽量避免使用医学术语，使用的语言要使对方能正确理解。

2. 确保患者理解

医师在进行告知时，应对患者进行简洁、明确、反复的解释，并通过反复提问的方式来确认患者对告知的内容已经真正理解，从而确保患者的决定是理智和自愿的。

3. 使用书面方式

在履行告知义务时，对一般事项可用口头告知，对重要事项必须用书面的形式告知，并应取得患者或其家属的知情（同意）证据，如向患者发放病情告知书、病危通知书，签订手术同意书、麻醉同意书、有创检查知情同意书等。

4. "五个避免"

避免强求患者立即接受事实；避免使用易刺激患者情绪的词语和语气；避免刻意改变患者的

观点；避免压抑患者的情绪；避免造成误解。

5. "十个不要"

不要用"不可能""一定会"等不负责任和不确定的表述；不要使用患者不熟悉的医学术语或词语；不要使用俚语或粗俗的语言；不要使用含糊不清的词语；不要大喊或耳语以免交流无效；不要为打消患者焦虑而给其敷衍的安慰话；不要让患者做事又不告知真实理由；不要说谎；不要当面与探视者讨论患者的病情；不要使用暗示向患者传递消极情绪。

6. 给自己留有余地

告知的重要原则就是不要把话说满，要适当降低患者的期望值，给自己留有余地。

7. 语速、语调和语句

医务人员应根据实时实地的需要，合理运用语调，增强口语表达效果。在门诊和病房与患者交谈时，要用中速节奏；在接诊急症患者或处理危重患者时，要用快节奏；在与患者谈及令人悲痛的事情或向患者家属传达噩耗时，语速应当是慢节奏。

四、特殊对象的告知

对特殊对象或患者处于特殊情况下，医疗告知的对象为其法定代理人、近亲属、关系人，具体情况如下。

1. 对不具备完全民事行为能力患者的告知

对不具备完全民事行为能力人（即限制民事行为能力人，一指 10 周岁以上的未成年人，二指不能完全辨认自己行为的精神病患者，三指不能完全辨认自己行为的呆傻等智力不全的人）履行告知义务时，其知情同意权由其法定代理人代为行使。

2. 对危重患者抢救时的告知

当患者生命受到威胁，不实施治疗将导致其受到严重损害时，允许医生在没有得到患者知情同意的情况下，对患者进行挽救生命的治疗，视患者为"默认同意"，其法律依据是紧急避险理论。

在法定代理人或近亲属、关系人无法及时签字的情况下，可由医疗机构负责人或者被授权的负责人签字。

3. 对特殊疾病患者的告知

法律规定，在医疗机构的医务人员应当如实将病情、医疗措施、医疗风险告知患者，同时要求医方在履行告知义务时，避免对患者造成伤害，要求医师在对患有特殊疾病的患者进行告知义务时要权衡利弊，选择恰当的方式进行告知，避免造成不良后果。

4. 对涉及患者个人生活方式或观念的告知

在患者知情同意的情况下，纯技术性的决定一般以医师的意见为主，对于涉及患者生活方式或观念方面的问题，应充分尊重患者的意愿。

5. 使用高值药物、材料的告知

在使用高值药物、材料前，必须告知患者或其家属，征得同意后方可使用，以免日后发生纠纷。

第四节　接诊流程

医生在接诊中，必须按照一定的程序完成规定的接诊流程，主要包括接诊前准备、接诊初期的导入、接诊中期完整病史的收集及规范流畅的查体、接诊后期的结束方式、接诊中的健康教育等。

一、接诊前准备

1. 对患者基本信息的了解

接诊前应基本了解患者的姓名、性别、年龄、住址、联系电话、职业、工作单位等内容。幼儿及无行为能力的患者还需要了解其监护人情况。要了解患者的自然状况、受教育程度、科学文化素质、对疾病的认识程度。注意观察患者的性格特点、心理承受能力以及意志、品质状况等情况。

2. 接诊要素的准备

接诊要素即指在接诊过程中能够影响医患双方思绪的主要因素，包括医务人员和患者的仪表、姿态、语言以及环境等。

（1）诊室环境　清洁、舒适的接诊环境是接诊前必备的条件。

（2）诊疗工具　做好接诊前的各项准备工作，如备齐听诊器、叩诊锤、体温计、针灸针、各种检查工具、化验单据等，检查电脑、打印机的运行状态，必要时还应准备演示挂图、资料和模型，让患者从外部条件上感觉到医生已经为其做好准备。

（3）医生必备条件　①心态调整；②态度和蔼，仪表规范；③保证必要的诊疗时间。

二、接诊初期的导入

做好接诊初期的导入工作，能够营造出良好的就诊氛围，减轻患者就诊时的心理压力。

1. 认识患者及陪同人员

医生需要认识患者及患者的陪同人员并确认关系，减少医患之间的距离感，为接诊过程中信息采集、体格检查和治疗过程等信息的交流创造条件。

2. 开始沟通，确认就诊理由

医务人员必须了解患者此次就诊的心理状况及需求，才能恰当地运用接诊方法，达到满意的接诊效果。

3. 正确引导会谈方向

接诊导入过程中，医生要善于引导会谈方向，使会谈过程自然流畅。应在仔细倾听患者诉说的基础上提出问题，以进一步深入了解情况。交流过程要重点突出，层次分明，进而在与患者交谈中掌握对患者疾病诊断有利的信息。

4. 准确的表达

包括适当的语速，清晰的表达，过快或过慢的语速都会影响听者对内容的完全理解，注意语气，通过语气的变化可以展现出一种情感，让患者感受到温暖。

5. 恰当的非语言沟通

患者不仅关注医生说什么，也关注医生是如何说的，语气、语调、眼神、表情都很重要。因此，在接诊初期，恰当的非语言沟通有利于拉近医患的心理距离，为下一步问诊奠定良好基础。

6. 表达关爱

当患者表达出疾病使自己痛苦时，医生应流露出同情、关切的情感，能让患者和其家属感受到这种温暖，并回报以相应理解，产生良性互动。

7. 不评价他人诊疗

医疗单位的条件、医疗设备及医师的技术水平不同，对疾病的认知及治疗方案会有所不同，诊断可能存在异议，对这部分患者，医生在接诊过程中不应对其他医疗单位的诊疗无根据地进行评价。

三、接诊后期的结束方式

1. 接诊后期的意义

首先，接诊结束前，医生会给患者进行一次全面性总结，综合所得的资料，进行结论性的解释，患者将有机会对自己的疾病和健康有更清楚的认识。其次，在接诊后期，医生会渐渐退出主导地位，让患者顺利理解自己的病情和治疗方案，增强患者与疾病抗争的信心。

2. 结束接诊的技巧

（1）给患者留时间　在接诊结束前，医生必须给患者留有足够的时间，让患者厘清思路，对自身疾病、对医生的诊疗有正确的理解。要把时间掌握得恰到好处，应在气氛缓和的情况下结束会谈。

（2）再次确认患者需求，达成共识　再次确认患者的就诊需求并达成共识，对于建立良好的医患关系及提高患者的依从性有非常重要的意义。

（3）预约下次就诊时间　就诊结束时，医生一是要提醒患者遵医嘱治疗；二是要交代治疗中应注意的问题，以及出现问题时应采取的措施；三是要礼貌送别，留下联系方式，预约下次就诊时间。

四、完整流程与病患信息的获取与告知

1. 完整有序流程和信息采集的必要性

完整有序的流程不仅能够减轻患者身心痛苦，实现以患者为中心的服务理念，还能通过患者信息的获取及患者病情的告知，促进医患之间的相互理解与支持，这是医疗行为能否顺利进行下去的重要保证。

2. 完整有序流程的主要内容

（1）接诊前的准备。

（2）接诊初期的导入。

（3）询问。

（4）体格检查。

（5）辅助检查。

（6）初步诊断。

（7）确定诊断与沟通。

（8）治疗方案与告知。

（9）书写病历。

（10）医嘱。

（11）结束接诊。

第五节 医生与患者家属的沟通技能

医生与患者家属沟通不畅的情况在临床中并不少见。一方面，部分医生认为应将精力放在疾病的诊疗和与患者的沟通上，而忽视了与患者家属的沟通；另一方面，一些医生还没有掌握与患者家属沟通的技巧。

一、患者家属的心理与情绪特点

1. 敏感冲动

家属在既要照顾患者又要解决各种问题的多重压力下，心理应激普遍增强，容易出现焦虑、愤怒、厌恶等不愉快的情绪，使患者家属的理智减弱，遇事冲动，易与医务人员发生冲突。

2. 焦虑恐惧

患者家属对患者的生存希望、病情变化、预后转归没有把握，对就医的环境因素、医生的诊疗水平和服务态度、自身医疗知识的欠缺过分担忧，均可导致其产生焦虑和恐惧情绪。

3. 消极悲观

患者家属把更多的精力投入患者，从而导致其他方面落后于别人，甚至影响到应有的社会地位和作用。患者的诊疗加重了患者家庭的经济负担，使得家庭生活难以为继而失去希望。

4. 冷漠疏离

对长期卧床、久治不愈的患者，个别患者家属逐渐失去了信心和耐心，他们不愿意亲自照顾患者，甚至不愿意给患者以情感或物质的支持。他们对患者情感、心理上自觉或不自觉地抛弃，

不但严重影响着患者战胜疾病的信心，也影响着医生对疾病的治疗，同时对社会造成极其不利的影响。

5. 缺乏信任

医院推向市场之后，接受了市场经济利润最大化的思想，医疗资源分配还很不公平，一些医生缺乏医学人文精神，为一己之私而做出损害患者利益的事情。上述原因共同导致了患者及其家属对医生缺乏信任。

二、接诊医生与患者家属的沟通技能

医生与患者家属的良好沟通是消除医患纠纷、构建和谐医患关系的重要途径，掌握必要的沟通技能有利于提高沟通的效果。接诊医生与患者家属沟通的技能主要包括如下六条。

1. 重视患者家属心理感受，及早做好心理疏导

医生要重视患者家属的不良心理和情绪，在救治患者的同时主动与家属沟通。医生应及时向家属告知、解释病情的变化，以及目前的治疗方案、预期结果、估计需要的治疗费用等，消除家属不必要的顾虑，以缓解他们的心理压力。在疏导患者家属心理压力时要有足够的耐心。

2. 尊重患者家属知情权利，及时告知病情及诊疗方案

医生应准确地告知家属患者的病情及诊疗方案。

对住院患者的家属，医生应注意积极进行如下环节的沟通：首次床旁沟通，主治医师在患者入院24小时内的查房结束时，及时将病情、初步诊断、治疗措施，以及下一步的诊疗方案等与患者家属沟通交流；术前谈话沟通，应告知患者家属手术时间、方式以及常见并发症等情况，并明确告知手术风险及术中病情变化的预防措施；术后即刻沟通，将术中的情况、预后及下一步的诊治、检查、用药、饮食等情况及时告知患者家属；出院时的沟通，在患者出院前一天，主治医生要将此次住院的治疗、恢复情况及出院后注意事项与患者家属沟通，并及时解答患者家属的疑问。

3. 优化治疗方案，争取家属理解支持

医生在选择诊疗方案时，不但应考虑治疗效果，而且应考虑患者家庭的经济承受能力。

4. 了解患者家属背景，选择恰当语言沟通

与患者家属进行沟通时，应首先了解患者家属的背景，针对家属的文化层次、职业特点和理解能力，选择合适语言进行交流。

5. 严格执行操作规范，耐心做好沟通交流

严格执行操作规范有利于患者康复，但与此同时也要耐心与患者家属做好沟通。临床上有一些家属会从亲情角度提出一些不符合医学规范的要求，医生应耐心地对家属进行解释，使其明白遵守操作规范的重要性与合理性，以取得患者家属的理解和配合。

6. 树立良好医德医风，正确处理送礼问题

作为医生，不收受患者及其家属的礼物是应该遵守的基本原则之一。

第六节　医疗团队间的沟通技能

一、医生与医生之间

1. 医生与医生沟通的重要性

医生互相沟通是很重要也是很有必要的，通过交流临床经验，可以促使医生的诊断治疗水平有所提高，新技术、新理论通过医学同行互相交流，能够很快地传播，通过交流使医学信息更广泛地被人们知晓，对于全面把握患者及其亲属信息也是相当重要的。

2. 医医沟通的原则

（1）以患者健康利益为核心。

（2）相互尊重，相互学习。

（3）相互配合，相互监督。

3. 医医沟通的技能

（1）尊重上级医生意见，服从上级医师管理。

（2）同级医生多找相同点，拉近彼此距离。

（3）与下级医生沟通既要有严肃性，指导他们的工作，又要有同事间的平等。

（4）对实习医生要耐心教导，态度统一，不

要厚此薄彼。

（5）对进修医生要尊重，热情坦诚相待。

二、医生与护士之间

1. 医护沟通的重要性

（1）保证医疗工作的顺利进行。

（2）营造和谐氛围，增加工作热情。

2. 医护沟通的原则

（1）平等合作。

（2）互相监督。

（3）互相支持。

（4）互相尊重。

第七节　医患沟通中的非语言沟通

沟通无处不在，在医患沟通中除了注重语言的沟通技巧外，还要注意非语言的沟通方式。非语言沟通是借助非语词符号，如人的表情、服饰、动作等，以非自然语言为载体所进行的信息传递。

一、非语言沟通的形式

1. 体态语言

体态语言是以身体动作传递信息、传情达意的沟通方式。包括头语、手势和身姿三种。

（1）**头语**　头部动作有点头、摇头、昂头和低头。

（2）**手势**　手势是体态语言最主要的形式。

（3）**身姿**　最基本的身姿有站姿、坐姿和走姿。

1）站姿：医务人员的站姿应自然、优雅、端庄稳重，头正颈直，挺胸收腹，收臀立腰，腿伸直，体现出一个人的精气神。

禁忌姿态不雅或缺乏敬意的站姿，切忌无精打采、东倒西歪或下意识地做小动作。

2）坐姿：就座时应先将平后衣裙，然后轻坐于椅子上，上身自然挺直，双腿自然垂直平放或侧放。

切忌懒散、瘫坐在椅子上，或把脚放在桌子上、叉腿坐等。

3）走姿：医务人员行走时，应昂首平视前

方，下颌回收，背部挺直，挺胸收腹，双臂自然摆动，步伐正直，步态轻盈，步幅均匀。

2. 表情

要善于运用和调控自己的面部表情，同时注意患者表情变化，以便及时获得信息。

（1）目光 包括注视的部位、注视的时间、注视的方式等。

（2）微笑 微笑在沟通中的作用有传情达意、改善关系、优化形象、促进沟通等，但要注意场合。

3. 触摸

触摸是非语言沟通的一种特殊形式，包括抚摸、握手、搀扶、拥抱等。

运用这种沟通方式应保持敏感和谨慎。应考虑被触摸对象的年龄、性别、文化背景等诸多因素，注意观察对方的反应，及时做出调整，避免让对方产生受到威胁或被侵犯感。

（1）根据沟通场景选择触摸方式。

（2）根据沟通对象选择触摸方式。

（3）根据双方关系选择触摸方式。

（4）根据文化背景选择触摸方式。

4. 仪容仪表

医护人员修饰仪容的基本要求是美观、整洁、卫生、简单、得体。

二、非语言沟通的运用

非语言的运用受到沟通对象、语言环境、文化背景、民族习惯等多方面的影响，恰当地运用效果显著。

1. 通俗、准确

在使用动作手势时，注意沟通的语境和沟通对象的文化背景，避免造成误会。

2. 协调、自然

口语表达同表情、举止同时进行时要注意协调一致，举止自然不做作。

3. 适度、温和

非语言沟通要自然适度，优雅得体，不能过于古板或过于浮夸。

4. 灵活、应变

对于猝不及防的情景，善于运用非语言形式处理，这样往往会比用语言处理有更好的效果。

第二章　中医四诊

望诊，是医生运用视觉对人体外部情况进行有目的的观察，以了解健康状况、测知病情的方法。望诊的基本内容包括全身、局部、排出物、小儿食指络脉和舌等。

望诊要求，在刚一接触病人的短暂时间内，首先对病人的整体状况（神气、面部色泽、形体及动态等）进行观察；在对整体状况进行望诊的基础上，根据诊断和病情的需要，对病人的某些局部（如头面、颈项、躯体、四肢、二阴、皮肤等）的情况及某些排出物（如痰、涎、涕、呕吐物、大小便等）的形、色、质、量进行观察；常规情况下，对每个病人的舌象都要观望。如果病人为3岁以下的婴幼儿，还应注意观察患儿食指络脉的情况。

一、全身望诊

（一）方法与要求

1. 方法

（1）病人面向自然光线，坐位或仰卧位。

（2）病人体态自然，充分暴露受检部位。

（3）遇到一些望诊内容在就诊刻下无法获取者，可通过询问病人、家属获取，或事后有条件时再观望获取。

2. 操作

（1）望神　望神时医者首先应观察眼睛的明亮度，即目光是明亮有泽还是晦暗无光。其次，应观察眼球的运动度，即眼球运动灵活还是运动不灵。具体操作时医者可将食指竖立在患者眼前，并嘱患者眼睛随医者的食指做上下左右移动。若患者眼球移动灵活是有神的表现，反之，若移动迟钝或不能移动均为失神的表现。然后，观察患者思维意识是否正常，有无神志不清或模糊、昏迷或昏厥等。精神状态是否正常，有无精神不振、萎靡、烦躁、错乱等。应观察患者面部表情是丰富自然还是淡漠无情，有无痛苦、呆钝等表现。最后得出病人得神、少神、失神或假神等结论。

（2）望色　望色，是指观察人体皮肤色泽变化以诊察病情的方法，又称"色诊"。色是颜色，即色调变化；泽是光泽，即明亮度。除了皮肤色泽之外，望色还包括对体表黏膜、排出物等颜色的观察，但在临证过程中望色的重点是面部皮肤的色泽。

（3）望形体　观察患者体型、体质、营养、发育状况。有无体胖、体瘦、虚弱等。重点观察体型、头型、颈项、肩部、胸廓等。

（4）望姿态　观察患者行走坐卧姿势有无异常改变。体位、步态、运动是否自如，有无蜷卧、躁动不安、强迫体征等。坐形要观察是坐而仰首还是坐而俯首，是端坐还是屈曲抱腹或抱头。卧式要观察卧时面部朝里还是朝外，仰卧还是俯卧，平卧、斜卧还是侧卧等。立姿要观察端正直立还是弯腰屈背，有无站立不稳或不耐久站或扶物支撑的情况。行态要观察行走时是否以手护腰，行走之际有无突然停步以手护心或行走时身体震动不定的情况。异常动作要注意有无睑、唇、面、指（趾）的颤动，有无颈项强直、四肢抽搐、角弓反张的情况，有无猝然昏倒、不省人事、口眼㖞斜、半身不遂的情况，有无恶寒战栗、肢体软弱的情况、有无关节拘挛，屈伸不利。儿童还应注意有无挤眉眨眼，努嘴伸舌的情况。

3. 望诊注意事项

（1）**充分暴露，细致观察** 诊察时要充分暴露受检部位，以便完整、细致地进行观察。

（2）**静心凝神，排除杂念** 望诊时医生应集中注意力，排除杂念，这样才能发现异常体征，捕捉到疾病的相关信息。如望神的方法是"以神会神"，即是以医生之神去观察、体会患者之神。

（3）**辨别真假，排除假象** 望诊时医者应注意辨识假象。如假神与疾病好转的区别在于二者虽然都是以病情危重为前提，但假神出现多为久病、重病治疗无效的前提下，突然出现个别现象的一时性好转，且与整体病情危重情况不相一致。

在对患者的面色、唇色进行望诊时一定要注意是患者本来的颜色还是化妆使然。故对女患者进行面部和口唇的望诊时，一定要嘱其在卸妆的情况下进行。观察头发，应注意是真发还是假发，头发颜色是本色还是染色，观察头发色泽时还应注意是否刚上了发蜡、发油等。

（4）**注意非疾病因素影响** 望诊时应注意排除各种体内外因素所致色泽的生理性改变（如饮酒、气温、情绪激动等）及人为因素所致改变（如染发、化妆等）。要注意将病人色泽的变化与正常的色泽进行比较。

（二）望神的内容与临床意义

1. 得神

得神即有神，是精充气足神旺的表现。

（1）**临床表现** 神志清楚，语言清晰，目光明亮，精彩内含；面色荣润含蓄，表情丰富自然，反应灵敏，动作灵活，体态自如；呼吸平稳，肌肉不削。

（2）**临床意义** 提示精气充盛，体健神旺，为健康的表现，或虽病而精气未衰，病轻易治，预后良好。

2. 少神

少神又称为神气不足，是指精气不足、神气不旺的表现。介于得神与失神之间。

（1）**临床表现** 精神不振，两目乏神，面色少华，肌肉松软，倦怠乏力，少气懒言，动作迟缓等。

（2）**临床意义** 提示正气不足，精气轻度损伤，脏腑功能减弱。常见于虚证患者，或病后恢复期。

3. 失神

失神即无神，是精亏神衰或邪盛神乱的表现。

（1）精亏神衰

①临床表现：精神萎靡，意识模糊，反应迟钝，面色无华，晦暗暴露，目无光彩，眼球呆滞，呼吸微弱，或喘促无力，肉消著骨，动作艰难等。

②临床意义：提示脏腑精气亏虚已极，正气大伤，功能活动衰竭。多见于慢性久病重病之人，预后不良。

（2）邪盛神乱

①临床表现：神昏谵语，躁扰不宁，循衣摸床，撮空理线；或猝然昏倒，双手握固，牙关紧闭等。提示邪气亢盛，热扰神明，邪陷心包；或肝风夹痰，蒙蔽清窍，阻闭经络。

②临床意义：提示气血功能严重障碍，气血津液失调，多见于急性病病人，亦属病重。

4. 假神

假神是指久病、重病患者，精气本已极度衰竭，而突然一时间出现某些神气暂时"好转"的虚假表现，是脏腑精气极度衰竭的表现。

（1）**临床表现** 如久病、重病患者，本已神昏或精神极度萎靡，突然神识清楚，想见亲人，言语不休，但精神烦躁不安；或原本目无光彩，突然目光转亮，但却浮光外露，目睛直视；或久病面色晦暗无华，突然两颧泛红如妆等；或原本身体沉重难移，忽思起床活动，但并不能自己转动；或久病脾胃功能衰竭，本无食欲，而突然欲进饮食等。

（2）**临床意义** 提示脏腑精气耗竭殆尽，正气将绝，阴不敛阳，虚阳外越，阴阳即将离决，属病危。常见于临终之前，为死亡的预兆。故古人比喻为回光返照、残灯复明。

5. 神乱

神乱是指神志错乱失常。临床常表现为焦虑恐惧、狂躁不安、淡漠痴呆和猝然昏倒等，多见于癫、狂、痴、痫、脏躁等病人。

（1）焦虑恐惧　是指病人时时恐惧，焦虑不安，心悸气促，不敢独处的症状。多由心胆气虚，心神失养所致，常见于卑愫、脏躁等病人。

（2）狂躁不安　是指病人毫无理智，狂躁不安，胡言乱语，少寐多梦，甚者打人毁物，不避亲疏的症状。多由痰火扰乱心神所致，常见于狂病等。

（3）淡漠痴呆　是指病人表情淡漠，神识痴呆，喃喃自语，哭笑无常，悲观失望的症状。多由痰浊蒙蔽心神，或先天禀赋不足所致，常见于癫病、痴呆等。

（4）猝然昏倒　是指病人突然昏倒，口吐白沫，目睛上视，四肢抽搐，移时苏醒，醒后如常的症状。多由于脏气失调，肝风夹痰上逆，蒙蔽清窍所致，属痫病。

（三）望色的内容与临床意义

望色主要是观察患者面部肌肤所属色调（青、赤、黄、白、黑）及光泽（荣润含蓄或晦暗枯槁）的情况，以区分常色与病色。必要时结合其他内容进一步区分常色中的主色与客色及病色中的善色与恶色等。

在观望整体面色的基础上，可根据具体情况对病人面部不同部位（如额部、鼻部、左右颊部、左右颧部、下颌部等）的色泽进行重点观望，为判断疾病的部位提供依据。

1. 面部分区

中医认为，面部不同区域，分候不同脏腑，通过观察面部不同部位的色泽变化，可以诊察相应脏腑的病变。具体分法有两种：

（1）《灵枢·五色》分候法　即将面部不同部位，分别命名，鼻称明堂，眉间叫阙，额称庭或颜，颊侧称藩，耳门为蔽（图2-1）。然后，再将上述不同部位分候五脏，即庭候首面，阙上候咽喉，阙中（印堂）候肺，阙下（下极，山根）候心，下极之下（年寿）候肝，肝部左右候胆，肝下（准头）候脾，方上（脾两旁）候胃，中央（颧下）候大肠，夹大肠候肾，明堂（鼻端）以上候小肠，明堂以下候膀胱、子处。（图2-2）

（2）《素问·刺热》分候法　左颊—肝，右颊—肺，额—心，颏—肾，鼻—脾。

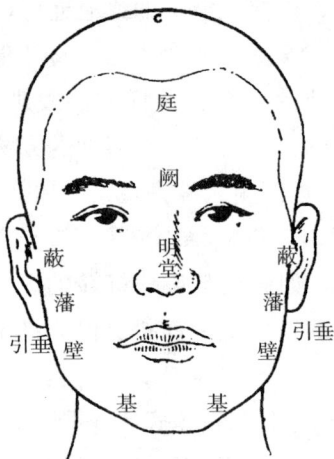

图2-1　明堂藩蔽图

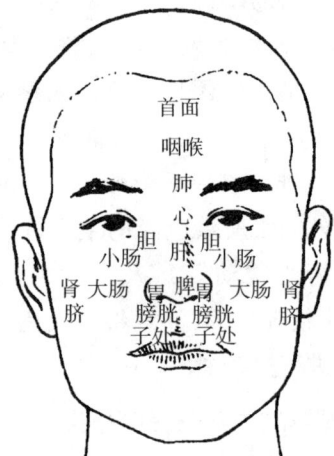

图2-2　面部脏腑分属图

2. 五色主病的临床表现及其意义

病色大致可分为赤、白、黄、青、黑五种，分别见于不同脏腑和不同性质的疾病。

（1）赤色　主热证，亦可见于戴阳证。

①满面通红者，多属外感发热，或脏腑火热炽盛的实热证。

②两颧潮红者，多属阴虚阳亢的虚热证。

③久病重病面色苍白，却颧颊部嫩红如妆，游移不定者，属戴阳证。是脏腑精气衰竭殆尽，阴阳虚极，阴不敛阳，虚阳浮越所致，属病重。

（2）白色　主虚证（包括血虚、气虚、阳虚）、寒证、失血证。

①面色淡白无华，舌、唇色淡者，多属血虚证或失血证。

②面色㿠白者，多属阳虚证；面色㿠白而虚浮者，多属阳虚水泛。

③面色苍白（白中透青）者，多属阳气暴脱之亡阳证；或阴寒凝滞，血行不畅之实寒证；或大失血之人。

（3）黄色　主虚证、湿证。

①面色淡黄，枯槁无华，称为萎黄。常见于脾胃气虚、气血不足者。

②面黄虚浮，称为黄胖。多是脾气虚衰、湿邪内阻所致。

③若面目一身俱黄，称为黄疸。黄而鲜明如橘子色者，属阳黄，为湿热熏蒸之故；黄而晦暗如烟熏者，属阴黄，为寒湿郁阻之故。

（4）青色　青色主寒证、气滞、血瘀、疼痛和惊风。

①面色淡青或青黑者，属寒盛、痛剧。

②突然面色青灰，口唇青紫，肢凉脉微，多为心阳暴脱、心血瘀阻之象。

③久病面色与口唇青紫，多属心气、心阳虚衰，血行瘀阻，或肺气闭塞，呼吸不利。

④面色青黄（苍黄），多见于肝郁脾虚。

⑤小儿眉间、鼻柱、唇周色青者，多属惊风或惊风先兆。

（5）黑色　黑色主肾虚、寒证、水饮、瘀血、剧痛。

①面黑暗淡者，多属肾阳虚。

②面黑干焦者，多属肾阴虚。

③眼眶周围色黑者，多属肾虚水饮或寒湿带下。

④面色黧黑、肌肤甲错者，多由瘀血日久所致。

（四）望形体

望形体包括形体的强弱、胖瘦和体质类型三个部分。

1. 形体强弱的判断要点

皮肤：润泽还是枯槁。

肌肉：结实还是瘦削。

骨骼：粗大还是细小。

胸廓：宽厚还是狭窄。

2. 形体胖瘦的判断标准

男子 BMI > 25 为肥胖，BMI < 20 为消瘦。

女子 BMI > 24 为肥胖，BMI < 19 为消瘦。

注：BMI（国际通用身体质量指数）＝体重（kg）／身高（m）的平方

（1）体胖　是指身体质量指数超过正常者。体胖能食，为形气有余；体胖食少，为形盛气虚，是阳气不足、痰湿内盛的表现。

（2）消瘦　是指身体质量指数小于正常者。体瘦食多，属中焦有火；体瘦食少，属中气虚弱；体瘦颧红，皮肤干枯，多属阴血不足，内有虚火；久病重病卧床不起，骨瘦如柴者，为脏腑精气衰竭，气液干枯，属病危。

3. 体质形态的观察要点

体型：矮胖、瘦长还是适中。

头型：偏圆、偏长还是居中。

颈项：粗短、细长还是适中。

肩部：宽大、窄小还是居中。

胸廓：宽厚、薄平还是适中。

姿势：后仰、前屈还是挺直。

通过对上述部位的观察，再结合询问患者平素的寒热喜恶、大便溏结情况，就可对患者的体质形态作出判断。

（五）望姿态

望姿态以动静、强弱、仰俯、伸屈为要点，观察患者自然状态下的动静姿态。

观察患者患病后被迫出现的一些特殊姿态，注意姿态变化与病情变化间的关系。观察患者患病后出现的一些异常动作（如半身不遂、四肢抽搐、肌肉软弱、行走困难等）。

1. 坐形

①坐而喜仰，但坐不得卧，卧则气逆，多为咳喘肺胀，或水饮停于胸腹等所致肺实气逆。

②坐而喜俯，少气懒言，多属体弱气虚。

③但卧不得坐，坐则神疲或昏眩，多为气血俱虚，或夺气脱血，或肝阳化风。

④坐时常以手抱头，头倾不能昂，凝神熟

视，为精神衰败。

2. 卧式

①卧时常向外，躁动不安，身轻能自转侧，多为阳证、热证、实证。

②卧时喜向里，喜静懒动，身重不能转侧，多为阴证、寒证、虚证。

③蜷卧缩足，喜加衣被者，多为虚寒证。

④仰卧伸足，掀去衣被，多属实热证。

⑤咳逆倚息不得卧，卧则气逆，多为肺气壅滞，或心阳不足，水气凌心，或肺有伏饮。

3. 立姿

①站立不稳，伴见眩晕者，多属肝风内动，或脑有病变。

②不耐久站，站立时常欲倚靠他物支撑，多属气虚血衰。

③若以两手护腹，俯身前倾者，多为腹痛之征。

4. 行态

①以手护腰，弯腰曲背，行动艰难，多为腰腿疼。

②行走之际，突然止步不前，以手护心，多为脘腹痛或心痛。

③行走时身体震动不定，为肝风内动。

5. 异常动作

①病人睑、面、唇、指（趾）不时颤动者，在外感热病中，多是动风预兆；在内伤杂病中，多是气血不足，筋脉失养，虚风内动。

②四肢抽搐或拘挛，项背强直，角弓反张者，常见于小儿惊风、痫病、破伤风、子痫、马钱子中毒等。

③猝然昏倒，不省人事，口眼㖞斜，半身不遂者，属中风病。猝倒神昏，口吐涎沫，四肢抽搐，醒后如常者，属痫病。

④恶寒战栗（寒战），见于疟疾发作，或伤寒、温病邪正剧争欲作战汗之时。

⑤肢体软弱无力，行动不灵而无痛，是痿病。关节拘挛，屈伸不利，多属痹病。

⑥儿童手足伸屈扭转，挤眉眨眼，努嘴伸舌，状似舞蹈，不能自制，多由气血不足，风湿内侵所致。

二、局部望诊

（一）望头面

望头面包括望头颅、囟门、头发和面部。要观望头颅的大小及形状，以辨别是否存在头颅过大、过小及方颅等。观望小儿囟门的形状，以判断是否存在囟陷、囟填及囟门迟闭等。观望头发的色泽、形质、多少等情况，以判断是否出现发白、发黄、发稀疏及脱发等。观察面部及五官是否对称，表情是否自然，以及有无肿胀等，以判断是否存在口眼㖞斜、肌肉抽动、腮部肿大、颜面水肿，以及惊恐貌、苦笑貌等特殊面部表情。观察头部的动态是否自然，以判断有无头摇、头颤等。

1. 头颅

重点了解其大小和形状。其大小是以头部通过眉间和枕骨粗隆的横向周长来衡量的。一般新生儿为 34cm，半岁为 42cm，1 岁为 45cm，2 岁为 47cm，3 岁为 48.5cm。明显超过这个范围为头颅过大，反之为头颅过小。

2. 囟门

重在观察前囟有无突起（小儿哭泣时除外）、凹陷或迟闭的情况。前囟位于头顶前部中央呈菱形，在出生后 12~18 个月闭合。

3. 头发

主要观察颜色、疏密、光泽及有无脱落等情况，其中光泽是头发望诊的重点。

4. 面部

有无面肿、腮肿、面削颧耸或口眼㖞斜。有无特殊面容，如惊怖貌、苦笑貌等。

（二）望五官

包括望目、耳、鼻、口、唇、牙齿、牙龈和咽喉。

1. 望目

（1）目色 ①观察目眶周围的肤色有无发黑、发青等；②观察白睛的颜色有无变红、黄染、蓝斑、出血等；③观察目内外眦脉络的颜色有无变浅及变红等；④观察眼睑结膜颜色是否变浅或变红。

（2）目形 观察眼睑是否浮肿、下垂，有无针眼、眼丹；眼窝有无凹陷、眼球有无突出等。

（3）目态 ①观察其眼睑的闭合、睁开是否自如、到位，有无眼睑的拘挛，有无昏睡露睛等；②观察眼球是否可灵活转动，有无瞪目直视、戴眼、横目斜视等；③观察两眼的瞳孔是否等大等圆，对光反射是否存在，以及有无瞳孔缩小、瞳孔散大等。

2. 望耳

（1）观望耳郭的色泽、大小、厚薄等，以辨别是否出现耳轮淡白、青黑及红肿、干枯焦黑、甲错等；对于发热小儿，观察其耳背有无红络出现，以辨别是否麻疹将出。

（2）观望耳道内有无分泌物、耳痔、耳疖及异物等。

3. 望鼻

（1）观察鼻部的色泽、形状及动态等，以辨别是否出现鼻部红肿或生疮、酒渣鼻、鼻部色青及鼻翼扇动等。

（2）观察鼻道内有无分泌物及其质地、颜色等。

4. 望口与唇

（1）观察口唇的颜色、形状、润燥及动态的情况，以辨别口唇的色泽是否有淡白、深红、青紫等改变，口唇是否出现肿胀、干裂、渗血、脱皮、水疱、糜烂、结痂等，口角有无流涎，口开合是否自如及有无口噤、口撮、口僻、口振、口动、口张等。

（2）观察口腔内有无破溃、出血及黄白腐点等，以辨别有无口疮、鹅口疮及糜烂等。

5. 望齿与龈

（1）观察牙齿的形质、润燥及动态，以辨别是否存在牙齿干燥、牙齿稀疏松动、齿根外露及牙关紧闭等。

（2）观察牙龈的色泽、形质等，以辨别是否存在牙龈色淡、红肿、溢脓、出血及黑线、萎缩等。

6. 望咽喉

观察咽喉部的色泽、外形等，以辨别咽喉部色泽有无加深变红、出现伪膜，喉核有无肥大、红肿、溃烂及脓液。如有伪膜应观察其颜

色、形状、分布范围及擦除的难易程度。

（三）望躯体

包括望颈项、胸胁、腹部、腰背。

1. 望颈项

（1）观察颈项部是否对称，活动是否自如，生理前曲是否正常，有无平直或局限性后凸、侧弯、扭转等畸形，局部肌肉有无痉挛或短缩，有无项强及项软等。

（2）观察颈项部有否包块，并结合按诊辨别是否存在瘿瘤、瘰疬、外伤，以及颈脉搏动、颈脉怒张等。

2. 望胸胁

（1）观察胸廓形态是否正常、对称，注意有无桶状胸、扁平胸、鸡胸、漏斗胸、肋如串珠等。

（2）观察胸式呼吸是否均匀，节律是否规整，胸廓起伏是否左右对称、均匀协调，吸气时肋间隙及锁骨上窝有无凹陷等。

（3）观察两侧乳房、乳头的大小、形状、位置、对称性、皮肤及乳晕颜色、有无凹陷、有无异常泌乳及分泌物。男性有无乳房增生等。

3. 望腹部

（1）观察腹部是否平坦，注意有无胀大、凹陷及局部膨隆。

（2）观察腹式呼吸是否存在或有无异常。

（3）观察腹壁有无青筋暴露、怒张及突起等。

4. 望腰背部

（1）观测腰背部两侧是否对称，脊柱是否居中，注意颈、胸、腰、骶段之生理弯曲是否正常，注意有无脊柱侧弯、龟背或驼背、背屈肩堕及脊疳等。

（2）观察腰部活动是否自如，有无局部的拘挛、活动受限等。

（四）望四肢

1. 望手足

注意观察肢体有无萎缩、肿胀的情况。四肢各个关节有无肿大、变形。小腿有无青筋暴露。下肢有无畸形。观察患者肢体有无运动不灵。手足有无颤动、蠕动、拘急及抽搐的情况。高热神

昏的患者还应观察其有无扬手踯足的情况。对于病重神昏的患者还应注意观察有无循衣摸床或撮空理线等异常动作。

2. 望手掌

注意观察手掌的厚薄、润燥，以及有无脱屑、水疱、皲裂的情况。

3. 望鱼际

观察患者鱼际（大指本节后丰满处）是丰满还是瘦削。颜色有无发青、红赤等情况。

4. 望指趾

观察手指有无挛急、变形。脚趾皮肤有无变黑、溃烂，趾节有无脱落。

注意爪甲颜色是粉红（正常）还是淡白、鲜红、深红、青紫或紫黑。另外，为了观察气血运行是否流畅，医者可用拇指、食指按压患者手指爪甲，并随即放手，观察其甲色变化情况及速度。若按之色白，放手即红，说明气血流畅，其病较轻；反之，按之色白，放之不即红者为气血不畅之象，病情较重。

（五）望二阴

1. 观察男性的阴茎、阴囊和睾丸有无肿胀、内缩及其他异常的形色改变。

2. 观察女性的外阴部有无肿胀、溃疡、肿瘤、畸形及分泌物等。

3. 观察肛门及其周围有无肿物、脱出物，以及红肿、分泌物等，注意有无肛痈、肛裂、痔瘘、脱肛等。

（六）望皮肤

观察皮肤的色泽、润燥、形质等，注意有无肌肤颜色的异常，是否出现肌肤干燥、甲错，以及有无斑、疹、水疱、疮疡等。

（七）望排出物

观察病人的痰、涎、涕、唾、月经、带下、大便、小便、呕吐物等分泌物、排泄物、病理产物的形、色、质、量等。望排出物总的规律是色白质稀者属虚寒，色黄质稠者属实热。

三、望小儿指纹

望小儿指纹的对象为3岁以内小儿。部位在食指掌侧前缘部的浅表络脉。

（一）操作方法

让家长抱小儿于光线明亮处，医生用左手拇指和食指握住小儿食指末端，以右手拇指在小儿食指掌侧前缘从指尖向指根部推擦数次，即从命关向气关、风关直推，络脉愈推愈明显，直至医者可以看清络脉为止，注意用力要适中，以络脉可以显见为宜。病重患儿，络脉十分显著，不推即可观察。

（二）观测内容

观察络脉显现部位的浅深（浮沉）及所在食指的位置，络脉的形状（络脉支数的多少、络脉的粗细等）、色泽（红、紫、青、黑）及淡滞（浅淡、浓滞）。

风关（又名寅关）即食指的第三指节（近端指节，即掌指横纹至第二节横纹之间）。

气关（又名卯关）即食指的第二指节（中间指节，即第二节横纹至第三节横纹之间）。

命关（又名辰关）即食指的第一指节（远端指节，即第三节横纹至指端）。（图2-3）。

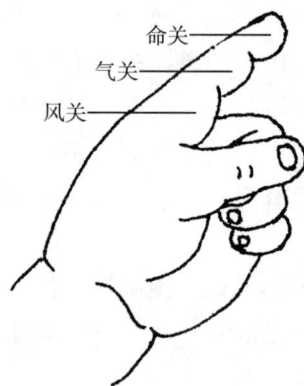

图2-3　小儿指纹三关示意图

（三）注意事项

1. 注意小儿卧位时，如果侧卧则下面手臂受压，或上臂扭转，或手臂过高或过低，与心脏不在一个水平面时，都可以影响气血运行，使指纹色泽形态失真。

2. 医生诊察所用手指或小儿指纹局部有皮肤病变时，则不宜用该侧作望小儿指纹操作。

3. 医生应严格按照望小儿指纹的方法进行操

作。推指时切不可从风关推向命关，用力不可过大或过轻。

4. 重视个体差异，体质有强弱胖瘦之别，反映在指纹上也各有不同，应综合考虑。

5. 诊病时小儿易哭闹，而使小儿指纹失真，应注意使小儿保持安静。

6. 结合四时分析。四时对人体的生理病理活动有重要影响，望小儿指纹也不例外，要排除情志干扰。

7. 注重指纹与证合参，注意指纹色泽形态变化与病儿临床表现之间的内在联系。

8. 医生在望小儿指纹时面部表情宜和蔼可亲，或使用玩具，以免由于小儿对医生有恐惧感及陌生感而产生的紧张或哭闹现象对指纹产生影响。

（四）正常指纹

正常小儿指纹的表现是：浅红微黄，隐现于风关之内，既不明显浮露，也不超出风关。其形态多为斜行，单支，粗细适中。指纹的长短与年龄有关，1岁以内的最长，随年龄增长而缩短。

（五）异常指纹与意义

对小儿异常指纹的观察，应注意其沉浮、颜色、长短、形状四个方面的变化。

1. 常见指纹特征及临床意义

表 2-1 常见指纹特征及临床意义

指纹	特征	临床意义
浮沉	浮显	病在表，多见于外感表证
	沉隐	主病在里，多见于脏腑病变
颜色	鲜红	属外感表证
	紫红	为里热证
	青色	主惊、主风、主痛
	紫黑	为血络瘀闭，病情危重
	淡白	为虚证
长短	显于风关	表明邪气初起，邪浅病轻，可见于外感初起
	达于气关	其色较深，为邪气渐深，病情渐重
	达于命关	其色更深，为邪入脏腑，病情严重
	透关射甲	其色紫黑，多病情凶险，预后不良
形状	指纹增粗	其分支显见，多属实证、热证
	指纹变细	其分支不显，多属虚证、寒证

2. 综合判断

表 2-2 指纹的综合判断

指纹特征	临床意义
浮显，色鲜红，显于风关，指纹增粗	主外感表证；属实证；为病初起，邪浅病轻
沉隐，色紫红，达于气关，指纹增粗	主里热证；属实证；为邪气渐深，病情渐重
沉隐，青色，达于气关，指纹变细	主里寒证、主惊风；病情较重
沉隐，色紫黑，达于命关，指纹变细，分支不显	主血瘀，病情严重；若透关射甲，为血络瘀闭，多病情凶险，预后不良
沉隐，淡白，达于命关，指纹变细，分支不显	主虚证、寒证；病在里，病情较重

3. 三关的意义

根据指纹显现的部位判别疾病的轻重。达于风关；属病轻，达于气关，属病重；达于命关，属病危。若达于指端，叫"透关射甲"，属病凶险，预后不佳。

四、望舌

（一）望舌方法

1. 操作方法

（1）望舌时，医者的姿势可略高于病人，保证视野平面略高于病人的舌面，以便俯视舌面。

（2）望舌时注意光线必须直接照射于舌面，使舌面明亮，以便于正确进行观察。

（3）望舌一般应当按照基本顺序进行：先察舌质，再察舌苔。察舌质时先察舌色，次察舌形，再察舌态。察舌苔时，先察苔色，次察苔质，再察舌苔分布。对舌分部观察时先看舌尖，再看舌中舌边，最后观察舌根部。

（4）望舌时做到迅速敏捷，全面准确，时间不可太长。若一次望舌判断不准确，可让病人休息3~5分钟后重新望舌。

（5）对病人伸舌时的不符合要求的姿势，医生应予以纠正。如：伸舌时过分用力；病人伸舌时，用牙齿刮舌面；伸舌时，口未充分张开，只露出舌尖；舌体伸出时舌边、尖上卷，或舌肌紧缩，或舌体上翘，或左右歪斜，影响舌面充分暴露。

（6）当舌苔过厚，或者出现与病情不相符合的苔质、苔色，为了确定其有根、无根，或是否染苔等，可结合揩舌或刮舌方法，也可直接询问患者在望舌前的饮食、服用药物等情况，以便正确判断。

①揩舌：医生用消毒纱布缠绕右手食指两圈，蘸少许清洁水，力量适中，从舌根向舌尖揩抹3~5次。

②刮舌：医生用消毒的压舌板边缘，以适中的力量，在舌面上从舌根向舌尖刮3~5次。

（7）望舌过程中还可穿插对舌部味觉、感觉等情况的询问，以便全面掌握舌诊资料。

（8）观察舌下络脉时，应按照下述方法进行：

①嘱病人尽量张口，舌尖向上腭方向翘起并轻轻抵于上腭，舌体自然放松，勿用力太过，使舌下络脉充分暴露，便于观察。

②首先观察舌系带两侧大络脉的颜色、长短、粗细，有无怒张、弯曲等异常改变，然后观察周围细小络脉的颜色和形态有无异常。

2. 注意事项

（1）舌象的生理差异

①年龄因素：儿童阴阳稚嫩，脾胃尚弱，生长发育很快，往往处于代谢旺盛而营养相对不足的状态，舌质纹理多细腻而淡嫩，舌苔偏少易剥落；老年人精气渐衰，脏腑功能渐弱，气血运行迟缓，舌色较暗红。

②个体因素：由于体质禀赋的差异，舌象可有不同。例如，先天性裂纹舌、齿痕舌、地图舌等；肥胖之人舌多偏胖，形体偏瘦者舌多略瘦等。这些情况舌象虽见异常，但一般无临床意义。

③性别因素：性别不同一般舌象无明显差异。但是，女性经前期可以出现蕈状乳头充血而舌质偏红，或舌尖部的点刺增大，月经过后可恢复正常，属生理现象。

（2）饮食或药物等因素影响 如进食后舌苔可由厚变薄，饮水可使舌苔由燥变润，饮酒或食入辛热之品可使舌色变红或绛，食绿色蔬菜可染绿苔等。应用肾上腺皮质激素、甲状腺激素，可使舌质较红；黄连、核黄素可使舌苔染黄；服用大量镇静剂后舌苔可厚腻；长期服用抗生素，舌苔可见黑腻或霉腐等。

（3）季节因素影响 夏季暑湿盛而苔易厚，易淡黄；秋季燥胜，舌苔多略干燥；冬季严寒舌常湿润。

此外，牙齿残缺、镶牙、睡觉时张口呼吸、长期吸烟等因素也可致舌象异常，应当注意结合问诊或刮舌、揩舌方法予以鉴别。

（二）望舌内容

望舌的基本内容包括望舌质和望舌苔两大部分，其中望舌质分望舌神、望舌色、望舌形、望舌态四方面；望舌苔分望苔色与望苔质两方面。

1. 正常舌象与意义

正常舌象的特征：舌质淡红、鲜明、润泽；舌体大小适中，柔软而运动灵活；舌苔均匀、薄白而干湿适中。简称为"淡红舌，薄白苔"。

意义：心气旺盛，胃气充足，气血运行正常，为气血调和的征象。

2. 异常舌象与意义

（1）望舌质　见表2-3。

表2-3　舌质的临床意义

类别	名称	舌象特征	临床意义
舌神	荣舌（有神舌）	舌色红润，鲜明光泽，运动自如	见于健康之人或初病轻浅，预后良好者
	枯舌（无神舌）	舌色晦暗，活动呆滞	气血阴阳皆衰，生机已微，预后较差
舌色	淡红舌	舌色淡红润泽	见于健康之人；或外感初起，病情轻浅，气血内脏未伤
	淡白舌	舌色较正常舌淡	主虚证、寒证或气血两亏
		若舌全无血色则称枯白舌	为夺气脱血
	红舌	较淡红舌色深，甚者呈鲜红	主热证
	绛舌	较红舌色更深	热入营血或阴虚火旺，或血行不畅
	青紫舌	全舌色呈紫暗，或绛紫，或青紫，或舌的局部呈现青紫色的斑、点	轻者气血运行不畅，甚者瘀血
舌形	老舌	舌质纹理粗糙，形色坚敛苍老	主实证
	嫩舌	舌体浮胖娇嫩，纹理细腻，舌色浅淡	主虚证
	胖大舌	较正常舌体大而厚，甚者伸舌满口	主水湿痰饮证
	肿胀舌	舌体红肿而大，盈口满嘴，甚者不能闭口，不能缩回	主热郁、中毒
	薄瘦舌	舌体瘦小而薄	主气血两虚，阴虚火旺
	点、刺舌	点指鼓起于舌面的红色、白色或黑色星点；刺指舌面上的软刺高起突出舌面，形成芒刺，摸之棘手	主热盛
	裂纹舌	舌面上深浅不一，形态各异的沟裂	主阴血亏虚
舌态	强硬舌	舌体不柔，运动不灵	热入心包，高热伤津，痰浊内阻，中风或中风先兆
	痿软舌	舌体软弱，屈伸无力	气血俱虚，阴亏津伤
	颤动舌	舌体震颤抖动，不能自主	肝风内动
	歪斜舌	舌体偏于一侧	中风或中风先兆
	吐弄舌	舌伸出口外，不即回缩，为吐舌	心、脾二经有热：或疫毒攻心，或正气已绝
		反复微吐即缩，或吐出后掉动不停，舐口唇四周，为弄舌	或为动风先兆，或小儿智力不全
	短缩舌	舌体紧缩，不能伸长	寒凝，痰阻，津伤，阴血亏虚
	舌纵	舌伸长于口外，内收困难	为实热内踞，痰火扰心，气虚之证
	舌麻痹	舌体麻木，运动不灵	气血虚，肝风内动，或风气夹痰，阻滞舌络

（2）望舌下络脉　见表2-4。

表2-4　舌下络脉的临床意义

内容	表现特征	意义
正常络脉	舌下络脉根部稍粗末端渐细，呈淡紫色，少有迂曲	气血充盈，运行正常
异常络脉	舌下络脉短细，周围小络脉不显	多属气血虚
	舌下络脉粗胀，呈青紫或紫黑或迂曲，形如珠子	多为瘀血之征
	络脉色紫粗胀，弯曲柔软，或周围有结节色深	多是气滞血瘀
	色青或淡紫，脉形直而紧束者	为寒凝血瘀或阳虚气血不畅
	舌底瘀丝，色青或紫，在脉络之间有紫色瘀点	提示血瘀证早期及郁证

（3）望舌苔　见表2-5。

表2-5　舌苔的临床意义

类别			舌象特征	临床意义	
苔质	厚薄苔	薄苔	透过舌苔能隐隐见到舌质（称见底）	一般反映病位的深浅	病位浅，常见于外感表证，或内伤轻病
		厚苔	透过舌苔不能见到舌质（称不见底）		病位深，常见于内有痰饮、湿浊、食积等里证
	润燥苔	润苔	舌苔干湿适中	可了解津液的盛衰	津液未伤
		滑苔	舌苔津液过多，甚者伸舌欲滴		痰饮水湿内停
		燥苔	舌苔干燥少津		热盛伤津
		糙苔	舌质毫无水分，苔质粗燥，甚者糙裂		热盛津润
	腻腐苔	腻苔	苔质颗粒细腻致密，揩之不去，刮之不脱，舌面如涂油腻状黏液	湿浊，痰饮，食积，湿热	
		腐苔	苔质颗粒疏松，粗大而厚，形如豆腐渣堆积舌面，揩之可去	食积胃肠，痰浊内蕴	
苔质	剥落苔		舌苔全部或部分脱落	胃气大伤，胃阴枯竭，气血两虚	
	真假苔	真苔	舌苔坚敛着实，紧贴舌面，刮之难去，像从舌体长出来的，也称"有根苔"	可了解胃气阴的存亡	邪气较盛，胃气阴尚存，预后较好
		假苔	苔不着实，似浮涂舌上，刮之即去，不像从舌上生出来的，称为"无根苔"		胃气阴衰败，预后不良
苔色	白苔		舌苔呈现白色	主表证、寒证	
	黄苔		舌苔呈现黄色	主里证、热证	
	灰苔		舌苔呈现浅黑色	主里证，常见于里热证，也见于寒湿证	
	黑苔		舌苔呈现黑色	主里证，或为热极，或为寒盛	

（4）危重舌象　见表2-6。

表2-6　危重舌象的临床意义

名称	舌象特征	临床意义
猪腰舌	舌光绛而干如镜面，暗红似去膜之猪腰	胃气将绝，阴液耗竭之象
砂皮舌	舌面粗糙有刺，似鲨鱼皮，且干枯燥裂	津液枯竭之危象
干荔舌	舌敛缩如荔枝干肉，干红而无津	热极津枯重证
火柿舌	舌质晦暗，青紫而干，如猪肝色，或红如火柿色	为气血败坏之候
赭黑舌	舌色绛紫带黑	为肾将绝之候
雪花舌	舌起白苔如雪花片	为脾阳将绝之候
饭花舌	舌底干燥，苔白或黄，状如豆渣或碎饭粒	病多危重
强直舌	舌本强直，转动不灵，语言謇涩	病多难治
卷缩舌	舌卷短缩	为肝气将绝
质蓝苔黑舌	舌质由淡紫转蓝，舌苔由淡转灰黑	病多危重难治

第二节 闻 诊

闻诊的基本内容包括听声音和嗅气味。听声音包括听病人的语声、语言、呼吸、咳嗽、呕吐、呃逆、嗳气、太息、喷嚏、肠鸣等各种声响；嗅气味包括嗅病人身体及其分泌物、排泄物散发的弥漫至病室的各种气味。

医师与病人进行语言交流或进行体格检查时，对病人的声音和气味等进行自然地听、嗅。如遇病人有异常声音或气味但刻下无表现时，可通过询问病人及陪诊者而获取相关内容。

听声音的诊察对病人的体位姿态没有特殊要求，但最好能与病人保持合适的距离，以便于对病人声音的高低、强弱、清浊、缓急等变化进行诊察。嗅气味包括嗅病人身体的气味以及其所住病房的气味，对病人身体某些隐蔽部位散发的异常气味进行诊察时，可要求病人给予适当配合，以免出现误诊、漏诊。

一、听声音

1. 语声

在与病人的交流对话中，应注意听病人发声的有无，声音的高低、强弱及清浊等，以判断病人有无喑哑、失音、语声重浊等。

表2-7 病变语声特征与临床意义

病变语声	语声特征	临床意义
声重	语音沉闷而不清晰	外感风寒或痰湿阻滞
喑哑和失音	喑哑：发声嘶哑	新病：外感风寒或风热，或痰浊壅滞，肺失宣降——金实不鸣
	失音：欲语无声	久病：肺肾阴虚，虚火灼肺，津枯肺损——金破不鸣
		暴怒叫喊或持续喧讲——气阴耗伤，喉咙失润
	子喑：妊娠喑哑和失音	妊娠后期：胞胎阻碍脉气，肾精不能上荣（多为生理现象）
呻吟	病痛难忍发出哼哼声	身有痛楚或胀满。注意结合"护处必痛"的姿态判断病痛部位
惊呼	突然发出的惊叫声	剧痛或惊恐

2. 语言

对于神志不清的病人，要注意听病人有无说话、说话的多少及其声音的高低等，以判断属于谵语还是郑声。

对于神志清楚的病人，在与其进行语言交流中，要注意听辨病人的言辞表达与应答能力有无异常，吐词是否清晰流利，说话的多少、说话声音的高低等，以鉴别病人是否存在独语、错语、狂言、言謇及是否喜欢讲话等。

表2-8 病变语言特征及临床意义

病变语言	语言特征	临床意义
谵语	神识不清，语无伦次，声高有力	热扰心神之实证
郑声	神识不清，语言重复，时断时续，语声低弱	心气大伤，精神散乱之虚证
独语	自言自语，喃喃不休，见人语止，首尾不续	心气不足失养；或气郁痰结，蒙蔽心窍
错语	语言错乱，语后自知，不能自主	心脾两虚失养；或痰瘀气滞，阻遏心神
狂言	狂躁妄言，语无伦次，精神错乱	情志不遂，气郁化火，痰火扰心
言謇	神志清楚，语不流利，吐词不清	风痰阻络

3. 呼吸、咳嗽

在与病人进行语言交流或行体格检查时，听辨病人气息出入的快慢、深浅、强弱、粗细及其他声音等，以鉴别病人是否存在喘、哮、短气、少气等异常表现。

对于有咳嗽的病人，要注意听辨其咳声的大

小，是否具有重浊、沉闷、不扬、清脆等特征，是否属于阵发性痉挛性咳嗽及犬吠样咳嗽，有无痰声等。

可借助听诊器听取肺部呼吸音有无异常、有无啰音等。

表 2-9 病变呼吸声特征及临床意义

呼吸异常	表现特征	临床意义
喘	呼吸困难，短促急迫，张口抬肩，鼻翼扇动，不能平卧	肺气上逆
	实喘：发作急骤，气粗声高息涌，以呼出为快，仰首目突，形体壮实，脉实有力	外邪袭肺，实热壅肺，痰饮阻肺，肺失宣降，气逆于上
	虚喘：发作徐缓，气怯声低息微，以长吸为快，动则喘甚，形体虚弱，脉虚无力	肺肾亏虚，摄纳无权，气浮于上
哮	呼吸喘促，喉间哮鸣，常反复发作，缠绵难愈	宿痰内伏、外邪引动；或感受外邪、肺气逆滞所致
气短	呼吸短促，息促而不能接续，气急而不伴痰鸣	气虚或邪阻
	虚证：气短息微，兼体瘦神疲，头晕乏力	肺气不足或元气大虚
	实证：气短息粗，兼胸部室闷，胸腹胀满	痰饮、气滞、瘀阻
少气	呼吸微弱而声低，气少不足以息	诸虚劳损，体质虚弱

表 2-10 咳嗽的特点及临床意义

咳嗽特点	临床意义	总病机
咳声重浊，痰白清稀	外感风寒（寒咳）	
咳声沉闷，痰多易咳	痰湿聚肺（痰咳）	
咳声不扬，痰稠色黄难咯	热邪犯肺（热咳）	
干咳无痰或少痰	燥邪犯肺或阴虚肺燥（燥咳）	肺失肃降，肺气上逆
咳声低微	肺气不足（虚咳）	
咳声短促，连续不断，咳后有鸡鸣样回声（顿咳）	风邪与痰热搏结（百日咳）	
咳声如犬吠，伴语声嘶哑，吸气困难	肺肾阴虚，火毒攻喉（白喉）	

4. 呕吐、呃逆、嗳气、太息

有呕吐、呃逆、嗳气、太息等异常声响时，要注意听辨其声音的大小、出现的频率等。

5. 肠鸣

在进行体格检查时，应听辨肠鸣音的多少、强弱等，必要时可借助听诊器听取腹部，以辨别有无肠鸣音异常。

二、嗅气味

嗅气味，是指嗅辨病人身体与病室气味以诊察疾病的方法。

表 2-11 异常气味与临床意义

类别	异常气味	临床意义
口气	口臭	口腔不洁、龋齿或消化不良
	口气臭秽	胃热
	口气酸臭	食滞胃肠
	口气腐臭	内有疮疡溃脓或牙疳
汗气	汗气腥膻	风湿热邪久蕴皮肤
	汗气臭秽	瘟疫病热毒内盛
	腋下汗气膻臊	湿热郁蒸（狐臭）

续表

类别	异常气味	临床意义
呕吐物	呕吐物清稀无气味	胃寒
	呕吐物酸臭而秽浊	胃热
	呕吐脓血气味腥臭	肠痈
大便	臭秽难闻	肠有郁热
	溏泻而腥	脾胃虚寒
	臭如败卵，矢气酸臭	食积大肠
小便	臊臭，黄赤混浊	膀胱湿热
	散发烂苹果气味	消渴病
月经	经血臭秽	热证
	经血气腥	寒证
带下	臭秽黄稠	湿热
	腥臭清稀	寒湿
	奇臭而色杂	多为癌病
病室气味	臭气触人	瘟疫病
	病室尸臭气	脏腑衰败
	病室血腥气	失血证或术后
	病室腐臭气	溃腐疮疡
	病室尿臊气	水肿病晚期
	病室有烂苹果气味	消渴病晚期

三、闻诊注意事项

（一）注意正常声音的生理差异

1. 性别因素

男女性别不同，一般男性多声低而浊，女性多声高而清，此属生理现象。

2. 年龄因素

儿童阴阳稚嫩，声尖清脆；老年人精气渐衰，脏腑功能渐弱，发声浑厚而低沉；青壮年气血充盛，脏腑功能较强，发声则洪亮清晰。

3. 情志因素

语声与情感变化密切相关，如喜时发声欢悦而和畅，怒时发声忿厉而急疾，悲哀时发声悲惨而断续，敬则发声正直而严肃，爱则发声温柔而和悦。

4. 禀赋因素

由于先天禀赋体质的差异，语声可有较大差别。如先天性声音嘶哑、男声似女声的表现等。这些声音情况虽见异常，但一般无临床意义。

（二）注意饮食环境对气味的影响

1. 饮食因素

正常人身体一般无异常气味，但若进食大蒜、韭菜、榴莲等有特殊气味的食物，或吸烟、饮酒后，口中可散发相应的气味，不属病态。

2. 气候因素

夏季气候炎热，出汗过多，未及时淋浴时身体所散发的汗味，亦应与病理之汗味相鉴别。

3. 环境因素

有的人居住地卫生环境较差，或在室内存放有汽油、油漆等化学物品，接触其或走入其室内可闻到相应气味，亦应注意鉴别。

第三节 问 诊

问诊的过程，是医生辨证思维的过程。在问诊过程中，医生应重视对患者的主要症状进行思考与分析，根据中医辨证理论，结合其他三诊的信息，不断追踪新的线索，以利于疾病的正确诊断。

正确的问诊往往能把医生的思维判断引入正确轨道，有利于对疾病做出迅速准确的诊断。对复杂的疾病，也可通过问诊为下一步继续诊察提供线索。

一、问诊方法

1. 一般患者的问诊方法

（1）**一般情况** 询问患者的姓名、性别、年龄、民族、职业、婚否、籍贯、现单位、现住址、邮编、电话号码（包括固定电话和移动电话号码）、电子邮箱等信息。

（2）**主诉** 询问促使患者就诊的最感痛苦的症状或体征及其持续或反复发作与加重的时间。

（3）**现病史** 围绕患者的主诉，询问从其本次起病到此次就诊时，疾病的发生、发展、变化和诊治的经过。具体询问以下内容：

①发病情况：询问患者发病的具体时间，起病的方式，有无诱发因素（如饮食、劳逸、情志、气候变化等），最初的症状及其特点，发病当时曾做过何种处理（包括自行处理及服药等）。

②病程经过：询问患者从起病到就诊时的病情发展变化情况，以了解患者疾病的演变及发展趋势。一般按照发病时间的先后顺序进行询问。包括在发病前的先兆症状，发病后某一阶段出现哪些症状，症状的性质、程度变化，何时加重或减轻，何时出现新的症状，病情变化有无规律（如昼夜变化，午后症状加重，进食油腻饮食或生冷饮食后症状变化等），病情缓解的方式（如服药、休息后多长时间可以缓解），伴随的症状等。

③诊治经过：询问患者患病后至此次就诊前所接受过的诊断与治疗情况，按时间顺序进行询问。如曾做过哪些检查，结果如何；做过何种诊断，依据是什么；经过哪些治疗，治疗效果及反应如何等。

④现在症状：询问患者就诊时感到的所有痛苦和不适的症状表现（可能出现的现在症状详见"常见症状的问诊操作规程"）。

（4）**既往史** 询问病人平素的身体健康状况和过去患病（包括传染病）、手术、外伤、预防注射。

（5）**个人生活史** 询问病人的个人生活经历、精神情志、饮食习惯、烟酒或其他嗜好，以及生活起居、婚姻生育等。

①生活经历：询问病人的出生地点，主要和曾经生活的地方等。

②精神情志：询问病人平时的精神、心理、情志状态，如开朗、抑郁、焦虑、急躁、多恐善惊等。

③饮食嗜好：询问病人平时的饮食喜爱和嗜好，如喜爱酸、甜、辛、辣饮食等。

④生活起居：询问病人平时的生活起居习惯等。

⑤婚姻状况：询问病人是否结婚或同居。询问后者宜慎重，并注意保护患者隐私。

⑥月经、生育状况：询问病人是否生育、怀孕等。妇女尤应询问月经初潮年龄或绝经年龄，月经周期、行经天数，带下的量、色、质等情况。已婚妇女应询问妊娠次数、生产胎数，以及有无流产、早产、难产等。

（6）**家族史** 询问病人父母、兄弟姐妹、子女，以及其他与病人生活关系密切者，如配偶、同居伴侣等的健康和患病状况，包括询问直系亲属的死亡原因。

（7）**过敏史** 询问病人是否有过敏现象及曾经过敏的药物、食物等过敏的具体情况包括过敏史的症状及其持续时间、加重或缓解因素等。

在接诊病人时，对病人一般情况登记完成后，首先应当从主诉开始进行询问，围绕主诉对病人展开有目的、有步骤地询问。因为主诉是病人就诊时所陈述的最感痛苦的症状、体征及其持续时间。它通常反映了疾病的主要矛盾，所以，抓主诉就等于抓疾病的主要矛盾。确切的主诉常可作为某系统疾病诊断的向导，是进一步调查、认识、分析、处理疾病的重要线索和依据。通过主诉常可确定询问或检查的主次和顺序，初步估计病情的轻重缓急及其救治原则。

为了系统有效地获得准确的资料，询问者应遵循从一般到特殊的提问进程，如先问："你哪里不舒服？""你这症状有多长时间（有多久）？"应该问："请你告诉我，什么事使你忧虑"等，而不问"是你的工作使你焦虑不安吗?"通过问诊可以直接了解患者的发病原因、情绪状况、生活习惯、工作压力等影响因素。问诊兼有心理治疗作用,可及时给予患者具有针对性的心理疏导和健康教育,有利于疾病的早日康复。

2. 危重病人的问诊方法

对于急性或危重疾病患者,应抓住主症扼要询问,重点检查,以便争取时机,迅速治疗、抢救。待病情缓解后,再进行详细询问,切不可机械地苛求完整记录而延误治疗、抢救时机。

3. 对复诊、转诊病人的询问方法

对复诊病人,应重点询问用药后的病情变化。有些病人,尤其是患病较久者,在就诊前已经在其他医院进行过诊断和治疗,所以对转诊者,有必要询问曾作过哪些检查,结果怎样;有过何种诊断,诊断的依据是什么;经过哪些治疗,治疗的效果及反应如何等。了解既往诊断和治疗的情况,可作为当前诊断与治疗的参考。

4. 对特殊病人的问诊方法

如患者缄默、忧伤,焦虑、抑郁,多话、唠叨,愤怒、敌意,多种症状并存,文化程度低下或语言障碍,或为重危或晚期患者、残疾患者、老年人、儿童、精神病患者,在询问病史时应根据患者的具体情况给予适当安抚、鼓励、启发、引导。必要时请陪同人员协助提供病史。

问诊时应及时核定患者陈述中的不确切或有疑问的情况,如病情与时间,某些症状与检查结果等,以提高病史的真实性。

5. 注意事项

(1)**环境适宜** 医患交流必须有一个安静适宜的诊室环境,既有利于医生诊疗,也有利于患者敞开心境,充分叙述病情,对于某些病情不便当众表述者尤为重要。《素问·移精变气论》云:"闭户塞牖,系之病者,数问其情,以从其意。"如此,可及时、准确、全面地获取真实的病情资料。

(2)**态度和蔼** 医生应通过沟通在最短时间内赢得病人认可,做到态度和蔼而严肃认真。特别要微笑着注视着对方的眼睛说话,适当的时候应微笑或赞许地点头示意。与病人之间不要设置任何障碍,交谈时应采取前倾姿势注意倾听。不

要轻易打断病人讲话,让患者有足够的时间回答问题。成功的倾听不仅应该是形式上的礼貌待患,而且是内容上的服从医疗;不仅是现象上的尊重患者,而且是本质上的关爱患者。这样就会成为医患沟通的"高手"。

(3)**用语通俗** 问诊时医生语言要通俗易懂,避免使用特定意义的医学术语,如隐血、心绞痛、里急后重、尿频尿急等。在询问过程中,对于患者的病情,切忌有惊讶的语言和表情反应,以免给病人带来不良刺激,增加思想负担而使病情加重。

(4)**避免暗示** 问诊时遇到病人叙述病情不够清楚全面时,医生可以适当给予启发式引导,但不能凭自己的主观意愿去暗示或诱导病人叙述病情,暗示性提问是一种能为患者提供带倾向性的特定答案的提问方式,很易使患者为满足医生而随声附和,如"你的左胸痛放射至左手指尖,对吗",恰当的提问应是"你除胸痛外还有什么地方痛吗"。不提复杂或诱导性问题,如"当你头痛时伴有呕吐吗,下午你发热对吗"。应该问,"你头痛时还有其他不舒服吗",患者会按照自身症状,说出其他感受,如此可获得真实资料。

二、问诊的内容

问诊的内容主要包括问一般情况、主诉、现病史、既往史、个人生活史、家族史等。但临床应根据初诊或复诊、门诊或住院等不同的病历书写要求,进行有目的的系统而有重点的询问。

问现在症所涉及的范围较为广泛,内容较多,初学者可参考"十问歌"进行问诊,即"一问寒热二问汗,三问头身四问便,五问饮食六胸腹,七聋八渴俱当辨,九问旧病十问因,再兼服药参机变,妇女尤必问经期,迟速闭崩皆可见,再添片语告儿科,天花麻疹全占验"。

(一)问寒热

1. 询问要点

问寒热应询问病人有无怕冷或发热的症状、出现的时间、类型、特征及其兼症。

2. 一般规律

恶寒发热,为表证。恶寒重发热轻为表寒

证，发热重恶寒轻为表热证，发热轻而恶风为伤风表证。但寒不热为里寒证。新病恶寒为里实寒证。久病畏寒为里虚寒证。但热不寒为里热证。其中，壮热为里实热证；潮热者，日晡潮热为阳明腑实证，午后潮热兼身热不扬为湿温病，夜间潮热为阴虚证；微热见于气虚发热、阴虚发热、气郁发热及小儿疰夏等。寒热往来，为半表半里证。寒热往来，发无定时见于少阳证；寒热往来，发有定时则为疟疾。

3. 常见类型

表 2-12　寒热常见类型及临床意义

常见类型	症状特点	临床意义
恶寒发热	恶寒与发热同时出现	表证
但寒不热	只感寒冷而不发热	里寒证
但热不寒	只发热而无怕冷	里热证
寒热往来	恶寒与发热交替发作	半表半里证、疟疾

（二）问汗

1. 询问要点

询问病人有无当汗出而无汗，不当汗出而出汗或汗出较多的现象。患者无汗时询问患者是全身无汗还是某一局部无汗，如是局部无汗出，详细询问其具体部位（如左半身、右半身、上半身、下半身等）。询问患者汗出的时间（如醒时、睡觉时、寒战后等）、部位（全身或某一局部）、量的多少、质地的稀或黏、颜色的有无及伴随的症状等，以区分自汗、盗汗、战汗、大汗、绝汗、黄汗、局部汗出（如头汗、心胸汗、手足心汗、阴汗）等。

2. 一般规律

（1）有汗无汗　表证有汗，多为外感风热或中风表虚证；表证无汗，多为外感风寒表证。里证有汗，多为里热；里证无汗，多为气血亏耗或阳气不足。

（2）汗出特点　自汗多为阳气虚；盗汗多为阴虚；绝汗多为亡阴亡阳；战汗则为伤寒邪正斗争之转折点。

（3）汗出部位　头汗多为上焦邪热、中焦湿热或虚阳外越；半身汗多见于中风、痿证、截瘫患者，患侧无汗；心胸汗出可见于心脾两虚或心肾不交；下半身汗出，或为肾阴虚，或为肝胆湿热下注；手足心汗出过多，则多与脾胃有关，或为阴经郁热，或为阳明热盛，或为中焦湿热郁蒸。

3. 常见类型

表 2-13　特殊汗出症常见类型及临床意义

常见类型	临床特点	临床意义
自汗	醒时经常汗出，活动尤甚	气虚证或阳虚证
盗汗	睡时汗出，醒则汗止	阴虚证
绝汗	病情危重的情况下，出现大汗不止	亡阴或亡阳
战汗	病人先恶寒战栗而后汗出	温病或伤寒邪正交争剧烈

（三）问疼痛

1. 询问要点

询问病人有无疼痛的现象，疼痛的部位（如头、面、五官、颈、胸、胁、胃脘、腹、腰、背、四肢、周身等），性质（如胀痛、刺痛、窜痛、固定痛、冷痛、灼痛、酸痛、重痛、闷痛、绞痛、掣痛、隐痛、空痛），发作时程度的轻重、持续时间的长短、喜恶（如喜按或拒按、喜温或喜凉等）、缓解方式及发作的诱因与伴随症状等。

2. 一般规律

实性疼痛多因感受外邪、气滞血瘀、痰浊凝滞，或食积、虫积、结石等阻滞脏腑经脉，气血运行不畅所致，即所谓"不通则痛"。虚性疼痛多因阳气亏虚，精血不足，脏腑经脉失养所致，即所谓"不荣则痛"。

3. 常见类型

表 2-14 常见疼痛部位

部位	病变所属脏腑经络
头痛	太阳经病：头项强痛、头痛连及项背、颈项不利
	阳明经病：前额头痛，常连及眉棱骨
	少阳经病：太阳穴周围疼痛或偏头痛
	厥阴肝经病：头顶痛常连及头角
胸胁痛	心的病变：心阳不振，心血瘀阻；痰湿阻滞，闭阻胸阳；气阴两虚，心脉失养
	肺的病变：肺阴虚、肺热、肺痈、风热犯肺等
	肝胆经病变：肝气郁结、肝胆湿热、肝郁化火、气滞血瘀、饮停胁下等
脘痛	胃的病变：胃瘀血、胃热、胃寒、食滞胃脘、肝气犯胃等
腹痛	大腹痛：脾胃病变
	小腹痛：大肠、膀胱、胞宫等病变，如湿热下注、瘀血阻滞等
	少腹痛：多指小腹两侧之疼痛，多属肝经病变，如寒滞肝脉
腰痛	肾的病变：如肾阴虚，肾阳虚，或肾虚，复受风、寒、湿热之邪，以及挫闪瘀血等

表 2-15 常见疼痛性质及临床意义

性质	特点	临床意义
胀痛	痛而且胀	气滞，但头部胀痛或目胀而痛为肝阳上亢或肝火上炎
刺痛	痛如针刺	瘀血
窜痛	疼痛部位游走不定	气滞，风证
冷痛	痛有冷感而喜暖	阳气不足或寒邪阻络
灼痛	痛有灼热感而喜凉	火邪窜络，或阴虚阳亢
绞痛	痛势剧烈如刀绞	有形实邪阻闭气机
隐痛	痛不剧烈，绵绵不休	虚证
重痛	痛有沉重感	湿证，但头部重痛为肝阳上亢
酸痛	痛而有酸软感觉	湿证，唯腰膝酸痛，多属肾虚
掣痛	抽掣牵扯而痛	经脉失养或阻滞不通
空痛	痛有空虚感	虚证

（四）问头身胸腹不适

1. 询问要点

询问患者是否存在疼痛以外的其他头、身、胸、腹部的不适（如头晕、目眩、目昏、耳鸣、耳聋、胸闷、心悸、心烦、健忘、胁胀、脘痞、恶心、腹胀、身重、麻木、疲劳等），以及这些不适程度的轻重、持续时间的长短、发作时的喜恶（如喜按或拒按、喜温或喜凉、喜动或喜静等）、缓解方式及发作的诱因与伴随症状等。

2. 常见类型

表 2-16 头身胸腹不适类型及临床意义

类型	症状表现	临床意义
头晕	指病人自觉头脑旋晕，轻者闭目自止，重者感觉自身或眼前景物旋转，不能站立	肝阳上亢、痰湿内阻、气血亏虚、肾精亏虚、瘀血内阻
耳鸣	指病人自觉耳内鸣响的症状，但周围环境无相应的声源	暴鸣多实证，渐鸣多虚证

续表

类型	症状表现	临床意义
耳聋	指听力减退，甚至听觉完全丧失	暴聋多实证，渐聋多虚证
目眩	亦称眼花。指病人自觉视物旋转动荡，如坐舟车，或眼前如有蚊蝇飞动	肝阳上亢、痰湿内阻、气血亏虚、肾精亏虚
胸闷	指病人自觉胸部压闭满闷（憋气）	气虚、气滞致心肺疾患
心悸	指病人自觉心跳不安的症状。心悸包括怔忡与惊悸	心神不安
脘痞	指病人自觉胃脘痞塞不舒	脾胃气虚、湿邪困脾
腹胀	指病人自觉腹部胀满，痞塞不适，甚则如物支撑	喜按属脾胃虚弱，拒按属胃肠积滞
身重	指病人自觉身体沉重	气虚不运，水湿泛滥
麻木	指病人肌肤感觉减退，甚至消失	气血不畅，肌肤失养

（五）问饮食口味

1. 询问要点

询问患者有无口渴、饮水的多少、喜冷喜热等，以区分其属于口不渴或口渴，口渴多饮或渴不多饮，渴喜冷饮或渴喜热饮等。询问患者有无食欲的改变、食量的多少、对食物的喜恶等，以分辨是否存在食欲减退、厌食、消谷善饥、饥不欲食或偏嗜食物等。如有偏嗜食物，应具体询问是偏酸、偏苦、偏甜、偏辛、偏咸、偏肥甘、偏生冷等，或偏食何种异物（如生米、泥土、纸张等）。询问患者口中有无异常味觉（或感觉），如有具体是口淡、口苦、口甜、口酸、口咸或口涩、口黏腻等。

2. 一般规律

口渴者多为燥证、热证；不渴者多为寒证、湿证。大渴饮冷者多为里热炽盛；口微干者多为外感温热病初起；口渴多饮，多尿多食者多为消渴；渴不多饮者，或为痰饮内停，或为阳气虚弱，或为湿热内阻，或为热入营分，或为瘀血内阻。

食欲减退：不欲食、纳少、纳呆、厌食等。新病者，乃正气抗邪之反映；久病者或为脾胃虚弱，或为湿盛困脾，或为饮食停滞，亦见于妊娠恶阻。食欲逐渐减退是脾胃功能衰弱之象。

食欲增加：消谷善饥多见于胃火炽盛；本不能食而突然暴食者称"除中"，为脾胃之气将绝之象；食欲逐渐增加者为胃气渐复之征。

特殊变化：饥不欲食多胃阴不足；偏嗜异物者常见于小儿，多为虫积；五味偏嗜太过者，则易伤相应的脏腑。

3. 常见类型

表 2-17　口渴与饮水的类型及临床意义

类型	症状表现	临床意义
口不渴	不渴	津液未伤，见于寒证、无明显热邪
口渴多饮	大渴喜冷饮，兼见面赤壮热，烦躁多汗，脉洪大	实热证
	大渴引饮，小便量多，兼见能食消瘦	消渴病
	大汗后，或剧烈吐下后，或大量利尿后，出现口渴多饮	吐、下、利后耗伤津液
渴不多饮	口干，但不欲饮，兼见潮热、盗汗、颧红等症	阴虚证
	口渴，饮水不多，兼见头身困重，身热不扬，脘闷苔腻	湿热证
	渴喜热饮，但饮量不多，或水入即吐，兼见头晕目眩，胃肠有振水音	痰饮内停
	口干，但欲漱水而不欲咽，兼见舌质隐青或有青紫色瘀斑，脉涩	内有瘀血

表 2-18 食欲异常的类型及临床意义

类型	症状表现	临床意义
食欲减退	食欲减退，甚至不想进食	脾胃功能减退
厌食	脘腹胀痛，嗳腐食臭，舌苔厚腻	食滞胃脘
	厌食油腻，脘闷呕恶，便溏不爽，肢体困重	湿热蕴脾
	厌食油腻，胁肋灼热胀痛，口苦泛恶	肝胆湿热
消谷善饥	多饮多尿，形体消瘦	消渴病胃火炽盛，腐熟太过
	大便溏泄	胃强脾弱
饥不欲食	饥不欲食，兼脘痞，干呕呃逆	胃阴虚

（六）问睡眠

1. 询问要点

问失眠表现特点（不易入睡、睡后易醒、时时惊醒、彻夜不眠），问嗜睡表现特点（睡意浓、困倦昏沉、食后嗜睡、神疲嗜睡等），注意兼症，以资鉴别。

3. 常见类型

2. 一般规律

失眠有营血不足而心神失养者；有阴虚火旺而内扰心神者；有痰热内扰而心神不安者；有食滞胃脘而夜卧不安者。

嗜睡有痰湿困脾、中气不足、大病之后、心肾阳虚、热病昏迷、中风昏迷，兼症各有不同。

表 2-19 失眠、嗜睡的临床表现及临床意义

类型	症状表现	临床意义
失眠	病人经常不易入睡，或睡而易醒，难以复睡，或时时惊醒，睡不安宁，甚至彻夜不眠	心肾不交——心烦不寐
		心脾两虚——心悸难寐
		胆郁痰扰——惊悸易醒
		食滞胃脘——腹胀不寐
嗜睡	病人精神疲倦，睡意很浓，经常不自主地入睡	痰湿困脾——困倦嗜睡，肢体困重
		脾气亏虚——饭后嗜睡，神疲食少
		阳气亏虚——疲惫嗜睡，畏寒肢冷

（七）问二便

1. 询问要点

健康人大便一般每日或隔日一次，质软成形，干湿适中，排便通畅，内无脓血、黏液及未消化的食物。大便改变包括便次、色、质，以及感觉方面的变化。便次异常，询问患者每日大便的次数或排便的间隔时间、每次排便时间的长短、每次排便时是否存在困难等，以区分是否存在便次的异常以及属于便秘或泄泻等。便质异常，询问患者大便是否成形、软硬情况，以及是否含有较多未消化的食物，是否夹有脓血等，以区分大便质地正常与否，以及是否存在大便干结、大便溏软、时干时稀、初硬后溏、完谷不化、黏液便、脓血便、便血等。排便感异常，询问患者每次排便时是否存在异常的感觉以及具体情况，以判断是否存在肛门灼热、肛门下坠或脱肛、排便不畅、大便失禁及里急后重等感觉。

健康成人在一般情况下，白天小便 3~5 次，夜间 0~1 次，一天的尿量为 1000~1800mL。尿次和尿量受饮水、温度、汗出、年龄等因素影响。小便的改变包括尿量、尿次、色质及排尿感异常等几方面。大便改变包括便次、色、质，以及感觉方面的变化。尿量异常者询问患者每天的尿次、尿量是否存在明显的超过正常或少于正常，以判断是否存在尿量增多或尿量减少。尿次

异常者询问患者每天小便的次数及每次小便的量、颜色与感觉等，以判断是否存在小便频数而短黄急迫、小便频数而量多色清、夜尿增多、小便癃或闭。排尿感异常者询问患者排尿时及排尿前后的感觉，以判断是否存在排尿不畅或困难、尿道灼热疼痛、尿后余沥不尽、尿失禁及遗尿等。尿质异常者询问患者小便中是否排出砂石、夹有血丝血块及脂膏样物质、小便混浊不清及颜色变红等，以判断是否存在尿有砂石、尿血、尿浊等。

2. 一般规律

询问大、小便的情况，可以直接了解消化功能和水液的盈亏与代谢情况，判断疾病的寒热虚实。诚如《景岳全书》所说："二便为一身之门户，无论内伤外感，皆当察此，以辨其寒热虚实。"

3. 常见类型

表 2 - 20　大便异常类型及临床意义

类型		症状表现	临床意义
便次异常	便秘	大便燥结，排便时间延长，便次减少，或时间虽不延长但排便困难	实证：胃肠积热或腹内结块阻结等
			虚证：气血阴津亏损或阳虚寒凝等
	泄泻	大便次数增多，粪质稀薄不成形，甚至呈水样	实证：外感风寒湿热疫毒之邪，或饮食所伤，食物中毒，痨虫或寄生虫积于肠道，或情志失调，肝气郁滞
			虚证：久病脾肾阳气亏虚
便质异常	完谷不化	大便中含有较多未消化食物	实证：新起者多为食滞胃肠
			虚证：病久体弱者见之，多属脾虚肾虚
	溏结不调	大便时干时稀	肝郁脾虚，肝脾不调；肠癌
	脓血便	大便中含有脓血黏液	痢疾、肠癌
	便血	血自肛门排出，包括血随便出，或便黑如柏油状，或单纯下血	实证：胃肠积热，湿热蕴结，气血瘀滞等
			虚证：多因脾胃虚弱，气不统血
排便感异常	肛门灼热	排便时自觉肛门灼热	大肠湿热，或热结旁流，热迫直肠
	里急后重	便前腹痛，急迫欲便，便时窘迫不畅，肛门重坠，便意频数	湿热内阻，肠道气滞

表 2 - 21　小便异常类型及意义

类型		症状表现	临床意义
尿次异常	频数	排尿次数增多，时欲小便	实证：湿热蕴结膀胱，热迫气滞
			虚证：肾阳虚或肾气不固
	癃闭	小便不畅，点滴而出为癃，小便不通，点滴不出为闭，合称癃闭	实证：瘀血、结石或湿热阻滞
			虚证：久病或年老气虚、阳虚
尿量异常	尿量增多	尿次、尿量皆明显超过正常量次	虚证：阳虚不能蒸化水液
			虚实夹杂：燥热阴虚，肾阳偏亢
	尿量减少	尿次、尿量皆明显少于正常量次	实证：尿路损伤、阻塞
			虚证：小便化源不足（热盛伤津、腹泻伤津）或水液内停（心阳衰竭及脾、肺、肾功能失常）

续表

类型		症状表现	临床意义
排尿感异常	尿道涩痛	排尿时自觉尿道灼热疼痛，小便涩滞不畅	实证：湿热内蕴、结石或瘀血阻塞、肝郁气滞
			虚证：阴虚火旺，中气下陷
	余溺不尽	小便之后仍有余溺，点滴不净	实证：湿热阻滞
			虚证：病久体弱，肾阳亏虚，肾气不固
	小便失禁	小便不能随意控制而自行溢出	实证：湿热瘀血阻滞
			虚证：肾气亏虚，脾虚气陷，膀胱虚寒，不能约摄尿液
排尿感异常	遗尿	指成人或3岁以上小儿于睡眠中经常不自主地排尿	实证：肝经湿热，下迫膀胱
			虚证：禀赋不足，肾气亏虚，或脾虚气陷，膀胱虚寒

（八）情绪相关症状

1. 询问要点

询问患者有关情绪方面的一些主观体验，结合观察病人的面部表情、姿态、动作及讲话的语气、声音等，判断病人是否存在抑郁、情绪高涨、焦虑、恐惧、急躁易怒、烦躁等情绪的异常变化，以及占主导的情绪状态。

2. 常见类型

（1）抑郁　通过询问患者，判断其是否有持续的情绪低落，寡言少语，善悲易哭，兴趣减退或缺乏，意志消沉，悲观绝望，自罪自责，自杀倾向或行为等。

（2）情绪高涨　通过询问患者，判断其是否有兴奋多语，精神亢奋，与环境不相符的过分愉快、欢乐，对一切都感到非常乐观，对任何事物都感到有兴趣等。

（3）焦虑　通过询问患者，判断其是否经常担心可能发生和难以预料的某种危险或不幸事件而感到忧虑不安、紧张恐惧、顾虑重重等，或出现过突发的极端焦虑状态、强烈的恐惧感，同时感到心悸、胸闷等。

（4）恐惧　询问患者是否遇到事情时出现不能摆脱的紧张、害怕、提心吊胆，并伴随心悸、气促、汗出、身体颤抖、面色改变等。

（5）急躁易怒　询问患者是否脾气急躁，容易被激怒，即使是很小的事情也感到很气愤。

（6）烦躁　询问患者是否存在心中烦热不安、手足燥热不宁等。

（九）问妇女

1. 询问要点

询问妇女患者的月经、带下、妊娠、产后等方面的情况。处于非妊娠期、产后期的妇女，一般重点询问月经、带下，而妊娠、产育的情况只作为个人生活史的内容询问。

经期异常者询问月经周期是否提前或延后7天以上或提前、延后无规律，以及是否连续发生于2个以上月经周期，以判断属于月经先期、月经后期或月经先后不定期。行经期延长者询问行经时间是否超过7天，而月经周期不变。经量异常者询问月经量是否较常量明显增多或明显减少，而月经周期、经期基本正常，以判断是否属于月经过多或月经过少。询问是否存在非行经期间，阴道内忽然大量出血，或持续出血而淋沥不止的现象，以判断有无崩中、漏下。经色、经质异常者询问月经颜色是正红或淡红或紫暗，质地是适中，还是偏稀、偏稠，有无血块等，以判断月经的颜色、质地是否异常。闭经者询问是否年逾16周岁尚未有月经来潮，或不足绝经年龄的妇女是否有月经中断3个月以上而不是因为妊娠与哺乳等原因。经间期出血者询问两次月经之间是否出现少量的出血，并有周期性规律。痛经者询问是否有经期或行经前后的周期性小腹疼痛，或痛引腰骶等。有经行前后症状者询问经前1周左右，是否出现一些症状（如疲劳乏力、急躁、抑郁、焦虑、失眠、忧伤、过度敏感、猜疑、情绪不稳、乳房胀痛、四肢肿胀、腹胀不适、头痛等）；询问前述症状是否逐渐加重，至月经前2～

3 天最为严重，经后消失；询问前述症状是否出现了 3 个月经周期或以上。有绝经前后症状者，询问是否处于绝经年龄，是否有月经周期、行经期及月经量的变化，是否存在烘热汗出、心悸、眩晕、焦虑、抑郁、喜怒无常、记忆力下降、注意力不集中、失眠多梦等症状。

带下者询问带下量的多少及颜色、质地和气味的变化，以判断是否存在白带、黄带、赤白带及五色带等异常变化。

妊娠者询问妊娠期间的饮食、营养情况，肢体是否肿胀、胎动是否正常，以判断有无妊娠恶阻、胎动不安、子肿等异常表现。

产后要询问产后恶露、乳汁等情况，以判断有无产后恶露不绝、缺乳等异常表现。异常表现参见其他症状的询问操作规程。

2. 常见类型

表 2-22　常见月经异常类型及临床意义

类型	表现	临床意义
月经过多	行经期间月经血量较常量明显增多	血热内扰，迫血妄行 气虚不固，冲任失约 瘀血阻滞，血不归经
崩漏	非正常行经期间阴道出血，势猛量多谓崩，势缓量少，淋沥不断谓漏	热伤冲任，迫血妄行 瘀血阻滞，血不循经 脾气亏虚，血失统摄 肾阳虚衰，冲任不固 肾阴不足，虚火迫血妄行
月经过少	行经期间月经血量较常量明显减少	肾气亏虚，精血不足 寒凝、血瘀、痰湿阻滞
闭经	女子年逾 16 周岁，月经尚未来潮；已行经，未受孕、不在哺乳期，停经达 3 个月以上	肝肾不足，气血亏虚 阴虚血燥，血海空虚

（十）问男子

男子在阴茎勃起、排泄精液等方面的异常不仅是男科的常见疾病，也是全身性病理变化的反映，因此，应加以询问，作为诊断男科或其他疾病的依据。询问男子有无阴茎勃起、排泄精液等方面的异常改变及其具体特征，以判断是否存在阳痿、阳强、遗精（梦遗或滑精）及早泄等。

1. 阳痿

指病人阴茎不能勃起，或勃起不坚，或坚而不能持久，不能进行性交的症状。阳痿不是病人的不适感觉，而是性功能低下的表现。

2. 遗精

指病人不性交而精液遗泄的症状。其中，清醒时精液流出者，谓之"滑精"；梦中性交而遗精者，谓之"梦遗"。

（十一）问小儿

对于小儿应常规询问家长小儿出生前后情况（如妊娠期及产育期的营养健康状况，是否患病，是否服用药物，生产的方式，分娩时是否难产、早产等，喂养小儿的方法，小儿的营养状况，小儿的发育情况等），预防接种史，传染病史，传染病接触史，发病原因（如受凉、衣着过厚、伤食、受惊等），以及家庭遗传病史等。

对不同年龄段的孩子，应重点询问不同的内容。如新生儿应询问是否有不肯吃奶、哭声轻弱或不哭、哭闹不停、睡眠少、体温异常、肤色发黄或口唇紫暗、大小便次数减少或增多、大便颜色发灰发绿、呼吸异常等，婴幼儿应询问是否有生长发育过慢或过快、厌食等，其余症状问诊可参见常规问诊。

第四节　切　诊

一、脉诊

（一）操作方法

1. 患者体位

诊脉时患者应取正坐位或仰卧位，前臂自然向前平展，与心脏置于同一水平，手腕伸直，手掌向上，手指微微弯曲，在腕关节下面垫一松软的脉枕，使寸口部位充分伸展，局部气血畅通，便于诊察脉象。

2. 医生指法

诊脉指法主要包括选指、布指、运指三部分。

（1）选指　医生用左手或右手的食指、中指和无名指三个手指指目诊察，指目是指尖和指腹交界棱起之处，是手指触觉较灵敏的部位。诊脉者的手指指端要平齐，即三指平齐，手指略呈弓形，与受诊者体表约呈45°为宜，这样的角度可以使指目紧贴于脉搏搏动处。

（2）布指　中指定关，医生先以中指按在掌后高骨内侧动脉处，然后食指按在关前（腕侧）定寸，无名指按在关后（肘侧）定尺。布指的疏密要与患者手臂长短与医生手指粗细相适应，如病人的手臂长或医者手指较细，布指宜疏，反之宜密。定寸时可选取太渊穴所在位置（腕横纹上），定尺时可考虑按寸到关的距离确定关到尺的长度以明确尺的位置。寸关尺不是一个点，而是一段脉管的诊察范围。

（3）运指　医生运用指力的轻重、挪移及布指变化以体察脉象。常用的指法有举、按、寻、循、总按和单诊等，注意诊察患者的脉位（浮沉、长短）、脉次（至数与均匀度）、脉形（大小、软硬、紧张度等）、脉势（强弱与流利度等）及左右手寸关尺各部表现。

（4）常用具体指法

①举法：是指医生用较轻的指力，按在寸口脉搏跳动部位，以体察脉搏部位的方法。亦称"轻取"或"浮取"。

②按法：是指医生用较重的指力，甚至按到筋骨，体察脉象的方法。此法又称"重取"或"沉取"。医生手指用力适中，按至肌肉以体察脉象的方法称为"中取"。

③寻法：是指切脉时指力从轻到重，或从重到轻，左右推寻，调节最适当指力的方法。在寸口三部细细寻找脉动最明显的部位，统称寻法，以捕获最丰富的脉象信息。

④循法：是指切脉时三指沿寸口脉长轴循行，诊察脉之长短，比较寸关尺三部脉象的特点。

⑤总按：即三指同时用力诊脉的方法。从总体上辨别寸关尺三部和左右两手脉象的形态、脉位的浮沉等。总按时一般指力均匀，但亦有三指用力不一致的情况。

⑥单诊：用一个手指诊察一部脉象的方法。主要用于分别了解寸、关、尺各部脉象的形态特征。

首先应先用总按的方法，从总体上辨别脉象的形态、脉位的浮沉，然后再使用循法和单诊手法等辨别左右手寸、关、尺各部脉象的形态特征。

3. 平息

医生在诊脉时注意调匀呼吸，即所谓"平息"。一方面医生保持呼吸调匀，清心宁神，可以自己的呼吸计算病人的脉搏至数。另一方面，平息有利于医生思想集中，可以仔细地辨别脉象。

4. 切脉时间

一般每次诊脉每手应不少于1分钟，两手以3分钟左右为宜。

诊脉时应注意每次诊脉的时间至少应在五十动，一则有利于仔细辨别脉象变化，再则切脉时初按和久按的指感有可能不同，对临床辨证有一定意义，所以切脉的时间要适当长些。

5. 小儿脉诊法

小儿寸口部位甚短，一般用"一指（拇指或食指）定关法"，不必细分寸、关、尺三部。

具体操作方法是，用左手握住小儿的手，对三岁以下的小儿，可用右手大拇指按于小儿掌后高骨部脉上，不分三部，以定至数为主。对三至五岁的小儿，则以高骨中线为关，以一指向两侧转动以寻察三部。六至八岁小儿，则可挪动拇指诊三部。九岁至十岁小儿，可以次第下指，依寸、关、尺三部诊脉。十岁以上，可按成人三部脉法进行辨析。

（二）注意事项

1. 注意患者卧位时，如果侧卧则下面手臂受压，或上臂扭转，或手臂过于高或过于低，与心脏不在一个水平面时，都可以影响气血的运行，使脉象失真。

2. 医生诊脉所用三指或患者脉诊局部有皮肤等病变时，不宜在该侧进行诊脉操作。

3. 诊脉过程中如察其脉律不匀、有间歇的现象，应适当延长诊脉时间，应注意间歇出现是否有规律。

4. 重视生理异常脉位，常见有反关脉与斜飞脉。

5. 重视个体差异，患者有男女老幼的不同，有强弱胖瘦之别，反映在脉象上也各有不同，应综合考虑。

6. 排除情志干扰，情志变化可使脉搏跳动发生相应改变，应注意排除。

7. 结合四时分析，四时对人体的生理病理活动有重要影响，诊脉也不例外。中医素有春弦、夏洪、秋浮（毛）、冬沉（石）之说，应引起我们注意。

8. 注重脉症合参，注意脉象与患者临床表现之间的内在联系。

（三）操作技巧

1. 八要素分析法

中医脉象的辨识主要依靠手指的感觉，体会脉搏的部位、至数、力度和形态等方面。将复杂的脉象表现按八要素分析辨别是一种执简驭繁的重要方法。

脉象的各种因素，大致归纳为脉象的部位、至数、长度、宽度、力度、流利度、紧张度和均匀度八个方面。每种脉象可用不同的脉象要素来描述与区分。

在二十八脉中，有些脉象仅主要表现为某一个脉象要素方面的改变。如：浮脉、沉脉主要表现在脉位上的异常，浮脉主要就是脉位浮，沉脉主要就是脉位沉。迟脉、数脉、疾脉主要表现为至数方面的改变，迟脉至数慢，一息三至；数脉至数快，一息六至；疾脉更快，一息七至以上。滑脉、涩脉主要在于流利度的改变，滑脉往来流利，涩脉往来艰涩。弦脉主要表现为紧张度的增高，如按琴弦。细脉主要表现在脉宽的细小。长脉、短脉主要是脉长度方面的异常，前者脉长，后者脉短。虚脉、实脉的特点主要在于脉力的异常，虚脉无力，实脉过分有力。这些脉象在其他七个脉象要素方面则一般没有明显的变化。若有变化，则属于相兼脉，如浮数脉、沉细脉、弦滑脉、沉涩脉等。有些脉象本身就表现为两个或两个以上脉象要素的变化。如：促脉、结脉表现为至数与均匀度的改变，促脉数而脉律不齐，结脉缓而脉律不齐。洪脉、弱脉表现为脉位、脉力、脉宽上的改变，洪脉浮大而有力，弱脉沉细而无力。濡脉表现为脉位、脉宽、紧张度、脉力的变化，即浮细软而无力。

因此，按此八脉象要素可以将二十八脉归类与分解，在脉诊训练中应将脉象按八要素要求逐一列表登记，然后找出与正常有别之处，根据其特异性再确定具体的脉象名称，进而推导其病理意义。

2. 正常脉象的八要素特征

任何一种脉象都具有"位、数、形、势"四种属性，即具有部位、至数、节律、粗细、长短、强弱、硬度和流利度等八个方面的特征，正常脉象的八要素特征如下：

（1）脉位　脉位居中，不浮不沉。

（2）脉率　脉一息四至或五至，相当于每分钟 72~80 次。

（3）脉律　节律均匀整齐。

（4）脉宽　脉大小适中。

（5）脉长　脉长短适中，不越本位。

（6）脉势　脉搏有力，寸关尺三部均可触及，沉取不绝。

（7）紧张度　脉应指有力而不失柔和。

（8）流利度 脉势和缓，从容流利。

3. 脉位变异

（1）斜飞脉 寸口不见脉搏，而由尺部斜向手背，称为斜飞脉。

（2）反关脉 脉象出现于寸口的背侧，称为反关脉。

斜飞脉与反关脉属桡动脉解剖位置的变异，不属于病脉。其脉象多浮，临床诊此脉时以察其至数及强弱为主。

（四）脉象与主病

表 2－23 脉象与主病

脉纲	共同特点	相类脉		
		脉名	脉象	主病
浮脉类	轻取即得	浮	举之有余，按之不足	表证，亦见于虚阳浮越证
		洪	脉体宽大，充实有力，来盛去衰	热盛
		濡	浮细无力而软	虚证，湿困
		散	浮取散漫而无根，伴至数或脉力不匀	元气离散，脏气将绝
		芤	浮大中空，如按葱管	失血，伤阴之际
		革	浮而搏指，中空边坚	亡血、失精、半产、崩漏
沉脉类	重按始得	沉	轻取不应，重按始得	里证
		伏	重按推至筋骨始得	邪闭、厥病、痛极
		弱	沉细无力而软	阳气虚衰、气血俱虚
		牢	沉按实大弦长	阴寒内积、疝气、癥积
迟脉类	一息不足四至	迟	一息不足四至	寒证，亦见于邪热结聚
		缓	一息四至，脉来怠缓	湿病，脾胃虚弱，亦见于平人
		涩	往来艰涩，迟滞不畅	精伤、血少，气滞、血瘀，痰食内停
		结	迟而时一止，止无定数	阴盛气结，寒痰瘀血，气血虚衰
数脉类	一息五至以上	数	一息五至以上，不足七至	热证，亦主里虚证
		疾	脉来急疾，一息七八至	阳极阴竭，元气欲脱
		促	数而时一止，止无定数	阳热亢盛，瘀滞、痰食停积，脏气衰败
		动	脉短如豆，滑数有力	疼痛，惊恐
虚脉类	应指无力	虚	举按无力，应指松软	气血两虚
		细	脉细如线，应指明显	气血俱虚，湿证
		微	极细极软，似有似无	气血大虚，阳气暴脱
		代	迟而中止，止有定数	脏气衰微，疼痛、惊恐、跌仆损伤
		短	首尾俱短，不及本部	有力主气郁，无力主气损
实脉类	应指有力	实	举按充实而有力	实证，平人
		滑	往来流利，应指圆滑	痰湿、食积、实热，青壮年，孕妇
		弦	端直以长，如按琴弦	肝胆病、疼痛、痰饮等，老年健康者
		紧	绷急弹指，状如转索	实寒证、疼痛、宿食
		长	首尾端直，超过本位	阳气有余，阳证、热证、实证，平人
		大	脉体宽大，无汹涌之势	健康人，或病进

二、按诊

（一）按诊操作方法

1. 病人准备

根据病人的具体情况及按诊的需要，指导病人取下列体位之一或多种体位配合运用，从而配合医生按诊。

（1）坐位　一般用于皮肤、手足、腧穴的按诊。

（2）卧位　主要用于胸腹、腰部或下肢的诊察。

①仰卧位：主要用于胸腹部的诊察。诊时让患者仰卧，全身放松，两手臂自然平放于身旁。诊察胸部时，让患者双腿自然伸直。诊察腹部时，让患者双腿屈膝，使腹肌松弛，并依照医生的提示做腹式深呼吸。

②侧卧位：常与仰卧位配合运用，主要用于仰卧位诊察判断不明，或对腹腔内包块、水液移动性的判断。诊察时让患者侧卧，位于下部的下肢伸直，而在上部的下肢呈屈髋屈膝状。

③俯卧位：主要用于腰背部的诊察。

2. 医生操作

（1）体位　根据不同病人按诊的需要，医生可采取坐位或站位。

①对于皮肤、手足、腧穴的按诊，医生多以坐或站立的形式，面对患者被诊部位，用左手稍扶病体，右手进行触摸按压诊察部位。

②对于胸腹、腰部或下肢的诊察，医生多以站位站立于患者的右侧或左侧进行操作。

（2）手法　根据病人按诊部位和内容的需要，医生可选择一种或多种手法进行按诊。

1）触法：用手指或手掌轻触患者局部皮肤（如额部、四肢部、胸腹部等），以检查肌肤的凉热、润燥。

2）摸法：用手指或手掌稍用力寻抚局部（如胸腹、腧穴、肿胀的部位等），以检查局部的感觉、有无压痛及肿物的形态与大小等。

3）按法：用手指或手掌重力按压或推寻局部（如胸部、腹部、脊柱、肿胀部位、肌肉丰厚处等），以检查深部有无疼痛、肿块，以及肿块的活动程度、肿胀的程度及范围大小等。

4）叩法：用手叩击身体某部（如腹部、腰背部等），使之震动，然后感受叩击产生的叩击音、波动感、震动感及患者的反应。

①直接叩击法：用手直接叩击或拍打病人体表部位，根据叩击音及手指下的感觉来判断检查部位的情况。

②间接叩击法：a. 掌拳叩击法：医生用左手掌平贴在患者的被诊部位，右手握空拳叩击左手背，同时询问患者的感觉，注意观察患者的反应。主要用于检查腰背部等肌肉较为丰厚的部位。b. 指指叩击法：医生用左手中指的第二指节紧贴在患者需检查部位的体表，其余手指略微抬起，右手指自然弯曲，中指弯曲约90°，垂直叩在左手第二指节前端。叩击时应借用手腕活动的力量，灵活、短促，每叩一下，右手迅速抬起，以连续叩击2～3下，而后略微停顿的节奏进行。每叩击数次，左手即向前或向后移动，右手也随之移动，根据不同部位的声音变化进行诊察。主要用于胸、胁、脘、腹及背部的检查。

3. 注意事项

（1）手势轻柔、温暖　当手的温度过低或用力不当，进行按诊，易造成患者肌紧张，影响检查。因此，按压力度应适当，由轻到重，避免突然猛力。手温应避免过低。

（2）患者反应、配合　按诊的同时应注意患者面色、神情变化及其他反应。为了能较为顺利地进行按诊检查，应注意争取患者的积极配合。

（3）切望结合、比较　将被诊部位与相对称的部位或全身进行比较，以便了解病变的范围与程度。

（二）全身各部位按诊方法及技巧

1. 头颈部

头颈部的按诊主要用于检查局部的温热寒凉、润燥及压痛、肿块的情况。根据具体情况可将触、摸、按诸法参用。检查病人时，医生用手背（手心）触及患者额部，探测患者有无发热、低热还是高热。同时以病人的手心作对照，若病人手心热甚于额部，是虚热；若额部热于手心，是外感表热证。这种方法多用于小儿。囟门触诊时小儿取坐位或立位。检查者双手掌各置于小儿左、右颞部，拇指按在额部，以中指、食指检查囟门，注意其大小，闭合与否，充实度，有无隆起和凹陷，有无搏动等。测量时应以囟门的对边中点连线为准。

胸胁部分为前胸与胁肋。前胸指锁骨上窝至横膈以上的部位，而胁肋指侧胸部，包括腋下至12肋骨的区域。

胸胁部的按诊主要用于检查乳房、心、肺及肝、胆的病变，根据具体情况可将触、摸、按、叩诸法参用。

2. 胸胁部

表 2 - 24　按胸胁的表现及临床意义

按诊部位	表现特点	临床意义
胸部	前胸高突，叩之膨膨然而音清	肺胀；气胸
	按之胸痛，叩之音浊或呈实音	饮停胸膈，痰热壅肺；肺痨、肺癌
	胸部压痛，有局限性青紫肿胀	外伤
虚里	搏动迟弱，或久病体虚而动数	心阳不足
	按之其动微弱	宗气内虚
	动而应衣	宗气外泄
	虚里搏动数急而时有一止	宗气不守
	按之弹手，洪大而搏，或绝而不应	心气衰绝
	胸高而喘，虚里搏动散漫而数	心肺气绝
	虚里动高，聚而不散	热甚（外感热邪、小儿食滞或痘疹将发）
乳房	有形如鸡卵的硬结肿块，边界清楚，表面光滑，推之活动而不痛	乳核
	有结节如梅李，边缘不清，皮肉相连，病变发展缓慢，日久破溃，流稀脓夹有豆渣样物	乳痨
	块肿质硬，形状不规则，高低不平，边界不清，腋窝多可扪及肿块	乳癌
胁部	胁痛喜按，胁下按之空虚无力	肝虚
	右胁下肿块，摸之有热感，疼痛拒按	肝痈
	胁下肿块，刺痛拒按	气滞血瘀
	右胁下肿块，质硬，表面平或呈小结节状，边缘锐利，压痛不明显	肝积
	右胁下肿块，质地坚硬，按之表面凹凸不平，边缘不规则，常有压痛	肝癌疑征
	右侧腹直肌外缘与肋缘交界处附近触到梨形囊状物，并有压痛	胆石、胆胀
	疟疾后左胁下可触及痞块，按之硬者	疟母

3. 脘腹部

腹部泛指心下（剑突）至毛际（耻骨联合）的体表部位。上腹部称胃脘部，脐上称大腹，脐周称脐腹部，脐下至耻骨上缘称小腹，小腹的两侧称少腹。

脘腹部的按诊主要用于检查肝、胆、脾、胃、大小肠、膀胱、胞宫等腹腔脏器的病变，根据具体情况可将触、摸、按、叩诸法参用。

表 2 - 25　按脘腹的基本内容及临床意义

按诊部位	病变部位	表现特点		临床意义
胃脘部	胃	痞满	按之柔软，无压痛	虚证
			按之较硬，有抵抗感和压痛	实证

续表

按诊部位	病变部位		表现特点	临床意义
腹部	肝、胆、脾、胃、肾、小肠、大肠、膀胱、胞宫	冷热	按之肌肤凉而喜热	寒证
			按之肌肤热而喜凉	热证
		疼痛	腹痛喜按	虚证
			腹痛拒按	实证
		腹满	脘腹部按之手下饱满充实而有弹性、有压痛	实满
			若脘腹部虽然膨满，但按之手下虚软而缺乏弹性，无压痛	虚满
		腹部胀大	一手轻拍腹壁，另一手则有波动感，按之如囊裹水，以手叩之呈移动性浊音	水鼓
			一手轻轻叩拍腹壁，另一手无波动感，以手叩之呈鼓音	气鼓
		肿块	肿块推之不移，痛有定处	癥积，病属血分
			肿块推之可移，或痛无定处，聚散不定	瘕聚，病属气分
			腹中结块，按之起伏聚散，往来不定，或按之形如条索状，久按转移不定，或按之手下如蚯蚓蠕动	虫积
			左少腹作痛，按之累累有硬块	肠中有宿粪
			右少腹作痛而拒按，出现反跳痛，或按之有包块应手	肠痈

4. 腰背部

腰背部泛指第七颈椎至尾骶部的体表部位。

腰背部的按诊主要用于检查肺、肾、脊柱等的病变情况，根据具体情况可将摸、按、叩诸法参用。

5. 四肢

四肢的按诊主要检查肌肉、关节、筋脉的病变。根据具体情况可将触、摸、按诸法参用。

6. 肌肤

肌肤的按诊可感知局部肌肤的寒热、温凉、肿胀、润燥、滑涩、软硬及疼痛的情况，根据具体情况可将触、摸、按诸法参用。

表2-26　按肌肤寒热的基本内容及临床意义

表现特点	临床意义
肌肤寒冷，体温偏低	阳气衰少
肌肤冷而大汗淋漓，脉微欲绝	亡阳
肌肤灼热，体温升高	实热证
汗出如油，四肢肌肤尚温而脉躁疾无力	亡阴
身灼热而肢厥	真热假寒证
外感病汗出热退身凉	表邪已解
皮肤无汗而灼热	热甚
身热初按热甚，久按热反转轻	热在表
久按其热反甚	热在里
肌肤初扪之不觉很热，但扪之稍久即感灼手	湿热内蕴

表 2 - 27 按肌肤润燥滑涩的基本内容及临床意义

观察内容	表现特点	临床意义
诊皮肤润燥	皮肤干燥	尚未出汗
	皮肤湿润	身已出汗
	干瘪	津液不足
诊皮肤滑涩	肌肤滑润	气血充盛
	肌肤枯涩	气血不足
	肌肤甲错	血虚失荣或瘀血

表 2 - 28 按肌肤疼痛的基本内容及临床意义

表现特点	临床意义
肌肤濡软，按之痛减	虚证
硬痛拒按	实证
轻按即痛	病在表浅
重按方痛	病在深部

表 2 - 29 肌肤水肿和气肿的鉴别

表现特点	临床意义
按之凹陷，不能即起	水肿
按之凹陷，举手即起	气肿

7. 腧穴

对某些特定的腧穴按诊，主要是了解局部有无压痛及其他敏感反应，根据具体情况可将触、摸、按诸法参用。

穴位按诊法就是用循、摸等手法在经络线上或其特定穴位上进行触按，寻找阳性反应物及反应点来诊断经络脏腑疾病的方法。

（1）**检查体位** 穴位检查可据按诊需要，取坐位或卧（仰卧、俯卧、侧卧）位。患者一般先取仰卧位，医生站在患者右侧，适用于头部前面、胸部、腹部、上肢和下肢的穴位检查。患者可取骑椅坐位或面向里坐在床上，医生站在患者背后，适用于头顶部、项部、背部的穴位检查。患者取俯卧位，医生站在患者右侧，适用于臀部和下肢后侧的穴位检查。

（2）**检查步骤**

1）医生在检查前要剪短指甲，冬天检查时手要温暖，防止手凉引起患者肌肉紧张，妨碍检查。

2）患者姿势要正，肌肉放松。

3）请患者宽衣露胸，医生用右手食指的指腹在膻中穴进行试压，再用同样指力在膻中穴的上下左右进行试压，比较穴位与非穴位的指力强度，用相同的指力能区分穴位与非穴位有无反应，此力量就是该患者在检查中的指力强度标准。

4）在取穴时，要充分利用体表标志。一般在胸部先定膻中穴，上腹部先定中脘穴，下腹部先定关元穴，在背部先定与肩峰平行的大椎穴、与两肩胛下角平行的至阳穴、与髂骨平行的阳关穴，后取其他穴位。

（3）**检查方法** 医生用拇指或食指对患者经络循行线和穴位进行触按，以寻找阳性反应物及反应点。常用的诊察方法有以下几种：

1）滑动法：用指腹沿经络循行线轻轻边旋转边移动，用力较轻，常用于发现穴位中表浅部位的阳性反应物。

2）按揉法：与滑动法相似，但指力较前者

为重，以便发现深层阳性反应物。

3）移动法：用拇指尖端用力向下按，并左右滑动按摩皮肤，以便发现穴位中最深层的条索状阳性反应物。

4）推动法：用拇指指腹沿经络循行线推动，用力要适中，适于在腰背部寻找阳性反应物。

（4）阳性反应 触按穴位时的异常反应称阳性反应。阳性反应包括阳性反应物、穴位形态变化、穴位敏感度变化。

1）阳性反应物：是指依靠指腹触觉，可以在穴位处摸到实质性物质，又称"无菌炎性球"，它的形态、大小、硬度不同，可以有以下几种：

圆形结节：形态如圆珠，大如蚕豆，小如黄豆，硬度不一，移动性不大。

扁平结节：表面光滑，形如圆饼，质软而不移动，位于皮内表浅部，多见于慢性病。

梭形结节：两头尖中间大，表面光滑，质稍硬，在皮下可触及，多见于急性炎症。

卵圆形结节：形如卵状，表面光滑，软硬不一，可在皮下移动。

条索样结节：粗如筷子，细可如线，长达数厘米，质较硬，可移动，富有弹性，位于皮下，多见于关节、韧带、肌肉病变。

泡样结节：按之松软，有气泡样感觉，癌症患者有时可触及此种结节。

2）穴位形态变化：一般有肌肤隆起、凹陷，触之穴位部肌肤有紧张或柔软等异常现象。

3）穴位敏感度：是指医生按压经络穴位时，患者感觉疼痛的程度。医生用手指在经络穴位上进行按诊，有轻、中、重压3种手法。

（三）特色按诊法

1. 虚里按诊法

虚里即心尖搏动处，位于左乳下第四、五肋间，乳头下稍内侧，为诸脉之所宗。按虚里可了解宗气之强弱，疾病之虚实，预后之吉凶。

虚里按诊时，一般病人采取坐位和仰卧位，医生位于病人右侧，用右手全掌或指腹平抚左乳下第四、五肋间，乳头下稍内侧的心尖搏动处，并调节压力，注意诊察其动气之强弱、至数和聚散等。

按诊内容包括有无搏动、搏动部位及范围、搏动强度和节律、频率、聚散等。

正常表现：虚里为诸脉之所宗。虚里按之应手，动而不紧，缓而不息，动气聚而不散，节律清晰一致，一息 4~5 至，是心气充盛，宗气积于胸中的正常征象。因惊恐、大怒或剧烈运动后，虚里动高，片刻之后即能平复如常，不属病态。肥胖之人因胸壁较厚，虚里搏动不明显，亦属生理现象。

表 2-30 虚里按诊的表现及临床意义

表现	临床意义
搏动迟弱，或久病体虚而动数	心阳不足
按之其动微弱	宗气内虚
动而应衣	宗气外泄
虚里搏动数急而时有一止	宗气不守
按之弹手，洪大而搏，或绝而不应	心气衰绝
胸高而喘，虚里搏动散漫而数	心肺气绝
虚里动高，聚而不散	热甚（外感热邪、小儿食滞或痘疹将发）

2. 结节与疮疡按诊

按肌肤时，受检者可根据病变部位不同，选择适宜体位，以充分暴露被检查部位为原则，医生位于病人右侧，右手手指自然并拢，掌面平贴肌肤之上轻轻滑动，以诊肌肤的寒热、润燥、滑涩，有无皮疹、结节、肿胀、疼痛等。若发现有结节时，应对结节进一步按诊，可用右手拇指与食指寻其结节边缘及根部，以确定结节的大小、形态、软硬程度、活动情况等。若诊察有肿胀时，医生应用右手拇指或食指在肿胀部位进行按压，以掌握肿胀的范围、性质等。疮疡按诊，医生可将两手拇指和食指自然伸出，其余三指自然屈曲，用两食指寻按疮疡根底及周围肿胀状况，未破溃的疮疡，可用两手食指对应夹按，或用一食指轻按疮疡顶部，另一食指置于疮疡旁侧，诊其软硬，有无波动感，以了解成脓的程度。

表2-31 结节肿胀与疮疡按诊的表现及临床意义

表现特点	临床意义
肿硬不热	寒证
肿处灼手而有压痛	热证
根盘平塌漫肿	虚证
根盘收束而隆起	实证
患处坚硬	多无脓
边硬顶软	已成脓

3. 尺肤诊

按尺肤时受检者可采取坐位或仰卧位。诊左尺肤时，医生用右手握住病人上臂近肘处，左手握住病人手掌，同时向桡侧转前臂，使前臂内侧面向上平放，尺肤部充分暴露，医生用指腹或手掌平贴尺肤处并上下滑动来感觉尺肤的寒热、滑涩、缓急（紧张度）。诊右尺肤时，医生操作手法同上，左、右手置换位置，方向相反。

表2-32 尺肤诊的表现及临床意义

表现特点	临床意义
尺肤部热甚	热证
尺肤部凉	泄泻、少气
按尺肤窅而不起	风水
尺肤粗糙如枯鱼之鳞	精血不足，或有瘀血内停

（四）按诊注意事项

1. 根据疾病的部位和性质不同，选择相应的体位和方法。

2. 操作手法要轻巧柔和、规范，避免突然暴力或冷手按诊。

3. 按诊操作必须细致、精确、规范、全面而有重点。

4. 检查时依次暴露各被检部位，力求系统、全面，但要避免反复翻动病人。

5. 按诊综合检查的顺序一般是先触摸，后按压，由轻而重，由浅入深，从健康部位开始，逐渐移向病变区域，先远后近，先上后下，先左后右地进行。

6. 诊尺肤应注意左、右尺肤的对比。

7. 按手足应注意左右比较，或手足心与手足背相比较。

8. 注意争取病人的主动配合，使病人能准确地反映病位的感觉。

9. 要边检查边注意观察病人的反应及表情变化，以了解病痛所在的准确部位及程度。

10. 对精神紧张或有痛苦者要给予安慰和解释，亦可边按诊检查边与患者交谈，转移其注意力而减少腹肌紧张，以便顺利完成检查。

第三章　针灸常用腧穴

1. 尺泽　合穴

定位：在肘区，肘横纹上，肱二头肌腱桡侧缘凹陷中。

主治：①咳嗽、气喘、咯血、咽喉肿痛等肺系实热性病证。②肘臂挛痛。③急性吐泻、中暑、小儿惊风等急症。

操作：直刺0.8~1.2寸，或点刺出血。

2. 孔最　郄穴

定位：在前臂前区，腕掌侧远端横纹上7寸，尺泽与太渊连线上。

主治：①咯血、鼻衄、咳嗽、气喘、咽喉肿痛等肺系病证。②肘臂挛痛。③痔血。

操作：直刺0.5~1寸。

3. 列缺　络穴；八脉交会穴，通任脉

定位：在前臂，腕掌侧远端横纹上1.5寸，拇短伸肌腱与拇长展肌腱之间，拇长展肌腱沟的凹陷中。简便取穴法：两手虎口自然平直交叉，一手食指按在另一手桡骨茎突上，指尖下凹陷中是穴。

主治：①咳嗽、气喘、咽喉肿痛等肺系病证。②头痛、齿痛、项强、口眼㖞斜等头面部疾患。③手腕痛。

操作：向上斜刺0.5~0.8寸。

4. 鱼际　荥穴

定位：在手外侧，第1掌骨桡侧中点赤白肉际处。

主治：①咳嗽、咯血、咽干、咽喉肿痛、失音等肺系热性病证。②掌中热。③小儿疳积。

操作：直刺0.5~0.8寸。

5. 少商　井穴

定位：在手拇指末节桡侧，指甲根角侧上方0.1寸（指寸）。

主治：①咽喉肿痛、鼻衄等肺系实热证。②高热，昏迷，癫狂。③指肿，麻木。

操作：浅刺0.1寸，或点刺出血。

6. 商阳　井穴

定位：在手食指末节桡侧，指甲根角侧上方0.1寸（指寸）。

主治：①齿痛、咽喉肿痛等五官疾患。②热病、昏迷等热证、急症。③手指麻木。

操作：浅刺0.1寸，或点刺出血。

7. 合谷　原穴

定位：在手背，第1、2掌骨面，当第2掌骨桡侧的中点处。简便取穴法：以一手的拇指指间关节横纹放在另一手拇、食指之间的指蹼缘上，当拇指尖下是穴。

主治：①头痛、目赤肿痛、鼻衄、齿痛、口眼㖞斜、耳聋等头面五官诸疾。②发热恶寒等外感病证。③热病无汗或多汗。④经闭、滞产等妇产科病证。⑤上肢疼痛、不遂。⑥牙拔除术、甲状腺手术等口面五官及颈部手术针麻常用穴。

操作：直刺0.5~1寸，针刺时手呈半握拳状。孕妇不宜针。

8. 手三里

定位：在前臂，阳溪穴与曲池穴连线上，肘横纹下2寸处。

主治：①肩臂痛麻、上肢不遂等上肢病证。②腹痛，腹泻。③齿痛，颊肿。

操作：直刺0.8~1.2寸。

9. 曲池　合穴

定位：在肘区，尺泽与肱骨外上髁连线的中点处。

主治：①手臂痹痛、上肢不遂等上肢病证。②热病。③眩晕，癫狂。④腹痛、吐泻等肠胃病

证。⑤咽喉肿痛、齿痛、目赤肿痛等五官热性病证。⑥瘾疹、湿疹、瘰疬等皮、外科疾患。

操作：直刺 1 ~ 1.5 寸。

10. 肩髃

定位：在三角肌区，肩峰外侧缘前端与肱骨大结节两骨间凹陷中。简便取穴法：屈臂外展，肩峰外侧缘呈现前后两个凹陷，前下方的凹陷即是本穴。

主治：①肩臂挛痛、上肢不遂等肩、上肢病证。②瘾疹。

操作：直刺或向下斜刺 0.8 ~ 1.5 寸。肩周炎宜向肩关节直刺，上肢不遂宜向三角肌方向斜刺。

11. 迎香

定位：在面部，鼻翼外缘中点旁，鼻唇沟中。

主治：①鼻塞、鼽衄等鼻病。②口喝、面痒等面部病证。③胆道蛔虫症。

操作：略向内上方斜刺或平刺 0.3 ~ 0.5 寸。

12. 地仓

定位：在面部，口角旁开 0.4 寸（指寸）。

主治：①口喝、流涎、面痛等局部病证。②眼睑瞤动。

操作：斜刺或平刺 0.5 ~ 0.8 寸。可向颊车穴透刺。

13. 下关

定位：在面部，颧弓下缘中央与下颌切迹之间凹陷中。

主治：①牙关不利、面痛、齿痛、口眼喝斜等面口病证。②耳聋、耳鸣、聤耳等耳疾。

操作：直刺 0.5 ~ 1 寸。留针时不可做张口动作，以免折针。

14. 头维

定位：在头部，当额角发际直上 0.5 寸，头正中线旁开 4.5 寸。

主治：头痛、眩晕、目痛等头目病证。

操作：平刺 0.5 ~ 1 寸。

15. 天枢　大肠之募穴

定位：在腹部，横平脐中，前正中线旁开 2 寸。

主治：①腹痛、腹胀、便秘、腹泻、痢疾等

胃肠病证。②月经不调、痛经等妇科疾患。

操作：直刺 1 ~ 1.5 寸。

16. 梁丘　郄穴

定位：在股前区，髌底上 2 寸，股外侧肌与股直肌肌腱之间（髂前上棘与髌骨外上缘连线上）。

主治：①膝肿痛、下肢不遂等下肢病证。②急性胃痛。③乳痈、乳痛等乳疾。

操作：直刺 1 ~ 1.2 寸。

17. 犊鼻

定位：在膝前区，髌骨下缘，髌韧带外侧凹陷中。

主治：膝痛、屈伸不利、下肢麻痹等下肢、膝关节疾患。

操作：屈膝向后内斜刺 1 ~ 1.5 寸。

18. 足三里　合穴；胃之下合穴

定位：在小腿外侧，犊鼻下 3 寸，胫骨前嵴外 1 横指处。

主治：①胃痛、呕吐、噎膈、腹胀、腹泻、痢疾、便秘等胃肠病证。②下肢痿痹。③心悸、眩晕、癫狂等神志病。④乳痈、肠痈等外科疾患。⑤虚劳诸证，为强壮保健要穴。

操作：直刺 1 ~ 2 寸。强壮保健常用温灸法。

19. 条口

定位：在小腿外侧，犊鼻下 8 寸，胫骨前嵴外一横指。

主治：①下肢痿痹，转筋。②肩臂痛。③脘腹疼痛。

操作：直刺 1 ~ 1.5 寸。

20. 丰隆　络穴

定位：在小腿外侧，外踝尖上 8 寸，胫骨前肌外缘，条口旁开 1 寸。

主治：①头痛、眩晕、癫狂。②咳嗽、痰多等痰饮病证。③下肢痿痹。④腹胀、便秘。

操作：直刺 1 ~ 1.5 寸。

21. 内庭　荥穴

定位：在足背，第 2、3 趾间，趾蹼缘后方赤白肉际处。

主治：①齿痛、咽喉肿痛、鼻衄等五官热性病证。②热病。③吐酸、腹泻、痢疾、便秘等肠胃病证。④足背肿痛，跖趾关节痛。

操作：直刺或斜刺0.5~0.8寸。

22. 公孙 络穴；八脉交会穴，通冲脉

定位：在跖区，第1跖骨基底部的前下方赤白肉际处。

主治：①胃痛、呕吐、腹痛、腹泻、痢疾等脾胃肠腑病证。②心烦、失眠、狂证等神志病证。③逆气里急、气上冲心（奔豚气）等冲脉病证。

操作：直刺0.6~1.2寸。

23. 三阴交

定位：在小腿内侧，内踝尖上3寸，胫骨内侧缘后际。

主治：①肠鸣腹胀、腹泻等脾胃虚弱诸证。②月经不调、带下、阴挺、不孕、滞产等妇产科病证。③遗精、阳痿、遗尿等生殖泌尿系统疾患。④心悸，失眠，眩晕。⑤下肢痿痹。⑥阴虚诸证。⑦湿疹、瘾疹等皮肤疾患。

操作：直刺1~1.5寸。孕妇禁针。

24. 地机 郄穴

定位：在小腿内侧，阴陵泉下3寸，胫骨内侧缘后际。

主治：①痛经、崩漏、月经不调等妇科病。②腹痛、腹泻等脾胃病证。③小便不利、水肿等脾不运化水湿病证。④下肢痿痹。

操作：直刺1~1.5寸。

25. 阴陵泉 合穴

定位：在小腿内侧，胫骨内侧髁下缘与胫骨内侧缘之间的凹陷中。

主治：①腹胀、腹泻、水肿、黄疸等脾湿证。②小便不利、遗尿、尿失禁等泌尿系统疾患。③膝痛、下肢痿痹等下肢病证。④阴部痛、痛经、带下、遗精等妇科、男科病证。

操作：直刺1~2寸。

26. 血海

定位：在股前区，髌底内侧端上2寸，股内侧肌隆起处。简便取穴法：患者屈膝，医者以左手掌心按于患者右膝髌骨上缘，第2~5指向上伸直，拇指约呈45°斜置，拇指尖下是穴。对侧取法仿此。

主治：①月经不调、痛经、经闭等妇科病。②瘾疹、湿疹、丹毒等血热性皮肤科病。③膝股内侧痛。

操作：直刺1~1.5寸。

27. 通里 络穴

定位：在前臂前区，腕掌侧远端横纹上1寸，尺侧腕屈肌腱的桡侧缘。

主治：①心悸、怔忡等心病。②舌强不语，暴喑。③腕臂痛。

操作：直刺0.3~0.5寸。不宜深刺，以免伤及血管和神经。留针时，不可做屈腕动作。

28. 神门 输穴，原穴

定位：在腕前区，腕掌侧远端横纹尺侧端，尺侧腕屈肌腱的桡侧缘。

主治：①心痛、心烦、惊悸、怔忡、健忘、失眠、痴呆、癫狂痫等心与神志病证。②胸胁痛。

操作：直刺0.3~0.5寸。

29. 后溪 输穴；八脉交会穴，通督脉

定位：在手内侧，第5掌指关节尺侧近端赤白肉际凹陷中。

主治：①头项强痛、腰背痛、手指及肘臂挛痛等痛证。②耳聋，目赤。③癫狂痫。④疟疾。

操作：直刺0.5~1寸。治手指挛痛可透刺合谷穴。

30. 天宗

定位：在肩胛区，肩胛冈中点与肩胛骨下角连线上1/3与下2/3交点凹陷中。

主治：①肩胛疼痛、肩背部损伤等局部病证。②乳痈。③气喘。

操作：直刺或斜刺0.5~1寸。遇到阻力不可强行进针。

31. 听宫

定位：在面部，耳屏正中与下颌骨髁突之间的凹陷中。

主治：①耳鸣、耳聋、聤耳等耳疾。②齿痛。

操作：张口，直刺0.5~1寸。留针时应保持一定的张口姿势。

32. 攒竹

定位：在面部，眉头凹陷中，额切迹处。

主治：①头痛，眉棱骨痛。②眼睑瞤动，眼

睑下垂，口眼㖞斜，目视不明，流泪，目赤肿痛等眼疾。③呃逆。

操作：可向眉中或向眼眶内缘平刺或斜刺0.5～0.8寸。禁灸。

33. 天柱

定位：在颈后区，斜方肌外缘凹陷中。

主治：①后头痛、项强、肩背腰痛等痛证。②鼻塞。③癫狂痫。④热病。

操作：直刺或斜刺0.5～0.8寸，不可向内上方深刺，以免伤及延髓。

34. 肺俞　肺之背俞穴

定位：在脊柱区，第3胸椎棘突下，后正中线旁开1.5寸。

主治：①咳嗽、气喘、咯血等肺疾。②骨蒸潮热、盗汗等阴虚病证。③皮肤瘙痒、瘾疹等皮肤病。

操作：斜刺0.5～0.8寸。

35. 膈俞　八会穴之血会

定位：在脊柱区，第7胸椎棘突下，后正中线旁开1.5寸。

主治：①呕吐、呃逆、气喘等上逆之证。②贫血、吐血、便血等血证。③瘾疹、皮肤瘙痒等皮肤病证。④潮热，盗汗。

操作：斜刺0.5～0.8寸。

36. 胃俞　胃之背俞穴

定位：在脊柱区，第12胸椎棘突下，后正中线旁开1.5寸。

主治：胃脘痛、呕吐、腹胀、肠鸣等。

操作：斜刺0.5～0.8寸。

37. 肾俞　肾之背俞穴

定位：在脊柱区，第2腰椎棘突下，后正中线旁开1.5寸。

主治：①头晕、耳鸣、耳聋等肾虚病证。②遗尿、遗精、阳痿、早泄、不育等泌尿生殖系疾患。③月经不调、带下、不孕等妇科病证。④腰痛。⑤慢性腹泻。

操作：直刺0.5～1寸。

38. 大肠俞　大肠之背俞穴

定位：在脊柱区，第4腰椎棘突下，后正中线旁开1.5寸。

主治：①腰腿痛。②腹胀、腹泻、便秘等胃肠病证。

操作：直刺0.8～1.2寸。

39. 次髎

定位：在骶区，正对第2骶后孔中。

主治：①月经不调、痛经、带下等妇科病证。②小便不利。③遗精、疝气等男科病证。④腰骶痛，下肢痿痹。

操作：直刺1～1.5寸。

40. 委中　合穴；膀胱之下合穴

定位：在膝后区，腘横纹中点。

主治：①腰背痛、下肢痿痹等腰及下肢病证。②腹痛、急性吐泻等急症。③遗尿，小便不利。④丹毒，皮肤瘙痒，疔疮。

操作：直刺1～1.5寸，或用三棱针点刺腘静脉出血。

41. 秩边

定位：在骶区，横平第4骶后孔，骶正中嵴旁开3寸。

主治：①腰骶痛、下肢痿痹等腰及下肢病证。②小便不利，癃闭。③便秘，痔疾。④阴痛。

操作：直刺1.5～2寸。

42. 承山

定位：在小腿后区，腓肠肌两肌腹与肌腱交角处。

主治：①腰腿拘急，疼痛。②痔疾，便秘。

操作：直刺1～2寸。不宜作过强的刺激，以免引起腓肠肌痉挛。

43. 昆仑　经穴

定位：在踝区，外踝尖与跟腱之间的凹陷中。

主治：①后头痛、项强痛、腰骶疼痛、足踝肿痛等痛证。②癫痫。③滞产。

操作：直刺0.5～0.8寸。孕妇禁用，经期慎用。

44. 申脉　八脉交会穴，通阳跷脉

定位：在踝区，外踝尖直下，外踝下缘与跟骨之间凹陷中。

主治：①头痛，眩晕。②癫狂痫、失眠等神

志病证。③腰腿酸痛。

操作：直刺 0.3 ~ 0.5 寸。

45. 至阴 井穴

定位：在足趾，小趾末节外侧，趾甲根角侧后方 0.1 寸（指寸）。

主治：①胎位不正，滞产。②头痛，目痛，鼻塞，鼻衄。

操作：浅刺 0.1 寸。胎位不正用灸法。

46. 涌泉 井穴

定位：在足底，屈足蜷趾时足心最凹陷中（约当足底第 2、3 趾蹼缘与足跟连线的前 1/3 与后 2/3 交点凹陷中）。

主治：①昏厥、中暑、小儿惊风、癫狂痫、头痛、头晕、目眩、失眠等急症及神志病证。②咯血、咽喉肿痛、喉痹、失音等肺系病证。③大便难，小便不利。④奔豚气。⑤足心热。

操作：直刺 0.5 ~ 1 寸。临床常用灸法或药物贴敷。

47. 太溪 输穴；原穴

定位：在踝区，内踝尖与跟腱之间的凹陷中。

主治：①头痛、目眩、失眠、健忘、遗精、阳痿等肾虚证。②咽喉肿痛、齿痛、耳鸣、耳聋等阴虚性五官病证。③咳嗽、气喘、咯血、胸痛等肺系疾患。④消渴，小便频数，便秘。⑤月经不调。⑥腰脊痛，下肢厥冷，内踝肿痛。

操作：直刺 0.5 ~ 1 寸。

48. 照海 八脉交会穴，通阴跷脉

定位：在踝区，内踝尖下 1 寸，内踝下缘边际凹陷中。

主治：①癫痫、失眠等精神、神志病证。②咽喉干痛、目赤肿痛等五官热性病证。③月经不调、痛经、带下、阴挺等妇科病证。④小便频数，癃闭。

操作：直刺 0.5 ~ 0.8 寸。

49. 内关 络穴；八脉交会穴，通阴维脉

定位：在前臂前区，腕掌侧远端横纹上 2 寸，掌长肌腱与桡侧腕屈肌腱之间。

主治：①心痛、胸闷、心动过速或过缓等心系病证。②胃痛、呕吐、呃逆等胃腑病证。③中

风，偏瘫，眩晕，偏头痛。④失眠、郁证、癫狂痫等神志病证。⑤肘臂挛痛。

操作：直刺 0.5 ~ 1 寸。

50. 大陵 输穴；原穴

定位：在腕前区，腕掌侧远端横纹中，掌长肌腱与桡侧腕屈肌腱之间。

主治：①心痛，心悸，胸胁满痛。②胃痛、呕吐、口臭等胃腑病证。③喜笑悲恐、癫狂痫等神志病证。④臂、手挛痛。

操作：直刺 0.3 ~ 0.5 寸。

51. 中冲 井穴

定位：在手指，中指末端最高点。

主治：①中风昏迷、中暑、昏厥、小儿惊风等急症。②热病。③舌强肿痛。

操作：浅刺 0.1 寸，或点刺出血。

52. 外关 络穴；八脉交会穴，通阳维脉

定位：在前臂后区，腕背侧远端横纹上 2 寸，尺骨与桡骨间隙中点。

主治：①热病。②头痛、目赤肿痛、耳鸣、耳聋等头面五官病证。③瘰疬，胁肋痛。④上肢痿痹不遂。

操作：直刺 0.5 ~ 1 寸。

53. 支沟 经穴

定位：在前臂后区，腕背侧远端横纹上 3 寸，尺骨与桡骨间隙中点。

主治：①便秘。②耳鸣，耳聋，暴喑。③瘰疬。④胁肋疼痛。⑤热病。

操作：直刺 0.5 ~ 1 寸。

54. 翳风

定位：在颈部，耳垂后方，乳突下端前方凹陷中。

主治：①耳鸣、耳聋等耳疾。②口眼㖞斜、牙关紧闭、颊肿等面、口病证。③瘰疬。

操作：直刺 0.5 ~ 1 寸。

55. 风池

定位：在颈后区，枕骨之下，胸锁乳突肌上端与斜方肌上端之间的凹陷中。

主治：①头痛、眩晕、失眠、中风、癫痫、耳鸣、耳聋等内风所致的病证。②感冒、热病、口眼㖞斜等外风所致的病证。③目赤肿痛、视物

不明、鼻塞、衄血、咽痛等五官病证。④颈项强痛。

操作：针尖微下，向鼻尖斜刺0.8～1.2寸，或平刺透风府穴。深部中间为延髓，必须严格掌握针刺的角度与深度。

56. 肩井

定位：在肩胛区，第7颈椎棘突与肩峰最外侧点连线的中点。

主治：①颈项强痛，肩背疼痛，上肢不遂。②难产、乳痛、乳汁不下、乳癖等妇产科病及乳房疾患。③瘰疬。

操作：直刺0.5～0.8寸。内有肺尖，不可深刺。孕妇禁针。

57. 环跳

定位：在臀部，股骨大转子最凸点与骶管裂孔连线的外1/3与内2/3交点处。

主治：①腰腿痛、下肢痿痹、半身不遂等腰腿疾患。②风疹。

操作：直刺2～3寸。

58. 阳陵泉　合穴；胆之下合穴；八会穴之筋会

定位：在小腿外侧，腓骨小头前下方凹陷中。

主治：①黄疸、胁痛、口苦、呕吐、吞酸等肝胆犯胃病证。②膝肿痛，下肢痿痹，麻木。③小儿惊风。

操作：直刺1～1.5寸。

59. 悬钟　八会穴之髓会

定位：在小腿外侧，外踝尖上3寸，腓骨前缘。

主治：①痴呆、中风、半身不遂等髓海不足疾患。②颈项强痛，胸胁满痛，下肢痿痹，脚气。

操作：直刺0.5～0.8寸。

60. 行间　荥穴

定位：在足背，第1、2趾间，趾蹼缘后方赤白肉际处。

主治：①中风、癫痫、头痛、目眩、目赤肿痛、青盲、口㖞等肝经风热病证。②月经不调、痛经、闭经、崩漏、带下等妇科经带病证。③阴中痛，疝气。④遗尿、癃闭、五淋等泌尿系病证。⑤胸胁满痛。

操作：直刺0.5～0.8寸。

61. 太冲　输穴；原穴

定位：在足背，第1、2跖骨间，跖骨底结合部前方凹陷中，或触及动脉搏动。

主治：①中风、癫狂痫、小儿惊风、头痛、眩晕、耳鸣、目赤肿痛、口㖞、咽痛等肝经风热病证。②月经不调、痛经、经闭、崩漏、带下等妇科病证。③黄疸、胁痛、腹胀、呕逆等肝胃病证。④癃闭，遗尿。⑤下肢痿痹、足跗肿痛。

操作：直刺0.5～0.8寸。

62. 期门　肝之募穴

定位：在胸部，第6肋间隙，前正中线旁开4寸。

主治：①胸胁胀痛、呕吐、吞酸、呃逆、腹胀、腹泻等肝胃病证。②奔豚气。③乳痛。

操作：斜刺或平刺0.5～0.8寸，不可深刺，以免伤及内脏。

63. 腰阳关

定位：在脊柱区，第4腰椎棘突下凹陷中，后正中线上。

主治：①腰骶疼痛，下肢痿痹。②月经不调、赤白带下等妇科病证。③遗精、阳痿等男科病证。

操作：向上斜刺0.5～1寸。多用灸法。

64. 命门

定位：在脊柱区，第2腰椎棘突下凹陷中，后正中线上。

主治：①腰脊强痛，下肢痿痹。②月经不调、赤白带下、痛经、经闭、不孕等妇科病证。③遗精、阳痿、精冷不育、小便频数等肾阳不足病证。④小腹冷痛，腹泻。

操作：向上斜刺0.5～1寸。多用灸法。

65. 大椎

定位：在脊柱区，第7颈椎棘突下凹陷中，后正中线上。

主治：①热病、疟疾、恶寒发热、咳嗽、气喘等外感病证。②骨蒸潮热。③癫狂痫、小儿惊风等神志病证。④项强，脊痛。⑤风疹，痤疮。

操作：向上斜刺0.5～1寸。

66. 百会

定位：在头部，前发际正中直上 5 寸。

主治：①痴呆、中风、失语、瘛疭、失眠、健忘、癫狂痫、癔症等神志病证。②头风、头痛、眩晕、耳鸣等头面病证。③脱肛、阴挺、胃下垂、肾下垂等气失固摄而致的下陷性病证。

操作：平刺 0.5 ~ 0.8 寸。升阳举陷可用灸法。

67. 神庭

定位：在头部，前发际正中直上 0.5 寸。

主治：①癫狂痫、失眠、惊悸等神志病证。②头痛、目眩、目赤、目翳、鼻渊、鼻衄等头面五官病证。

操作：平刺 0.5 ~ 0.8 寸。

68. 水沟

定位：在面部，人中沟的上 1/3 与下 2/3 交界点处。

主治：①昏迷、晕厥、中风、中暑、休克、呼吸衰竭等急危重症，为急救要穴之一。②癔症、癫狂痫、急慢惊风等神志病证。③鼻塞、鼻衄、面肿、口喎、齿痛、牙关紧闭等面鼻口部病证。④闪挫腰痛。

操作：向上斜刺 0.3 ~ 0.5 寸，强刺激，或指甲掐按。

69. 印堂

定位：在头部，两眉毛内侧端中间的凹陷中。

主治：①痴呆、痫证、失眠、健忘等神志病证。②头痛，眩晕。③鼻衄，鼻渊。④小儿惊风，产后血晕，子痫。

操作：平刺 0.3 ~ 0.5 寸，或用三棱针点刺出血。

70. 中极　膀胱之募穴

定位：在下腹部，脐中下 4 寸，前正中线上。

主治：①遗尿、小便不利、癃闭等泌尿系病证。②遗精、阳痿、不育等男科病证。③月经不调、崩漏、阴挺、阴痒、不孕、产后恶露不止、带下等妇科病证。

操作：直刺 1 ~ 1.5 寸，针刺时要排空小便。

孕妇禁针。

71. 关元　小肠之募穴

定位：在下腹部，脐中下 3 寸，前正中线上。

主治：①中风脱证、虚劳冷惫、羸瘦无力等元气虚损病证。②少腹疼痛，疝气。③腹泻、痢疾、脱肛、便血等肠腑病证。④五淋、尿血、尿闭、尿频等泌尿系病证。⑤遗精、阳痿、早泄、白浊等男科病证。⑥月经不调、痛经、闭经、崩漏、带下、阴挺、恶露不尽、胞衣不下等妇科病证。⑦保健灸常用穴。

操作：直刺 1 ~ 1.5 寸。多用灸法。孕妇慎用。

72. 气海　肓之原

定位：在下腹部，脐中下 1.5 寸，前正中线上。

主治：①虚脱、形体羸瘦、脏气衰惫、乏力等气虚病证。②水谷不化、绕脐疼痛、腹泻、痢疾、便秘等肠腑病证。③小便不利、遗尿等泌尿系病证。④遗精、阳痿、疝气等男科疾病。⑤月经不调、痛经、闭经、崩漏、带下、阴挺、产后恶露不止、胞衣不下等妇科病证。⑥保健灸常用穴。

操作：直刺 1 ~ 1.5 寸。多用灸法。孕妇慎用。

73. 神阙

定位：在脐区，脐中央。

主治：①虚脱、中风脱证等元阳暴脱。②腹痛、腹胀、腹泻、痢疾、便秘、脱肛等肠腑病证。③水肿，小便不利。④保健灸常用穴。

操作：一般不针，多用艾条灸或艾炷隔盐灸法。

74. 中脘　胃之募穴；八会穴之腑会

定位：在上腹部，脐中上 4 寸，前正中线上。

主治：①胃痛、腹胀、纳呆、呕吐、吞酸、呃逆、小儿疳疾等脾胃病证。②黄疸。③癫狂痫、脏躁、失眠等神志病。

操作：直刺 1 ~ 1.5 寸。

75. 膻中　心包之募穴；八会穴之气会

定位：在胸部，横平第 4 肋间隙，前正中线上。

主治：①咳嗽、气喘、胸闷、心痛、噎膈、呃逆等胸中气机不畅的病证。②产后乳少、乳痛、乳癖等胸乳病证。

操作：平刺 0.3~0.5 寸。

76. 四神聪

定位：在头部，百会前后左右各旁开 1 寸，共 4 穴。

主治：①头痛，眩晕。②失眠、健忘、癫痫等神志病证。③目疾。

操作：平刺 0.5~0.8 寸。

77. 太阳

定位：在头部，当眉梢与目外眦之间，向后约一横指的凹陷处。

主治：①头痛。②目疾。③面瘫，面痛。

操作：直刺或斜刺 0.3~0.5 寸，或点刺出血。

78. 定喘

定位：在脊柱区，横平第 7 颈椎棘突下，后正中线旁开 0.5 寸。

主治：①哮喘，咳嗽。②落枕，肩背痛，上肢疾患。

操作：直刺 0.5~0.8 寸。

79. 夹脊

定位：在脊柱区，第 1 胸椎至第 5 腰椎棘突下两侧，后正中线旁开 0.5 寸，一侧 17 穴。

主治：上胸部的夹脊穴治疗心肺、上肢疾病；下胸部的夹脊穴治疗胃肠疾病；腰部的夹脊穴治疗腰腹及下肢疾病。

操作：直刺 0.3~0.5 寸，或用梅花针叩刺。

80. 十宣

定位：在手指，十指尖端，距指甲游离缘 0.1 寸（指寸），左右共 10 穴。

主治：①昏迷。②癫痫。③高热，咽喉肿痛。④手指麻木。

操作：浅刺 0.1~0.2 寸，或点刺出血。

第四章　针灸技术

第一节　毫针法

一、进针法

进针方法包括单手进针法、双手进针法等方法。

（一）单手进针法

操作要点：①消毒：腧穴皮肤、医生双手常规消毒。②持针：拇、食指指腹持针，中指指腹抵住针身下段，使中指指端比针尖略长出或齐平。③指抵皮肤：对准穴位，中指指端紧抵腧穴皮肤。④刺入：拇、食指向下用力按压刺入，中指随之屈曲，快速将针刺入。刺入时应保持针身直而不弯。

（二）双手进针法

1. 指切进针法（又称爪切进针法）

操作要点：①消毒：腧穴皮肤、医生双手常规消毒。②押手固定穴区皮肤：押手拇指或食指指甲切掐固定腧穴处皮肤。③持针：刺手拇、食、中指三指指腹持针。④刺入：将针身紧贴押手指甲缘快速刺入。本法适宜于短针的进针。

2. 夹持进针法（又称骈指进针法）

操作要点：①消毒：腧穴皮肤、医生双手常规消毒。②持针：押手拇、食指持消毒干棉球裹住针身下段，以针尖端露出 0.3～0.5cm 为宜；刺手拇、食、中三指指腹夹持针柄，使针身垂直。③刺入：将针尖固定在腧穴皮肤表面，刺手捻转针柄，押手下压，双手配合，同时用力，迅速将针刺入腧穴皮下。本法适用于长针的进针。

3. 提捏进针法

操作要点：①消毒：腧穴皮肤、医生双手常

规消毒。②押手提捏穴旁皮肉：押手拇、食指轻轻提捏腧穴近旁的皮肉，提捏的力度大小要适当。③持针：刺手拇、食、中指三指指腹持针。④刺入：刺手持针快速刺入腧穴。刺入时常与平刺结合。本法适用于皮肉浅薄部位的腧穴进针。

4. 舒张进针法

操作要点：①消毒：腧穴皮肤、医生双手常规消毒。②押手绷紧皮肤：以押手拇、食指或食、中指把腧穴处皮肤向两侧轻轻撑开，使之绷紧，两指间的距离要适当。③持针：刺手拇、食、中指三指指腹持针。④刺入：刺手持针，于押手两指间的腧穴处，迅速刺入。本法适用于皮肤松弛部位的腧穴进针。

二、针刺的角度、深度

（一）针刺的角度

针刺的角度是指进针时针身与皮肤表面所形成的夹角。一般分直刺、斜刺、平刺 3 种。

1. 直刺

直刺是指进针时针身与皮肤表面呈 90°垂直刺入。此法适用于大部分腧穴。

2. 斜刺

斜刺是指进针时针身与皮肤表面呈 45°左右倾斜刺入。此法适用于肌肉浅薄处或内有重要脏器，或不宜直刺、深刺的腧穴。

3. 平刺（又称横刺、沿皮刺）

平刺是指进针时针身与皮肤表面呈 15°左右沿皮刺入。此法适用于皮薄肉少部位的腧穴等。

（二）针刺的深度

针刺的深度是指针身刺入腧穴的深浅度。决定针刺深度的基本原则是安全且取得针感。每一腧穴的针刺深度必须与病情、病位、腧穴所在部位、经络阴阳属性、体质、年龄、时令、得气与补泻的要求等相结合而灵活应用。眼部、颈项部、胸背部等重要脏器部位的腧穴，一定要准确掌握针刺的角度、方向与深度。

1. 年龄

年老体弱，气血衰退，小儿娇嫩，稚阴稚阳，均不宜深刺。中青年身强体壮者，可适当深刺。

2. 体质

对形瘦体弱者，宜相应浅刺；形盛体强者，宜深刺。

3. 病情

阳证、新病、热证、虚证宜浅刺；阴证、久病、寒证、实证宜深刺。

4. 病位

在表、在肌肤宜浅刺；在里、在筋骨、在脏腑宜深刺。

5. 腧穴所在部位

头面、胸腹及皮薄肉少处的腧穴宜浅刺。四肢、臀、腹及肌肉丰满处的腧穴可深刺。

6. 季节

一般原则是春夏宜浅刺、秋冬宜深刺。

针刺的角度和深度相互关联，一般来说，深刺多用直刺，浅刺多用斜刺、平刺。

三、行针手法

（一）基本手法

行针的基本手法主要有提插法、捻转法两种，两种手法既可单独应用，又可配合应用。

1. 提插法

提插法是将毫针刺入腧穴的一定深度后，施以上提下插动作的操作方法，是毫针行针的基本手法。操作要点：①消毒。腧穴皮肤、医生双手常规消毒。②刺入毫针。将毫针刺入腧穴的一定深度。③实施提、插操作。插是将针由浅层向下刺入深层的操作；提是从深层向上引退至浅层的操作。如此反复地上提下插。

2. 捻转法

捻转法是指将针刺入腧穴一定深度后，施以向前向后的捻转动作，使针在腧穴内反复前后来回旋转的行针手法，是毫针行针的基本手法。操作要点：①消毒：腧穴皮肤、医生双手常规消毒。②刺入毫针：将毫针刺入腧穴的一定深度。③实施捻、转操作。针身向前向后持续均匀来回捻转。要保持针身在腧穴基点上左右旋转运动。如此反复地捻转。

（二）辅助手法

临床常用的行针辅助手法有以下 6 种。

1. 循法

循法是指在针刺前或针刺后留针过程中，医者用手指顺着经脉的循行径路，在腧穴的上下部轻柔循按的方法。操作要点：①确定腧穴所在的经脉及其循行路线。②循按或拍叩，用拇指指腹，或第 2、3、4 指并拢后用 3 指的指腹，沿腧穴所属经脉的循行路线或穴位的上下左右进行循按或拍叩。③反复操作数次，以穴周肌肉得以放松或出现针感或循经感传为度。

2. 弹法

弹法是指在留针过程中，医者用手指轻弹针尾或针柄，使针体微微振动的方法。操作要点：①进针后刺入一定深度。②以拇指与食指相交呈环状，食指指甲缘轻抵拇指指腹。③弹叩针柄：将食指指甲面对准针柄或针尾，轻轻弹叩，使针体微微震颤。也可以拇指与其他手指配合进行操作。④弹叩数次。

3. 刮法

刮法是指毫针刺入一定深度后，以拇指或食指的指腹抵住针尾，用拇指或食指、中指指甲，由下而上或由上而下频频刮动针柄的方法。操作要点：①进针后刺入一定深度。②用拇指指腹或食指指腹轻轻抵住针尾。③用食指或拇指、中指指甲频频刮动针柄。可由针根部自下而上刮，也可由针尾部自上而下刮，使针身产生微微震颤。④反复刮动数次。

4. 摇法

摇法是指毫针刺入一定深度后，手持针柄，将针轻轻摇动的方法。摇法分为两种，一是直立针身而摇，二是卧倒针身而摇。

（1）直立针身而摇 操作要点：①采用直刺

进针。②刺入一定深度。③手持针柄，如摇辘轳状呈划圈样摇动；或如摇橹状进行前后或左右的摇动。④反复摇动数次。

（2）卧倒针身而摇　操作要点：①采用斜刺或平刺进针。②刺入一定深度。③手持针柄，如摇橹状进行左右摇动。④反复摇动数次。

5. 飞法

飞法是指针刺后不得气者，用刺手拇、食指夹持针柄，轻微捻搓数次，然后张开两指，一搓一放，反复数次，状如飞鸟展翅，故称飞法。操作要点：①刺入一定深度。②轻微捻搓针柄数次，然后快速张开两指，一捻一放，如飞鸟展翅之状。③反复操作数次。

6. 震颤法

震颤法是指针刺入一定深度后，刺手持针柄，用小幅度、快频率的提插、捻转手法，使针身轻微震颤的方法。操作要点：①进针后刺入一定深度。②刺手拇、食二指或拇、食、中指夹持针柄。③实施提插捻转：小幅度、快频率的提插、捻转，如手颤之状，使针身微微颤动。

四、得气

得气指毫针刺入腧穴一定深度后，施以提插或捻转等行针手法，使针刺部位获得的经气感应。

（一）得气的表现

《标幽赋》曰："轻滑慢而未来，沉涩紧而已至……气之至也，如鱼吞钩饵之浮沉；气未至也，如闲处幽堂之深邃"，是对得气与否的最形象的描述。

当出现经气感应时，医患双方会同时有不同的感觉。医者：针下有徐和或沉紧感。患者：①针刺处出现相应的酸、麻、胀、重感，这是最常见的感觉。②向着一定的方向和部位传导和扩散的感觉。③出现循经性肌肤震颤、不自主地肢体活动。④出现循经性皮疹带，或红、白线等现象。⑤出现热感、凉感、痒感、触电感、气流感、水波感、跳跃感、蚁行感、抽搐及痛感。若无经气感应而不得气时，医者则感到针下空虚无物，患者亦无酸、麻、胀、重等感觉。

（二）得气的临床意义

得气与否以及气至的迟速，关系到针刺的治疗效果。《灵枢·九针十二原》曰："刺之要，气至而有效。效之信，若风之吹云，明乎若见苍天。"得气与否还与疾病的预后有一定关系，如《金针赋》曰："气速效速，气迟效迟"，说明针刺后得气与否，是获得疗效的关键。具体表现在：①一般得气迅速，则疗效较好；②得气较慢则疗效较差；③若不得气者，难以取效；④若经候气或反复施用各种催气手法后，经气仍不至者，多属正气衰竭，预后极差；⑤若初针不得气或得气缓慢，经使用正确的针刺方法治疗之后，开始得气或得气较快，表示病人正气恢复，预后良好。

五、针刺补泻

针刺补泻是针对病证虚实而实施的针刺手法，是决定针刺疗效的重要因素。以下介绍目前临床常用的单式补泻手法。

（一）捻转补泻

根据捻转力度的强弱、角度的大小、频率的快慢、操作时间的长短，并结合捻转用力的方向，区分捻转补泻手法。

1. 补法

操作要点：①进针，行针得气。②捻转角度小，频率慢，用力轻。结合拇指向前、食指向后（左转）用力为主。③反复捻转。④操作时间短。

2. 泻法

操作要点：①进针，行针得气。②捻转角度大，频率快，用力重。结合拇指向后、食指向前（右转）用力为主。③反复捻转。④操作时间长。

（二）提插补泻

根据提插力度的强弱、幅度的大小、频率的快慢、操作时间的长短，区分提插补泻手法。

1. 补法

操作要点：①进针，行针得气。②先浅后深，重插轻提，提插幅度小，频率慢。③反复提插。④操作时间短。

2. 泻法

操作要点：①进针，行针得气。②先深后浅，轻插重提，提插幅度大，频率快。③反复操作。④操作时间长。

（三）疾徐补泻

根据进针、出针、行针的快慢区分补泻的针刺手法。

1. 补法

操作要点：①进针时徐徐刺入。②留针期间少捻转。③疾速出针。

2. 泻法

操作要点：①进针时疾速刺入。②留针期间多捻转。③徐徐出针。

（四）迎随补泻

根据针刺方向与经脉循行方向是否一致区分补泻的手法。

1. 补法

操作要点：进针时针尖随着经脉循行去的方向刺入。

2. 泻法

操作要点：进针时针尖迎着经脉循行来的方向刺入。

（五）呼吸补泻

将针刺手法与患者呼吸相结合区分补泻的手法。

1. 补法

操作要点：病人呼气时进针，吸气时出针。

2. 泻法

操作要点：病人吸气时进针，呼气时出针。

（六）开阖补泻

指以出针时是否按压针孔以区分补泻的手法。

1. 补法

操作要点：出针后迅速按闭针孔。

2. 泻法

操作要点：出针时摇大针孔不加按闭。

（七）平补平泻

指进针得气后施以均匀的提插、捻转的手法。

操作要点：①进针，行针得气。②施以均匀的提插、捻转手法，即每次提插的幅度、捻转的角度要基本一致，频率适中，节律和缓，针感强弱适当。

第二节 艾灸法

一、常用灸法的操作要点及注意事项

（一）艾炷灸

1. 直接灸

（1）瘢痕灸（又名化脓灸） 操作要点：①选择体位，定取腧穴。以仰卧位或俯卧位为宜，体位要舒适，充分暴露待灸部位。②穴区皮肤消毒、涂擦黏附剂。对腧穴皮肤进行常规消毒，再将所灸穴位处涂以少量的大蒜汁，或医用凡士林，或少量清水。③点燃艾炷，每炷要燃尽。将艾炷平稳放置于腧穴上，用线香点燃艾炷顶部，待其自燃。要求每个艾炷都要燃尽，除灰，更换新艾炷继续施灸，灸满规定壮数为止。④轻轻拍打穴旁，减轻施灸疼痛。施灸中，当艾炷燃至底部，患者感觉施灸局部灼痛难忍时，术者可用双手拇指在腧穴两旁用力按压，或在腧穴附近用力拍打以减轻疼痛。⑤灸后预防感染。灸毕要在施灸处贴敷消炎药膏，用无菌纱布覆盖局部，外用胶布固定，以防感染。⑥形成灸疮，待其自愈。灸后局部皮肤黑硬，周边红晕，继而起水疱。一般在 7 日左右局部出现无菌性炎症，其脓汁清稀色白，形成灸疮。灸疮 5～6 周自行愈合，留有瘢痕。

（2）无瘢痕灸（又名非化脓灸） 操作要点：①选择体位，定取腧穴。宜采取仰卧位或俯卧位，充分暴露待灸部位。②涂擦黏附剂。用棉签蘸少许大蒜汁，或医用凡士林，或涂清水于穴区皮肤，用以黏附艾炷。③点燃艾炷，每炷不可燃尽。将艾炷平置于腧穴上，用线香点燃艾炷顶部，待其自燃。要求每个艾炷不可燃尽，当艾炷燃剩 1/3，患者感觉施灸局部有灼痛时，即可易炷再灸。④掌握灸量。灸满规定壮数为止。一般应灸至施灸局部皮肤呈现红晕而不起疱为度。

2. 间接灸

（1）隔姜灸　操作要点：①制备姜片。切取生姜片，每片直径2~3cm，厚度0.2~0.3cm，中间以针刺数孔。②选取适宜体位，充分暴露待灸腧穴。③放置姜片和艾炷，点燃艾炷。将姜片置于穴上，把艾炷置于姜片中心，点燃艾炷尖端，任其自燃。④调适温度。如患者感觉施灸局部灼痛不可耐受，术者可用镊子将姜片一侧夹住端起，稍待片刻，重新放下再灸。⑤更换艾炷和姜片。艾炷燃尽，除去艾灰，更换艾炷，依前法再灸。施灸数壮后，姜片焦干萎缩，应置换姜片。⑥掌握灸量。一般每穴灸6~9壮，至局部皮肤潮红而不起疱为度。灸毕去除姜片及艾灰。

（2）隔蒜灸　操作要点：①制备蒜片。选用鲜大蒜头，切成厚0.2~0.3cm的薄片，中间以针刺数孔（捣蒜如泥亦可）。②选取适宜体位，充分暴露待灸腧穴。③放置蒜片和艾炷，点燃艾炷。将蒜片置于穴上，把艾炷置于蒜片中心，点燃艾炷尖端，任其自燃。④调适温度。如患者感觉施灸局部灼痛不可耐受，术者可用镊子将蒜片一侧夹住端起，稍待片刻，重新放下再灸。⑤更换艾炷和蒜片。艾炷燃尽，除去艾灰，更换艾炷，依前法再灸。施灸数壮后，蒜片焦干萎缩，应置换蒜片。⑥掌握灸量。一般每穴灸5~7壮，至局部皮肤潮红而不起疱为度。灸毕去除蒜片及艾灰。

（3）隔盐灸　操作要点：①选择体位，定取腧穴：宜取仰卧位，身体放松。②食盐填脐：取纯净干燥的食盐适量，将脐窝填平，也可于盐上再放置一姜片。③放置艾炷：将艾炷置于盐上（或姜片上），点燃艾炷尖端，任其自燃。④调适温度，更换艾炷：若患者感觉施灸局部灼热不可耐受，术者用镊子夹去残炷，换炷再灸。⑤掌握灸量：如上反复施灸，灸满规定壮数，一般灸5~9壮。⑥灸毕，除去艾灰、食盐。

（4）隔附子饼灸　操作要点：①制备附子饼：将附子研成细末用黄酒适量调成泥状，做成直径约3cm、厚约0.8cm的圆饼，中间用针穿刺数孔备用。②选取适宜体位，充分暴露待灸腧穴。③放置附子饼及艾炷。先将附子饼置于穴上，再将中号或大号艾炷置于附子饼上，点燃艾炷尖端，

任其自燃。④更换艾炷。艾炷燃尽，去艾灰，更换艾炷，依前法再灸。施灸中，若感觉施灸局部灼痛不可耐受，术者用镊子将附子饼一端夹住端起，稍待片刻，重新放下再灸。⑤灸量掌握，灸完规定壮数为止，一般每穴灸3~9壮。⑥灸毕去除附子片及艾灰。

（二）艾条灸

1. 悬起灸

（1）温和灸　操作要点：①选取适宜体位，充分暴露待灸腧穴。②点燃艾卷：选用纯艾卷，将其一端点燃。③燃艾施灸：术者手持艾卷的中上部，将艾卷燃烧端对准腧穴，距腧穴皮肤2~3cm进行熏烤，艾卷与施灸处皮肤的距离应保持相对固定。注意：若患者感到局部温热舒适可固定不动；若感觉太烫可加大与皮肤的距离；若遇到小儿或局部知觉减退者，医者可将食、中两指，置于施灸部位两侧，通过医者的手指来测知患者局部受热程度，以便随时调节施灸时间和距离，防止烫伤。④把握灸量：灸至局部皮肤出现红晕，有温热感而无灼痛为度，一般每穴灸5~10分钟。⑤灸毕熄灭艾火。

（2）雀啄灸　操作要点：①选取适宜体位，充分暴露待灸腧穴。②点燃艾卷：选用纯艾卷，将其一端点燃。③术者手持艾卷的中上部，将艾卷燃烧端对准腧穴，像麻雀啄米样一上一下移动，使艾卷燃烧端与皮肤的距离远近不一。动作要匀速，起落幅度应大小一致。④燃艾施灸：如此反复操作，给予施灸局部以变量刺激。若遇到小儿或局部知觉减退者，术者应以食指和中指，置于施灸部位两侧，通过医者的手指来测知患者局部受热程度，以便随时调节施灸时间和距离，防止烫伤。⑤把握灸量：灸至皮肤出现红晕，有温热感而无灼痛为度，一般灸5~10分钟。⑥灸毕熄灭艾火。

（3）回旋灸　操作要点：①选取适宜体位，充分暴露待灸腧穴。②点燃艾卷：选用纯艾卷，将其一端点燃。③燃艾施灸：术者手持艾卷的中上部，将艾卷燃烧端对准腧穴，与施灸部位的皮肤保持相对固定的距离（一般在3cm左右），左

右平行移动或反复旋转施灸。动作要匀速。若遇到小儿或局部知觉减退者，尤其是糖尿病患者，术者应以食指和中指，置于施灸部位两侧，通过医者的手指来测知患者局部受热程度，以便随时调节施灸时间和距离，防止烫伤。④把握灸量：灸至皮肤出现红晕，有温热感而无灼痛为度，一般灸5～10分钟。⑤灸毕熄灭艾火。

2. 实按灸

（1）太乙针灸、雷火针灸的灸条制作 太乙针灸：将纯净细软的艾绒150g平铺在40cm见方的桑皮纸上。将人参125g、穿山甲250g、山羊血90g、千年健500g、钻地风300g、肉桂500g、小茴香500g、苍术500g、甘草1000g、防风2000g、麝香少许，共为细末，取药末24g掺入艾绒内，紧卷成爆竹状，外用鸡蛋清封固，阴干后备用。雷火针灸：其制作方法与太乙针灸相同，唯药物处方有异，方用纯净细软的艾绒125g，沉香、乳香、羌活、干姜、穿山甲各9g，麝香少许，共为细末。

（2）太乙针灸、雷火针灸的操作要点 ①点燃艾卷。将太乙针灸或雷火针灸的艾卷一端点燃。②棉布裹艾。以棉布6～7层裹紧艾火端。③持艾灸熨。医者手持艾卷，将艾火端对准腧穴，乘热按到施术部位，停止1～2s然后抬起，进行灸熨。④艾火熄灭则再点燃再按熨。⑤如此反复，灸至皮肤红晕为度，一般灸熨7～10次为度。

（3）太乙针灸、雷火针灸的注意事项 ①艾条要燃透再灸，否则容易熄灭。②必须用棉布而非化纤制品。③每一下点灸的间隔时间不宜太长，两针交替使用更佳。

（三）温针灸

操作要点：①准备艾卷或艾绒。截取2cm艾卷一段，将一端中心扎一小孔，深1～1.5cm。也可选用艾绒，艾绒要柔软，易搓捏。②选取适宜体位，充分暴露待灸腧穴。③针刺得气留针。腧穴常规消毒，直刺进针，行针得气，将针留在适当的深度。④插套艾卷或搓捏艾绒，点燃。将艾卷有孔的一端经针尾插套在针柄上，插牢，不可偏歪。或将少许艾绒搓捏在针尾上，要捏紧，

不可松散，以免滑落，点燃施灸。⑤艾卷燃尽去灰，重新置艾。待艾卷或艾绒完全燃尽成灰时，将针稍倾斜，把艾灰掸落在容器中，每穴每次可施灸1～3壮。⑥待针柄冷却后出针。

二、灸法的注意事项

1. 施灸的先后顺序

临床上一般是先灸上部，后灸下部，先灸阳部，后灸阴部，壮数是先少而后多，艾炷是先小而后大。但在特殊情况下，则可酌情施灸。如脱肛时，即可先灸长强以收肛，后灸百会以举陷。

2. 施灸的禁忌

（1）禁灸部位 如皮薄肉少部位、筋肉结聚之处、大血管处、心前区、妊娠期妇女的腰骶部和下腹部、乳头部和阴部及睾丸等不可施灸。

（2）慎灸情况 极度疲劳、过饥或过饱、酒醉、大汗淋漓、情绪不稳者，对灸法恐惧者，经期妇女，某些传染病、高热、昏迷、抽搐、身体极度消瘦衰竭、精神病患者等，暂时不适合灸治，应待异常情况解除后方可施灸。

（3）各种灸法有不同的禁忌 如颜面、关节部位不适宜用直接灸，以免形成瘢痕。

（4）不宜施灸的病证 对实热证、阴虚发热者，一般均不适宜灸疗。

3. 灸后处理

（1）灸后注意观察施灸局部皮肤情况：①施灸后，局部皮肤出现微红灼热，属于正常现象，无须处理。②若出水疱应采取相应的处理措施（可参考"皮肤灼伤及起疱"的处理）。③化脓灸者，要认真护理灸疮。

（2）处理好艾灰、废用灸材、污物，保证环境安全。

（3）灸后，尤其是给予较大灸量后，患者常有口干舌燥，可予温开水缓缓饮下。

第三节 拔罐法

一、常用拔罐法的操作要点及注意事项

（一）闪罐法

操作要点：①选取适宜体位，充分暴露待拔

腧穴。②选用大小适宜的罐具。③用镊子夹紧95%的酒精棉球一个，点燃，使棉球在罐内壁中段绕1～3圈或短暂停留后迅速退出，迅速将罐扣在应拔的部位，再立即将罐起下。④如此反复多次地拔住起下，起下拔住。⑤拔至施术部位皮肤潮红、充血或瘀血为度。

（二）留罐法（坐罐法）

操作要点：①选取适宜体位，充分暴露待拔腧穴。②根据需要选用大小适宜的罐具。③用止血钳或镊子夹住95%的酒精棉球，点燃，使棉球在罐内壁中段绕1～3圈或短暂停留后迅速退出，迅速将罐扣在应拔的部位，即可吸住。④留罐时间，以局部皮肤红润、充血或瘀血为度，一般为10～15分钟。⑤起罐时一手握罐，另一手用拇指或食指按压罐口周围的皮肤，使之凹陷，空气进入罐内，罐体自然脱下。

（三）走罐法

操作要点：①选取适宜体位，充分暴露待拔腧穴。②选择大小适宜的玻璃罐。③在施术部位涂抹适量的润滑剂，如凡士林、水，也可选择红花油等润滑剂。④先用闪火法将罐吸拔在施术部位上，然后用单手或双手握住罐体，在施术部位上下、左右往返推移。走罐时，可将罐口前进侧的边缘稍抬起，另一侧边缘稍着力，以利于罐子的推拉。⑤反复操作，至施术部位红润、充血，甚至瘀血为度。⑥起罐时，一手握罐，另一手用拇指或食指按压罐口周围的皮肤，使之凹陷，空气进入罐内，罐体自然脱下。

（四）刺血拔罐法（刺络拔罐法）

操作要点：①选取适宜体位，充分暴露待拔腧穴。②选择大小适宜的玻璃罐备用。③消毒施术部位，刺络出血：医者戴消毒手套，用碘伏消毒施术部位，持三棱针（或一次性注射针头）点刺局部使之出血，或用皮肤针叩刺出血。④用闪火法留罐，留置10～15分钟后起罐。⑤起罐时不能迅猛，避免罐内污血喷射而污染周围环境。用消毒棉签清理皮肤上残存血液，清洗火罐后进行消毒处理。

（五）留针拔罐法（针罐法）

操作要点：①选取适宜体位，充分暴露待拔腧穴。②选择大小适宜的玻璃罐备用。③毫针直刺到一定深度，行针、得气、留针。④用闪火法以针刺点为中心留罐，一般留罐10～15分钟，以局部皮肤潮红、充血或瘀血为度。⑤起罐后出针。

二、拔罐法的注意事项

（一）拔罐前的注意事项

1. 患者应着宽松衣裤，便于充分暴露施术部位，并尽量使施术部位肌肉放松，保持平坦。拔罐过程中不能随意改变体位。

2. 一般应选择在肌肉丰满部位进行。骨骼凸凹不平，毛发较多的部位，火罐容易脱落，不适宜用拔罐法。

3. 根据病情、体质和拔罐部位选择体位，尽量选择卧位，避免选择坐位时出现"晕罐"或因火罐吸附力不足而造成火罐脱落等。

4. 拔罐前做好解释工作，并将拔罐后可能出现的情况详述清楚，征得病人同意后方可实施操作。

5. 详细了解既往史、现病史及就诊时的身体状况，掌握适应证及禁忌证。皮肤过敏、溃疡、水肿及心脏大血管分布部位，不宜拔罐；孕妇的腹部、腰骶部位，不宜拔罐；有自发性出血倾向、高热、抽搐等患者禁止拔罐。

（二）操作注意事项

1. 选择大小适当的罐具，既方便操作又能取得最佳治疗效果。适合。老人、小儿、体质虚弱及初次接受拔罐者应选择较小罐具。皮肉浅薄部（如脸部）或胸背上部宜选用较小罐具，腰骶部宜选用较大罐具。一般选用透明罐具，常用玻璃罐，便于对罐内皮肤、血液等变化进行观察。

2. 闪火法拔罐时，应注意棉球蘸取酒精不宜过多，以免操作过程中酒精下滴烧伤皮肤，甚至导致火灾。要注意火头不能在罐口燃烧，不宜在罐内停留时间过长以免烫伤。

3. 吸附力应适中，以病人自觉舒适或微有痛感能耐受为度。

4. 要求医者动作熟练，手法轻柔，切忌用力过猛，擦伤皮肤。

5. 火罐操作后应注意对火源的管理，以防造成火灾。

（三）治疗后的注意事项

1. 留罐或走罐治疗后身体常留有罐印，属正常现象，会慢慢消退。

2. 拔罐后，若施术部位瘙痒，宜轻轻拍打，避免用力挠抓，以免破皮后引起感染。

3. 治疗后因操作不当或体质、病情等因素造成皮肤起水疱，应视情况进行不同的处理。（可参考"皮肤灼伤及起疱"的处理）

4. 治疗后若感疲乏可多饮温水，适当休息，大多可自行缓解。

5. 火罐使用后罐具应集中消毒处理，防止污染。

第四节 其他针法

一、三棱针法

三棱针的操作方法一般分为点刺法、散刺法、刺络法、挑刺法四种。

（一）点刺法

操作要点：①选取适宜体位，充分暴露待针腧穴。②医者戴消毒手套。③使施术部位充血。可先在针刺部位及其周围轻轻地推、揉、挤、捋，使局部充血。④穴区皮肤常规消毒。⑤医者用一手固定点刺部位，另一手持针，露出针尖3~5mm，对准点刺部位快速刺入，迅速出针。一般刺入2~3mm。⑥轻轻挤压针孔周围，使之适量出血或出黏液。⑦用消毒干棉球按压针孔。可在点刺部位贴敷创可贴。

（二）散刺法（豹纹刺）

操作要点：①选取适宜体位，充分暴露待针腧穴。②医者戴消毒手套。③施术部位常规消毒。④根据病变部位大小，由病变外缘呈环形向中心部位进行点刺。一般点刺10~20针。⑤点

刺后，可见点状出血，若出血不明显，可加用留罐法以增加出血量，放出适量血液（或黏液）。⑥用消毒干棉球按压针孔。施术部位面积较大时，可以敷无菌敷料。

（三）刺络法

操作要点：①选择适宜的体位，确定血络。②医者戴消毒手套。③肘、膝部静脉处放血时，一般要捆扎橡皮管。将橡皮管结扎在针刺部位的上端（近心端），以使血络怒张显现。其他部位则不方便结扎，为使血络充盈，也可轻轻拍打血络处。④将血络处皮肤严格消毒。⑤一手拇指按压在被刺部位的下端，使血络位置相对固定，一手持针，对准针刺部位，顺血络走向，斜向上与之呈45°左右刺入，以刺穿血络前壁为度，一般刺入2~3mm，然后迅速出针。⑥根据病情需要，使其流出一定量的血液。也可轻轻按压静脉上端，以助瘀血外出。⑦松开橡皮管，待出血自然停止。⑧以消毒干棉球按压针孔，并以75%酒精棉球清除针处及其周围的血液。

（四）挑刺法

操作要点：①选取适宜体位，充分暴露待针腧穴。②医者戴消毒手套。③局部皮肤严格消毒。④挑破表皮，挑断皮下纤维组织：医者一手按压进针部位两侧或捏起皮肤使之紧绷固定，另一手持针迅速刺入皮肤1~2mm，随即倾斜针身挑破表皮，使之出少量血液或黏液。也可再刺入2~5mm，倾斜针身使针尖轻轻挑起，挑断皮下纤维组织。⑤出针，用无菌敷料覆盖创口。

二、皮肤针法

操作要点：①选取适宜体位，充分暴露待针腧穴。②施术部位皮肤常规消毒。③持针。软柄、硬柄皮肤针持针姿势不同。硬柄皮肤针持针式：用拇指和中指夹持针柄两侧，食指置于针柄中段上面，无名指和小指将针柄末端固定于大小鱼际之间。软柄皮肤针持针式：将针柄末端置于掌心，拇指居上，食指在下，中指、无名指、小指呈握拳状固定针柄末端。④叩刺。叩刺时，主要运用腕力，要求针尖垂直叩击皮肤，并立即弹起，如此反复操作。⑤用无菌干棉球或棉签擦拭。

皮肤针法有三种刺激强度，各有适应证：①轻刺：用较轻的腕力进行叩刺，针尖垂直叩打皮肤后立即弹起，针尖接触皮肤时间短。以局部皮肤略见潮红为度。②中刺：用中等的腕力进行叩刺，使针尖垂直叩打在皮肤上，针尖接触皮肤时间略长，立即弹起。以局部皮肤明显潮红，微有渗血为度。③重刺：用中、重腕力进行叩刺，使针尖垂直叩打在皮肤上，针尖接触皮肤时间长，再弹起。以局部皮肤明显潮红、出血为度。

第五节　针灸异常情况处理

一、晕针

晕针是在针刺治疗中病人发生的晕厥现象。

处理要点：可分五个步骤进行救治。

第一步：立即停针、起针。立即停止针刺，并将已刺之针迅速全部起出。

第二步：平卧、宽衣、保暖。将患者扶至空气流通之处，让患者头低脚高位平卧，松开衣带，且要注意保暖。

第三步：症状轻者静卧休息，给予温开水或糖水，即可恢复。

第四步：在上述处理的基础上，可针刺人中、素髎、内关、涌泉、足三里等穴，或温灸百会、气海、关元等。尤其是艾灸百会，对晕针有较好的疗效，可用艾条于百会穴上悬灸，至知觉恢复，症状消退。

第五步：经以上处理，仍不省人事，呼吸细微，脉细弱者，要及时配合现代急救处理措施，如人工呼吸等。轻者，经前三个步骤处理即可渐渐恢复；重者，应及时进行后两个步骤。

二、滞针

滞针是指在行针时或留针期间出现医者感觉针下涩滞，捻转、提插、出针均感困难，而病人则感觉痛剧的现象。

处理要点：

1. 因病人精神紧张，局部肌肉过度收缩所致者，应采用：①适当延长留针时间。②在滞针穴位附近运用循按法，或用弹柄法。③在附近再刺一针。

2. 因行针手法不当，单向捻转太过所致者，应采用：①向相反的方向将针捻回。②配合弹柄法、刮柄法或循按法，促使肌纤维放松。

三、弯针

弯针是指针柄改变了进针时或刺入腧穴时的方向和角度，提插、捻转以及出针时均感到十分困难，患者感到疼痛。

处理要点：

1. 出现弯针后，不得再行提插、捻转等手法。

2. 根据弯针的程度、原因采取不同的处理方法：①若针柄轻微弯曲者，应慢慢将针起出；②若弯曲角度过大，应轻微摇动针体，并顺着针柄倾斜的方向将针退出；③若针体发生多个弯曲，应根据针柄的倾斜方向分段慢慢向外退出，切勿猛力外拔，以防造成断针；④若因患者体位改变所致者，应嘱患者慢慢恢复到原来体位，局部肌肉放松后再将针缓慢起出。

四、断针

断针是指行针或出针时发现针身断裂，断端部分露于皮肤之上，或断端全部没入皮肤之下。

处理要点：

1. 嘱患者不要惊慌乱动，令其保持原有体位，以免针体向肌肉深层陷入。

2. 根据针体残端的位置采用不同的方法将针取出。①若针体残端尚有部分露在体外，可用手或镊子取出。②若残端与皮肤面相平或稍低，尚可见到残端时，可用手向下挤压针孔两旁皮肤，使残端露出体外，再用镊子取出。③若断针残端全部没入皮内，但距离皮下不远，而且断针下还有强硬的组织（如骨骼）时，可由针旁外面向下轻压皮肤，利用该组织将针顶出。④若断针下面为软组织，可将该部肌肉捏住，将断针残端向上托出。⑤断针完全陷没在皮肤之下，无法取出者，应在 X 线下定位，手术取出。⑥如果断针在重要脏器附近，或患者有不适感觉及功能障碍时，应立即采取外科手术方法处理。

五、血肿

血肿是指出针后针刺部位肿胀疼痛，继则皮肤呈现青紫色。

处理要点：①微量的皮下出血，局部小块青紫时，一般不必处理，可待其自行消退。②局部肿胀疼痛较剧，青紫面积大而且影响到功能活动时，可先做冷敷止血，再做热敷或在局部轻轻揉按，以促使瘀血消散吸收。

六、皮肤灼伤及起疱

皮肤灼伤及起疱是指在施灸或拔罐过程中，因操作不当或有意为之导致皮肤被灼伤起泡的现象。

处理要点：①局部出现小水疱，只要注意不擦破，可任其自然吸收。②如水疱较大，对局部皮肤严格消毒后，用消毒的三棱针或粗毫针刺破水疱，放出水液，或用无菌的一次性注射器抽出水液，再涂以烫伤油等，并以纱布包敷，每日更换药膏1次，直至结痂。注意不要擦破疱皮。③如用化脓灸者，在灸疮化脓期间，要注意适当休息，加强营养，保持局部清洁，并可用敷料保护灸疮，以防污染，待其自然愈合。④如处理不当，灸疮脓液呈黄绿色或有渗血现象，可用消炎药膏或玉红膏涂敷。

第六节　常见急症的针灸治疗

一、偏头痛

（一）辨证要点

主症：头痛多为一侧，常局限于额部、颞部和枕部，疼痛开始时为剧烈的搏动性疼痛，后转为持续性钝痛。任何时间皆可发作，但以早晨起床时多发，症状可持续数小时到数天。典型的偏头痛有先兆症状，如眼前闪烁暗点、视野缺损、单盲或同侧偏盲。发作时头痛部位可由头的一个部位转移到另一个部位，可同时放射至颈、肩部。

兼头胀痛，眩晕，胸胁胀痛，舌红少苔，脉弦或细数者，为肝阳上亢；兼头痛昏沉，胸脘痞闷，苔白腻，脉滑者，为痰湿偏盛；头痛日久，痛有定处，其痛如刺，舌紫黯或有瘀斑，苔薄，脉细涩者，为瘀血阻络。

（二）治疗

治法：疏泄肝胆，通经止痛。取手足少阳、足厥阴经穴以及局部穴为主。

主穴：率谷　阿是穴　风池　外关　足临泣　太冲

配穴：肝阳上亢配百会、行间；痰湿偏盛配中脘、丰隆；瘀血阻络配血海、膈俞。

操作：毫针刺，泻法。当偏头痛发作时一般以远端穴为主，用较强刺激。

二、落枕

（一）辨证要点

主症：项背部强痛，低头加重，项背部压痛明显者，病在督脉与太阳经；颈肩部疼痛，头部歪向患侧，颈肩部压痛明显者，病在少阳经。

有明显的感受风寒史，颈项疼痛重着，或伴恶寒发热、头痛者为风寒袭络；颈项部刺痛，固定不移，且有明显的夜卧姿势不当或颈项外伤史者为气滞血瘀。

（二）治疗

1. 基本治疗

治法：疏经活络，调和气血。取局部阿是穴和手太阳、足少阳经穴为主。

主穴：外劳宫　天柱　阿是穴

配穴：病在督脉、太阳经配后溪、昆仑；病在少阳经配外关、肩井；风寒袭络配风池、合谷；气滞血瘀配内关、合谷；肩痛配肩髃；背痛配天宗。

操作：毫针刺，泻法。先刺远端外劳宫，持续捻转，嘱患者慢慢活动颈部，一般颈项疼痛立即缓解，再针刺局部腧穴。风寒袭络者可局部配合艾灸，气滞血瘀者可局部配合三棱针点刺放血。

2. 其他治疗

（1）**拔罐法**　取局部压痛点。先施闪罐法，再施留罐法，也可以配合刺络拔罐法。

（2）耳针法　取颈、颈椎、肩枕、神门。毫针中等刺激，持续运针，同时令患者慢慢活动颈项部。

三、中风

（一）辨证要点

1. 中经络

主症：意识清楚，半身不遂，口角㖞斜，语言不利。

兼见面红目赤，眩晕头痛，口苦，舌红或绛，苔黄，脉弦有力者，为肝阳暴亢；兼肢体麻木或手足拘急，头晕目眩，苔腻，脉弦滑者，为风痰阻络；兼口黏痰多，腹胀便秘，舌红，苔黄腻或灰黑，脉弦滑大者，为痰热腑实；兼肢体软弱，偏身麻木，面色淡白，气短乏力，舌黯，苔白腻，脉细涩者，为气虚血瘀；兼肢体麻木，手足拘挛，眩晕耳鸣，舌红，苔少，脉细数者，为阴虚风动。

2. 中脏腑

主症：突然昏仆，不省人事，或神志恍惚、嗜睡，兼见半身不遂，口角㖞斜。

若见神昏，牙关紧闭，口噤不开，两手握固，肢体强痉，大小便闭者，为闭证；昏愦无知，目合口开，四肢瘫软，手撒肢冷，汗多，二便自遗，脉微细欲绝者，为脱证。

（二）治疗

1. 基本治疗

（1）中经络

治法：疏通经络，醒脑调神。取督脉、手厥阴及足太阴经穴为主。

主穴：水沟　内关　三阴交　极泉　尺泽　委中

配穴：肝阳暴亢配太冲、太溪；风痰阻络配丰隆、风池；痰热腑实配曲池、内庭、丰隆；气虚血瘀配气海、血海、足三里；阴虚风动配太溪、风池。上肢不遂配肩髃、手三里、合谷；下肢不遂配环跳、足三里、风市、阳陵泉、解溪。病侧肢体屈曲拘挛者，肘部配曲泽、腕部配大陵、膝部配曲泉、踝部配太溪；足内翻配丘墟透照海；足外翻配太溪、中封；足下垂配解溪。口角㖞斜配地仓、颊车、合谷、太冲；语言謇涩配廉泉、通里、哑门；吞咽困难配廉泉、金津、玉液。

操作：水沟向上方斜刺，用雀啄法，以眼球湿润为度；内关用泻法；三阴交用补法；刺极泉时，在原穴位置下1寸心经上取穴，避开动脉，直刺进针，用提插泻法，以患者上肢有麻胀感和抽动感为度；尺泽、委中直刺，用提插法使肢体有抽动感。

（2）中脏腑

治法：闭证：平肝息风，醒脑开窍。取督脉、手厥阴经和十二井穴为主。

脱证：回阳固脱。以任脉经穴为主。

主穴：水沟　百会　内关

配穴：闭证：十二井穴　太冲　合谷

脱证：关元　神阙　气海

操作：十二井穴用三棱针点刺出血；太冲、合谷用泻法；神阙用隔盐灸，关元、气海用大艾炷灸，至四肢转温为止。

2. 其他治疗

（1）头针法　取顶颞前斜线、顶颞后斜线、顶旁1线及顶旁2线。快速捻转2～3分钟，每次留针30分钟，留针期间反复捻转2～3次，行针时嘱患者活动患侧肢体。此法适用于半身不遂早期。

（2）电针法　在患侧上、下肢各选一组穴位，采用断续波或疏密波，以肌肉微颤为度，每次通电20～30分钟。此法适用于半身不遂患者。

四、呕吐

（一）辨证要点

主症：实证一般发病急，呕吐量多，吐出物多酸臭味；虚证病程较长，发病较缓，时作时止，吐出物不多，腐臭味不甚。

若呕吐清水或稀涎，食久乃吐，舌淡，苔薄白，脉迟者，为寒邪客胃；呕吐酸苦热臭，食入即吐，舌红，苔薄黄，脉数者，为热邪内蕴；因暴饮暴食而呕吐酸腐，脘腹胀满，嗳气厌食，苔厚腻，脉滑实者，为饮食停滞；呕吐多因情志不畅而发作，嗳气吞酸，胸胁胀满，脉弦者，为肝气犯胃；呕吐清水痰涎，脘痞纳呆，头眩心悸，苔白腻，脉滑者，为痰饮内停；饮食稍有不慎即发呕吐，时作时止，面色无华，少气懒言，纳呆便溏，舌淡苔薄，脉弱者，为脾胃虚寒。

（二）治疗

1. 基本治疗

治法：和胃理气，降逆止呕。取胃的募穴及足阳明、手厥阴经穴为主。

主穴：中脘　胃俞　足三里　内关

配穴：寒邪客胃配上脘、公孙；热邪内蕴配商阳、内庭、金津、玉液；饮食停滞配梁门、天枢；肝气犯胃配肝俞、太冲；痰饮内停配丰隆、膻中；脾胃虚寒配脾俞、神阙。

操作：毫针刺，平补平泻法。寒邪客胃或脾胃虚寒者可加灸法，热邪内蕴者金津、玉液点刺出血。

2. 其他治疗

（1）穴位注射法　选中脘、足三里、内关。药用维生素 B_1 或维生素 B_6 注射液，每穴注入 $0.5 \sim 1mL$，每日或隔日1次。

（2）耳针法　选胃、贲门、食道、口、神门、交感、皮质下。每次 $3 \sim 4$ 穴，毫针刺，或用压丸法。

五、痛经

（一）辨证要点

主症：疼痛发于经前或经行之初，以绞痛、灼痛、刺痛为主，疼痛拒按，月经量少，质稠，行而不畅，血色紫黯有块，块下痛缓者，为实证；经行后期或经后始作痛者，以隐痛、坠痛为主，喜按喜揉，月经量少色淡或色黯者为虚证。

经前或经期小腹胀痛拒按，经血量少，行而不畅，血色紫黯有块，块下痛缓，伴有乳房胀痛，舌质紫黯或有瘀点，脉弦者，为气滞血瘀；小腹冷痛拒按，得热痛减，量少色黯，面色青白，肢冷畏寒，舌黯苔白，脉沉紧者，为寒凝血瘀。小腹隐痛喜按，月经量少色淡，面色无华，舌淡，脉细无力者，为气血虚弱；经后小腹绵绵作痛，月经色黯量少，伴腰骶酸痛，头晕耳鸣，舌淡红苔薄，脉沉细者，为肾气亏损。

（二）治疗

1. 基本治疗

（1）实证

治法：行气活血，调经止痛。取任脉、足太阴经穴为主。

主穴：中极　次髎　地机　三阴交　十七椎

配穴：气滞血瘀配太冲、血海；寒凝血瘀配关元、归来。

操作：毫针泻法，寒凝者加艾灸。

（2）虚证

治法：调补气血，温养冲任。取任脉、足太阴、足阳明经穴为主。

主穴：关元　足三里　三阴交

配穴：气血虚弱配气海、脾俞；肾气亏损配太溪、肾俞。

操作：毫针补法，可加灸。

2. 其他治疗

（1）耳针法　取内分泌、内生殖器、交感、神门、皮质下、肾。每次选 $2 \sim 4$ 穴，毫针刺或用埋针法、压丸法。

（2）艾灸法　取关元、气海穴。隔附子饼灸 $3 \sim 5$ 壮，隔日1次。适用于虚证和寒凝血瘀证。

（3）穴位注射法　取中极、关元、次髎穴。用1%利多卡因或5%当归注射液，每次取2穴，每穴注射药液 $1 \sim 2mL$，隔日1次。

六、扭伤

（一）辨证要点

新伤疼痛肿胀，活动不利者为气滞血瘀；若为陈伤，遇天气变化反复发作者为寒湿侵袭，瘀血阻络。

（二）治疗

1. 基本治疗

治法：祛瘀消肿，舒筋通络。取扭伤局部腧穴为主。

主穴：阿是穴　局部腧穴

腰部：阿是穴　大肠俞　腰痛点　委中

项部：阿是穴　风池　绝骨　后溪

肩部：阿是穴　肩髃　肩髎　肩贞

肘部：阿是穴　曲池　小海　天井

腕部：阿是穴　阳溪　阳池　阳谷

髋部：阿是穴　环跳　秩边　居髎

膝部：阿是穴　膝眼　膝阳关　梁丘

踝部：阿是穴　申脉　解溪　丘墟

配穴：①根据病位配合循经远端取穴。急性腰扭伤，督脉病证配水沟或后溪，足太阳经筋病证配昆仑或后溪，手阳明经筋病证配手三里或三间。②根据病位在其上下循经邻近取穴，如膝内侧扭伤，病在足太阴脾经，可在扭伤部位其上取血海，其下取阴陵泉。③根据手足同名经配穴法进行配穴。方法：踝关节与腕关节对应、膝关节与肘关节对应、髋关节与肩关节对应。例如，踝关节外侧昆仑穴、申脉穴处扭伤，病在足太阳经，可在对侧腕关节手太阳经养老穴、阳谷穴处寻找最明显的压痛点针刺；再如，膝关节内上方扭伤，病在足太阴经，可在对侧手太阴经尺泽穴处寻找最明显的压痛点针刺；以此类推。

操作：毫针泻法。常先针刺远端穴位，并令患者同时活动患部，常有针入痛止之效。

2. 其他治疗

（1）**耳针法**　相应扭伤部位、神门。中强度刺激，或用埋针法，或用压丸法。

（2）**刺络拔罐法**　取阿是穴。以皮肤针叩刺疼痛肿胀局部，微出血后，加拔火罐，适用于新伤局部血肿明显者或陈伤瘀血久留，寒邪袭络等。

七、牙痛

（一）辨证要点

主症：牙齿疼痛。

若起病急，牙痛甚而龈肿，伴形寒身热，脉浮数者，为风火牙痛；牙痛剧烈，齿龈红肿或出脓血，口臭、口渴、便秘，舌红，苔黄燥，脉洪数者，为胃火牙痛；起病较缓，牙痛隐作，时作时止，牙龈微红肿或见萎缩，牙齿浮动，舌红，少苔，脉细数者，为虚火牙痛。

（二）治疗

1. 基本治疗

治法：祛风泻火，通络止痛。取手、足阳明经穴为主。

主穴：合谷　颊车　下关

配穴：风火牙痛配外关、风池；胃火牙痛配内庭、二间；虚火牙痛配太溪、行间。

操作：毫针泻法，或平补平泻。循经远取可左右交叉刺，合谷持续行针1～2分钟。虚火牙痛者，太溪可用补法。

2. 其他治疗

（1）**耳针法**　取口、颌、牙、神门、胃、肾。每次选用3～5穴，毫针中等强度刺激，或用压丸法。

（2）**穴位敷贴法**　将大蒜捣烂，于睡前贴敷双侧阳溪穴，至发泡后取下，用于龋齿疼痛。

八、晕厥

（一）辨证要点

主症：突然昏仆，兼面色苍白，四肢厥冷，舌淡，苔薄白，脉细缓无力者，为虚证；素体健壮，偶因外伤、恼怒等致突然昏仆，兼呼吸急促，牙关紧闭，舌淡，苔薄白，脉沉弦者，为实证。

（二）治疗

1. 基本治疗

治法：苏厥醒神。以督脉穴为主。

主穴：水沟　内关　涌泉

配穴：虚证配气海、关元，实证配合谷、太冲。

操作：毫针虚补实泻法。

2. 其他治疗

（1）**耳针法**　取心、脑干、神门、皮质下、肾上腺。选2～4穴，毫针刺，实证用较强刺激，间歇行针，虚证用弱刺激。

（2）**三棱针法**　取太阳、十二井穴或十宣。用三棱针点刺出血数滴。适用于实证。

（3）**指针法**　取水沟、内关、太冲。用拇指重力掐按，以患者出现疼痛反应并苏醒为度。

九、虚脱

（一）辨证要点

主症：面色苍白，汗出淋漓，神情迟钝，四肢厥逆，少尿或二便失禁，甚则昏迷，血压下降，脉微欲绝。

大汗淋漓，汗清稀而凉，四肢厥冷，口唇紫绀，舌质胖，脉细无力或芤大者为亡阳；汗出黏而热，手足温，口渴，烦躁不安，脉细数无力者为亡阴。若病情恶化，每可导致阴阳俱脱的危候。

（二）治疗

1. 基本治疗

治法：回阳固脱，苏厥救逆。以督脉、任脉及手厥阴经穴为主。

主穴：素髎 关元 内关 百会 神阙

配穴：亡阳配气海、足三里；亡阴配太溪、涌泉。昏迷配中冲、涌泉；肢冷脉微配关元、气海（或命门）。

操作：素髎、水沟用毫针泻法；内关用毫针补法。百会、关元、气海（或命门）用灸法。

2. 其他治疗

（1）艾灸法 取百会、膻中、神阙、关元、气海。用艾炷直接灸，每次2~3穴，中等艾炷灸至脉复汗收为止。

（2）耳针法 取肾上腺、皮质下、心。毫针刺，中等强度刺激。

十、抽搐

（一）辨证要点

主症：四肢抽动，甚者伴有意识丧失，或伴有口噤不开，项背强直，角弓反张。

起病急骤，四肢抽搐，颈项强直，口噤不开，角弓反张，舌红苔黄，脉洪数者，为热极生风；兼壮热烦躁，昏迷惊厥，喉间痰鸣，舌红，苔厚腻，脉滑数者，为痰热化风；手足搐搦，兼露睛，脉细无力者，为血虚生风。

（二）治疗

1. 基本治疗

治法：息风止痉，清热开窍。取督脉、手足厥阴经穴为主。

主穴：水沟 内关 合谷 太冲 阳陵泉

配穴：热极生风配曲池、大椎；痰热化风配风池、丰隆；血虚生风配血海、足三里；神昏不醒配十宣、涌泉。

操作：毫针泻法。水沟向上斜刺0.5寸，用雀啄法捣刺；大椎刺络拔罐；十宣、中冲可点刺出血。

2. 其他治疗

耳针法：取皮质下、神门、肝、脾、缘中、心。毫针刺，中等度刺激。

第五章　推拿技术

一、滚法

以第五掌指关节背侧吸附于体表施术部位，通过腕关节的屈伸运动和前臂的旋转运动，使小鱼际与手背在施术部位上做持续不断地来回滚动，称为滚法。

[操作方法]

1. 小鱼际滚法

拇指自然伸直，余指自然屈曲，无名指与小指的掌指关节屈曲约90°，余指屈曲的角度则依次减小。手背沿掌横弓排列呈弧面，以第五掌指关节背侧为吸定点吸附于体表施术部位上。以肘关节为支点，前臂主动做推旋运动，带动腕关节做较大幅度的屈伸活动，使小鱼际和手背尺侧部在施术部位上持续不断地来回滚动（图5-1、图5-2）。

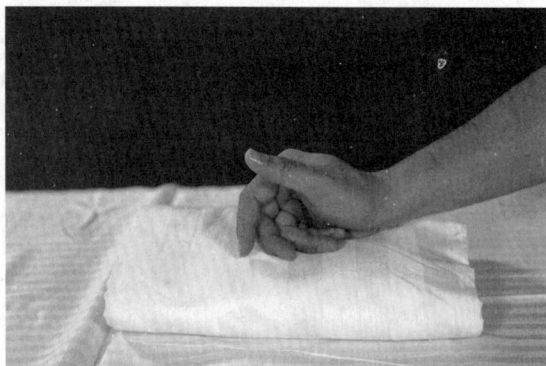

图5-1　小鱼际滚法（滚回）

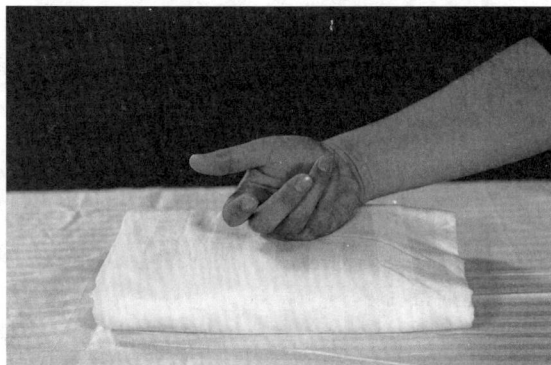

图5-2　小鱼际滚法（滚出）

2. 立滚法

以第五掌指关节背侧为吸定点，以第四掌指关节至第五掌骨基底部与掌背尺侧缘形成的扇形区域为滚动着力面，腕关节略屈向尺侧，余准备形态同滚法。其手法运动过程亦同滚法。

3. 拳滚法

拇指自然伸直，余指半握空拳状，以食指、中指、无名指和小指的第一节指背着力于施术部位上。肘关节屈曲20°～40°，前臂主动施力，在无旋前圆肌参与的情况下，单纯进行推拉摆动，带动腕关节做无尺、桡侧偏移的屈伸活动，使食指、中指、无名指和小指的第一节指背、掌指关节背侧、指间关节背侧为滚动着力面，在施术部位上进行持续不断地滚动。

[动作要领]

1. 肩关节放松下垂，垂肘，肘关节自然屈曲120°~140°，上臂中段距胸壁一拳左右，腕关节放松，手指自然弯曲，不能过度屈曲或挺直。

2. 操作过程中，腕关节屈伸幅度应在120°左右（即前滚至极限时屈腕约80°，回滚至极限时伸腕约40°）。

3. 滚法对体表产生轻重交替的刺激，前滚和回滚时着力轻重之比为3:1，即"滚三回一"。

4. 手法频率每分钟120~160次。

[注意事项]

1. 在操作时应紧贴于治疗部位上滚动，不宜拖动或手背相对体表而空转，同时应尽量避免掌指关节的骨突部与脊椎棘突或其他部位关节的骨突处猛烈撞击。

2. 操作时常出现腕关节屈伸幅度不够，从而减少手背部的接触面积，使手法刺激过于生硬，不够柔和，应尽可能增大腕关节的屈伸幅度。同时，应控制好腕关节的屈伸运动，避免出现折刀样的突变动作而造成跳动感。

3. 临床使用时常结合肢体关节的被动运动，此时应注意两手动作协调，被动运动要"轻巧、短促、随发随收"。

[适用部位]

颈项、肩背、腰臀、四肢等肌肉丰厚部位。

[作用]

滚法适用面广，为伤科、内科、妇科的常用手法。主要适于腰肌劳损、颈椎病、肩周炎、腰椎间盘突出症、半身不遂、高血压、糖尿病、痛经、月经不调等多种病证。

二、揉法

以手掌大鱼际或掌根、手指罗纹面着力，吸定于体表施术部位上，做轻柔和缓的上下左右或环旋动作，称为揉法。

[操作方法]

1. 大鱼际揉法

沉肩，腕关节放松，呈微屈或水平状。大拇指内收，四指自然伸直，用大鱼际附着于施术部位上。以肘关节为支点，前臂做主动运动，带动腕关节摆动，使大鱼际在治疗部位上做轻缓柔和的上下、左右或轻度环旋揉动，并带动该处的皮下组织一起运动（图5-3）。

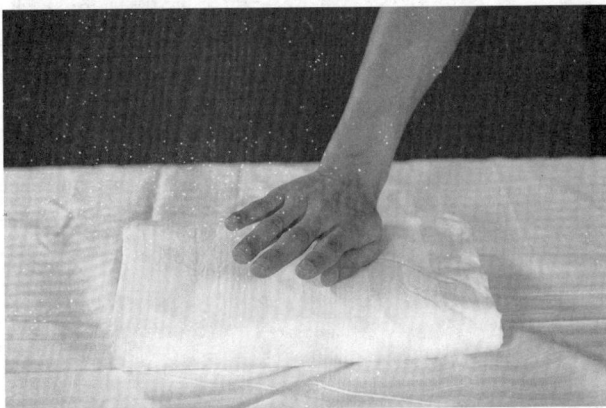

图5-3　大鱼际揉法

2. 掌根揉法

肘关节微屈，腕关节放松并略背伸，手指自然弯曲，亦可双掌重叠，以掌根部附着于施术部位。以肘关节为支点，前臂做主动运动，带动腕及手掌连同前臂做小幅度的回旋揉动，并带动该处的皮下组织一起运动（图5-4）。

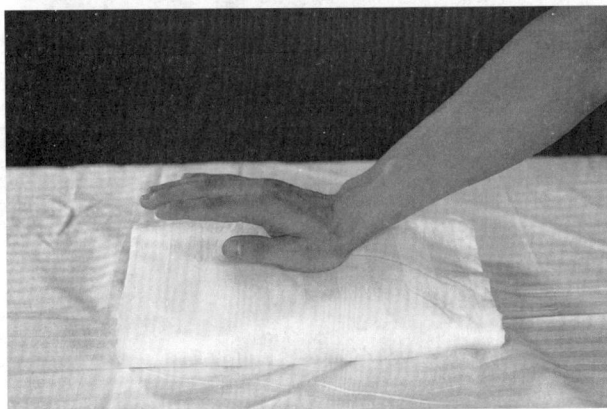

图5-4　掌根揉法

3. 中指揉法

中指伸直，食指搭于中指远端指间关节背侧，腕关节微屈，用中指罗纹面着力于一定的治疗部位或穴位。以肘关节为支点，前臂做主动运动，通过腕关节使中指罗纹面在施术部位上做轻柔的小幅度的环旋运动（图5-5）。

4. 三指揉法

食、中、无名指并拢，三指罗纹面着力，操作式式与中指揉法相同。拇指揉法是以拇指罗纹面着力于施术部位，余四指置于相应的位置以支撑助力，腕关节微悬。拇指及前臂部主动施力，使拇指罗纹面在施术部位上做轻柔的环旋揉动（图 5-6）。

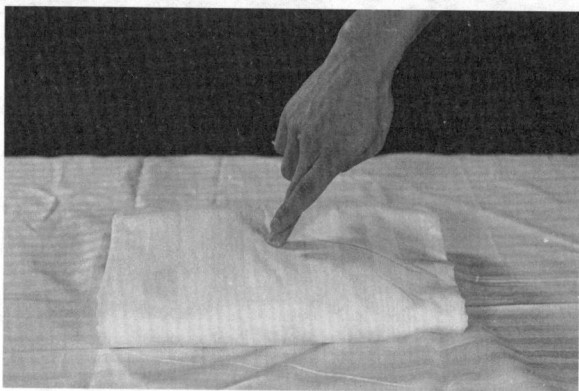

图 5-5 中指揉法

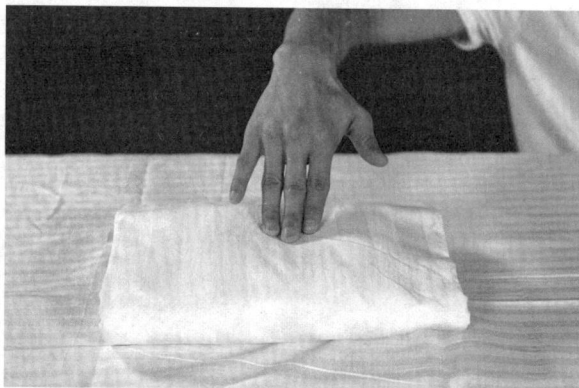

图 5-6 三指揉法

[动作要领]

1. 所施压力要小。

2. 动作要灵活而有节律性。

3. 往返移动时应在吸定的基础上进行。

4. 大鱼际揉法前臂有推旋动作，腕部宜放松，而指揉法则腕关节要保持一定紧张度，掌根揉法则腕关节略有背伸，松紧适度。

[注意事项]

揉法应吸定于施术部位，带动皮下组织一起运动，不能在体表上有摩擦运动。操作时向下的压力不可太大。

[适用部位]

大鱼际揉法主要适用于头面部、胸胁部；掌根揉法适用于腰背及四肢等面积大且平坦的部位；掌揉法常用于脘腹部；中指揉法、拇指揉法适用于全身各部腧穴，小儿推拿常用；三指揉法常用于小儿颈部。

[作用]

主要适用于脘腹胀痛、胸闷胁痛、便秘、泄泻、头痛、眩晕及儿科病证等，亦可用于头面部及腹部保健。

三、按法

以指或掌着力于体表，逐渐用力下压，称按法。

[操作方法]

1. 指按法

以拇指罗纹面着力于施术部位，余四指张开，置于相应位置以支撑助力，腕关节屈曲 40°~60°。拇指主动用力，垂直向下按压。当按压力达到所需的力度后，要稍停片刻，然后松劲撤力，再做重复按压，使按压动作既平稳又有节奏性（图 5-7）。

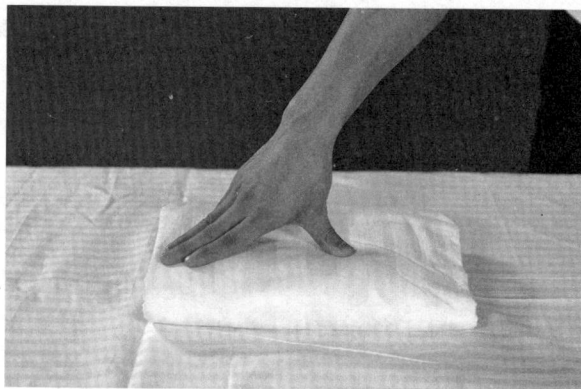

图 5-7 指按法

2. 掌按法

以单手或双手掌面置于施术部位。以肩关节为支点，利用身体上半部的重量，通过上、前臂传至手掌部，垂直向下按压，用力原则同指按法（图 5-8）。

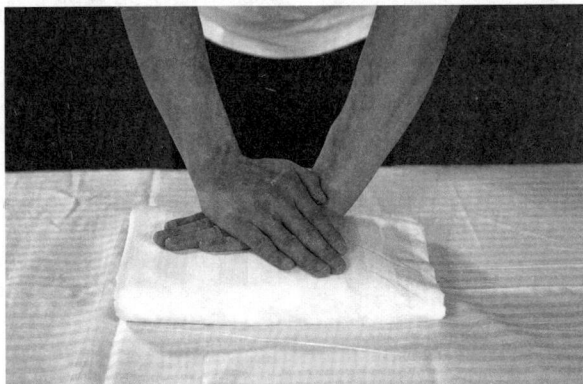

图 5 - 8 掌按法

[动作要领]

1. 指按法宜悬腕。当腕关节悬屈 40°～60° 时，拇指易于发力，余四指也容易支撑助力。

2. 掌按法应以肩关节为支点。当肩关节成为支点后，身体上半部的重量很容易通过上、前臂传到手掌部，使操作者不易疲劳，用力又沉稳着实。如将肘关节作为支点，则须上、前臂用力，既容易使操作者疲乏，力度又难以控制。

3. 按压的用力方向多为垂直向下或与受力面相垂直。

4. 用力要由轻到重，稳而持续，使刺激充分达到肌体组织的深部。

5. 要有缓慢的节奏性。

[注意事项]

1. 指按法接触面积较小，刺激较强，常在按后施以揉法，有"按一揉三"之说，即重按一下，轻揉三下，形成有规律的按后予揉的连续手法操作。

2. 不可突施暴力。不论指按法还是掌按法，其用力原则均是由轻而重，再由重而轻，手法操作忌突发突止，暴起暴落，同时一定要掌握好患者的骨质情况，诊断必须明确，以避免造成骨折。

[适用部位]

指按法适于全身各部，尤以经络、穴位常用；掌按法适于背部、腰部、下肢后侧，以及胸部、腹部等面积较大而又较为平坦的部位。

[作用]

按法常用于头痛、腰背痛、下肢痛等各种痛证，以及风寒感冒等病证。

四、推法

以指、掌、拳或肘部着力于体表一定部位或穴位上，做单方向的直线或弧形推动，称为推法。成人推法以单方向直线推为主，又称平推法。

[操作方法]

1. 指推法

(1) 拇指端推法 以拇指端着力于施术部位或穴位上，余四指置于对侧或相应的位置以固定，腕关节略屈并向尺侧偏斜。拇指及腕部主动施力，向拇指端方向呈短距离单向直线推进（图 5 - 9）。

(2) 拇指平推法 以拇指罗纹面着力于施术部位或穴位上，余四指置于其前外方以助力，腕关节略屈曲。拇指及腕部主动施力，向其食指方向呈短距离、单向直线推进。在推进的过程中，拇指罗纹面的着力部分应逐渐偏向桡侧，且随着拇指的推进腕关节应逐渐伸直。

(3) 三指推法 食、中、无名指并拢，以指端部着力于施术部位上，腕关节略屈。前臂部主动施力，通过腕关节及掌部使食、中及无名三指向指端方向做单向直线推进。

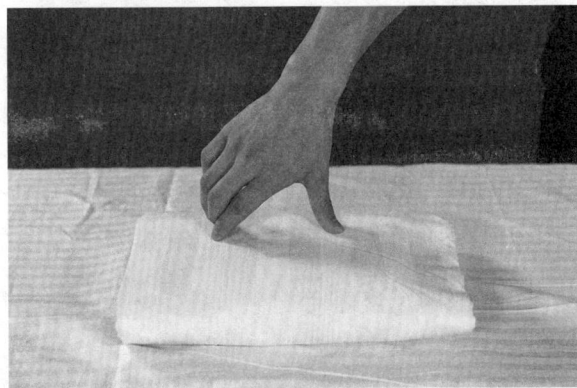

图 5 - 9 拇指端推法

2. 掌推法

以掌根部着力于施术部位，腕关节略背伸，肘关节伸直。以肩关节为支点，上臂部主动施力，通过肘、前臂、腕，使掌根部向前方做单方向直线推进（图5－10）。

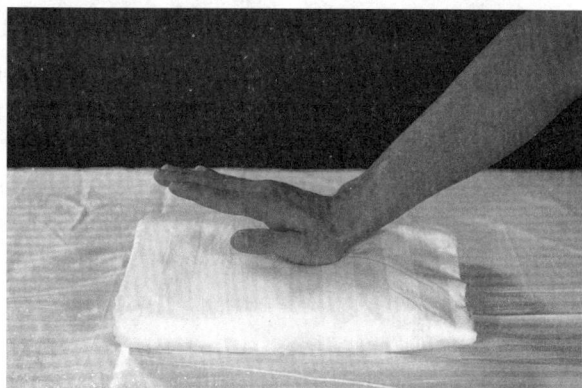

图5－10　掌推法

3. 拳推法

手握实拳，以食指、中指、无名指及小指四指的近侧指间关节的突起部着力于施术部位，腕关节挺劲伸直，肘关节略屈。以肘关节为支点，前臂主动施力，向前呈单方向直线推进。

4. 肘推法

屈肘，以肘关节尺骨鹰嘴突起部着力于施术部位，另一侧手臂抬起，以掌部扶握屈肘侧拳顶以固定助力。以肩关节为支点，腰部发力，上臂部主动施力，做较缓慢的单方向直线推进。

［动作要领］

1. 着力部位要紧贴体表。

2. 推进的速度宜缓慢均匀，压力要平稳适中。

3. 单向直线推进。

4. 拳、肘推法宜参考经络走行、气血运行以及肌纤维走行方向推进。

5. 拇指端推法与拇指平推法推动的距离宜短，属推法中特例，其他推法则推动的距离宜长。

［注意事项］

1. 推进的速度不可过快，压力不可过重或过轻。

2. 不可推破皮肤。为防止推破皮肤，可使用凡士林、冬青膏、滑石粉及红花油等润滑剂。

3. 不可歪曲斜推。

［适用部位］

全身各部。指推法适于头面部、颈项部、手部和足部，尤以足部推拿为常用；掌推法适于胸腹部、背腰部和四肢部；拳推法适于背腰部及四肢部；肘推法适于背腰部脊柱两侧。

［作用］

主要用于高血压、头痛、头晕、失眠，腰腿痛、腰背部僵硬、风湿痹痛、感觉迟钝，胸闷胁胀、烦躁易怒，腹胀、便秘、食积，软组织损伤、局部肿痛等病证。

五、拿法

用拇指和其余手指相对用力，提捏或揉捏肌肤，称为拿法。

［操作方法］

以拇指和其余手指的指面相对用力，捏住施术部位肌肤并逐渐收紧、提起，腕关节放松。以拇指同其他手指的对合力进行轻重交替、连续不断地提捏治疗部位（图5－11）。

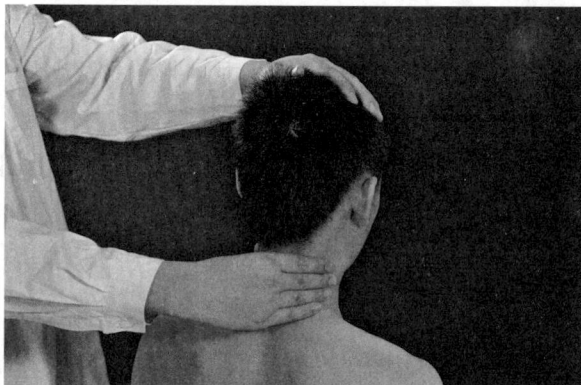

图5－11　拿法

［动作要领］

1. 用拇指和其余手指的指面着力，不能用指端内扣。

2. 用力由轻到重，不可突然用力。

3. 腕部要放松，使动作柔和灵活，连绵不断，且富有节奏。

［注意事项］

拿法应注意动作的协调性，不可死板僵硬。初习者不可用力久拿，以防伤及腕部与手指的屈肌肌腱及腱鞘。

［适用部位］

颈项部、肩部、四肢部和头部等。

[作用]

拿法常用于颈椎病、四肢酸痛、头痛恶寒等病证，临床应用比较广泛。

六、抖法

用双手或单手握住受术者肢体远端，做小幅度的上下连续抖动，称为抖法。

[操作方法]

1. 抖上肢法

受术者取坐位或站立位，肩臂部放松。术者站在其前外侧，身体略为前倾。用双手握住其腕部，慢慢将被抖动的上肢向前外方抬起至60°左右，然后两前臂微用力做连续的小幅度上下抖动，使抖动所产生的抖动波波浪般地传递到肩部（图5-12）。或术者以一手按其肩部，另一手握住其腕部，做连续不断地小幅度上下抖动，抖动中可结合被操作肩关节的前后方向活动。此法又称上肢提抖法。

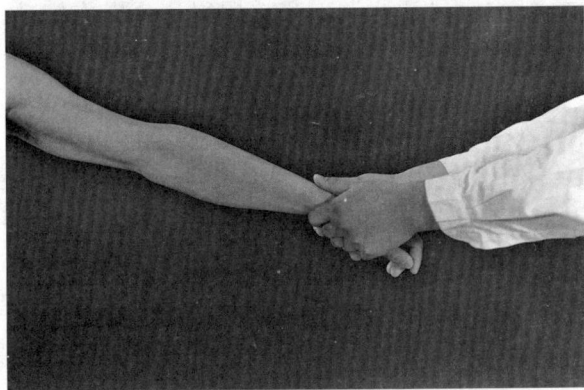

图5-12　抖上肢法

2. 抖下肢法

受术者仰卧位，下肢放松。术者站其足端，用双手分别握住受术者两足踝部，将两下肢抬起，离开床面约30cm，然后上、前臂同时施力，做连续的小幅度上下抖动，使其下肢及髋部有舒松感。两下肢可同时操作，亦可单侧操作。

3. 抖腰法

抖腰法非单纯性抖法，它是牵引法与短阵性的较大幅度抖法结合应用。受术者俯卧位，两手拉住床头或由助手固定其两腋部。以两手握住其两足踝部，两臂伸直，身体后仰，与助手相对用力，牵引其腰部。待其腰部放松后，身体前倾，以准备抖动。其后随身体起立之势，瞬间用力，做1~3次较大幅度的抖动，使抖动之力作用于腰部，使其产生较大幅度的波浪状运动。

[动作要领]

1. 被抖动的肢体要自然伸直，并应使肌肉处于最佳松弛状态。

2. 抖动所产生的抖动波应从肢体的远端传向近端。

3. 抖动的幅度要小，频率要快。一般抖动幅度控制在2~3cm，上肢部抖动频率在每分钟250次左右，下肢部抖动频率宜稍慢，一般在每分钟100次左右即可。

4. 抖腰法属于复合手法，要以拔伸牵引和较大幅度的短阵性抖动相结合，使受术者腰部放松后再行抖动，要掌握好发力时机。

[注意事项]

1. 操作时不可屏气。

2. 受术者肩、肘、腕有习惯性脱位者禁用。

3. 受术者腰部疼痛较重，活动受限，肌肉不能放松者禁用。

[适用部位]

四肢部及腰部。

[作用]

主要用于肩周炎、颈椎病、髋部伤筋、腰椎间盘突出症等颈、肩、臂、腰、腿部疼痛性疾患。

七、捏脊法

以双手的拇指与食指、中指两指或拇指与四指的指腹面做对称性着力，夹持住受试者的肌肤，相对用力挤压并一紧一松逐渐移动，常施于脊柱两侧，称为捏脊法。

[操作方法]

1. 拇指前位捏脊法

双手半握空拳状，腕关节略背伸，以食、中、无名和小指的背侧置于脊柱两侧，拇指伸直前按，并对准食指中节处。以拇指的罗纹面和食指的桡侧缘将皮肤捏起，并进行提捻，然后向前推行移动（图5–13）。在向前移动捏脊的过程中，两手拇指要交替前按，同时前臂要主动用力，推动食指桡侧缘前行，两者互为配合，从而交替捏提捻动前行。

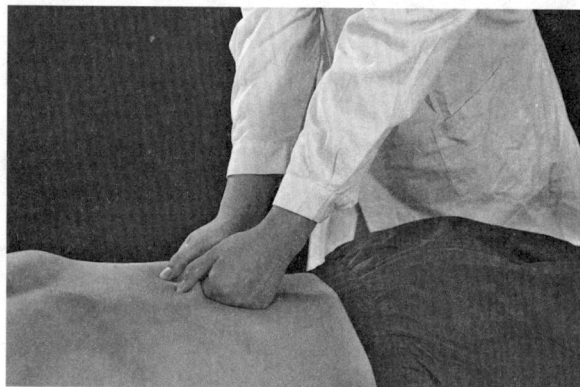

图5–13　拇指前位捏脊法

2. 拇指后位捏脊法

两手拇指伸直，两指端分置于脊柱两侧，指面向前；两手食、中指前按，腕关节微屈。以两手拇指与食、中指罗纹面将皮肤捏起，并轻轻提捻，然后向前推行移动（图5–14）。在向前移动的捏脊过程中，两手拇指要前推，而食指、中指则交替前按，两者相互配合，从而交替捏提捻动前行。

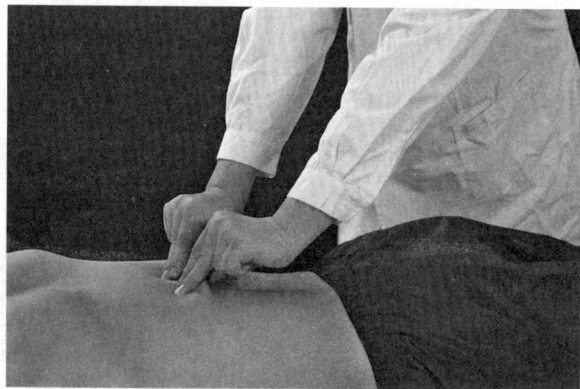

图5–14　拇指后位捏脊法

捏脊法每次操作一般均从肾俞穴开始，沿脊柱两侧向上终止于大椎穴为一遍，可连续操作三至五遍。为加强手法效应，常采用三步一提法，即每捏捻三次，便停止前行，用力向上提拉一次。

[动作要领]

1. 拇指前位捏脊法要以拇指罗纹面同食指桡侧缘捏住皮肤，腕部一定要背伸，以利于前臂施力推动前行。

2. 拇指后位捏脊法要以拇指和食、中指的罗纹面捏住皮肤，腕部宜微悬，以利于拇指的推动前移。

3. 捏提肌肤多寡及用力要适度。捏提肌肤过多，则动作呆滞不易向前推动，过少则易滑脱；用力过大宜疼痛，过小则刺激量不足。

4. 需较大刺激量时，宜用拇指前位捏脊法；需较小或一般刺激量时，宜用拇指后位捏脊法。

5. 捏脊法包含了捏、捻、提、推等复合动作，动作宜灵活协调。若掌握得法，操作娴熟，在提拉皮肤时，常发出较清晰的"嗒、嗒"声。

[注意事项]

捏脊时注意要用手指的罗纹面着力，不可用指端挤捏，亦不可将肌肤拧转，以免产生不必要的疼痛。

本法一般在空腹时进行，饭后不宜立即捏拿，需1小时后再进行。

[适用部位]

脊柱两侧。

[作用]

捏脊法主要应用于小儿积滞、疳证、腹泻、便秘、夜啼、佝偻病等。

第六章　体格检查

一、体温

测试体温时体温计读数应小于35℃。

1. 口测法

将消毒过的口腔温度计（简称口表）水银端置于舌下，紧闭口唇，不用口腔呼吸，测量5分钟后读数。正常值为36.3～37.2℃。对婴幼儿及意识障碍者则不宜使用。

2. 肛测法

患者取侧卧位，将直肠温度计（简称肛表）水银端涂以润滑剂，徐徐插入肛门，深达肛表的一半为止，5分钟后读数。正常值为36.5～37.7℃。适用于小儿及神志不清的患者。

3. 腋测法

擦干腋窝汗液，将腋窝温度计（简称腋表）水银端放在患者腋窝深处，嘱患者用上臂将温度计夹紧，放置10分钟后读数。正常值为36～37℃。

二、脉搏

脉搏的检查方法通常是以食指、中指、无名指三个手指的指端来触诊桡动脉的搏动。如桡动脉不能触及，也可触摸肱动脉、颞动脉和颈动脉等。正常成人，在安静状态下脉率为60～100次/分。儿童较快，婴幼儿可达130次/分。病理状态下，发热、疼痛、贫血、甲状腺功能亢进症、心力衰竭、休克、心肌炎等，脉率增快；颅内高压、伤寒、病态窦房结综合征、房室传导阻滞，或服用强心苷、钙拮抗剂、β受体阻滞剂等药时，脉率减慢。临床上除注意脉率增快或减慢之外，还应注意脉率与心率是否一致。心律失常

时，如心房颤动、频发早搏等，脉率少于心率，这种现象称为脉搏短绌。

三、血压

1. 测量方法

（1）直接测量法　仅适用于危重和大手术的患者。

（2）间接测量法　被检查者安静休息至少5分钟，采取坐位或仰卧位，裸露右上臂，伸直并外展45°，肘部置于与右心房同一水平（坐位平第4肋软骨，仰卧位平腋中线）。让受检者脱下该侧衣袖，露出手臂，将袖带平展缚于上臂，袖带下缘距肘窝横纹2～3cm，松紧适宜。检查者先于肘窝处触知肱动脉搏动，将听诊器体件置于肱动脉上，轻压听诊器体件。然后用橡皮球将空气打入袖带，待动脉音消失，再将汞柱升高20～30mmHg，开始缓慢（2～6mmHg/s）放气，听到第一个声音时所示的压力值是收缩压。继续放气，声音消失时血压计上所示的压力值是舒张压（个别声音不消失者，可采用变音值作为舒张压并加以注明）。测压时双眼平视汞柱表面，根据听诊结果读出血压值。

2. 血压正常标准

1999年世界卫生组织（WHO）和国际高血压学会（ISH）重新确定了血压水平的定义和分类。参照WHO/ISH指南（1999年）的标准，我国现采用下述标准（见表6-1）。

表6-1　血压水平的定义和分类

类别	收缩压（mmHg）	舒张压（mmHg）
理想血压	<120	<80
正常血压	<130	<85
正常高限	130～139	85～89

续表

类别	收缩压（mmHg）	舒张压（mmHg）
1 级高血压（轻度）	140～159	90～99
亚组：临界高血压	140～149	90～94
2 级高血压（中度）	160～179	100～109
3 级高血压（重度）	≥180	≥110
单纯收缩期高血压	≥140	＜90
亚组：临界高血压	140～149	＜90

3. 血压变异的临床意义

（1）高血压　未服抗高血压药情况下，收缩压≥140mmHg 和（或）舒张压≥90mmHg，即为高血压。如果只有收缩压达到高血压标准，则称为收缩期高血压。高血压绝大多数见于高血压病（亦称原发性高血压）。继发性高血压少见，见于肾脏疾病、肾上腺皮质或髓质肿瘤、肢端肥大症、甲状腺功能亢进症、颅内高压、妊娠高血压综合征等。

（2）低血压　血压低于 90/60mmHg，常见于休克、急性心肌梗死、心力衰竭、心包填塞、肾上腺皮质功能减退等，也可见于极度衰弱的患者。

（3）脉压增大和减小　脉压＞40mmHg 称为脉压增大，见于主动脉瓣关闭不全、动脉导管未闭、动静脉瘘、高热、甲状腺功能亢进症、严重贫血、老年主动脉硬化等。脉压＜30mmHg 称为脉压减小，见于主动脉瓣狭窄、心力衰竭、低血压休克、心包积液、缩窄性心包炎等。

四、发育与体型

发育的正常与否，通常以年龄与体格成长状态（身高、体重、性征）、智力之间的关系来判断。体型是身体各部发育的外观表现，包括骨骼、肌肉的成长与脂肪分布的状态等。临床上把正常人的体型分为匀称型、矮胖型、瘦长型三种。临床上病态发育与内分泌的关系尤为密切。如在发育成熟前脑垂体前叶功能亢进时体格异常高大，称为巨人症；垂体功能减退时，体格异常矮小，称脑垂体性侏儒症。

五、营养状态

营养状态是根据皮肤、毛发、皮下脂肪、肌肉的发育情况来综合判断的。营养状态一般分为良好、不良和中等。

六、意识状态

检查被检查者对环境的知觉，知觉状态分为意识清楚、嗜睡、昏睡、昏迷、谵妄、意识模糊等。

七、面容与表情

健康人面容润泽，表情自然。常见典型异常面容有：

1. 急性病容

面色潮红，兴奋不安，口唇干燥，呼吸急促，表情痛苦，有时鼻翼扇动，口唇疱疹。常见于急性感染性疾病，如肺炎链球菌性肺炎、疟疾、流行性脑脊髓膜炎等。

2. 慢性病容

面容憔悴，面色晦暗或苍白无华，双目无神，表情淡漠等。多见于慢性消耗性疾病，如肝硬化、严重肺结核、恶性肿瘤等。

3. 贫血面容

面白唇淡，表情疲惫。见于各种原因引起的贫血。

4. 肝病面容

面色晦暗，额部、鼻背、双颊有色素沉着。见于慢性肝脏疾病。

5. 肾病面容

面色苍白，眼睑、颜面水肿。见于慢性肾脏疾病。

6. 二尖瓣面容

面色晦暗，双颊紫红，口唇轻度发绀。见于风湿性心脏瓣膜病二尖瓣狭窄。

7. 甲状腺功能亢进面容

简称甲亢面容。眼裂增大，眼球突出，目光闪烁，呈惊恐貌，兴奋不安，烦躁易怒。见于甲状腺功能亢进症。

8. 黏液水肿面容

面色苍白，睑厚面宽，颜面浮肿，目光呆滞，反应迟钝，眉毛、头发稀疏，舌色淡、胖大。见于甲状腺功能减退症。

9. 伤寒面容

表情淡漠，反应迟钝，呈无欲状态。见于伤寒。

10. 苦笑面容

发作时牙关紧闭，面肌痉挛，呈苦笑状。见于破伤风。

11. 满月脸

面圆如满月，皮肤发红，常伴痤疮和小须。见于库欣综合征及长期应用肾上腺皮质激素的患者。

12. 肢端肥大症面容

头颅增大，脸面变长，下颌增大、向前突出，眉弓及两颧隆起，唇舌肥厚，耳鼻增大。见于肢端肥大症。

13. 面具脸

面部呆板无表情，似戴面具。见于帕金森病。

八、体位

1. 自动体位

患者活动自如，不受限制。见于轻病或疾病早期。

2. 被动体位

患者不能随意调整或变换体位，需别人帮助才能改变体位。见于极度衰弱或意识丧失的患者。

3. 强迫体位

患者为了减轻疾病所致的痛苦，被迫采取的某些特殊体位。常见的有：

（1）强迫仰卧位　患者仰卧，双腿蜷曲，借以减轻腹部肌肉张力。见于急性腹膜炎等。

（2）强迫俯卧位　俯卧位可减轻脊背肌肉的紧张程度。常见于脊柱疾病。

（3）强迫侧卧位　患者侧卧于患侧，以减轻疼痛，且有利于健侧代偿呼吸。见于一侧胸膜炎及大量胸腔积液。

（4）强迫坐位　又称端坐呼吸。患者坐于床沿上，以两手置于膝盖上或扶持床边。见于心肺功能不全的患者。

（5）角弓反张位　患者颈及脊背肌肉强直，以致头向后仰，胸腹前凸，背过伸，躯干呈反弓形。见于破伤风及小儿脑膜炎。

（6）辗转体位　患者坐卧不安，辗转反侧。见于胆绞痛、肾绞痛、肠绞痛等。

九、步态

步态是患者走路时的频率、节律、方式和姿态。常见异常步态有：

1. 痉挛性偏瘫步态

瘫痪侧上肢呈内收、旋前，指、肘、腕关节屈曲，无正常摆动；下肢伸直并外旋，举步时将患侧骨盆抬高以提起瘫痪侧下肢，然后以髋关节为中心，脚尖拖地，向外画半个圆圈跨前一步，故又称画圈样步态。多见于急性脑血管疾病的后遗症。

2. 剪刀步态

双下肢肌张力增高，尤以伸肌和内收肌张力明显增高，双下肢强直内收，交叉到对侧，形如剪刀。见于双侧锥体束损害及脑性瘫痪等。

3. 共济失调步态

患者行走时双腿分开较宽，起步时一脚高抬，骤然垂落，且双目向下注视，闭目时不能保持平衡。见于脊髓痨患者。

4. 慌张步态

步行时头及躯干前倾，步距较小，起步动作慢，但行走后越走越快，有难以止步之势，身体向前追赶以防止失去重心。见于震颤麻痹。

5. 蹒跚步态

蹒跚步态又称鸭步。走路时身体左右摇摆似鸭行。见于佝偻病、大骨节病、进行性肌营养不良或先天性双髋关节脱位等。

第二节　皮肤检查

一、皮肤弹性

皮肤弹性与年龄、营养状态、皮下脂肪及组织间隙所含液量有关。检查时，常取手背或前臂内侧部位，用拇指和食指将皮肤捏起，正常人于松手后皮肤皱褶迅速平复。弹性减弱时皱褶平复缓慢。

二、皮肤颜色

常见皮肤颜色改变有发红、苍白、黄染、发绀、色素沉着、色素脱失等。

三、湿度与出汗

皮肤的湿度与汗腺分泌功能有关。病理情况下可有出汗增多，如风湿热、结核病、甲状腺功能亢进症、佝偻病、布鲁菌病等。盗汗（夜间睡后出汗）见于肺结核活动期。冷汗（手脚皮肤发凉、大汗淋漓）见于休克与虚脱。

四、皮疹

检查时应注意皮疹出现与消失的时间、发展顺序、分布部位、形状及大小、颜色、压之是否褪色、平坦或隆起、有无瘙痒和脱屑等。常见皮疹如下：

1. 斑疹

只是局部皮肤发红，一般不高出皮肤。见于麻疹初起、斑疹伤寒、丹毒、风湿性多形性红斑等。

2. 玫瑰疹

玫瑰疹是一种鲜红色的圆形斑疹，直径 2～3mm，由病灶周围的血管扩张所形成，压之褪色，松开时又复现，多出现于胸腹部。对伤寒或副伤寒具有诊断意义。

3. 丘疹

直径小于 1cm，除局部颜色改变外还隆起于皮面。见于药物疹、麻疹、猩红热及湿疹等。

4. 斑丘疹

在丘疹周围合并皮肤发红的底盘，称为斑丘疹。

5. 荨麻疹

又称风团块，主要表现为边缘清楚的红色或苍白色的瘙痒性皮肤损害，出现快，消退也快，消退后不留痕迹。见于各种过敏。

五、皮下出血

皮肤或黏膜下出血，出血面的直径小于 2mm 者，称为瘀点。小的出血点容易和小红色皮疹或小红痣相混淆，但皮疹压之褪色，出血点压之不褪色，小红痣加压虽不褪色，但触诊时可稍高出平面，并且表面发亮。皮下出血直径在 3～5mm 者，称为紫癜；皮下出血直径 >5mm 者，称为瘀斑；片状出血并伴有皮肤显著隆起者，称为血肿。

六、蜘蛛痣

蜘蛛痣出现部位多在上腔静脉分布区，如面、颈、手背、上臂、前胸和肩部等处，大小可由针头到直径数厘米不等。检查时除观察其形态外，可用铅笔尖或火柴杆等压迫其的中心，如周围辐射状的小血管随之消退，解除压迫后又复出现，则证明为蜘蛛痣。蜘蛛痣的发生一般认为与雌激素增多有关。肝功能障碍使体内雌激素灭活能力减退，常见于慢性肝炎、肝硬化时。慢性肝病患者手掌大、小鱼际处常发红，加压后褪色，称为肝掌。

七、皮下结节

检查皮下结节时应注意大小、硬度、部位、活动度、有无压痛。

八、水肿

皮下组织的细胞内及组织间隙液体积聚过多，称为水肿。手指按压后凹陷不能很快恢复者，称为凹陷性水肿。黏液性水肿及象皮肿（丝虫病所致）指压后无组织凹陷，称非凹陷性水肿。全身性水肿常见于肾病、心力衰竭（尤其是右心衰竭）、失代偿期肝硬化和营养不良等；局限性水肿可见于局部炎症、外伤、过敏、血栓形成所致的毛细血管通透性增加，静脉或淋巴回流受阻。

九、皮下气肿

气体进入皮下组织，称为皮下气肿。皮下气肿时，外观肿胀如同水肿，指压可凹陷，但去掉压力后则迅速恢复原形。按压时引起气体在皮下组织内移动，有一种柔软带弹性的振动感，称为捻发感或握雪感。

第三节　浅表淋巴结检查

检查浅表淋巴结时，应按一定的顺序进行，依次为：耳前、耳后、乳突区、枕骨下区、颌下、颏下、颈后三角、颈前三角、锁骨上窝、腋窝、滑车上、腹股沟、腘窝等。检查时如发现有肿大的淋巴结，应记录其数目、大小、质地、移动度、表面是否光滑，有无红肿、压痛和波动，是否有瘢痕、溃疡和瘘管等。

一、检查方法

检查某部淋巴结时，应使该部皮肤和肌肉松弛，以利于触摸。

检查左颌下淋巴结时，将左手置于被检查者头顶，使头微向左前倾斜，右手四指并拢，屈曲掌指及指间关节，沿下颌骨内缘向上滑动触摸。检查右侧时，两手换位，让被检查者向右前倾斜。

检查颈部淋巴结时，检查者站在被检查者背后，让患者的头向前倾，并稍向检查的一侧倾斜，然后用手指紧贴检查部位，由浅入深进行滑动触诊。

检查锁骨上窝淋巴结时，检查者面对患者（可取坐位或仰卧位），用右手检查患者的左锁骨上窝，用左手检查其右锁骨上窝。检查时将食指与中指屈曲并拢，在锁骨上窝进行触诊，并深入锁骨后深部。

检查右腋窝淋巴结时，检查者右手握被检查者右手，向上屈肘外展抬高约45°，左手并拢，掌面贴近胸壁向上逐渐达腋窝顶部滑动触诊，然后依次触诊腋窝后壁、外侧壁、前壁。触诊腋窝后壁时应在腋窝后壁肌群仔细触诊，触诊腋窝外侧壁时应将患者上臂下垂，检查腋窝前壁时应在胸大肌深面仔细触诊。同样方法检查左侧腋窝淋巴结。

检查右侧滑车上淋巴结时，检查者以右手握被检查者右手腕，以右（左）手在其肱骨上髁两横指许、肱二头肌内侧滑动触诊。

检查腹股沟淋巴结时，被检查者仰卧，检查者用手指在腹股沟平行处进行触诊。

二、浅表淋巴结肿大的临床意义

1. 局限性淋巴结肿大

（1）非特异性淋巴结炎 一般炎症所致的淋巴结肿大多有触痛，表面光滑，无粘连，质不硬。颌下淋巴结肿大常由口腔内炎症所致；颈部淋巴结肿大常由化脓性扁桃体炎、齿龈炎等急慢性炎症所致；上肢的炎症常引起腋窝淋巴结肿大。

（2）淋巴结结核 肿大淋巴结常发生在颈部血管周围，多发性，质地较硬，大小不等，可互相粘连或与邻近组织、皮肤粘连，移动性稍差。如组织发生干酪性坏死，则可触到波动感。晚期破溃后形成瘘管，愈合后可形成瘢痕。

（3）转移性淋巴结肿大 恶性肿瘤转移所致的淋巴结肿大，质硬或有橡皮样感，一般无压痛，表面光滑或有突起，与周围组织粘连而不易推动。左锁骨上窝淋巴结肿大，多为腹腔脏器癌肿（胃癌、肝癌、结肠癌等）转移；右锁骨上窝淋巴结肿大，多为胸腔脏器癌肿（肺癌、食管癌等）转移；鼻咽癌易转移到颈部淋巴结；乳腺癌常引起腋下淋巴结肿大。

2. 全身淋巴结肿大

常见于传染性单核细胞增多症、白血病、淋巴瘤等。

第四节 眼的检查

一、眼睑

检查时注意观察有无红肿、浮肿，睑缘有无内翻或外翻，睫毛排列是否整齐及生长方向，两侧眼睑是否对称，有无上睑下垂、眼睑水肿及眼睑闭合不全。

二、结膜

分为睑结膜、穹隆结膜和球结膜三部分。检查时应注意有无充血、水肿、乳头增生、结膜下出血、滤泡和异物等。检查球结膜时，以拇指和食指将上、下眼睑分开，嘱病人向上、下、左、右各方向转动眼球。检查下眼睑结膜时，嘱被检查者向上看，拇指置于下眼睑的中部边缘，向下轻按压，暴露下眼睑及穹隆结膜。

检查上眼睑结膜时要翻转眼睑。翻转要领为：检查左眼时，嘱被检查者向下看，用右手食指（在上方）和拇指（在下方）捏住上睑的中部边缘并轻轻向前下方牵拉，食指轻压睑板上缘的同时，拇指向上捻转翻开上眼睑，暴露上睑结膜，然后用拇指固定上睑缘。检查右眼时用左手，方法同前。

三、巩膜

患者有显性黄疸时，多先在巩膜出现均匀的

黄染。应在自然光线下观察巩膜有无黄染。

四、瞳孔

正常瞳孔直径 2～5mm，两侧等大等圆。检查瞳孔时，应注意其大小、形态，双侧是否相同，对光反射和调节反射是否正常。

对光反射：用手电筒照射瞳孔，观察其前后的反应变化。正常人受照射光刺激后，双侧瞳孔立即缩小，移开照射光后双侧瞳孔随即复原。对光反射分为：①直接对光反射，即电筒光直接照射一侧瞳孔立即缩小，移开光线后瞳孔迅速复原；②间接对光反射，即用手隔开双眼，电筒光照射一侧瞳孔后，另一侧瞳孔也立即缩小，移开光线后瞳孔迅速复原。

第五节　口腔检查

本节主要介绍咽部及扁桃体的检查方法。

一、检查方法

嘱被检查者头稍向后仰，口张大并拉长发"啊"声，医师用压舌板在舌的前 2/3 与后 1/3 交界处迅速下压舌体，此时软腭上抬，在照明下可见口咽组织。检查时注意咽后壁有无充血、水肿，扁桃体有无肿大。

二、扁桃体肿大分度

Ⅰ度肿大时扁桃体不超过咽腭弓；Ⅱ度肿大时扁桃体超过咽腭弓，介于Ⅰ度与Ⅲ度之间；Ⅲ度肿大时扁桃体达到或超过咽后壁中线。扁桃体充血红肿，并有不易剥离的假膜（强行剥离时出血），见于白喉。

第六节　鼻的检查

鼻窦：额窦、筛窦、上颌窦和蝶窦，统称鼻窦。鼻窦区压痛多为鼻窦炎。

检查额窦压痛时，一手扶住被检查者枕后，另一手拇指或食指置于眼眶上缘内侧，用力向后上方按压。检查上颌窦压痛时，双手拇指置于被检查者颧部，其余手指分别置于被检查者的两侧耳后，固定其头部，双手拇指向后方按压。检查

筛窦压痛时，双手扶住被检查者两侧耳后，双手拇指分别置于鼻根部与眼内眦之间，向后方按压。蝶窦因位置较深，不能在体表进行检查。

第七节　颈部检查

一、颈部的血管

正常人安静坐位或立位时，颈外静脉塌陷，平躺时颈外静脉充盈，充盈水平仅限于锁骨上缘至下颌角距离的下 2/3 以内。在坐位或半卧位（上半身与水平面形成 45°）明显见到颈静脉充盈，称为颈静脉怒张。颈静脉怒张提示体循环静脉血回流受阻或上腔静脉压增高，常见于右心衰竭、缩窄性心包炎、心包积液及上腔静脉受压。

安静状态下出现明显的颈动脉搏动，提示心排血量增加或脉压增大的疾病，常见于高热、甲状腺功能亢进症、高血压、主动脉瓣关闭不全或严重贫血等。

二、甲状腺

嘱被检查者双手放于枕后，头向后仰，观察甲状腺的大小和对称性。嘱被检查者做吞咽动作，则可见甲状腺随吞咽动作向上移动，常可据此将颈前的其他包块与甲状腺病变相鉴别。除视诊观察甲状腺的轮廓外，还应触诊进一步明确甲状腺的大小、轮廓和性质。触诊包括甲状腺峡部和甲状腺侧叶的检查。

（1）甲状腺峡部　甲状腺峡部位于环状软骨下方第二至第四气管环前面。站于受检者前面用拇指或站于受检者后面用食指从胸骨上切迹向上触摸，可感到气管前软组织，判断有无增厚，配合吞咽动作，判断有无增大和肿块。

（2）甲状腺侧叶　前面触诊：一手拇指施压于一侧甲状软骨，将气管推向对侧，另一手食、中指在对侧胸锁乳突肌后缘向前推挤甲状腺侧叶，拇指在胸锁乳突肌前缘触诊，配合吞咽动作，重复检查。用同样方法检查另一侧甲状腺。

后面触诊：一手食、中指施压于一侧甲状软骨，将气管推向对侧，另一手拇指在对侧胸锁乳突肌后缘向前推挤甲状腺，食、中指在其前缘触

诊甲状腺，配合吞咽动作，重复检查。用同样方法检查另一侧甲状腺。

甲状腺肿大分为三度：不能看出肿大但能触及者为Ⅰ度；既可看出肿大又能触及，但在胸锁乳突肌以内区域者为Ⅱ度；肿大超出胸锁乳突肌外缘者为Ⅲ度。注意肿大甲状腺的大小，是否对称，硬度如何，有无压痛，是否光滑，有无结节、震颤和血管杂音。

病理性甲状腺肿大见于单纯性甲状腺肿、甲状腺功能亢进症、甲状腺肿瘤、慢性淋巴性甲状腺炎等。

三、气管

正常人的气管位于颈前正中部。检查方法：让被检查者取坐位或仰卧位，头颈部保持自然正中位置。医师分别将右手的食指和无名指置于两侧胸锁关节上，中指在胸骨上切迹部位置于气管正中，观察中指是否在食指和无名指的中间。如中指与食指、无名指的距离不等，则表示有气管移位。也可将中指置于气管与两侧胸锁乳突肌之间的间隙内，根据两侧间隙是否相等来判断气管有无移位。

第八节 胸廓、胸壁与乳房检查

一、胸廓检查

（一）正常胸廓

正常胸廓近似圆锥形，两侧基本对称，成年人胸廓前后径与左右径之比约为1:1.5。

（二）常见异常胸廓

1. 桶状胸

胸廓前后径增大几乎与左右径相等，外观呈圆桶状，肋间隙增宽，锁骨上、下窝展平或突出，颈短肩高，腹上角增大呈钝角，胸椎后凸。常见于慢性阻塞性肺气肿及支气管哮喘发作时，亦见于部分老年人。

2. 扁平胸

胸廓扁平，前后径常不到左右径的一半。外观颈部细长，锁骨突出，锁骨上、下窝凹陷，腹上角呈锐角。见于瘦长体型者，或肺结核等慢性消耗性疾病患者。

3. 佝偻病胸（鸡胸）

胸骨特别是胸骨下部显著前凸，两侧肋骨凹陷，形似鸡胸。严重时可见胸骨下端剑突处内陷，有时连同依附的肋软骨一起内陷而形似漏斗，称为漏斗胸。见于佝偻病。

4. 胸廓一侧或局限性变形

一侧膨隆见于大量胸腔积液、气胸等；一侧下陷见于肺不张、肺纤维化、广泛胸膜肥厚粘连等。

5. 脊柱畸形引起的胸廓改变

见于强直性脊柱炎、脊柱侧弯、胸椎疾患等。

二、胸壁检查

1. 胸壁静脉检查

正常胸壁无明显静脉可见。

2. 胸骨检查

用手指轻压或轻叩胸壁，正常人无疼痛感觉。骨髓异常增生时，常有胸骨压痛或叩击痛，见于白血病患者。

三、乳房检查

检查时光线应充足，前胸充分暴露，被检查者取坐位或仰卧位，必要时取前倾位。先视诊后触诊，除检查乳房外还应包括引流乳房部位的淋巴结。

1. 视诊

注意两侧乳房的大小、对称性、外表、乳头状态及有无溢液等。乳房外表发红、肿胀并伴疼痛、发热者，见于急性乳房炎。乳房皮肤表皮水肿隆起，毛囊及毛囊孔明显下陷，皮肤呈"橘皮样"，多为浅表淋巴管被乳癌细胞堵塞后局部皮肤出现淋巴性水肿所致。乳房溃疡和瘘管见于乳房炎、结核或脓肿。单侧乳房表浅静脉扩张常是晚期乳癌或肉瘤的征象。妊娠、哺乳也可引起乳房表浅静脉扩张，但常是双侧性的。

乳头内陷如系自幼发生，为发育异常。近期发生的乳头内陷或位置偏移，可能为癌变。乳头有血性分泌物见于乳管内乳头状瘤、乳癌。

2. 触诊

被检查者取坐位，先两臂下垂，然后双臂高举超过头部或双手叉腰再进行检查。检查时，先检查健侧乳房，再检查患侧。检查者以并拢的手指掌面略施压力，以旋转或来回滑动的方式进行触诊，切忌用手指将乳房提起来触摸。检查按外上、外下、内下、内上、中央（乳头、乳晕）的顺序进行，然后检查腋窝及锁骨上、下窝等处淋巴结。

乳房变为较坚实而无弹性，提示皮下组织受肿瘤或炎症浸润。乳房压痛多系炎症所致，恶性病变一般无压痛。触及乳房包块时，应注意其部位、大小、外形、硬度、压痛及活动度。

第九节 肺和胸膜检查

一、视诊

1. 呼吸类型

以胸廓运动为主的呼吸，称为胸式呼吸；以腹部运动为主的呼吸，称为腹式呼吸。正常情况下成年女性以胸式呼吸为主，儿童及成年男性以腹式呼吸为主。

胸部疾患时，可见胸式呼吸减弱而腹式呼吸增强，见于大叶性肺炎、重症肺结核、胸膜炎、肋骨骨折、肋间肌麻痹等；妊娠晚期以及腹膜炎、大量腹水、卵巢巨大囊肿、胃肠胀气等腹部疾病时，腹式呼吸减弱而胸式呼吸增强。

2. 呼吸频率、深度及节律

正常情况下成人呼吸频率为 16～20 次/分，呼吸与脉搏之比为 1:4，深度适中。

（1）成人呼吸频率超过 24 次/分，称为呼吸过速，见于剧烈体力活动、发热、贫血、甲亢、呼吸功能障碍、心力衰竭、肺炎、胸膜炎、精神紧张等。成人呼吸频率低于 12 次/分，称为呼吸过缓，见于深睡、颅内高压、麻醉或镇静剂药物过量、吗啡中毒等。

（2）常见的呼吸节律变化有 2 种：①潮式呼吸：多见于脑炎、脑膜炎、脑出血、脑肿瘤等引起的颅内压增高及某些中毒等；②间停呼吸（比

奥呼吸）：多见于脑炎、脑膜炎、脑出血、脑肿瘤等严重中枢神经系统疾病，常为临终前的征象。

（3）严重代谢性酸中毒时，病人可以出现节律匀齐，深而大的呼吸，称为库斯莫尔呼吸，又称酸中毒大呼吸，见于尿毒症、糖尿病酮症酸中毒等疾病。呼吸浅快可见于肺气肿、胸膜炎、胸腔积液、气胸、呼吸肌麻痹、大量腹水、肥胖、鼓肠等。

3. 呼吸运动

正常人胸廓两侧动度对称。一侧或局部胸廓扩张度减弱或消失见于大叶性肺炎、中等量以上胸腔积液或气胸、胸膜肥厚或粘连、单侧严重肺纤维化、肺不张、肋骨骨折等，同时可见对侧呼吸动度增强；两侧呼吸动度减弱见于重度肺气肿、双侧肺纤维化、呼吸肌麻痹等；两侧呼吸运动增强见于剧烈运动及酸中毒大呼吸。

二、触诊

（一）胸廓扩张度

被检查者采取坐位或仰卧位，检查者两手四指并拢与拇指分开，分别平置于被检者胸壁下部的对称部位，感受被检者胸廓两侧呼吸动度。正常人两侧呼吸动度相等，发生病变时可见一侧或局部胸廓扩张度减弱，而对侧或其他部位动度增强。其临床意义同肺部视诊"呼吸运动"。

（二）语音震颤（语颤）

1. 检查方法

检查者将两手掌或手掌尺侧缘平置于患者胸壁的对称部位，嘱其用同样强度重复拉长音发"yi"音，自上而下，从内到外比较两侧相同部位语颤是否相同。

2. 语颤变化的临床意义

（1）语颤增强　见于：①肺实变，如肺炎链球菌性肺炎、肺梗死、肺结核、肺脓肿及肺癌等；②压迫性肺不张；③较浅而大的肺空洞。

（2）语颤减弱或消失　主要见于：①肺气肿及支气管哮喘发作时；②阻塞性肺不张、气管内分泌物增多；③胸腔积液、气胸、胸膜高度增厚及粘连、胸壁水肿或高度肥厚、胸壁皮下气肿；

④体质衰弱。

（三）胸膜摩擦感

检查者用手掌轻贴胸壁，令病人反复做深呼吸，此时若有皮革相互摩擦的感觉，即为胸膜摩擦感。见于急性胸膜炎，以患侧腋中线第 5 ~ 7 肋间隙最易触到。

三、叩诊

（一）叩诊方法

多采用间接叩诊法，被检者取坐位或仰卧位，一般先检查前胸部，再检查背部，自上而下，沿肋间隙逐一向下叩诊，两侧对称部位要对比叩诊。

（二）叩诊音

1. 正常肺部叩诊音

正常肺部叩诊呈清音。

2. 胸部病理性叩诊音

（1）浊音或实音　见于：①肺组织含气量减少或消失，如肺炎、肺结核、肺梗死、肺不张、肺水肿、肺硬化等；②肺内不含气的病变，如肺肿瘤、肺包囊虫病、未穿破的肺脓肿等；③胸膜腔病变，如胸腔积液、胸膜增厚粘连等；④胸壁疾病，如胸壁水肿、肿瘤等。

（2）鼓音　主要见于气胸。

（3）过清音　见于肺气肿、支气管哮喘发作时。

（三）肺界叩诊

1. 肺下界

（1）检查方法　被检者取坐位或仰卧位。检查者采用间接叩诊法，自上而下沿肋间进行叩诊。正常成年人右肺下界在右侧锁骨中线、腋中线、肩胛线分别为第 6、8、10 肋间。左肺下界除在左锁骨中线上变动较大（有胃泡鼓音区）外，其余与右侧大致相同。

（2）临床意义　矮胖体型或妊娠时，肺下界可上移一肋间；消瘦体型者，肺下界可下移一肋间。卧位时肺下界可比直立时升高一肋间。病理情况下，两侧肺下界下移见于肺气肿；单侧肺下界上移见于肺不张、胸腔积液、气胸等；两侧肺下界上移见于大量腹水、鼓肠、肝脾肿大、腹腔肿瘤、膈肌麻痹等。

2. 肺下界移动度

（1）检查方法　叩出肺下界后，嘱被检者深吸气后屏住呼吸，继续向下叩诊，当由清音变为浊音时，即为该线上肺下界的最低点，进行标记。然后让被检者恢复平静呼吸，检查者手指放回肺下界位置。再嘱被检者做深呼气并屏住呼吸，检查者再由下向上一肋间叩诊，当叩诊音变为浊音时，即为该线上肺下界的最高点。最高至最低两点间的距离即为肺下界的移动范围。正常人两侧肺下界移动度为 6 ~ 8cm。

（2）临床意义　双侧肺下界移动度减小，见于阻塞性肺气肿及各种原因所致的腹压增高。一侧肺下界移动度减小或消失见于胸腔积液、气胸、肺不张、胸膜粘连、大叶性肺炎等。

四、听诊

（一）听诊方法

采用听诊器听诊。检查时的体位、顺序同"叩诊"。

（二）听诊内容

1. 呼吸音

（1）正常呼吸音

1）支气管呼吸音：支气管呼吸音颇似将舌抬高后张口呼吸时所发出的"哈"音。支气管呼吸音音强调高，吸气时弱而短，呼气时强而长。正常人在喉部、胸骨上窝、背部第 6 颈椎至第 2 胸椎附近可听到支气管呼吸音。如在肺部其他部位听到则为病理现象。

2）肺泡呼吸音：肺泡呼吸音的吸气音较呼气音强，且音调更高，时限更长。正常人在除支气管呼吸音和支气管肺泡呼吸音的部位外，其余肺部都可听到肺泡呼吸音。

3）支气管肺泡呼吸音：正常人在胸骨角附近，肩胛间区的第 3、4 胸椎水平及右肺尖可以听到支气管肺泡呼吸音。其听诊特点是吸气音和呼气音的强弱、音调、时限大致相等。

（2）病理性呼吸音

1）病理性肺泡呼吸音：①肺泡呼吸音减弱

或消失：可为双侧、单侧或局部的肺泡呼吸音减弱或消失，常见于呼吸运动障碍（如全身衰弱、呼吸肌瘫痪、腹压过高以及胸膜炎、肋骨骨折、肋间神经痛影响呼吸活动等）、呼吸道阻塞（如支气管炎、支气管哮喘、喉或大支气管肿瘤等）、肺顺应性降低（如肺气肿、肺淤血、肺间质炎症等）、胸腔内肿物（如肺癌等）以及胸膜疾患（如胸腔积液、气胸、胸膜增厚及粘连等）。②肺泡呼吸音增强：双侧肺泡呼吸音增强见于运动、发热、甲状腺功能亢进症、贫血、代谢性酸中毒等。

2）病理性支气管呼吸音：是在正常肺泡呼吸音分布区域内听到的支气管呼吸音，亦称管状呼吸音。常见于：①肺组织实变，如大叶性肺炎实变期、肺结核（大块渗出性病变）、肺梗死等；②肺内大空洞，如肺结核、肺脓肿、肺癌形成的空洞；③胸腔积液、肺部肿块等造成的压迫性肺不张等。

3）病理性支气管肺泡呼吸音：在正常肺泡呼吸音分布的区域内听到支气管肺泡呼吸音，称为病理性支气管肺泡呼吸音。常见于肺实变区小且与正常肺组织掺杂存在，或肺实变部位较深并被正常肺组织所遮盖。

2. 啰音

（1）干啰音　由气流通过狭窄的支气管时发生漩涡，或气流通过有黏稠分泌物的管腔时冲击黏稠分泌物引起的振动所致。

1）听诊特点：吸气和呼气时都可听到，但常在呼气时更加清楚；性质多变且部位变换不定，如咳嗽后可以增多、减少、消失或出现。干啰音可分为鼾音、哨笛音、哮鸣音。

2）临床意义：干啰音是支气管有病变的表现。如两肺都出现干啰音，见于急慢性支气管炎、支气管哮喘、支气管肺炎、心源性哮喘等。局限性干啰音是由局部支气管狭窄所致，常见于支气管局部结核、肿瘤、异物或黏稠分泌物附着。局部而持久的干啰音见于肺癌早期或支气管内膜结核。

（2）湿啰音（水泡音）　分为大、中、小湿啰音。

1）听诊特点：①吸气和呼气时都可听到，以吸气终末时多而清楚；②部位较恒定，性质不易改变。

2）临床意义：湿啰音是肺与支气管有病变的表现。湿啰音两肺散在性分布，常见于支气管炎、支气管肺炎、血行播散型肺结核、肺水肿；两肺底分布，多见于肺淤血、肺水肿；一侧或局限性分布，常见于肺炎、肺结核（多在肺上部）、支气管扩张症（多在肺下部）、肺脓肿、肺癌及肺出血等。

3. 胸膜摩擦音

吸气和呼气时皆可听到，一般以吸气末或呼气开始时较为明显，深呼吸或在听诊器体件上加压时听诊更清楚，屏住呼吸时消失，可借此与心包摩擦音区别。胸膜摩擦音可发生于胸膜的任何部位，一般在患侧胸廓下侧沿腋中线处听诊最清楚，是干性胸膜炎的重要体征，常见于结核性胸膜炎、化脓性胸膜炎、尿毒症性胸膜炎等。

第十节　心脏检查

一、视诊

（一）心前区隆起

心前区隆起见于：某些先天性心脏病（如法洛四联症、肺动脉瓣狭窄等）及慢性风湿性心脏病伴右心室增大者。

（二）心尖搏动

1. 正常心尖搏动

一般位于第5肋间隙左锁骨中线内侧0.5~1cm处，搏动范围直径为2~2.5cm。部分正常人因胸壁较厚或乳房遮盖可看不到心尖搏动。

2. 生理因素对心尖搏动的影响

（1）体位　卧位时心尖搏动可稍上移，左侧卧位时心尖搏动可向左移，右侧卧位时可向右移。

（2）体型　矮胖体型、小儿及妊娠者，心脏常呈横位，心尖搏动可向上外方移位；瘦长体型者，心尖搏动可向下、向内移。

（3）胖瘦 胸壁厚或肋间隙窄者，心尖搏动弱且范围小；胸壁薄或肋间隙宽者，心尖搏动强且范围大。

（4）其他 剧烈运动、精神紧张或情绪激动时，心尖搏动增强。

3. 病理因素对心尖搏动的影响

（1）心脏疾病 左心室增大时，心尖搏动向左下移位，心尖搏动增强且范围较大；右心室增大时，心尖搏动向左移位；心包积液时，心尖搏动减弱或消失；心肌炎时，心尖搏动弥散、减弱；负性心尖搏动主要见于粘连性心包炎。

（2）胸部疾病 肺不张、粘连性胸膜炎时，心尖搏动偏向患侧；胸腔积液、气胸时，心尖搏动被推向健侧；肺气肿、左侧胸膜肥厚粘连或气胸或胸腔积液时，心尖搏动减弱或消失。

（3）腹部疾病 大量腹水、肠胀气、腹腔巨大肿瘤或妊娠时，心尖搏动位置向上外移位。

（4）其他疾病 甲亢、重度贫血及发热时心尖搏动增强。

二、触诊

（一）触诊方法

用右手小鱼际或指尖指腹放在心尖部或心脏瓣膜区触诊。

（二）触诊内容

1. 心尖搏动与心前区搏动

通过触诊可以帮助明确心尖搏动位置、范围、有无抬举样搏动等。左心室肥大时，心尖搏动有抬举感；右心室肥大时，剑突下可触及右心室搏动。

2. 震颤

心脏震颤（猫喘）是器质性心血管病的体征，临床意义见表6-2。

表6-2 心脏常见震颤的临床意义

时期	部位	临床意义
收缩期	胸骨右缘第2肋间	主动脉瓣狭窄
	胸骨左缘第2肋间	肺动脉瓣狭窄
	胸骨左缘第3、4肋间	室间隔缺损
舒张期	心尖部	二尖瓣狭窄
连续性	胸骨左缘第2肋间及其附近	动脉导管未闭

3. 心包摩擦感

干性心包炎时，在胸骨左缘第4肋间最易触及心包摩擦感，心脏收缩期和舒张期均可触及，以收缩期明显，坐位稍前倾或深呼气末更易触及。见于结核性、化脓性心包炎，以及风湿热、尿毒症、急性心肌梗死、系统性红斑狼疮等引起的心包炎。

三、叩诊

（一）叩诊方法

被检者取仰卧位时，检查者立于被检者右侧，左手叩诊板指与心缘垂直（与肋间平行）。被检者取坐位时，宜保持上半身直立姿势，平稳呼吸，检查者面对被检者，左手叩诊板指一般与心缘平行（与肋骨垂直），但对消瘦者也可采取左手叩诊板指与心缘垂直的手法。心界的确定宜采取轻（弱）叩诊法，以听到叩诊音由清变浊来确定心浊音界。

（二）叩诊顺序

先叩左界，从心尖搏动最强点外2~3cm处开始，沿肋间由外向内，叩诊音由清变浊时翻转板指，在板指中点相应的胸壁处用标记笔作一标记。如此自下而上，叩至第二肋间，分别标记。然后叩右界，先沿右锁骨中线，自上而下，叩诊音由清变浊时为肝上界。然后，于其上一肋间（一般为第四肋间）由外向内叩出浊音界，继续向上，分别于第三、第二肋间叩出浊音界，并标记。再标出前正中线和左锁骨中线，用直尺测量左锁骨中线与前正中线间的垂直距离，以及左右相对浊音界各标记点距前正中线的垂直距离，并记录。心脏叩诊时应根据被检者胖瘦程度，采取适当力度，用力要均匀，过强或过轻的叩诊均不能叩出心脏的正确大小。

（三）正常心脏相对浊音界

表6-3　正常心脏相对浊音界

右侧（cm）	肋间隙	左侧（cm）
2～3	Ⅱ	2～3
2～3	Ⅲ	3.5～4.5
3～4	Ⅳ	5～6
	Ⅴ	7～9

正常人左侧锁骨中线距前正中线距离8～10cm。

（四）心脏浊音界改变及其临床意义

1. 心脏本身病变

（1）左心室明显增大时，心脏浊音界向左下扩大，心腰部相对内陷，使心脏浊音区呈靴形，见于主动脉瓣关闭不全，故又称主动脉型心脏，亦可见于高血压性心脏病。

（2）右心室显著增大时，心脏浊音界同时向左、右两侧扩大，以向左扩大较为显著，常见于肺心病或单纯二尖瓣狭窄。

（3）二尖瓣狭窄时，心脏浊音区呈梨形。

（4）左、右心室增大时，心界向两侧扩大，见于扩张型心肌病、缺血性心肌病、弥漫性心肌炎全心扩大时；心包积液时心浊音界向两侧扩大，且随体位改变而改变，坐位时心脏浊音界呈三角烧瓶形，卧位时心底部浊音界增宽，为心包积液的特征性体征。

2. 心外因素

（1）大量胸腔积液、积气时，心浊音界向健侧移位，患侧心脏浊音界可叩不清；胸膜增厚粘连和阻塞性肺不张则使心界移向患侧；肺气肿时，可使心脏浊音界变小或叩不清；肺实变、肺肿瘤或纵隔淋巴结肿大时，如与心脏浊音界连在一起，则真正的心脏浊音区亦无法叩出。

（2）腹腔大量积液或巨大肿瘤、妊娠后期等均可使膈肌上抬，心脏呈横位，致心界向左扩大。

（3）体位、体型、呼吸、脊柱或胸廓畸形等，也可以引起心脏浊音区发生相应变化。

四、听诊

（一）心脏瓣膜听诊区

1. 二尖瓣区

一般位于第5肋间左锁骨中线内侧。

2. 主动脉瓣区

（1）主动脉瓣区　位于胸骨右缘第2肋间，主动脉瓣狭窄时的收缩期杂音在此区最响；

（2）主动脉瓣第二听诊区　位于胸骨左缘第3、4肋间，主动脉瓣关闭不全时的舒张期杂音在此区最响。

3. 肺动脉瓣区

在胸骨左缘第2肋间隙。

4. 三尖瓣区

在胸骨体下端近剑突偏右或偏左处。

（二）听诊体位及顺序

1. 体位

心脏听诊时，被检者多取坐位或仰卧位，为使听诊清楚，可嘱被检者按要求变化体位。

2. 听诊顺序

通常按各瓣膜病变好发部位的顺序进行，即：二尖瓣区→肺动脉瓣区→主动脉瓣区→主动脉瓣第二听诊区→三尖瓣区（或二尖瓣区→主动脉瓣区→主动脉瓣第二听诊区→肺动脉瓣区→三尖瓣区）。无论何种顺序均应以不遗漏听诊区为准。

（三）听诊内容

1. 心率

正常成人窦性心律的频率为60～100次/分。心率超过100次/分称为窦性心动过速，病理情况下见于发热、贫血、甲状腺功能亢进症、休克、心肌炎、心功能不全和使用肾上腺素、阿托品等药物后。心率低于60次/分称为窦性心动过缓，病理情况下见于颅内高压、阻塞性黄疸、甲状腺功能减退症、病态窦房结综合征、高血钾以及强心苷或β受体阻滞剂等药物过量。

2. 心律

正常人心律规则。提早发生的心脏搏动称为

过早搏动（早搏）。根据异位起搏点的不同，早搏分为室性、房性和房室交界性。早搏见于：①正常人情绪激动、过劳、酗酒、饮浓茶过多或大量吸烟等；②各种心脏病、心脏手术、心导管检查等；③强心苷等药物的毒性作用；④电解质紊乱（尤其是低血钾）；⑤自主神经功能失调。

房颤是常见的心律失常，其听诊特点是：①心律绝对不规则；②S_1强弱不等；③心率快于脉率（脉搏短绌）。临床常见于二尖瓣狭窄、冠心病、甲状腺功能亢进症等。

3. 心音

（1）正常心音 有四个，分别是第一心音（S_1）、第二心音（S_2）、第三心音（S_3）及第四心音（S_4）。通常听到的主要是S_1和S_2，在儿童和青少年中有时可听到S_3，一般听不到S_4。如听到S_4，多数属病理情况。

S_1出现标志心室收缩期的开始，是心室收缩开始时二尖瓣、三尖瓣骤然关闭的振动所致；S_2出现标志着心室舒张期的开始，主要是心室舒张开始时，半月瓣（主、肺动脉瓣）突然关闭的振动所致。主动脉瓣关闭形成主动脉瓣成分（A_2）；肺动脉瓣关闭形成肺动脉瓣成分（P_2）。正常青少年P_2较A_2强；中年人两者大致相等；老年人则相反（$P_2 < A_2$）。

表6-4 第一、第二心音的区别

区别点	第一心音	第二心音
声音特点	音强，调低，时限较长	音弱，调高，时限较短
最强部位	心尖部	心底部
与心尖搏动及动脉搏动的关系	与心尖搏动和动脉搏动同时出现	心尖搏动之后出现
与心动周期的关系	S_1和S_2之间的间隔（收缩期）较短	S_2到下一心动周期S_1的间隔（舒张期）较长

（2）心音的改变及其临床意义

1）心音强度改变：①两个心音同时改变：同时增强可见于胸壁较薄、劳动、情绪激动、甲状腺功能亢进症、发热、贫血等；两个心音同时减弱见于肥胖、胸壁水肿、左侧胸腔积液、肺气肿、心包积液、缩窄性心包炎、甲状腺功能减退症、心肌炎、心肌病、心肌梗死、心功能不全及休克等。②第一心音改变：S_1增强见于发热、甲状腺功能亢进症、二尖瓣狭窄等；S_1减弱见于心肌炎、心肌病、心肌梗死、二尖瓣关闭不全等。③第二心音改变：A_2增强呈金属调，见于高血压病、主动脉粥样硬化等；P_2亢进见于原发性肺动脉高压症、二尖瓣狭窄、左心功能不全、左至右分流的先天性心脏病（如室间隔缺损、动脉导管未闭）、慢性肺源性心脏病等。④A_2减弱见于低血压、主动脉瓣狭窄和关闭不全引起的主动脉内压力降低；P_2减弱见于肺动脉瓣狭窄或关闭不全。

2）心音性质改变：心肌有严重病变时，心肌收缩力明显减弱，致使S_1失去其原有特征而与S_2相似，同时因心搏加速使舒张期明显缩短而收缩期与舒张期的时间几乎相等，此时听诊S_1、S_2酷似钟摆的"滴答"声，称为钟摆律。如钟摆律时心率超过120次/分，酷似胎儿心音，称为胎心律，提示病情严重。以上两者可见于大面积急性心肌梗死和重症心肌炎等。

3）心音分裂：①第一心音分裂：当左、右心室收缩明显不同步时，可出现S_1分裂，在二、三尖瓣听诊区都可听到，但以胸骨左下缘较清楚，多见于二尖瓣狭窄等，偶见于儿童及青少年。②第二心音分裂：临床上较常见，由主、肺动脉瓣关闭明显不同步所致，在肺动脉瓣区听诊较明显。可见于青少年，尤以深吸气更明显。临床上最常见的S_2分裂，见于右室排血时间延长，肺动脉瓣关闭明显延迟（如完全性右束支传导阻滞、肺动脉瓣狭窄、二尖瓣狭窄等），或左心室射血时间缩短，主动脉关闭时间提前（如二尖瓣关闭不全、室间隔缺损等）时。

4. 额外心音

正常心音之外听到的附加心音，称为额外心音。

（1）舒张早期奔马律 又称室性奔马律，是最常见的奔马律。左室舒张早期奔马律在心尖部或其内上方听到，呼气末最响，它的出现提示左室功能低下、心肌功能严重障碍，常见于心肌梗死、心肌炎、冠心病及多种心脏病所致的左心衰竭；也可见于进入心室的血流增多，血流速度增快时，如二尖瓣关闭不全、主动脉瓣关闭不全等。

（2）开瓣音　亦称二尖瓣开放拍击音。出现在 S_2 之后，听诊特点为音调高，历时短促而响亮，清脆，呈拍击样，见于瓣膜弹性尚好的二尖瓣狭窄，一般在心尖部和胸骨左缘3、4肋间隙或两者之间较易听到，是二尖瓣分离术适应证的参考条件之一。当瓣膜有严重钙化或纤维化，或伴有二尖瓣关闭不全时，此音消失。

5. 心脏杂音

（1）心脏杂音产生机制　①血流加速；②瓣膜口、大血管通道狭窄；③瓣膜关闭不全；④异常通道；⑤心腔内漂浮物；⑥大血管腔瘤样扩张，如动脉瘤。

（2）心脏杂音的特性

1）最响部位：一般来说，在哪个瓣膜听诊区杂音最响，则病变发生在哪个瓣膜。例如，杂音在心尖部最响，提示病变在二尖瓣。

2）出现时期：根据杂音出现的时期不同，可分为：①收缩期杂音，出现在 S_1 与 S_2 之间；②舒张期杂音，出现在 S_2 与下一心动周期之间；③连续性杂音，连续出现在收缩期及舒张期的杂音，并不为 S_2 所打断；④双期杂音，收缩期或舒张期均出现，但不连续。

临床上，舒张期杂音及连续性杂音均为病理性，收缩期杂音则多为功能性。

3）杂音性质：杂音有吹风样、隆隆样（或雷鸣样）、叹气样、机器声样及乐音样等，进一步可分为粗糙或柔和性杂音。①心尖区粗糙的吹风样收缩期杂音，常提示二尖瓣关闭不全。②心尖区舒张中晚期隆隆样杂音是二尖瓣狭窄的特征性杂音。③心尖区柔和而高调的吹风样杂音常为相对性二尖瓣关闭不全。④主动脉瓣第二听诊区叹气样舒张期杂音，见于主动脉瓣关闭不全。

⑤胸骨左缘第2肋间及其附近机器声样连续性杂音，见于动脉导管未闭；乐音样杂音听诊时其音色如海鸥鸣或鸽鸣样，常见于感染性心内膜炎及梅毒性主动脉瓣关闭不全。

一般来说，器质性杂音常是粗糙的，而功能性杂音则较为柔和。

4）强度和形态：收缩期杂音的强度一般采用 Levine 六级分级法。

1级：杂音很弱，所占时间很短，初次听诊时往往不易发觉，须仔细听诊才能听到。

2级：较易听到的弱杂音，初听时即被发觉。

3级：中等响亮的杂音，不太注意听时也可听到。

4级：较响亮的杂音，常伴有震颤。

5级：很响亮的杂音，震耳，但听诊器离开胸壁则听不到，均伴有震颤。

6级：极响亮，听诊器稍离胸壁时亦可听到，有强烈的震颤。

杂音强度的表示法是"2/6级收缩期杂音"。一般而言，3/6级和以上的收缩期杂音多为器质性的。但应注意，杂音的强度不一定与病变的严重程度成正比。

5）传导方向：杂音常沿着产生该杂音的血流方向传导。二尖瓣关闭不全的收缩期杂音在心尖部最响，并向左腋下及左肩胛下角处传导；主动脉瓣关闭不全的舒张期杂音在主动脉瓣第二听诊区最响，并向胸骨下端或心尖部传导。

6）与体位的关系：体位改变可使某些杂音减弱或增强。例如，左侧卧位可使二尖瓣狭窄的舒张中晚期隆隆样杂音更明显；上半身前倾坐位可使主动脉瓣关闭不全的舒张期泼水样杂音更易于听到。

7）与呼吸的关系：深吸气时右心（三尖瓣、肺动脉瓣）的杂音增强；深呼气时左心（二尖瓣、主动脉瓣）的杂音增强。

8）与运动的关系：运动可使二尖瓣狭窄的舒张中晚期杂音增强。

（3）器质性与功能性收缩期杂音的鉴别　见表6-5。

表 6-5　器质性与功能性收缩期杂音的鉴别

区别点	器质性	功能性
部位	任何瓣膜听诊区	肺动脉瓣区和（或）心尖部
持续时间	长，常占全收缩期，可遮盖 S_1	短，不遮盖 S_1
性质	吹风样，粗糙	吹风样，柔和
传导	较广而远	比较局限
强度	常在 3/6 级或以上	一般在 2/6 级或以下
心脏大小	有心房和（或）心室增大	正常

6. 心包摩擦音

音质粗糙，音调高，与心脏活动一致，不受呼吸影响。通常在胸骨左缘第 3、4 肋间隙处较易听到，收缩期、舒张期均可闻及，以收缩期较明显。见于结核性、化脓性等感染性心包炎，也可见于风湿性疾病、急性心肌梗死、尿毒症、心包原发或继发性肿瘤和系统性红斑狼疮等。

第十一节　外周血管检查

一、脉搏

（一）脉率

触诊脉搏时，一般多检查桡动脉，通常用食指、中指及无名指的指腹平放于桡动脉近手腕处，进行触诊。注意对比两侧脉搏的大小及出现时间是否相同，正常情况下，两侧脉搏大小及出现时间基本一致。

正常成年人安静状态下脉率为 60~100 次/分，脉率增快或减慢的临床意义同心动过速或心动过缓。

常见的异常波形脉搏有：

1. 水冲脉

水冲脉脉搏骤起骤降，急促而有力。常见于主动脉瓣关闭不全、发热、甲状腺功能亢进、严重贫血、动脉导管未闭等。检查时，将患者的上肢高举过头，则水冲脉更易触知。

2. 交替脉

交替脉为一种节律正常而强弱交替的脉搏。它的出现表示心肌受损，为左室衰竭的重要体征，见于高血压性心脏病、急性心肌梗死或主动

脉瓣关闭不全等。

3. 重搏脉

正常脉波的降支上可见一切迹（代表主动脉瓣关闭），其后有一重搏波，此波一般不能触及。在某些病理情况下，此波增高而可以触及，即为重搏脉。重搏脉可见于伤寒或其他可引起周围血管松弛、周围阻力降低的疾病。

4. 奇脉

奇脉指吸气时脉搏明显减弱或消失的现象，又称为吸停脉。常见于心包积液和缩窄性心包炎，是心包填塞的重要体征之一。

5. 无脉

无脉即脉搏消失，见于严重休克及多发性大动脉炎。

（二）脉律

正常人脉搏节律基本规则。正常儿童、青少年可出现呼吸性窦性心律不齐，表现为吸气时脉搏增快，呼气时减慢，屏住呼吸时脉律变齐。心律失常时脉律不齐，房颤时脉律不规则，并且强弱不一，相同时间内计数脉率少于心率。

二、周围血管征

1. 周围血管征

周围血管征包括头部随脉搏呈节律性点头运动、颈动脉搏动明显、毛细血管搏动征、水冲脉、枪击音与杜氏双重杂音。它们都是由脉压增大所致，常见于主动脉瓣关闭不全、高热、重症贫血及甲状腺功能亢进症等。

2. 毛细血管搏动征检查方法

用手指轻压被检者指甲床末端，或以干净玻片轻压被检者口唇黏膜，如见到红白交替的、与

病人心搏一致的节律性微血管搏动现象，称为毛细血管搏动征阳性。

3. 枪击音与杜氏双重杂音检查方法

将听诊器体件放在肱动脉或股动脉处，可听到"嗒——嗒——"音，称为枪击音，这是由于脉压增大使脉波冲击动脉壁所致。如再稍加压力，则可听到收缩期与舒张期双重杂音，称为杜氏双重杂音。

第十二节 腹部检查

一、视诊

（一）腹部外形

1. 腹部膨隆

（1）全腹膨隆　生理情况见于肥胖、妊娠等。病理情况：①腹内积气：见于各种原因所致的肠梗阻或肠麻痹。积气在肠道外腹腔内者，称为气腹，见于胃肠穿孔或治疗性人工气腹。②腹腔积液：当腹腔内大量积液时，在仰卧位液体因重力作用下沉于腹腔两侧，使腹部外形呈宽而扁状，称为蛙腹。坐位时下腹部明显膨出。常见于肝硬化门脉高压症、右心衰竭、缩窄性心包炎、肾病综合征、结核性腹膜炎、腹膜转移癌等。③腹腔巨大肿块：以巨大卵巢囊肿最常见，腹部呈球形膨隆而以囊肿部位较明显。

（2）局部腹膨隆　左上腹膨隆见于脾肿大、巨结肠或结肠脾曲肿瘤。上腹部膨隆见于肝左叶肿大、胃扩张、胃癌、胰腺囊肿或肿瘤。右上腹膨隆见于肝大（淤血、脓肿、肿瘤）、胆囊肿大及结肠肝曲肿瘤。左下腹部膨隆见于降结肠肿瘤、干结粪块（灌肠后消失）。下腹部膨隆多见于妊娠、子宫肌瘤所致的子宫增大、卵巢囊肿、尿潴留等，尿潴留时排尿或导尿后膨隆消失。

2. 腹部凹陷

仰卧时前腹壁明显低于胸骨下端至耻骨联合的连线，称为腹部凹陷。全腹凹陷常见于严重脱水、明显消瘦及恶病质等。严重者全腹呈舟状，称为舟状腹，见于恶性肿瘤、结核、糖尿病、顽固性心衰、神经性厌食等慢性消耗性疾病的晚期。

3. 腹部皮肤

（1）皮疹　伤寒玫瑰疹最早且仅出现在腹部皮肤。

（2）腹纹　紫色腹纹是皮质醇增多症的常见征象。下腹部银白色条纹见于生育后妇女，或既往有大量腹水或过度肥胖者。

（3）脐　肥胖者肚脐深陷。脐部皮肤变蓝色，提示腹壁或腹腔内出血。脐部分泌物呈浆液性或脓性，多为炎症。

（4）瘢痕　腹部瘢痕为手术、外伤或皮肤感染的遗迹。一般来说，瘢痕的部位就是既往病变脏器的部位。

（二）呼吸运动

腹式呼吸减弱见于妊娠晚期以及各种急腹症、大量腹水、卵巢巨大囊肿、胃肠胀气等腹部疾病时。

（三）腹壁静脉

正常时腹壁静脉一般不显露。肝硬化门脉高压形成侧支循环时，腹壁曲张的浅静脉以脐为中心向周围伸展，血流方向是从脐静脉经脐孔进入腹壁曲张的浅静脉流向四方。上腔静脉阻塞时，上腹壁或胸壁曲张的浅静脉，血流转向下方进入下腔静脉。下腔静脉阻塞时，脐以下的腹壁浅静脉血流方向转向上方进入上腔静脉。

腹壁皮下静脉血流方向的判断方法：选择一段没有分支的腹壁静脉，检查者食指和中指并拢压在静脉上，一指固定，另一手指沿静脉走行用力向外滑动，使静脉暂时排空，然后，向外滑动的手指突然放开，根据静脉是否立刻充盈，即可判断出血流方向。

（四）胃肠型和蠕动波

1. 胃肠型

当胃肠道发生梗阻时，梗阻近端的胃或肠段饱满而隆起，可显出各自的轮廓，称胃型或肠型。结肠梗阻时，宽大的肠型多出现于腹壁周边，同时盲肠多胀大呈球形。

2. 蠕动波

胃肠蠕动过程中呈现出波浪式运动，称为蠕动波。幽门梗阻时，可见到较大的胃蠕动波自左肋缘下向右缓慢推进，即为正蠕动波，有时还可见到自右向左运行的逆蠕动波。脐部出现肠蠕动波见于小肠梗阻。严重梗阻时，脐部可见横行排列呈多层梯形的肠型和较大肠蠕动波。

二、触诊

（一）腹壁紧张度

1. 全腹壁紧张度增加

见于：①急性胃肠穿孔或实质脏器破裂所致急性弥漫性腹膜炎，因炎症刺激腹膜引起腹肌反射性痉挛，腹壁常有明显紧张，甚至强直硬如木板，称为板状强直；②结核性腹膜炎时，全腹紧张，触之犹如揉面的柔韧之感，不易压陷，称为面团感或揉面感，此征还见于癌性腹膜炎。

2. 局部腹壁紧张

见于该处脏器的炎症累及腹膜时，如急性胰腺炎出现上腹或左上腹壁紧张，急性胆囊炎可出现右上腹壁紧张，急性阑尾炎常出现右下腹壁紧张。

（二）压痛及反跳痛

触诊时，由浅入深进行按压，如发生疼痛，称为压痛。在检查到压痛后，食指、中指、无名指三指稍停片刻，使压痛感趋于稳定，然后将手突然抬起，此时如患者感觉腹痛骤然加剧，并有痛苦表情，称为反跳痛。反跳痛的出现，提示炎症已累及腹膜壁层。腹壁紧张，同时伴有压痛和反跳痛称为腹膜刺激征，是急性腹膜炎的重要体征。

压痛局限于某一部位时，称为压痛点。某些疾病常有位置较固定的压痛点，如：①阑尾点，又称麦氏点，位于右髂前上棘与脐连线外 1/3 与中 1/3 交界处，阑尾病变时此处有压痛；②胆囊点，位于右侧腹直肌外缘与肋弓交界处，胆囊病变时此处有明显压痛。

（三）腹部包块

腹腔脏器的肿大、异位、肿瘤、囊肿或脓肿、炎性组织粘连或肿大的淋巴结等均可形成包块。如触到包块要鉴别其来源于何种脏器；是炎症性还是非炎症性；是实质性还是囊性；是良性还是恶性；在腹腔内还是在腹壁上。还须注意包块的部位、大小、形态、质地、压痛、搏动、移动度，与邻近器官的关系等。

（四）肝脾触诊及测量方法

1. 肝脏触诊

正常成人的肝脏一般触不到，但腹壁松弛的瘦者于深吸气时可触及肝下缘，多在肋弓下 1cm 以内，剑突下如能触及肝左叶，多在 3cm 以内。2 岁以下小儿的肝脏相对较大，易触及。

（1）触诊方法　检查时被检者取仰卧位，双腿稍屈曲，使腹壁松弛，医师位于被检者右侧，将右手掌平放于被检者右侧腹壁上，腕关节自然伸直，四指并拢，掌指关节伸直，以食指前端的桡侧或食指与中指指端对着肋缘，自髂前上棘连线水平，分别沿右锁骨中线、前正中线自下而上触诊。被检者吸气时，右手随腹壁隆起抬高，但上抬速度要慢于腹壁的隆起，并向季肋缘方向触探肝缘。呼气时，腹壁松弛并下陷，触诊手应及时向腹深部按压，如肝脏肿大，则可触及肝下缘从手指端滑过。若未触及，则反复进行，直至触及肝脏或肋缘。为提高触诊效果，可用双手触诊法，检查者用左手掌托住被检者右后腰，左手拇指张开置于右肋缘，右手方法不变。检查肝左叶有无肿大，可在腹正中线上由脐平面开始自下而上进行触诊。如遇腹水患者，可用沉浮触诊法。在腹部某处触及肝下缘后，应自该处起向两侧延伸触诊，以了解整个肝脏和全部肝下缘的情况。

（2）注意事项　正常肝脏质地柔软，表面光滑，无压痛和叩击痛。触及肝脏后，应详细描述以下几点：

1）大小：一般在平静呼吸时，测量右锁骨中线肋下缘至肝下缘垂直距离（以厘米计），并注明以叩诊法叩出的肝上界位置。同时应测量前正中线剑突下至肝下缘垂直距离。肝脏下移时，可触及肝下缘，但肝上界也相应下移，且肝上下径正常，见于腹壁松弛、内脏下垂、肺气肿、右侧大量胸腔积液等导致的膈肌下降。肝大时，肝上界正常或升高。病理性肝大可分为弥漫性和局限性。弥漫性肝大见于肝炎、脂肪肝、肝淤血早期、肝硬化、白血病、血吸虫病等；局限性肝大见于肝脓肿、肝囊肿（包括肝包虫病）、肝肿瘤等，并常能触及或看到局部膨隆。肝脏缩小见于急性和亚急性重型肝炎、晚期肝硬化。

2）质地：肝脏质地一般分为三级：质软、质韧（中等硬度）和质硬。正常肝脏质地柔软；急性肝炎及脂肪肝时质地稍韧；慢性肝炎质韧；肝硬化质硬，肝癌质地最硬。

3）表面形态及边缘：正常肝脏表面光滑，边缘整齐且厚薄一致。肝炎、脂肪肝、肝淤血表面光滑，边缘圆钝；肝硬化表面不光滑，呈结节状，边缘不整齐且较薄；肝癌、多囊肝表面不光滑，呈不均匀的粗大结节状，边缘厚薄也不一致；巨块型肝癌、肝脓肿及肝包虫病表面呈大块状隆起。

4）压痛：正常肝脏无压痛。当肝包膜有炎性反应或因肝大被绷紧时，则肝有压痛。急性肝炎、肝淤血时常有弥漫性轻度压痛；较表浅的肝脓肿有剧烈的局限性压痛。

2. 脾脏触诊

正常脾脏不能触及。内脏下垂、左侧大量胸腔积液或积气时，膈肌下降，使脾向下移而可触及。除此之外能触及脾脏，则提示脾肿大。

（1）**触诊方法**　脾脏明显肿大而位置较表浅时，用单手浅部触诊即可触及。如肿大的脾脏位置较深，则用双手触诊法进行检查。被检者取仰卧位，双腿稍屈曲，医师左手绕过被检者腹部前方，手掌置于其左腰部第9～11肋处，将脾从后向前托起。右手掌平放于上腹部，与肋弓成垂直方向，以稍弯曲的手指末端轻压向腹部深处，随被检者腹式呼吸运动，由下向上逐渐移近左肋弓，直到触及脾缘或左肋缘。脾脏轻度肿大而仰卧位不易触及时，可嘱被检者改为右侧卧位，右下肢伸直，左下肢屈髋、屈膝，用双手触诊较易触及。触及脾脏后应注意其大小、质地、表面形态、有无压痛及摩擦感等。

临床上常将脾肿大分为三度：深吸气时脾脏在肋下不超过3cm者为轻度肿大；超过3cm但在脐水平线以上，为中度肿大；超过脐水平线或前正中线为高度肿大，又称巨脾。中度以上脾肿大时其右缘常可触及脾切迹，这一特征可与左肋下

其他包块相区别。

（2）**脾肿大的测量方法**　当轻度脾肿大时只作甲乙线测量，甲点为左锁骨中线与左肋缘交点，乙点为脾脏在左锁骨中线延长线上的最下缘，两点间的距离以厘米（cm）表示。脾脏明显肿大时，应加测甲丙线和丁戊线。甲丙线为左锁骨中线与左肋缘交点至最远脾尖之间的距离。丁戊线为脾右缘到前正中线的距离。如脾肿大向右未超过前正中线，测量脾右缘至前正中线的最短距离以"－"表示；超过前正中线则测量脾右缘至前正中线的最大距离，以"＋"表示。

1）轻度脾肿大：见于慢性肝炎、粟粒型肺结核、伤寒、感染性心内膜炎、败血症和急性疟疾等，一般质地较柔软。

2）中度脾肿大：见于肝硬化、慢性溶血性黄疸、慢性淋巴细胞性白血病、系统性红斑狼疮、疟疾后遗症及淋巴瘤等，一般质地较硬。

3）高度脾肿大：表面光滑者见于慢性粒细胞性白血病、慢性疟疾和骨髓纤维化症等，表面不平而有结节者见于淋巴瘤等。

（五）墨菲征

正常胆囊不能触及。急性胆囊炎时胆囊肿大，医师将左手掌平放于患者右肋下部，以左手拇指指腹用适度压力钩压右肋缘下腹直肌外缘处，然后嘱患者缓慢深吸气。此时发炎的胆囊下移时碰到用力按压的拇指引起疼痛，患者因疼痛而突然屏气，这一现象称为墨菲征阳性，又称胆囊触痛征。

（六）液波震颤

用于3000～4000mL以上腹水的检查。检查时患者平卧，医师以一手掌面贴于患者一侧腹壁；另一手四指并拢屈曲，用指端冲击患者另一侧腹壁。如有大量液体存在，则贴于腹壁的手掌有被液体波动冲击的感觉，即液波震颤（波动感）。为防止腹壁本身震动传至对侧，可让另一人将手掌尺侧缘压于脐部腹中线上。

三、叩诊

1. 腹部叩诊音

多用间接叩诊法叩诊，被检者取仰卧位。正

常腹部除肝、脾所在部位叩诊呈浊音或实音外，其余部位均为鼓音。

2. 肝脏叩诊

肝脏叩诊时用间接叩诊法，被检者取仰卧位。叩诊定肝上下界时，一般是沿右锁骨中线、右腋中线和右肩胛线，由肺区往下叩向腹部，当清音转为浊音时，即为肝上界，此处相当于被肺遮盖的肝顶部，故又称肝相对浊音界；再往下轻叩，由浊音转为实音时，此处肝脏不被肺遮盖，直接贴近胸壁，称肝绝对浊音界；继续往下叩，由实音转为鼓音处，即为肝下界。定肝下界时，也可由腹部鼓音区沿右锁骨中线或前正中线向上叩，当鼓音转为浊音处即是。体形匀称型者，正常肝上界在右锁骨中线上第5肋间，下界位于右季肋下缘。右锁骨中线上肝浊音区上下径之间的距离为9~11cm；在右腋中线上肝上界在第7肋间，下界相当于第10肋骨水平；在右肩胛线上，肝上界为第10肋间，下界不易叩出。瘦长型者肝上下界均可低一个肋间，矮胖型者则可高一个肋间。

病理情况下，肝浊音界向上移位见于右肺不张、右肺纤维化、气腹及鼓肠等；肝浊音界向下移位见于肺气肿、右侧张力性气胸等。肝浊音界扩大见于肝炎、肝脓肿、肝淤血、肝癌和多囊肝等；肝浊音界缩小见于急性重型肝炎、晚期肝硬化和胃肠胀气等；肝浊音界消失代之以鼓音者，多因肝表面有气体覆盖所致，是急性胃肠穿孔的一个重要征象，亦可见于人工气腹等。

3. 移动性浊音

当腹腔内有较多游离液体（在1000mL以上）时，如患者仰卧位，液体因重力作用多积聚于腹腔低处，含气的肠管漂浮其上，故叩诊腹中部呈鼓音，腹部两侧呈浊音；在患者侧卧位时，液体随之流动，叩诊上侧腹部转为鼓音，下侧腹部呈浊音。这种因体位不同而出现浊音区变动的现象，称移动性浊音。

4. 肾区叩击痛

正常时肾区无叩击痛。检查时，被检者取坐位或侧卧位，医师将左手掌平放于患者肾区（肋脊角处），右手握拳用轻到中等力量叩击左手背

部。肾区叩击痛见于肾炎、肾盂肾炎、肾结石、肾周围炎及肾结核等。

5. 膀胱叩诊

在耻骨联合上方进行叩诊。采用间接叩诊法，被检者多取仰卧位。膀胱空虚时，因小肠位于耻骨上方遮盖膀胱，故叩诊呈鼓音，叩不出膀胱的轮廓。膀胱充盈时，耻骨上方叩出圆形浊音区。妊娠、卵巢囊肿或子宫肌瘤等，该区叩诊也呈浊音，应予鉴别。腹水时，耻骨上方叩诊可呈浊音区，但此区的弧形上缘凹向脐部，而膀胱胀大的浊音区弧形上缘凸向脐部。排尿或导尿后复查，如浊音区转为鼓音，即提示为尿潴留而致的膀胱胀大。

四、听诊

1. 肠鸣音（肠蠕动音）

检查时，被检者取仰卧位，医生将听诊器体件放在腹部进行听诊。正常时每分钟4~5次肠鸣音，脐部听诊最清楚。肠鸣音超过每分钟10次时，称肠鸣音频繁，见于服泻药后、急性肠炎或胃肠道大出血等。如肠鸣音次数多，且呈响亮、高亢的金属音，称肠鸣音亢进，见于机械性肠梗阻。若肠鸣音明显少于正常，或3~5分钟以上才听到一次，称为肠鸣音减弱或稀少，见于老年性便秘、电解质紊乱（低血钾）及胃肠动力低下等。如持续听诊3~5分钟未闻及肠鸣音，称肠鸣音消失或静腹，见于急性腹膜炎或各种原因所致的麻痹性肠梗阻。

2. 振水音

被检者取仰卧位，医师用耳凑近被检者上腹部或将听诊器体件放于此处，然后用稍弯曲的手指以冲击触诊法连续迅速冲击其上腹部，如听到胃内液体与气体相撞击的声音，称为振水音。也可用双手左右摇晃患者上腹部以闻及振水音。正常人餐后或饮入多量液体时，上腹部可出现振水音。但若在空腹或餐后6~8小时以上仍有此音，则提示胃内有液体潴留，见于胃扩张、幽门梗阻及胃液分泌过多等。

3. 血管杂音

正常腹部无血管杂音。血管杂音有动脉性杂

音和静脉性杂音。动脉性杂音常位于中腹部或腹部一侧。如在上腹部的两侧出现收缩期血管杂音，常提示肾动脉狭窄。左叶肝癌压迫肝动脉或腹主动脉时，亦可在包块部位闻及吹风样血管杂音，中腹部收缩期血管杂音提示腹主动脉瘤或腹主动脉狭窄。静脉性杂音为连续性的嗡鸣音，无收缩期与舒张期分别。此音多于脐周或上腹部出现，尤其是在腹壁静脉显著曲张时，常提示肝硬化所致门静脉高压侧支循环的形成，压迫脾脏此嗡鸣音可增强。

第十三节　脊柱、四肢检查

一、脊柱检查

检查脊柱时，被检者取立位或坐位，按视、触、叩的顺序检查，内容包括脊柱的弯曲度、活动度、压痛与叩击痛。

（一）弯曲度检查

1. 检查方法

（1）脊柱前后凸　嘱被检查者取立位，侧面观察脊柱各部形态，了解有无前后凸畸形。正常人直立时，脊柱有四个生理弯曲。从侧面观察：颈段稍前凸，胸段稍后凸，腰椎明显前凸，骶椎明显后凸。

（2）脊柱侧弯度　嘱被检者取立位或坐位，从后面观察脊柱有无侧弯。轻度侧弯时，需结合触诊判定。检查者用食、中指或拇指沿脊椎的棘突以适当的压力由上向下划压，致使被压处皮肤出现一条红色压痕，以此痕为标准，观察脊柱有无侧弯（正常人脊柱无侧弯）。

2. 临床意义

（1）脊柱过度后凸　也称驼背，多发生于胸段脊柱，常见于：①佝偻病（儿童多见）、结核病（青少年多见），胸段脊柱成角畸形是其特征性表现；②强直性脊柱炎，成年人多见，脊柱胸段成弧形（或弓形）后凸，常有脊柱强直性固定；③脊椎退行性变，老年人多见，主要表现为驼背。

（2）脊柱过度前凸　多发生在腰椎部位。可

见于晚期妊娠、大量腹水、腹腔巨大肿瘤、髋关节结核及先天性髋关节脱位等。

（3）脊柱侧凸　脊柱离开后正中线向左或右偏曲称为脊柱侧凸。

①姿势性侧凸：无脊柱结构异常，改变体位可使侧凸得以纠正。多见于儿童发育期坐立姿势不良、代偿性侧凸（可因一侧下肢明显短于另一侧所致）、坐骨神经性侧凸以及脊髓灰质炎后遗症等。

②器质性侧凸：改变体位不能纠正侧凸。多见于先天性脊柱发育不全、肌肉麻痹、营养不良、慢性胸膜肥厚、胸膜粘连及肩部或胸廓的畸形等。

（二）活动度检查

1. 检查方法

让被检者做前屈、后伸、侧弯、旋转等动作，观察脊柱的活动情况及有无变形。对脊柱外伤者或可疑骨折或关节脱位者，要避免脊柱活动，防止损伤脊髓。正常活动度范围见下表6-6。

表6-6　颈、胸、腰椎及全脊椎活动范围

	前屈	后伸	左右侧弯	旋转度（一侧）
颈椎	35°~45°	35°~45°	45°	60°~80°
胸椎	30°	20°	20°	35°
腰椎	90°	30°	20°~30°	30°

注：由于年龄、活动训练以及脊柱结构差异等因素，脊柱运动范围存在较大的个体差异。

2. 临床意义

脊柱颈段活动受限常见于颈部肌纤维组织炎及韧带受损、颈椎病、结核或肿瘤浸润、颈椎外伤、骨折或关节脱位。脊柱腰椎段活动受限常见于腰部肌纤维组织炎及韧带受损、腰椎椎管狭窄、椎间盘突出、腰椎结核或肿瘤、腰椎骨折或脱位。

（三）压痛与叩击痛

1. 检查方法

检查有无脊柱压痛时，嘱被检者取端坐位，身体稍向前倾。医师以右手拇指从枕骨粗隆开始自上而下逐个按压脊椎棘突及椎旁肌肉，正常时

每个棘突及椎旁肌肉均无压痛。检查叩击痛时，嘱被检查者取坐位，检查者可用中指或叩诊锤垂直叩击胸、腰椎棘突（颈椎位置深，一般不用此法），也可采用间接叩击法，具体方法是：检查者将左手掌置于被检者头部，右手半握拳以小鱼际肌部位叩击左手背，了解检查者脊柱各部位有无疼痛。

2. 临床意义

胸、腰椎病变，如结核、椎间盘突出、外伤或骨折时，相应的脊椎棘突有压痛。椎旁肌肉有压痛，多为腰背肌纤维炎或劳损。叩击痛的部位即为病变部位。

二、四肢关节检查

四肢关节检查，常用视诊和触诊，两者相互配合，特殊情况下采用叩诊和听诊。内容主要是观察外形、检查关节活动情况。正常人四肢及关节左右对称，无肿胀压痛，活动自如。

（一）检查外形改变

1. 匙状甲（反甲）

表现为指甲中央凹陷，边缘翘起，指甲变薄，表面粗糙有条纹。多见于缺铁性贫血和高原疾病，偶见于风湿热、甲癣等。

2. 杵状指

手指或足趾末端增生、肥厚，指甲从根部到末端拱形隆起呈杵状。见于呼吸系统疾病，如慢性肺脓肿、支气管扩张和支气管肺癌；某些心血管疾病，如发绀型先天性心脏病，亚急性感染性心内膜炎；营养障碍性疾病，如肝硬化。

3. 指关节变形

（1）梭形关节 双侧对称性近端指骨间关节增生、肿胀呈梭形畸形，早期红肿疼痛，晚期强直、活动受限，手腕、手指向尺侧偏斜；可见于类风湿关节炎。

（2）爪形手 手指变形，像鸟爪样，见于尺神经损伤，进行性肌萎缩；脊髓空洞症和麻风等。

4. 腕关节变形

（1）腕垂症 肘以上完全性损伤者，不能伸腕、伸拇、伸指及外展拇，呈垂腕畸形，见于桡神经损伤。

（2）猿掌 大鱼际肌萎缩，手呈猿掌畸形，见于正中神经损伤。

5. 膝关节变形

（1）关节腔积液 视诊关节肿胀，触诊浮髌试验阳性。浮髌试验检查方法：被检者取平卧位，下肢伸直放松，检查者左手拇指和其余四指分别固定在患膝关节上方两侧，并加压压迫髌上囊，使关节液集中于髌骨底面，右手拇指和其余四指分别固定在患膝关节下方两侧，用右手食指连续垂直向下按压髌骨数次，压下时有髌骨与关节面的碰触感，松手时有髌骨随手浮起感，即为浮髌试验阳性，见于风湿性关节炎、结核性关节炎等引起的膝关节腔积液。

（2）关节炎 表现为两膝关节不对称，红、肿、热、痛，活动障碍，见于风湿性关节炎活动期。

6. 膝内翻、膝外翻

正常人双脚并拢站立时双膝和双踝均能靠拢。如果直立时，两踝并拢两膝关节远离，双下肢形成"O"状，即"O形腿"，称为膝内翻；如果直立时，两膝关节并拢时，两踝部分离，称为膝外翻，或"X形腿"。见于佝偻病及大骨节病。

7. 足内翻、足外翻

（1）足内翻 跟骨内旋，前足内收，足纵弓高度增加，站立时足不能踏平，外侧着地。

（2）足外翻 跟骨外旋，前足外展，足纵弓塌陷，舟骨突出，扁平状，跟腱延长线落在跟骨内侧。

足内翻、足外翻见于先天性畸形、脊髓灰质炎后遗症等。

8. 骨折与关节脱位

（1）骨折 骨折时可见局部肿胀、压痛，可有变形或肢体缩短，可触及骨擦感或听到骨擦音，如 Colles 骨折，侧面观察患部呈餐叉样外观，正面观察则呈枪刺状畸形。

（2）关节脱位 关节畸形、疼痛、肿胀、瘀斑以及关节功能障碍等。

9. 肌萎缩

肢体肌萎缩时，可见患肢肌肉体积缩小，松

弛无力。见于脊髓灰质炎、周围神经损伤等。

10. 下肢静脉曲张

多发生在小腿，曲张静脉如蚯蚓状怒张、弯曲，久站加重，卧位抬高下肢，静脉曲张现象减轻；重者小腿肿胀、皮肤暗紫、色素沉着或形成溃疡。见于栓塞性静脉炎或长期从事站立性工作者。

11. 水肿

双下肢指凹性水肿多见心功能不全等；一侧肢体水肿多见于静脉或淋巴液回流障碍，静脉回流障碍见于血栓性静脉炎、肿瘤压迫等；淋巴液回流障碍见于丝虫病，检查可见患肢皮肤增厚、肿胀、按压无凹陷，称为象皮肿；肢体局部红肿、伴皮肤灼热见于蜂窝织炎等。

12. 痛风性关节炎

表现为关节僵硬、肥大或变形，甚至局部破溃成瘘管，关节周围可形成结节样痛风石，多发生在手指末节和足趾关节处，其次为踝、腕、肘、膝关节。

13. 肢端肥大症

表现为肢体末端异常粗大，见于肢端肥大症、巨人症。

（二）检查运动功能

1. 检查方法

（1）主动运动　让被检查者用自己的力量进行各个关节各方向的运动，如肩关节屈伸，肩关节内旋、外旋，以及髋关节内旋、外旋等。

（2）被动运动　检查者用外力使被检查者的关节运动，观察其活动范围及有无疼痛等。

2. 临床意义

关节活动障碍主要见于骨折、脱位、炎症、肿瘤、关节退行性变以及肌腱、软组织损伤等。

第十四节　神经系统检查

一、肌力、肌张力

（一）肌力检查

1. 检查方法

医师嘱被检查者作肢体伸、屈、内收、外展、旋前、旋后等动作，并从相反方向给予阻力，测试被检查者对阻力的克服力量，要注意两侧对比检查。

2. 肌力评定

采用 0～5 级的六级分级法。

0 级：完全瘫痪，无肌肉收缩。

1 级：仅有肌肉收缩，但无肢体活动。

2 级：肢体在床面上能水平移动，但不能抬离床面。

3 级：肢体能抬离床面，但不能抗阻力。

4 级：能作抗阻力动作，但较正常差。

5 级：正常肌力。

3. 临床意义

（1）单瘫　单一肢体瘫痪，多见于脊髓灰质炎。

（2）偏瘫　为一侧肢体（上、下肢）瘫痪，常伴有同侧颅神经损害，多见于颅内病变或脑卒中。

（3）交叉性偏瘫　为一侧肢体瘫痪及对侧颅神经损害，多见于脑干病变。

（4）截瘫　为双侧下肢瘫痪，是脊髓横贯性损伤的表现，见于脊髓外伤、炎症等。

（二）肌张力检查

1. 检查方法

医师嘱被检查者肌肉放松，而后持其肢体以不同的速度、幅度进行各个关节的被动运动，根据肢体的阻力判断肌张力（可触摸肌肉，根据肌肉硬度判断），要两侧对比。

2. 临床意义

（1）肌张力增高　触摸肌肉，坚实感，伸屈肢体时阻力大。痉挛状态（在被动伸屈其肢体时，起始阻力大，终末突然阻力减弱，也称折刀现象），提示锥体束损害；铅管样强直（伸肌和屈肌的肌张力均增高，做被动运动时各个方向的阻力增加均匀一致），提示锥体外系损害。

（2）肌张力降低　肌肉松软，伸屈其肢体时阻力小，关节运动范围扩大，见于周围神经炎、脊髓前角灰质炎、小脑病变等。

二、神经反射

（一）生理反射

1. 浅反射

刺激皮肤或黏膜引出的反射，健康人存在。

（1）角膜反射

1）检查方法：嘱被检查者眼睛注视内上方，医师用细棉絮轻触患者角膜外缘，健康人该侧眼睑迅速闭合，称为直接角膜反射，对侧眼睑也同时闭合称为间接角膜反射。

2）临床意义：直接角膜反射存在，间接角膜反射消失，说明受刺激对侧的面神经瘫痪；直接角膜反射消失，间接角膜反射存在，说明受刺激侧的面神经瘫痪；直接、间接角膜反射均消失，说明受刺激侧三叉神经病变，深昏迷患者角膜反射也消失。

（2）腹壁反射

1）检查方法：嘱被检查者仰卧，两下肢稍屈曲，腹壁放松，医师用钝头竹签分别沿肋缘下（胸髓7~8节）、脐水平（胸髓9~10节）及腹股沟上（胸髓11~12节）的方向，由外向内轻划两侧腹壁皮肤（即上、中、下腹壁反射），正常人于受刺激部位出现腹肌收缩。

2）临床意义：上腹壁或中腹壁或下腹壁反射减弱或消失，分别见于同侧胸髓7~8节、9~10节、11~12节病损；一侧上、中、下腹壁反射同时消失，见于一侧锥体束病损；双侧上、中、下腹壁反射均消失，见于昏迷和急性腹膜炎患者。注意，肥胖者、老年人、经产妇者由于腹壁过松也可出现腹壁反射减弱或消失。

（3）提睾反射

1）检查方法：嘱被检查仰卧，双下肢伸直，医师用钝头竹签，从下向上分别轻划两侧大腿内侧皮肤。健康人可出现同侧提睾肌收缩，睾丸上提。

2）临床意义：双侧反射减弱或消失，见于腰髓1~2节病损；一侧反射减弱或消失，见于锥体束损害；注意老年人腹股沟斜疝、阴囊水肿等可影响提睾反射。

2. 深反射

刺激骨膜、肌腱引出的反射，又称腱反射。

健康人存在。

（1）检查方法

1）肱二头肌反射：医师以左手托扶被检查者屈曲的肘部，将拇指置于肱二头肌肌腱上，右手用叩诊锤叩击左手拇指指甲，正常时前臂快速屈曲，反射中枢在颈髓5~6节。

2）肱三头肌反射：医师让检查者半屈肘关节，上臂稍外展，而后用左手托其肘部，右手用叩诊锤直接叩击尺骨鹰嘴突上方的肱三头肌肌腱附着处，正常时肱三头肌收缩，出现前臂伸展，反射中枢为颈髓6~7节。

3）桡骨骨膜反射：医师左手托住被检查者腕部，并使腕关节自然下垂，用叩诊锤轻叩桡骨茎突，正常时肱桡肌收缩，出现屈肘和前臂旋前，反射中枢在颈髓5~6节。

4）膝反射：被检查者取坐位，小腿完全松弛下垂，或让被检查者取仰卧位，医师在其腘窝处托起下肢，使髋、膝关节屈曲，用叩诊锤叩击髌骨下方之股四头肌肌腱，正常时出现小腿伸展，反射中枢在腰髓2~4节。

5）踝反射：被检查者仰卧，下肢外旋外展，髋、膝关节稍屈曲，医师左手将被检查者足部背屈成直角，右手用叩诊锤叩击跟腱，正常为腓肠肌收缩，出现足向跖面屈曲，反射中枢在骶髓1~2节。

（2）临床意义

1）深反射减弱或消失：一般是相应脊髓节段或所属脊神经出现了病变，常见于末梢神经炎、神经根炎、脊髓灰质炎、脑或脊髓休克状态等。

2）深反射亢进：见于锥体束的病变，如急性脑血管病、急性脊髓炎休克期过后等。

（二）病理反射

1. 检查方法

（1）巴宾斯基征（Babinski sign）　嘱被检者仰卧，髋、膝关节伸直，左手握其踝部，右手用叩诊锤柄部末端钝尖部，在足底外侧从后向前快速轻划至小趾根部，再转向拇趾侧。正常出现足趾向跖面屈曲，称巴宾斯基征阴性。如出现拇趾背伸，其余四趾呈扇形分开，称巴宾斯基征阳性。

（2）奥本海姆征（Oppenheim sign） 检查者用拇指和食指沿被检者胫骨前缘用力由上而下滑压，阳性表现同巴宾斯基征。

（3）戈登征（Gordon sign） 检查者用手以适当的力量握腓肠肌，阳性表现同巴宾斯基征。

（4）查多克征（Chaddock sign） 检查者用叩诊锤柄部末端钝尖部，在被检者外踝下方由后向前轻划至跖趾关节处止，阳性表现同巴宾斯基征。

（5）霍夫曼征（Hoffmann sign） 检查者用左手托住被检者腕部，用右手食指和中指夹持被检者中指，稍向上提，使其腕部处于轻度过伸位，用拇指快速弹刮被检者中指指甲，此时，如其余四指出现轻度掌屈反应为阳性。

（6）阵挛

1）髌阵挛：被检者取仰卧位，下肢伸直，检查者用拇指与食指持住髌骨上缘，用力向下快速推动数次，保持一定的推力，阳性反应为股四头肌节律性收缩使髌骨上下运动。

2）踝阵挛：被检者取仰卧位，检查者用左手托住腘窝，使髋、膝关节稍屈曲，右手紧贴其脚掌，突然用力将其足推向背屈，阳性表现为该足出现节律性、连续性的屈伸运动。

2. 临床意义

上述体征临床意义相同，阳性表现均提示锥体束病变，其中巴宾斯基征意义最大，霍夫曼征多见于颈髓病变。但1岁半以内的婴儿出现这些反射属生理现象。

三、脑膜刺激征

1. 检查方法

（1）颈强直 被检者去枕仰卧，下肢伸直，检查者左手托其枕部做被动屈颈动作，正常时下颏可贴近前胸，如下颏不能贴近前胸且检查者感到有抵抗感，被检者感颈后疼痛为阳性。

（2）凯尔尼格征（Kernig sign） 被检者去枕仰卧，一腿伸直，检查者将另一下肢先屈髋、屈膝成直角，然后抬小腿伸直其膝部，正常人膝关节可伸达135°以上。如小于135°时就出现抵抗，且伴有疼痛及屈肌痉挛为阳性。以同样的方法再检查另一侧。

（3）布鲁津斯基征（Brudzinski sign） 被检者去枕仰卧，双下肢自然伸直，检查者左手托患者枕部，右手置于患者胸前，使颈部前屈，如两膝关节和髋关节反射性屈曲为阳性。以同样的方法检查另一侧。

2. 临床意义

脑膜刺激征阳性最多见于脑膜炎，也可见于蛛网膜下腔出血、脑脊液压力增高等。颈强直也可见于颈部疾病，如颈椎病、颈椎结核、骨折、脱位，以及颈部肌肉损伤等。凯尔尼格征也可见于坐骨神经痛、腰骶神经根炎等。

四、拉塞格征

1. 检查方法

被检者取仰卧位，两下肢伸直，检查者一手压在被检者一侧膝关节上，使下肢保持伸直，另一手将该下肢抬起，正常可抬高70°以上。如不到30°即出现由上而下的放射性疼痛为阳性。以同样的方法再检查另一侧。

2. 临床意义

见于坐骨神经痛、腰椎间盘突出或腰骶神经根炎等。

一、外科洗手

所有参加手术的人员手术前都必须进行洗手和手臂消毒。

[步骤与方法]

外科洗手法包括洗手和消毒两个步骤。

1. 洗手

（1）流水冲洗双手臂。

（2）用洗手液或肥皂水按七步洗手法洗手和手臂。七步洗手法：手掌相对→手掌对手背→双手十指交叉→双手互握→揉搓拇指→指尖→手臂至上臂下1/3，两侧在同一水平交替上升，不得回搓。重复两次，共5分钟。洗手过程保持双手位于胸前并高于肘部，双前臂保持拱手姿势。

（3）取无菌毛巾擦干手和臂。

2. 消毒

手臂消毒方法分为肥皂水刷手法和消毒剂消毒法（如碘伏刷手法、灭菌王刷手法）。

（1）肥皂水刷手法　①按普通洗手方法将双手及前臂用肥皂和清水洗净。②用消毒毛刷蘸取消毒肥皂液交替刷洗双手及手臂，从指尖到肘上10cm。刷手时尤应注意甲缘、甲沟、指蹼等处。刷完一遍，指尖朝上肘向下，用清水冲洗手臂上的肥皂水。然后，另换一消毒毛刷，同法进行第二、三遍刷洗，每一遍比上一遍低2cm（分别为肘上10cm、8cm、6cm）。共约10分钟。③每侧用一块无菌毛巾从指尖至肘部擦干，擦过肘部的毛巾不可再擦手部，以免污染。④将双手及前臂浸泡在75%乙醇桶内5分钟，浸泡范围至肘上6cm处。若有乙醇过敏，可改用0.1%苯扎溴铵溶液浸泡，也可用1∶5000氯己定（洗必泰）溶液浸泡3分钟。⑤浸泡消毒后，保持拱手姿势待

干，双手不得下垂，不能接触未经消毒的物品。

（2）碘伏刷手法　①按普通洗手方法将双手及前臂用肥皂和清水洗净。②用消毒的软毛刷蘸取碘伏刷手。刷手顺序采取三段法：双手→双前臂→双上臂，双手交替向上进行，顺序不能逆转，不留空白区。刷手范围为肘上6cm，共5分钟。重点刷双手，从拇指的桡侧起渐次到背侧、尺侧，依次刷完五指和指蹼，然后再刷手掌、手背、前臂和肘上。③每侧用一块无菌毛巾从指尖至肘部擦干，擦过肘部的毛巾不可再擦手部。④将碘伏均匀涂于两手和前臂至肘部。先涂抹两前臂及肘部，再涂抹双手。⑤保持拱手姿势自然待干。

（3）灭菌王刷手法　①按普通洗手方法将双手及前臂用肥皂和清水洗净，用无菌毛巾擦干。②用无菌刷或无菌纱布接取灭菌王3~5mL（或用吸足灭菌王的纱布）刷洗双手、前臂、上臂至肘上10cm，时间3分钟。刷时稍用力。先刷甲缘、甲沟、指蹼，再由拇指桡侧开始，渐次到指背、尺侧、掌侧，依次刷完双手手指。然后再分段交替刷左右手掌、手背、前臂直至肘上。刷手时要注意勿漏刷指间、腕部尺侧和肘窝部，只需刷一遍。③刷完后，手指朝上肘朝下，流水冲净，用无菌小毛巾从手向上顺次擦干至肘上，注意不可再向手部回擦。另取一块小毛巾同法擦干另一手臂。④再接取灭菌王3~5mL涂抹双手至肘上8cm，先涂抹两前臂及肘部，再涂抹双手。保持拱手姿势自然待干。

[注意事项]

1. 手臂有破损或感染及上呼吸道感染者不宜参加手术刷手。

2. 洗手前应该修剪指甲，除去甲缘下积垢，更换手术室专用衣、裤、鞋，戴好消毒帽子、口罩。帽子应完全遮住头发，口罩必须遮住口及鼻孔。将双侧衣袖卷至上臂上 1/3 处，上衣的下摆塞在裤腰内。

3. 在洗手过程中，如不慎污染了已刷洗的部位，则必须重新刷洗。

4. 洗手消毒完毕后，保持拱手姿势。双手远离胸部 30cm 以外，向上不能高于肩部，向下不能低于剑突，手臂不能下垂。入手术间时用背部推开门或用感应门，手臂不可触及未消毒物品，否则要重新浸泡消毒。

5. 刷手后，待手臂上消毒液自然晾干后再穿无菌手术衣和戴无菌手套。

6. 目前有很多新型手臂消毒剂，使用方法遵循产品的使用说明。

二、戴无菌手套

所有参加手术的人员手臂消毒后都需穿戴无菌手术衣、手套。

[步骤与方法]

目前医院多采用经高压蒸气灭菌的干手套，偶有用消毒液浸泡的湿手套。

戴干手套法：①穿无菌手术衣、戴口罩后，选取合适手套号码并核对灭菌日期。②用手套袋内无菌滑石粉包轻轻敷擦双手，使之滑润。③左手捏住两只手套翻折部分，提出手套，使两只手套拇指相对向。右手先插入手套内，再用戴好手套的右手 2~5 指插入左手手套的翻折部内，帮助左手插入手套内，然后将手套翻折部翻回盖住手术衣袖口。④用无菌盐水冲净手套外面的滑石粉。⑤在手术开始前应将双手举于胸前，切勿任意下垂或高举。

[注意事项]

1. 未戴手套的手，只能接触手套套口的向外翻折部分，不能碰到手套的外面。

2. 已戴好手套的手只能接触手套的外面，不能碰到皮肤和手套套口的向外翻折部分。

3. 在手术开始前，双手应放于胸前，切勿任意下垂或高举。

4. 手术人员做完一台手术，需继续做另一台手术时，要重新按外科洗手法进行手臂消毒。

三、手术区消毒

凡是准备手术者均需要进行手术区域的消毒。对某种消毒剂过敏者，可更换其他消毒剂进行消毒。

[步骤与方法]

1. 手术前皮肤准备 不同的手术对病人手术区域的皮肤准备不同。一般外科手术，病人最好在手术前一天下午洗浴，并用肥皂清洗皮肤。如皮肤上有较多油脂或胶布粘贴的残迹，可先用松节油或 75% 酒精擦净。

2. 术区剃毛 主张当日术前剃毛。若毛发细小，可不剃。不宜在手术室内剃毛。最好采用专用粘布粘贴法除毛。

3. 消毒剂 目前国内普遍使用 0.5% 碘伏作为皮肤消毒剂。也可用 2.5% 碘酊消毒，待干后再用 75% 酒精涂擦 2~3 遍以脱碘。面部、口腔、肛门及外生殖器等处消毒，不可用碘酊。

4. 消毒方法 准备好消毒用品（卵圆钳、消毒剂、棉球或纱布），皮肤消毒先用碘伏（或 0.5% 安尔碘）棉球或小纱布团由手术区中心向四周涂擦顺序涂擦 3 遍，第二、三遍都不能超出上一遍的范围。如为感染伤口或会阴、肛门等处手术，则应从外周向感染伤口或会阴肛门处涂擦。消毒范围应包括手术切口周围半径 15cm 的区域。

[注意事项]

1. 消毒皮肤涂擦时应稍用力，方向应一致，不可遗漏空白或自外周返回中心部位。已经接触污染部位的药液纱布不应再返回涂擦清洁处。

2. 如为腹部手术，可先滴少许碘伏于脐孔，以延长消毒时间。

四、穿脱隔离衣

[适用范围]

1. 进入严格隔离病区时。

2. 检查、护理需特殊隔离患者，工作服可能被患者血液、体液、分泌物、排泄物沾染时。

3. 进入易引起院内播散的感染性疾病患者病室和接触需要特别隔离的病人时（如大面积烧伤、器官移植和早产儿等）。

[步骤与方法]

1. 穿隔离衣

（1）戴好帽子及口罩，取下手表，卷袖过肘，洗手。

（2）手持衣领取下隔离衣，清洁面朝自己；将衣领两端向外折齐，对齐肩缝，露出袖子内口。

（3）右手持衣领，左手伸入袖内；右手将衣领向上拉，使左手套入后露出。

（4）换左手持衣领，右手伸入袖内；举双手将袖抖上，注意勿触及面部。

（5）两手持衣领，由领子中央顺着边缘向后将领扣扣好，再扎好袖口（此时手已污染），松腰带活结。

（6）将隔离衣一边约在腰下 5cm 处渐向前拉，直到见边缘，则捏住；同法捏住另一侧边缘，注意手勿触及衣内面。然后双手在背后将边缘对齐，向一侧折叠，一手按住折叠处，另一手将腰带拉至背后压住折叠处，将腰带在背后交叉，回到前面系好。

2. 脱隔离衣

（1）解开腰带，在前面打一活结。

（2）解开两袖口，在肘部将部分袖子套塞入袖内，便于消毒双手。

（3）消毒清洗双手后，解开领扣，右手伸入左手腕部套袖内，拉下袖子过手；用遮盖着的左手握住右手隔离衣袖子的外面，将右侧袖子拉下，双手转换渐从袖管中退出。

（4）用左手自衣内握住双肩肩缝撤右手，再用右手握住衣领外面反折，脱出左手。

（5）左手握住领子，右手将隔离衣两边对齐，挂在衣钩上。若挂在半污染区，隔离衣的清洁面向外，挂在污染区，则污染面朝外。

[注意事项]

1. 穿好隔离衣后保持双臂前伸，屈曲，上不过肩，下不过腰。

2. 穿隔离衣前，准备好工作中一切需用物品，避免穿了隔离衣到清洁区取物品。

3. 穿隔离衣时，避免接触清洁物，系领子时，勿使衣袖触及面部、衣领及工作帽。穿着隔离衣，须将内面工作服完全遮盖。隔离衣内面及衣领为清洁区，穿脱时，要注意避免污染。

4. 穿隔离衣后，只限在规定区域内进行活动，不得进入清洁区。

5. 挂隔离衣时，不使衣袖露出或衣边污染面盖过清洁面。

6. 隔离衣应每天更换，如有潮湿或被污染时，应立即更换。

五、开放性创口的常用止血法

[适应证]

各种出血情况，尤其是大出血的急救处理。

[禁忌证]

当患者出现呼吸困难、呼吸停止或心脏骤停等状况时需首先予以急救，此时不宜先进行伤口处理。

[步骤与方法]

（一）判断出血的性质

1. 动脉出血血液颜色鲜红，呈间歇性喷射状，动脉压力高，短时间内可致大量出血。

2. 静脉出血血液呈暗红色，流出速度较慢，呈持续涌出状，压力低，出血速度较缓慢，但长时间不断地出血对生命也有威胁。因肢体静脉数量多，一般静脉创伤对肢体血运影响不大。

3. 毛细血管出血颜色鲜红，整个创面片状渗血，可自凝，不易找到出血点。

4. 实质脏器破裂出血时出血量大。

（二）止血方法

1. 指压止血法

适用于动脉位置浅表且靠近骨骼处的出血。如头、面、颈部和四肢的外出血。

（1）直接压迫止血 用清洁的敷料盖在出血部位上，直接压迫止血。

（2）间接压迫止血 用手指压迫伤口近心端的动脉，使血管闭合，阻断血流，能有效达到快速止血的目的。

2. 加压包扎止血法

适用于中小静脉、小动脉或毛细血管出血。

用敷料或其他洁净的毛巾、手绢、三角巾等覆盖伤口，加压包扎达到止血目的。必要时可将手掌放在敷料上均匀加压，一般 20 分钟后即可止血。

3. 填塞止血法

适用于伤口较深的出血。

用消毒纱布、敷料（如果没有，用干净的布料替代）填塞在伤口内，再用加压包扎法包扎。

4. 止血带止血法

一般只适用于四肢大出血，或采用其他方法不能有效控制的大出血。上止血带之前应抬高患肢 2～3 分钟，以增加静脉回心血流量。

（1）橡皮止血带止血法　抬高患肢，将软布料、棉花等软织物衬垫于止血部位皮肤上。扎止血带时一手掌心向上，手背贴紧肢体，止血带一端用虎口夹住，留出长约 10cm 的一段，另一手拉较长的一端，适当拉紧拉长，绕肢体 2～3 圈，以前一手的食指和中指夹住橡皮带末端用力拉下，使之压在紧缠的橡皮带下面即可。

（2）绞紧止血法　将三角巾或毛巾等叠成带状，在出血伤口上方绕肢体一圈，两端向前拉紧打一活结，并在一头留出一小套，取小木棒、笔杆、筷子等作为绞棒，插在带圈内，提起绞棒绞紧，再将木棒一头插入小套内，并把小套拉紧固定即可。

5. 屈曲加垫止血法

适用于肘、膝关节远端肢体受伤出血。在肘、腘窝垫以棉垫卷或绷带卷，将肘关节或膝关节尽力屈曲，借衬垫物压住动脉，并用绷带或三角巾将肢体固定于屈曲位，以阻断关节远端的血流。

[注意事项]

1. 部位要准确。止血带应扎在伤口的近心端，并应尽量靠近伤口。

2. 前臂和小腿不适宜扎止血带。

3. 上臂不可扎在下 1/3 处，以防损伤桡神

经。宜扎在上 1/3 处。

4. 大腿宜扎在上 2/3 处。

5. 止血带松紧要适度。止血带的松紧度以刚达到远端动脉搏动消失，刚能止血为度。

6. 加衬垫。止血带与皮肤之间应加衬垫，以免损伤皮肤。切忌用绳索或铁丝直接加压。

7. 标记要明显。记上使用止血带日期、时间和部位并挂在醒目的部位，便于观察，同时迅速转送。

8. 时间控制好。扎止血带的时间不宜超过 3 小时。并应 1 小时松止血带 1 次，每次放松 2～3 分钟。松解止血带前，要先补充血容量，做好纠正休克的准备，并准备止血用器材。松解时，如果伤员出血，可用指压法止血。

9. 应用屈曲加垫止血法，必须先确定局部有无骨关节损伤，有骨关节损伤者禁用。

六、伤口换药

[适应证]

1. 手术后切口的常规检查。

2. 敷料松脱需要更换。

3. 伤口的渗血、渗液、引流液等浸湿敷料，或大小便及各种消化液污染伤口。

4. 需松动或拔出引流管。

5. 愈合伤口拆线等。

[器械准备]

一次性换药包 1 个（内含弯盘 2 个，垫单 1 块，镊子 2 把，纱布、棉球若干），剪刀 1 把，安尔碘或碘酊，75% 酒精，胶布等。

如换药包中纱布、棉球数量不能满足需要，另取适量干棉球、纱布置于无菌弯盘或治疗碗中。

必要时准备探针、冲洗器、引流物、血管钳、凡士林纱布、盐水、其他消毒液等。

[步骤与方法]

1. 术前准备

（1）术者准备　换药前操作者应遵循无菌原则洗手，并戴好帽子和口罩。向病人说明换药的目的，以取得配合。

（2）患者体位　按伤口部位采取不同的卧姿

或其他的稳定姿势。要求使病人舒适、伤口暴露充分，光线良好，操作方便，尽量不使病人看到伤口。

（3）查看伤口　必要时先看一次伤口，估计需要多少敷料和使用何种器械（剪刀、探针等）、药物，一次备妥。

2. 换药步骤

（1）去除敷料：先用手取下外层敷料（勿用镊子），再用1把镊子取下内层敷料。揭除内层敷料应轻巧，一般应沿伤口长轴方向揭除，若敷料干燥并粘贴在创面上则不可硬揭，应先用生理盐水浸湿后再揭去，以免创面出血。

（2）双手执镊，左手镊子从换药碗中夹无菌物品，并传递给右手镊子，两镊不可相碰。

（3）无感染伤口，用碘酊、75%酒精棉球由内向外消毒伤口及周围皮肤，沿切口方向，范围距切口3～5cm，擦拭2～3遍。如为感染伤口，则应从外周向感染伤口处涂擦。

（4）分泌物较多且创面较深时，宜用干棉球及生理盐水棉球擦拭并清除干净。

（5）高出皮肤表面或不健康的肉芽组织及较多坏死物质，可用剪刀剪平，再用等渗盐水擦拭。若肉芽组织有较明显水肿时，可用3%～5%高渗盐水湿敷。

（6）一般创面可用消毒凡士林纱布覆盖，污染伤口或易出血伤口要用引流纱条，防止深部化脓性感染。

（7）无菌敷料覆盖伤口，距离切口边缘3cm以上，一般用8～10层纱布，胶布固定，贴胶布方向应与肢体或躯干长轴垂直。

3. 各种伤口的处理

（1）无菌手术切口　一般于术后1～2天更换敷料1次，更换敷料时用75%酒精棉球消毒后，无菌纱布覆盖伤口。

（2）感染伤口　除去坏死组织，充分引流伤口内分泌物。浅部伤口放药物纱布引流，深部伤口用引流纱条引流。一般每天换药1～2次，外层敷料被分泌物浸湿后应及时更换敷料。

［注意事项］

1. 凡接触伤口的物品，均须无菌。各种无菌

敷料从容器内取出后，不得放回，污染的敷料须放入弯盘或污物桶内。放置污染物时，不可从无菌弯盘上方经过。

2. 换药时先无菌伤口，后感染伤口；先缝合伤口，后有创面伤口；先感染轻的伤口，后感染重的伤口；先一般非特异性感染伤口，后特异性感染伤口（如破伤风、绿脓杆菌感染、气性坏疽、结核）。

3. 右手镊子可直接接触伤口，左手镊子专用于从换药碗中夹取无菌物品，递给右手（两镊不可相碰）。

4. 换药过程中，假如需用两把镊子（或钳子）协同把蘸有过多盐水或药液的棉球拧干一些时，必须使相对干净侧（左手）镊子位置向上，而使接触伤口侧（右手）镊子位置在下，以免污染。

5. 特殊感染伤口，如气性坏疽、破伤风、绿脓杆菌等感染伤口，换药时必须严格执行隔离技术，除必要物品外，不带其他物品，用过的器械要专门处理，敷料要焚毁或深埋。

七、脊柱损伤的搬运

［目的］

对怀疑有脊柱损伤的伤员，均应按脊柱损伤处理，不要随意翻身、扭曲，正确地将伤员搬运到硬质担架上，并加以妥善固定，以免引起或加重脊髓损伤，甚至造成生命危险，稳妥迅速转运至医院。

［适应证］

1. 从高处坠落，臀部四肢先着地致伤者。

2. 重物从高空直接砸压在头部或肩部者。

3. 直接暴力冲击在脊柱致伤者。

4. 脊柱弯曲时受到挤压致伤者。

［物品准备］

1. 硬质担架、固定带、颈托、头部固定器等。

2. 就地取材，如木板、门板等。

［操作步骤］

1. 急救处理

（1）脊柱损伤的恰当急救处理，对伤员的预

后有着重要意义。

（2）伤后脊柱有疼痛、压痛，或有隆起、畸形，对清醒伤员可询问并触摸其疼痛部位，对昏迷伤员可触摸其脊柱后突部位，以初步判断损伤部位。

（3）观察是高位四肢瘫还是下肢瘫，以确定是颈椎损伤还是胸腰椎损伤，以作为搬运时的依据。

（4）由于导致脊柱损伤或脊髓损伤的暴力往往巨大，应特别注意有无颅脑和重要脏器的损伤、休克等，并优先处理，维持伤员的呼吸道通畅及生命体征稳定。

2. 胸腰椎损伤的搬运方式

（1）在搬动时，尽可能减少不必要的活动，以免引起或加重脊髓损伤。

（2）正确的搬运，应由 3 人采用平卧式搬运法。伤员仰卧位，头部、颈部、躯干、骨盆应以中心直线位，脊柱不能屈曲或扭转，在脊柱无旋转外力的情况下，三人在伤员的同侧，动作一致地用手平托伤员的头、胸、腰、臀、腿部，平抬平放至硬质担架（木板）上，然后在伤员的身体两侧用枕头或衣物塞紧，用固定带将伤员绑在硬质担架（木板）上，保持脊柱伸直位。

（3）如只有软担架时，则宜取俯卧位，以保持脊柱的平直，防止脊柱屈曲。

（4）绝对禁止一人拖肩一人抬腿搬动伤员或一人背送伤员的错误搬运法。

3. 颈椎损伤的搬运方式

（1）可先用颈托固定颈部。

（2）搬运时应由一人负责扶托下颌和枕骨，沿纵轴略加牵引力，使颈部保持中立位，与躯干长轴一致，同其他三人协同动作，将伤员平直地抬到担架（木板）上，然后在头颈部的两侧用沙袋或卷叠的衣服等物垫好固定，防止在搬运中发生头颈部转动或弯曲活动，并保持呼吸道通畅。

（3）切忌用被单提拉两端或一人抬肩另一人抬腿的搬运法，这样不但会增加病人的痛苦，还可使脊椎移位加重，损伤脊髓。

［注意事项］

1. 脊柱损伤伤员在搬运过程中，始终要保持脊柱伸直位，严禁弯曲或扭转。

2. 转运过程中，需密切注意观察伤员的生命体征和病情变化。

八、长骨骨折简易固定

［目的］

现场救护中，对长骨骨折的伤员必须采取伤肢的固定制动措施，以减轻伤处的疼痛，预防疼痛性休克的发生，同时限制骨折断端的再移位，防止骨折断端刺伤血管、神经等周围组织造成继发性损伤，以便于抢救和转运。

［适应证］

1. 四肢长骨闭合性骨折。

2. 四肢长骨开放性骨折。

［物品准备］

1. 夹板（木质、铁质、塑料）、固定架、绷带、三角巾、棉垫、止血带等。

2. 在救护现场也可采用树枝、竹竿、木棍、纸板、雨伞、衣服、书卷等代替。

［操作步骤］

1. 闭合性骨折

（1）固定前应尽可能牵引伤肢以矫正明显的畸形，避免骨折断端对神经、血管、皮肤等周围组织的压迫，然后将伤肢放到适当位置固定。

（2）固定物与肢体之间要加衬垫（棉垫、毛巾、布料片等软物），骨突部位加垫棉花或布类保护，以防皮肤压伤。

（3）固定范围一般应包括骨折处上下两个关节。

1）上臂骨折：夹板放在上臂的外侧，用绷带固定。再固定肩、肘关节，用三角巾悬吊前臂于胸前，另一条三角巾围绕患肢于健侧腋下打结。若无夹板，可用三角巾先将伤肢固定于胸廓，然后用三角巾将伤肢悬吊于胸前。

2）前臂骨折：将夹板置于前臂四侧固定，然后固定肘、腕关节，用三角巾将肘关节屈曲，前臂悬吊于胸前，另一条三角巾将伤肢固定于胸廓。若无夹板，先用三角巾将伤肢悬吊于胸前，然后用三角巾将伤肢固定于胸廓。

3）大腿骨折：①健肢固定法：在膝、踝关节及两腿之间的空隙处加以棉垫，用绷带或三角巾将双下肢绑在一起。②躯干固定法：伤肢外侧从腋下至足跟部置一长夹板，伤肢内侧从大腿根部至足跟部置一短夹板，用绷带或三角巾捆绑固定。

4）小腿骨折：用两块夹板，分别置于小腿的内、外侧，然后用绷带或三角巾固定，亦可用三角巾将患肢固定于健肢。

2. 开放性骨折

（1）应先止血、包扎，再固定骨折肢体。

（2）有外露的骨折端等组织不应还纳，以免将污染物带入深层，应用消毒敷料或清洁布类进行严密的保护性包扎。

（3）伴有血管损伤者，先行加压包扎止血后再加以肢体固定。加压包扎止血无效者，可用橡皮管（条）止血带（亦可用三角巾、绷带和布条等代替）止血，上肢缚于上臂上1/3处，下肢缚于大腿中上1/3处，前臂和小腿禁用止血带。

[注意事项]

1. 固定的松紧度要适中，既要固定牢靠，又不能过紧。

2. 四肢骨折固定后，要露出指（趾）端以便观察血液循环。

3. 肢体固定后，如出现指（趾）苍白、青紫，肢体发凉、疼痛或麻木时，表明血液循环不良，要立即查明原因，如为扎缚过紧，应放松缚带重新固定。

4. 用止血带止血者，要标明其时间，时间应越短越好，如需延长应每隔1小时放松一次，待肢体组织有新鲜血液渗出后，再重新扎上，若出血停止则不必重复使用。止血带使用的时间过长将导致肢体疼痛，甚至引起肢体缺血性坏死而致残，严重者可危及伤员生命。

九、心肺复苏术

[适应证]

各种原因所造成的心脏骤停。

心肺脑复苏术分三个阶段：①基本生命支持阶段：是初步生命急救，包括心跳呼吸停止的判断与人工循环、气道开放和人工通气。②高级心脏生命支持阶段：应用辅助设备及特殊技术恢复和保持自主呼吸和心跳。包括建立人工气道、人工正压通气、持续人工循环、给予复苏药物。③延长生命支持阶段：保护大脑、脑复苏及复苏后疾病的预防。包括多器官功能支持、脑保护与冬眠、促清醒、ICU床旁重症监护、确诊并去除病因、开放气道、重建呼吸与循环。本节主要介绍心肺复苏术的第一阶段——基本生命支持阶段。

[禁忌证]

无绝对禁忌证。

胸外按压的禁忌证：胸壁开放性损伤、肋骨骨折、严重张力性气胸、心脏压塞。

[步骤与方法]

1. 环境判断

首先评估现场环境是否安全。

2. 意识的判断

用双手轻拍患者双肩，分别对着双耳大声呼叫"醒醒！""喂！你怎么了？"叫喊无反应。

3. 立即呼救

"请帮我打急救电话，并取除颤仪。"

4. 判断是否有颈动脉搏动，同时检查呼吸

用右手的中指和食指从气管正中环状软骨划向近侧颈动脉搏动处（喉结旁开2~3cm），判断5~10s，触感动脉无搏动。同时观察患者胸部起伏，判断无呼吸或仅有濒死喘息。

5. 摆放体位

使患者仰卧于硬板床或与地面呈直线，松解患者衣领及裤带。

6. 胸外心脏按压

（1）**按压部位** 两乳头连线中点（胸骨下半段）。

（2）**按压方法** 用左手掌根部紧贴患者的胸部，右手掌根部重叠其上，两手手指相扣，左手五指翘起。上半身稍向前倾，双肩位于患者正上方，保持前臂与患者胸骨垂直，双臂伸直（肘关节伸直），以上半身力量用力垂直向下按压，放松时要使胸壁充分回复，放松时掌根不能离开胸壁。

（3）按压要求　按压深度，成人胸骨下陷5~6cm，按压频率100~120次/分，压放时间比为1:1。连续按压30次后给予人工呼吸2次。多位施救者在现场心肺复苏时，每2分钟或5个心肺复苏循环后，应相互轮换按压，以保证按压质量。

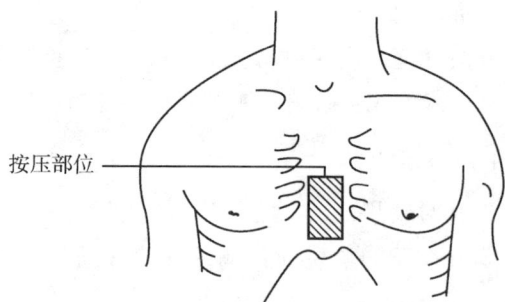

图7-1　胸外按压部位示意图

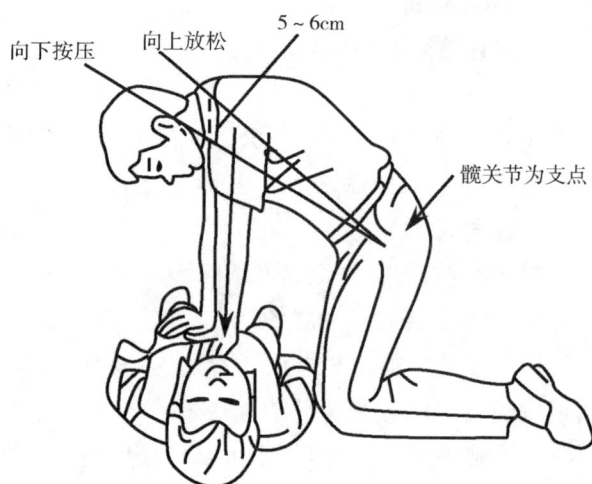

图7-2　胸外按压姿势示意图

7. 开放气道

分为仰头举颏法、仰头托颈法、双手托颌法。临床最常用的是仰头举颏法。开放气道后要求耳垂和下颏连线与地面成90°。同时清理口腔分泌物，有假牙予以摘除。

（1）仰头举颏法　施救者将一手掌小鱼际（小拇指侧）置于患者前额，下压使其头部后仰，另一手的食指和中指置于靠近颏部的下颌骨下方，将颏部向前抬起，帮助头部后仰，气道开放。必要时拇指可轻牵下唇，使口微微张开。

（2）仰头托颈法　病人仰卧，抢救者一手抬起病人颈部，另一手以小鱼际侧下压患者前额，

使其头后仰，气道开放。

（3）双手托颌法　病人平卧，抢救者用双手从两侧抓紧病人的双下颌并托起，使头后仰，下颌骨前移，即可打开气道。此法适用于颈部有外伤者，以下颌上提为主，不能将病人头部后仰及左右转动。注意，颈部有外伤者只能采用双手托颌法开放气道，不宜采用仰头举颏法和仰头托颈法，以避免进一步损伤脊髓。

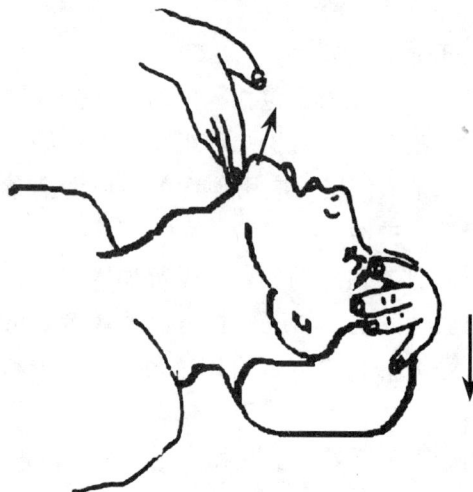

图7-3　仰头举颏法示意图

8. 人工呼吸

口对口人工呼吸是现场复苏最快捷有效的通气方法。有条件亦可采取简易呼吸器进行人工呼吸。对口唇受伤或牙关紧闭者及婴幼儿多采取口对鼻人工呼吸。

（1）口对口人工呼吸　施救者一只手的拇指和食指捏住患者鼻翼，用小鱼际肌按患者前额，另一只手固定患者下颌，开启口腔。施救者双唇严密包住患者口唇，平静状态下缓慢吹气，吹气时观察胸廓是否隆起。吹气时间每次不少于1s，每次送气量500~600mL，以胸廓抬起为有效。吹气完毕，松开患者口鼻，使患者的肺和胸廓自然回缩，将气体排出，重复吹气一次，与心脏按压交替进行，吹气按压比为2:30。

（2）口对鼻人工呼吸　施救者稍用力抬患者下颏，使口闭合，先深吸一口气，将口罩住患者鼻孔，将气体吹入患者鼻内。吹气时观察胸廓是否隆起。

（3）简易呼吸器呼吸　见后文。

9. 持续 2 分钟高效率的 CPR

以心脏按压：人工呼吸 = 30：2 的比例进行，操作 5 个周期（心脏按压开始至送气结束）。

10. 判断复苏是否有效

评价心肺复苏成功的指标：①触摸到大动脉搏动；②有自主呼吸；③瞳孔逐渐缩小；④面色、口唇、甲床转红；⑤神志恢复，四肢有活动。

11. 生命支持

整理患者，进一步生命支持。

[注意事项]

1. 口对口吹气量不宜过大，胸廓稍起伏即可。吹气时间不宜过长，过长会引起急性胃扩张、胃胀气和呕吐。吹气过程要注意观察患（伤）者气道是否通畅，胸廓是否被吹起。

2. 胸外心脏按压术只能在患（伤）者心脏停止跳动情况下才能施行。

3. 口对口吹气和胸外心脏按压应同时进行，严格按吹气和按压的比例操作，吹气和按压的次数过多和过少均会影响复苏的成败。

4. 胸外心脏按压的位置必须准确，不准确容易损伤其他脏器。按压的力度要适宜，过大过猛容易使胸骨骨折，引起气胸血胸。按压的力度过轻，胸腔压力小，不足以推动血液循环。

5. 施行心肺复苏术时应将患（伤）者的衣扣及裤带解松，以免引起内脏损伤。

十、简易呼吸器的使用

[适应证]

1. 各种原因所致的呼吸停止或呼吸衰竭的抢救及麻醉期间的呼吸管理。

2. 临时替代呼吸机。应用于需机械通气的患者转科、外出做特殊检查、进出手术室或呼吸机故障等情况。

[禁忌证]

有气胸者禁忌。

[步骤与方法]

1. 简易呼吸器连接氧气，氧流量 8 ~ 10mL/min。

2. 将患者仰卧，去枕，头后仰，清除口腔分泌物，摘除假牙。

3. 抢救者站于患者头顶处或头部左或右侧，托起患者下颌，使患者头进一步后仰，扣紧面罩。

4. 一手以"CE"手法固定（C 法：左手拇指和食指将面罩紧扣于患者口鼻部，固定面罩，保持面罩密闭无漏气。E 法：中指、无名指和小指放在病人下颌角处，向前上托起下颌，保持气道通畅）面罩，一手挤压简易呼吸器气囊，按压时间大于 1s，潮气量为 8 ~ 12mL/kg，频率成人为 12 ~ 16 次/分，按压和放松气囊时间比为 1：(1.5 ~ 2)。

[注意事项]

1. 面罩要紧扣住口鼻部，避免漏气。

2. 若患者有自主呼吸，应与之同步，在患者吸气时按压气囊。

3. 气管插管或气管切开的患者使用简易呼吸器，应先吸痰，再通过连接管将呼吸器与气管导管连接。

4. 使用时应注意感受气道阻力，阻力过大可能有呼吸道阻塞，应及时查看原因并予以解除。

5. 使用中应注意观察患者面色、口唇及胸廓起伏情况，听呼吸音，监测生命体征和血氧饱和度。

第八章 辅助检查

第一节 心电图

一、正常心电图

（一）心电轴的测定

1. 测定方法

（1）目测法 目测Ⅰ和Ⅲ导联QRS波群的主波方向，估测电轴是否发生偏移。若Ⅰ和Ⅲ导联的QRS主波均为正向波，电轴不偏；若Ⅰ导联出现较深的负向波，Ⅲ导联主波为正向波，电轴右偏。若Ⅲ导联出现较深的负向波，Ⅰ导联主波为正向波，电轴左偏。

（2）振幅法 分别测算Ⅰ和Ⅲ导联的QRS波群振幅的代数和，然后将这两个数值分别在Ⅰ导联及Ⅲ导联上画出垂直线，求得两垂直线的交叉点。电偶中心点与该交叉点相连即为心电轴，该电轴与Ⅰ导联轴正侧之间夹角的度数即为其心电轴数值。

（3）查表法 将Ⅰ和Ⅲ导联QRS波群振幅代数和值，通过查表直接求得心电轴。

2. 心电轴正常范围

正常心电轴一般在0°～90°之间。心电轴在-30°～+90°之间，表示电轴不偏。

3. 心电轴偏移的临床意义

（1）心电轴右偏 心电轴轻度或中度右偏（+90°～+120°），可见于正常婴儿、垂位心脏、肺气肿和轻度右室肥大；心电轴显著右偏（+120°～+180°）及重度右偏（+180°～+270°），可见于右心室肥大、左束支后分支传导阻滞。

（2）心电轴左偏 心电轴轻度或中度左偏（+30°～-30°），可见于妊娠、肥胖、腹水、横位心和轻度左心室肥大。心电轴显著左偏（-30°～-90°），可见于左心室肥大、左束支前分支传导阻滞。

（二）心率的计算

测量心率时，需测量一个R-R（或P-P）间期的秒数，然后被60除即可。心律明显不齐时，一般采取5～10个P-P或R-R间距的平均值来进行测算。例如：R-R间距为0.8s，则心率为60/0.8=75（次/分）。

（三）正常心电图波形特点及正常值

1. P波

为心房除极波，反映左右心房除极过程中的电位和时间。①形态：正常P波外形多钝圆，可有轻微切迹，但双峰间距<0.04s。②方向：窦性P波在aVR导联倒置，在Ⅰ、Ⅱ、aVF和V_3～V_6导联直立，其余导联可以直立、低平、双向或倒置。③时间：正常P波时间≤0.11s。④电压：肢体导联P波电压<0.25mV，胸导联<0.20mV。

2. P-R间期

为房室传导时间，代表从心房开始激动到心室激动开始的一段时间。成人心率在正常范围时，P-R间期为0.12～0.20s。

3. QRS波群

左右心室除极波形成，反映左右心室除极过程中的电位和时间变化。

（1）时间 正常成人QRS波群时间为0.06～0.10s，婴幼儿为0.04～0.08s。

（2）形态与电压 ①胸导联：正常胸导联QRS波群形态较恒定。V_1、V_2导联rS型多见，R/S<1，R_{V_1}<1.0mV。V_5、V_6导联以R波为主，R/S>1，R_{V_5}<2.5mV。V_3、V_4导联呈RS型，

R/S 接近于 1，称为过渡区图形。正常成人胸导联自 V_1 至 V_5，R 波逐渐增大，而 S 波逐渐变小。②肢体导联：aVR 导联的 QRS 波群主波向下，可呈 Qr、rS、rSr′ 或 QS 型，$R_{aVR} < 0.5mV$。aVL 和 aVF 导联 QRS 波群形态多变，可呈 qR、qRs 或 Rs 型，也可呈 rS 型，$R_{aVL} < 1.2mV$，$R_{aVF} < 2.0mV$。③Q 波：正常人除 aVR 导联可呈 Qr 外，其他导联 Q 波的振幅不得超过同导联 R 波的 1/4，时间不得超过 0.04s，且无切迹。正常时，V_1、V_2 导联不应有 q 波，但可以是 QS 型，V_3 导联极少有 q 波，V_5、V_6 导联常可见正常的 q 波。

4. S-T 段

自 QRS 波群的终点至 T 波起点间的线段，代表心室缓慢复极过程。正常 S-T 段，多为一等电位线，有时可有轻度偏移。但在任何导联 S-T 段下移不应超过 0.05mV。S-T 段上抬在 $V_1 \sim V_3$ 导联不超过 0.3mV，其他导联均不超过 0.1mV。

5. T 波

为心室复极波，反映心室晚期快速复极的电位和时间变化。

（1）形态　正常的 T 波外形光滑不对称，前支较长，后支较短。

（2）方向　正常情况下，T 波方向与 QRS 波群的主波方向一致。即 aVR 导联倒置，Ⅰ、Ⅱ、$V_4 \sim V_6$ 导联直立，其余导联的 T 波可直立、双向或倒置。但若 V_1 导联 T 波直立，则 V_2、V_3 导联 T 波就不应倒置。

（3）电压　在以 R 波为主的导联中，T 波不应低于同导联 R 波的 1/10。

6. Q-T 间期

代表心室除极与复极所需要的总时间。Q-T 间期的长短与心率的快慢有密切关系。心率越快，Q-T 间期越短，反之则越长。心率在 60~100 次/分时，Q-T 间期正常范围在 0.32~0.44s。

7. U 波

为 T 波后 0.02~0.04s 时出现的一个振幅很小的波，其方向与 T 波方向一致，电压低于同导联的 T 波。

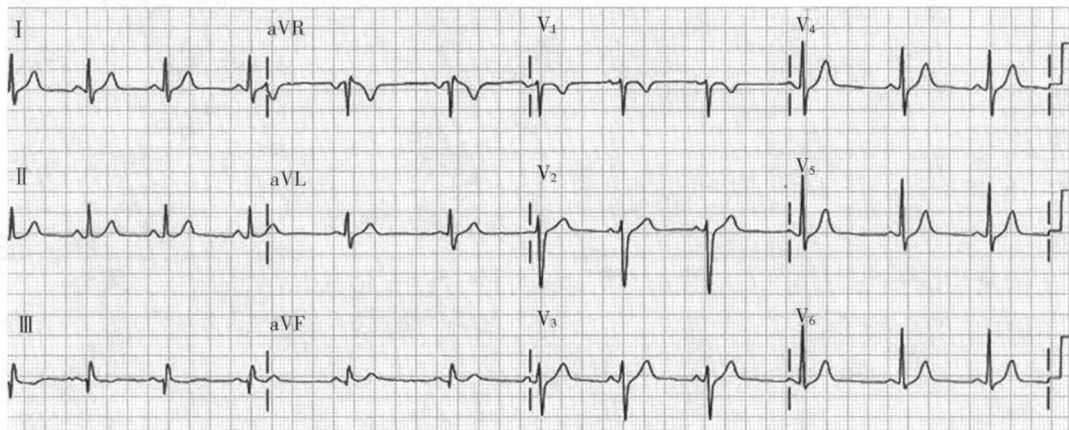

图 8-1　正常心电图

二、心肌梗死

（一）典型心肌梗死基本图形改变

1. 缺血型 T 波改变

表现为两支对称的、尖而深的、倒置 T 波，即"冠状 T 波"。

2. 损伤型 S-T 段改变

主要表现为面向损伤心肌的导联 S-T 段呈弓背向上抬高，甚至形成单向曲线（心肌梗死急性期的特征）。

3. 坏死型 Q 波改变

主要表现为面对梗死心肌的导联上 Q 波异常加深增宽，即宽度 ≥0.04s，深度 ≥同导联 R 波的 1/4，R 波振幅降低，甚至 R 波消失而呈 QS 型。

（二）心电图的演变及分期

根据心电图图形的演变过程和演变时间可分

为超急性期、急性期、恢复期（亚急性期）和陈旧期。

1. 超急性期（急性损伤期）

发生在急性心肌梗死后数分钟或数小时内。首先表现为 T 波高耸，随后出现 S－T 段斜形抬高，与高耸直立的 T 波相连，尚未出现异常 Q 波。

2. 急性期（充分发展期）

出现在急性心肌梗死后数小时或数日，可持续数周。心电图表现为 S－T 段呈弓背向上抬高，并可与 T 波融合形成单向曲线，可出现异常 Q 波或 QS 波，继而 S－T 段逐渐下降，直立 T 波开始倒置，并逐渐加深。坏死型 Q 波、损伤型 ST 段抬高和缺血型 T 波倒置在此期可同时出现。

3. 恢复期（亚急性期）

出现在急性心肌梗死后数周至数月。抬高的 S－T 段恢复至基线，坏死型 Q 波持续存在，倒置的缺血型 T 波由深逐渐变浅。

4. 陈旧期（愈合期）

出现在急性心肌梗死后 3～6 个月或更久。S－T段和 T 波恢复正常，也可 T 波持续倒置、低平，趋于恒定不变，常只遗留坏死型 Q 波。

（三）心肌梗死的定位诊断

根据出现心肌梗死特征性心电图改变的导联可确定心肌梗死的部位（表8－1）。

表8－1　左心室心肌梗死的心电图定位

定　位	V_1	V_2	V_3	V_4	V_5	V_6	V_7	V_8	V_9	aVL	aVF	I	II	III
前间壁	+	+	+											
前　壁			+	+	+									
前侧壁				+	+					+		+		
广泛前壁	+	+	+	+	+	+				±		±		
下　壁											+		+	+
正后壁	*	*	*				+	+	+					
后下壁							+	+	+		+		+	+
高侧壁										+		+		
后侧壁				±	±	+	+	+		+		+		

注：+表示有特征性改变；±表示可能有特征性改变；*表示有对应性改变，即 R 波增高、T 波高耸。

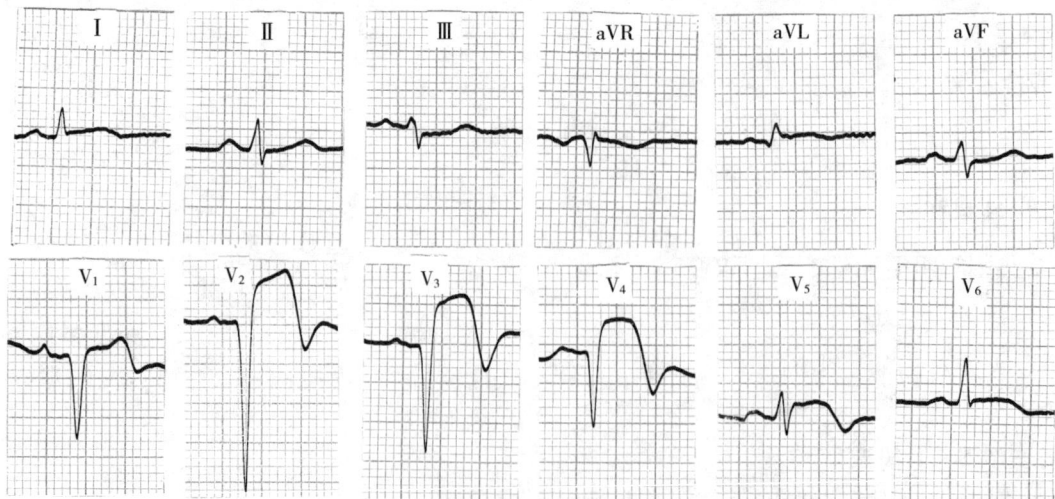

图8－2　急性前壁心肌梗死

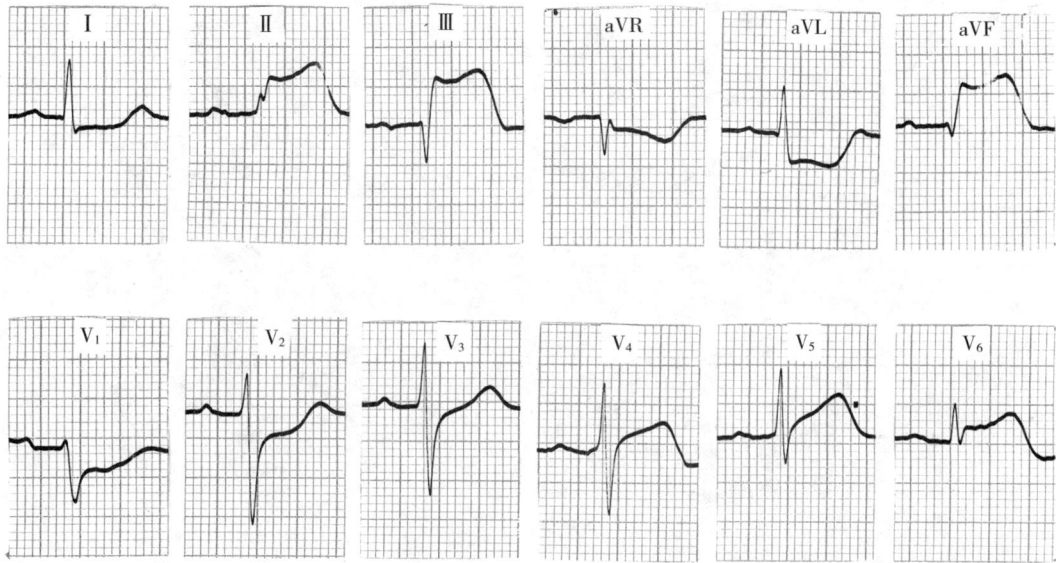

图 8-3　急性下壁心肌梗死

三、心肌缺血

1. 心绞痛

（1）典型心绞痛　发作时可出现暂时性急性心肌缺血的表现：面对缺血区的导联上出现 S-T 段水平型或下垂型压低 ≥0.1mV，T 波倒置、低平或双向。

（2）变异型心绞痛　心电图特点为：S-T 段抬高，常伴 T 波高耸，对应导联则表现为 S-T 段压低。

2. 慢性冠状动脉供血不足

（1）S-T 段压低　除 aVR 导联外，其他导联的 S-T 段压低。

（2）T 波改变　主要表现为低平、双向或倒置。心内膜部分心肌缺血可出现高大 T 波；心外膜部分心肌缺血时出现对称性倒置 T 波，即"冠状 T 波"。

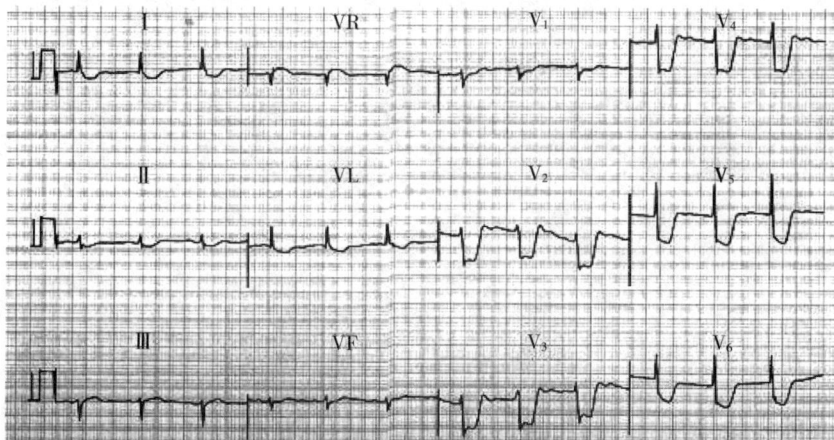

图 8-4　心肌缺血 S-T 段压低

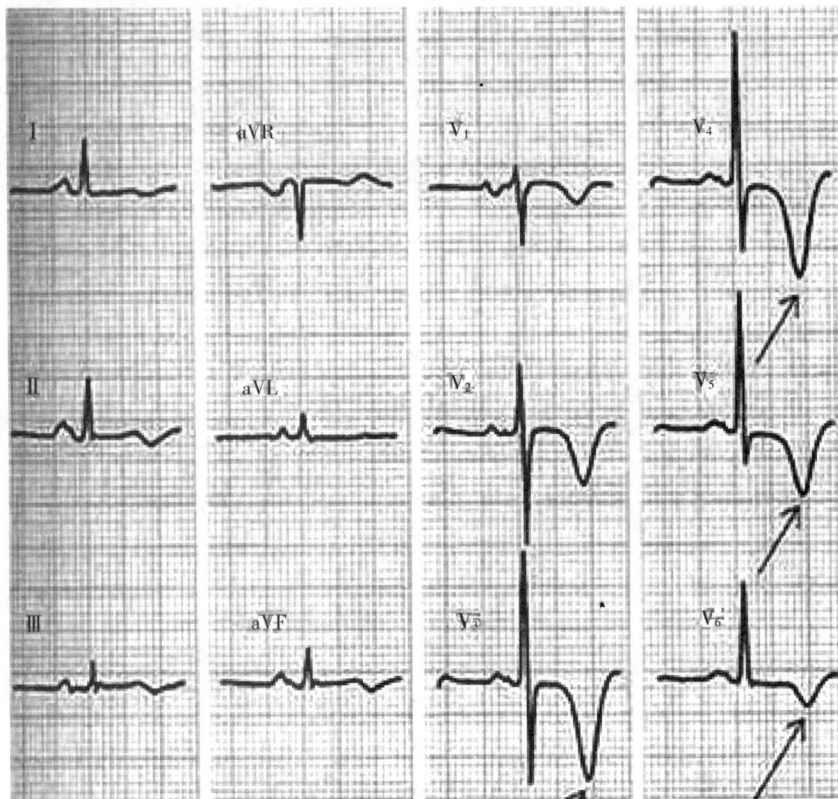

图 8 – 5　急性心肌缺血 T 波倒置

四、期前收缩

1. 室性期前收缩

①提早出现的 QRS – T 波群，其前无提早出现的异位 P′波；②QRS 波群形态宽大畸形，时间≥0.12s；③T 波方向与 QRS 波群主波方向相反；④有完全性代偿间歇（即室性期前收缩前、后的两个窦性 P 波的时距等于窦性 P – P 间距的两倍）。

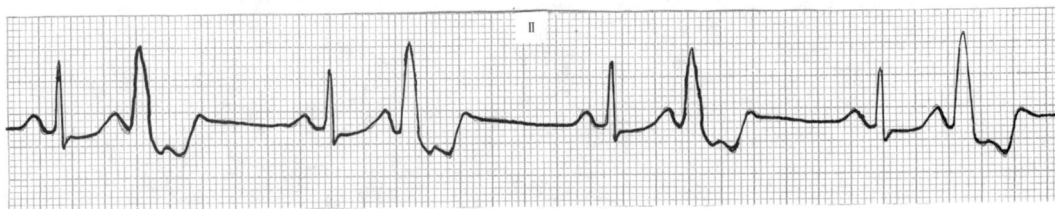

图 8 – 6　室性期前收缩

2. 房性期前收缩

①提早出现的房性 P′波，形态与窦性 P 波不同；②P′– R 间期≥0.12s；③房性 P′波后有正常形态的 QRS 波群；④房性期前收缩后的代偿间歇不完全（房性期前收缩前后的两个窦性 P 波的时距短于窦性 P – P 间距的两倍）。

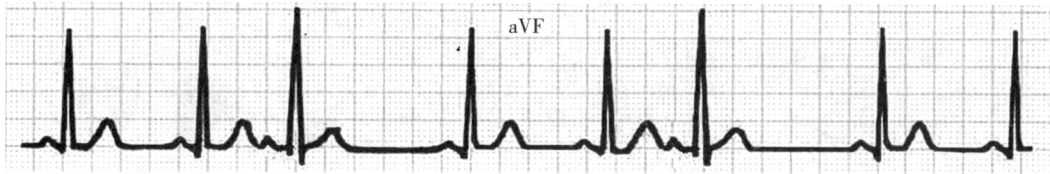

图 8 - 7　房性期前收缩

3. 交界性期前收缩

①提早出现的 QRS 波群，形态基本正常；②逆行的 P′波可出现在提早出现的 QRS 波群之前、之后、之中（见不到逆行的 P′波）。若逆行 P′波在 QRS 波群之前，P′- R 间期 < 0.12s；若逆行 P′波在 QRS 波群之后，R - P′间期 < 0.20s；③常有完全性代偿间歇。

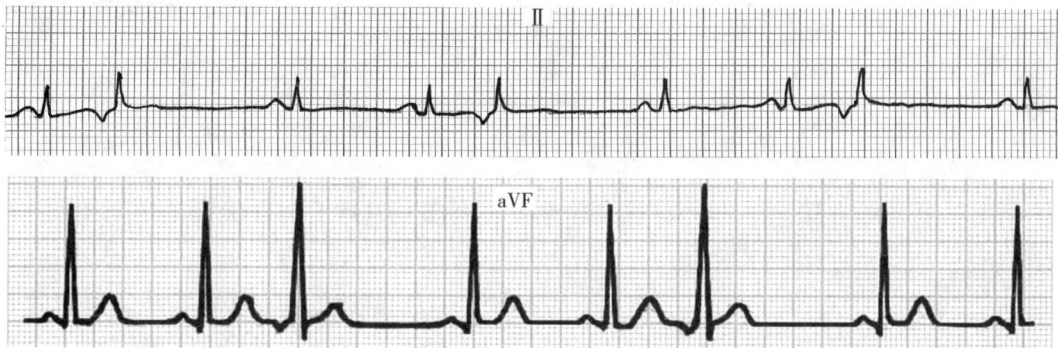

图 8 - 8　房室交界性期前收缩

五、阵发性室上性心动过速

阵发性室上性心动过速：①突然发生，突然终止，频率多为 150 ~ 250 次/分，节律快而规则；②QRS 波群形态基本正常，时间 < 0.10s；③ST - T 可无变化，但发作时 S - T 段可有下移和 T 波倒置表现；④如能确定房性 P′波存在，且 P′- R 间期≥0.12s，为房性心动过速；如为逆行 P′波，P′- R 间期 < 0.12s 或 R - P′间期 < 0.20s，则为交界性心动过速；如不能明确区分，则统称为室上性心动过速。

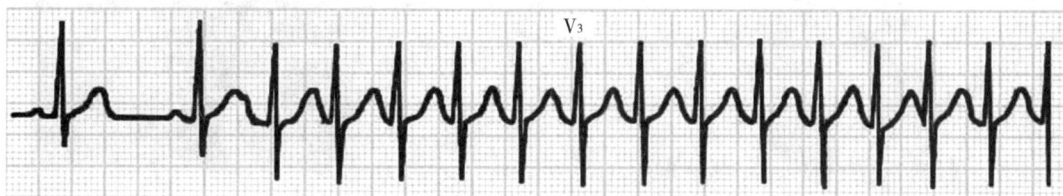

图 8 - 9　室上性心动过速

六、心房颤动

①P 波消失，被一系列大小不等、间距不均、形态各异的心房颤动波（f 波）所取代，其频率为 350 ~ 600 次/分；②R - R 间距绝对不匀齐，即心室率完全不规则；③QRS 波群形态一般与正常窦性者相同。

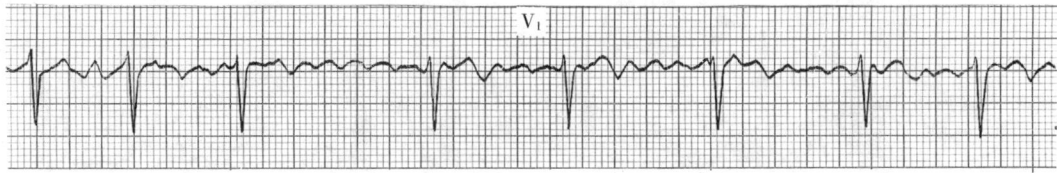

图 8 - 10　心房颤动

七、心室颤动

这是最严重的心律失常，是心脏停跳前的征象，此时表现为 QRS - T 波完全消失，被大小不等、极不匀齐的低小波取代，频率为 200 ~ 500 次/分。

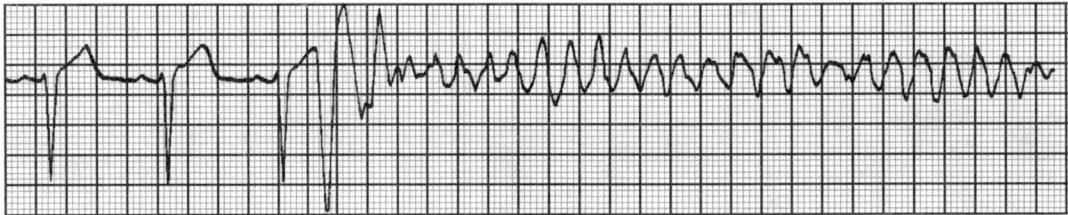

图 8 - 11　心室颤动

第二节　X线片

一、正常胸部正位片

正常胸部 X 线影像是胸腔组织器官及胸壁软组织、骨骼、心、肺、大血管、胸膜、膈肌等相互重叠的综合投影，熟悉各种影像的正常及变异的 X 线表现是胸部影像诊断的基础。

（一）胸廓

在胸片上胸廓的影像包括软组织和骨骼，正常胸廓两侧对称。

1. 软组织

主要有胸锁乳突肌、锁骨上皮肤皱褶、胸大肌、女性乳房及乳突。

2. 骨骼

（1）肋骨　起自胸椎两侧，后段呈水平向外走行，前段自外向内下倾斜形成肋弓。前段扁薄；后段较厚而圆，显影清晰。第 1 ~ 10 肋骨前端有肋软骨与胸骨相连，肋软骨未钙化时不显影。

肋软骨常见的先天变异有颈肋、叉状肋、肋骨联合畸形。

（2）锁骨　位于两肺上部，与第一肋骨前端相交，内侧缘与胸骨柄构成胸锁关节。

（3）肩胛骨　在标准正位胸片上，一般投影于肺野之外。

（4）胸椎　在正位胸片上，与纵隔重叠。

（5）胸骨　由胸骨柄、胸骨体及剑突构成。

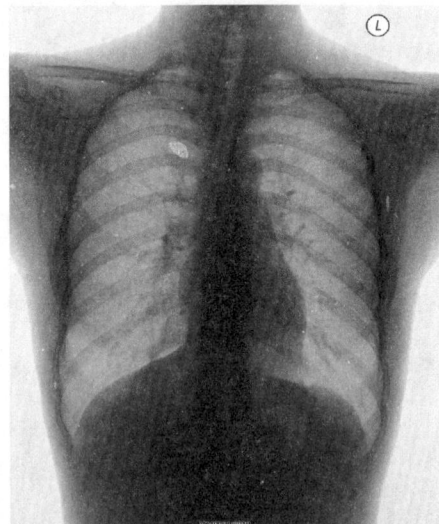

图 8 - 12　正常胸片（骨骼）

（二）肺

1. 肺野

两侧含有空气的肺部影像称为肺野。通常采用横、纵的划分。纵行划分，自肺门向外至肺野外围分三等份，称为内、中、外带。横行划分，分别在第二、四肋骨前端下缘画一水平线，将肺野分为上、中、下三野。

2. 肺叶、肺段和肺小叶

右肺分上、中、下三叶，左肺分上、下两叶。各肺叶由叶间裂分隔。

3. 肺门

肺门影主要由肺动脉、肺静脉、支气管及淋巴管的投影构成。肺动脉和肺静脉的大分支为主要组成部分，更以肺动脉为主。在正位片上，肺门位于两肺中野内带第 2～5 前肋间处，通常左侧肺门比右侧高 1～2cm。右肺门主要由右上叶肺静脉干分支和右下肺动脉构成钝角，称右肺门角。左肺门主要由左肺动脉及上肺静脉分支构成，左肺动脉弓形成半圆形影。

4. 肺纹理

肺纹理为自肺门向肺野呈放射状分布的树枝状影。由肺动脉、肺静脉、支气管及淋巴管构成，主要成分是肺动脉及其分支。

5. 气管、支气管及其分支

气管起于环状软骨下缘，相当于第 6～7 颈椎水平，在第 5～6 胸椎平面分为左、右主支气管。两侧主支气管分为肺叶支气管，继而分出肺段支气管，经多次分支，最后分支为终末细支气管，与肺泡相连。

6. 肺实质和肺间质

肺组织由肺实质与肺间质组成。肺实质为肺部具有气体交换功能的含气间隙及结构。肺间质是肺的支架组织，分布于支气管、血管周围、肺泡间隔及脏胸膜下。

（三）胸膜

衬于胸壁内面的胸膜为壁层胸膜，包绕于肺表面者为脏层胸膜，其间为一间隙，即胸膜腔。位于叶间裂的叶间胸膜经常可以看到斜裂胸膜和水平裂胸膜。

（四）纵隔

位于胸骨之后，胸椎之前，介于两肺之间。其中包含心脏、大血管、气管、食管、主支气管、淋巴组织、胸腺、神经及脂肪等。纵隔的分区在判断纵隔病变的来源和性质上有重要意义。纵隔的分区方法有数种，简单的分法是以胸骨柄下缘到第 4 胸椎下缘的连线为界，将纵隔分为上下两部分，上纵隔又以气管的后缘为界，分为前、后纵隔，下纵隔以心包为界，划分为前、中、后三区。

（五）膈

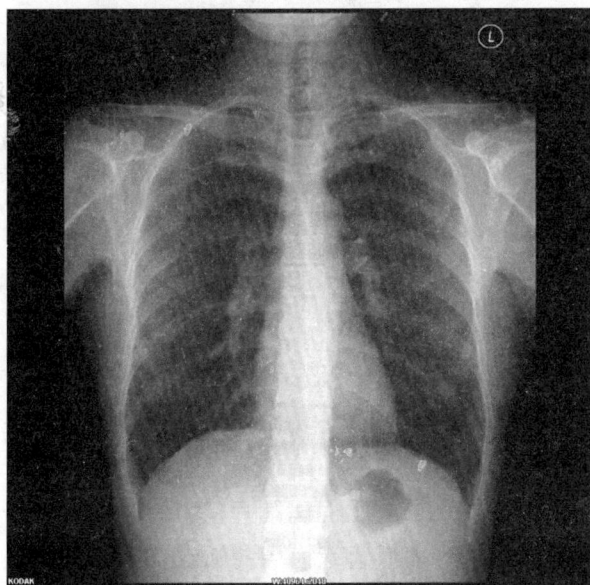

图 8-13　正常胸片（肺纹理、肺门）

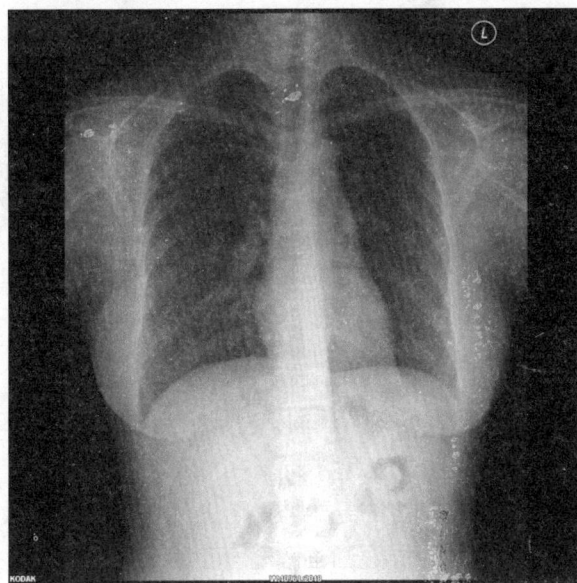

图 8-14　正常胸片

膈由薄层肌腱组织构成，呈圆顶状，位于胸、腹腔之间，内侧与心脏形成心膈角，外侧逐渐向下倾斜，与胸膜间形成尖锐的肋膈角。右膈通常较左侧高 1~2cm，一般位于第 9、10 后肋水平。呼吸时两膈上下对称运动，运动范围为 1~3cm，深呼吸时可达 3~6cm，两侧膈运动大致对称。膈的形态、位置及运动可因膈的发育及胸膜腔的病变而改变。

二、肺气肿

慢性支气管炎及支气管哮喘时，两肺末梢细支气管由于炎症或痉挛发生活瓣性狭窄，产生两肺阻塞性肺气肿。

胸部 X 线片表现：

1. 两肺野透亮度增加。

2. 肺纹理分布稀疏、纤细。

3. 横膈位置低平（膈穹隆平坦，位置下降），活动度减弱。

4. 胸廓呈桶状胸，前后径增宽，肋骨横行，肋间隙增宽。

5. 心影狭长，呈垂位心。

6. 侧位胸片见胸骨后间隙增宽。

三、气胸

空气进入胸膜腔内，称为气胸。气体经胸壁的穿透伤或肺组织病变导致的胸膜破损形成气胸；也可为自发性气胸，如严重的肺气肿、肺大泡破裂；当胸膜裂口形成活瓣时，气体只进不出或进多出少，形成张力性气胸。

胸部 X 线片表现：肺组织被气体压缩，于壁层胸膜与脏层胸膜之间形成无肺纹理的气胸区，少量气胸时，气胸区呈线状或带状无肺纹理区；大量气胸时，气胸区可占据肺野中外带；张力性气胸，可将肺完全压缩在肺门区，呈均匀的软组织影，可使纵隔向健侧移位，膈肌向下移位。

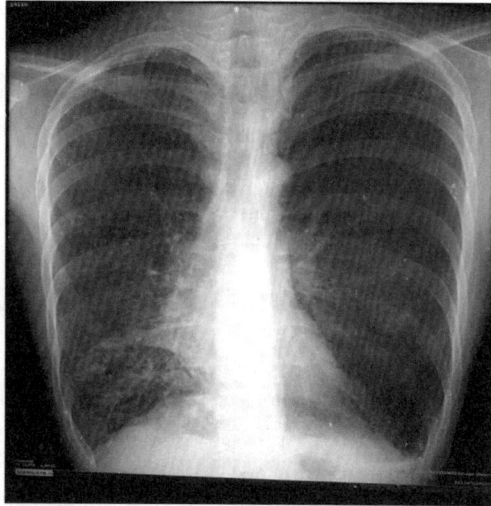
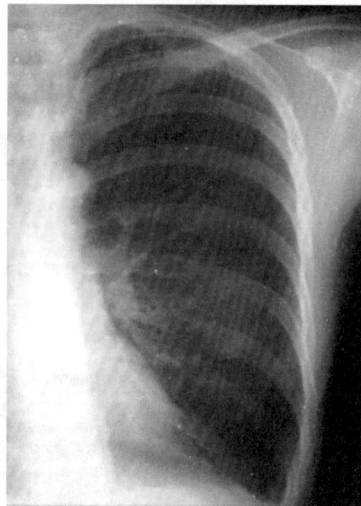

图 8-15 左侧气胸

四、胸腔积液

多种疾病可累及胸膜产生胸腔积液，病因不同，液体的性质也可不同，可以是炎性渗出液，化脓性炎症则为脓液；肾脏疾病、心脏疾病导致充血性心衰或血浆蛋白过低，可发生漏出液；胸部外伤、肺或胸膜的恶性肿瘤可以发生血性积液；恶性肿瘤侵及胸导管及左锁骨下静脉，可产生乳糜性积液。仅根据胸片表现不能鉴别胸腔积液的性质。

1. 游离性胸腔积液

游离性胸腔积液最先积存在后肋膈角。

（1）少量积液时，于站位胸片正位时，仅见肋膈角变钝。

（2）中等量积液时，胸片可见渗液曲线，液体上缘呈外高内低边缘模糊的弧线样影，此为胸腔积液的典型 X 线表现。

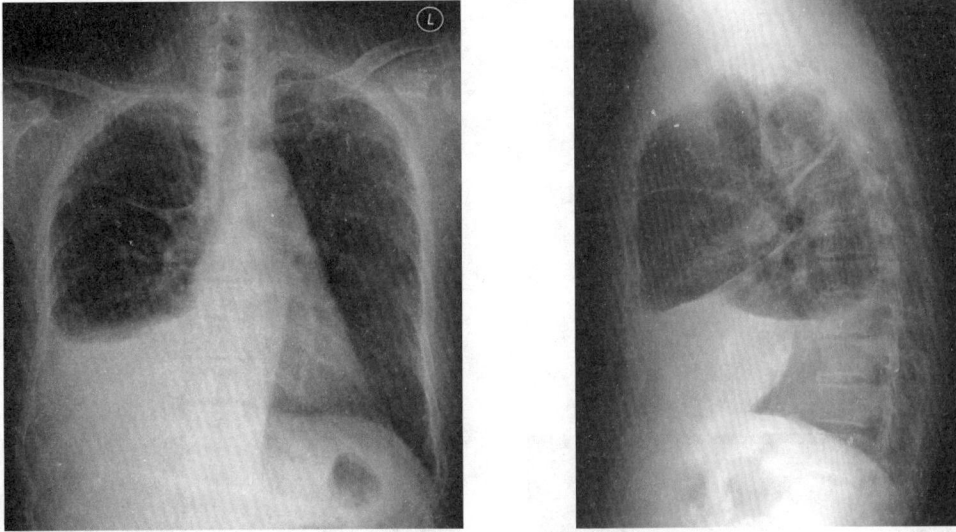

图 8-16 右侧中等量胸腔积液（可见渗液曲线）

（3）大量积液时，患侧肺野呈均匀致密阴影，纵隔向健侧移位，肋间隙增宽，膈肌下移。

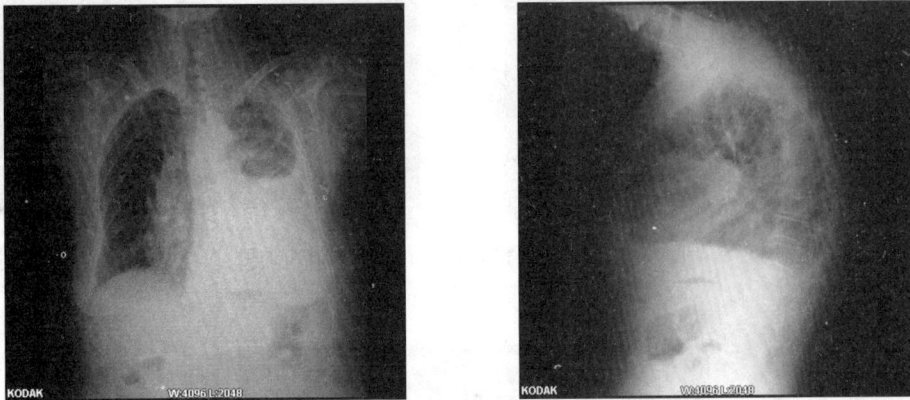

图 8-17 左侧大等量胸腔积液（纵隔向右移位）

2. 局限性胸腔积液

胸腔积液存于胸腔某个局部称为局限性胸腔积液，如包裹性胸腔积液、叶间积液等。

（1）包裹性积液 胸膜炎时，脏、壁层胸膜粘连使积液局限于胸膜腔的某部位，称为包裹性胸腔积液。好发于侧后胸壁。

（2）叶间积液 胸腔积液局限在水平裂或斜裂的叶间裂时，称叶间积液。侧位胸片上可见液体位于叶间裂位置，呈梭形，密度均匀，边缘清晰。

五、急性胃肠穿孔

X 线主要征象为膈下游离气体，表现为双侧膈下线条状或新月状透光影，也称气腹。50mL以上的气体 X 线才能发现。

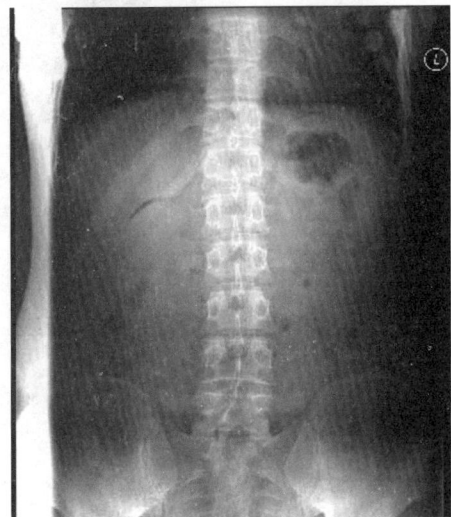

图 8-18 胃肠道穿孔

六、长骨骨折

长骨骨折是指长骨完整性和连续性发生断裂或粉碎，X线表现为锐利而透明的骨折线，细微或不全骨折有时看不到明确的骨折线，而表现为骨皮质皱折、成角、凹折、裂痕，骨小梁中断、扭曲或嵌插。在中心X线通过骨折断面时，则骨折线显示清楚，否则显示不清，甚至不易发现。严重骨折骨骼常弯曲、变形。嵌入性或压缩性骨折骨小梁紊乱，甚至密度增高，而看不到骨折线。

根据骨折程度可分为完全性骨折和不完全性骨折。完全性骨折时骨折线贯穿骨骼全径，经常有骨折端移位。骨折线有横形、纵形、星形、斜形、螺旋形或粉碎形等，多见于四肢长骨。不完全性骨折时骨折线不贯穿全径。长骨端近关节处骨折多分为T形、Y形骨折及嵌顿性骨折等。儿童青枝骨折常见于四肢长骨，似春天嫩柳枝折断时外皮相连而得名。

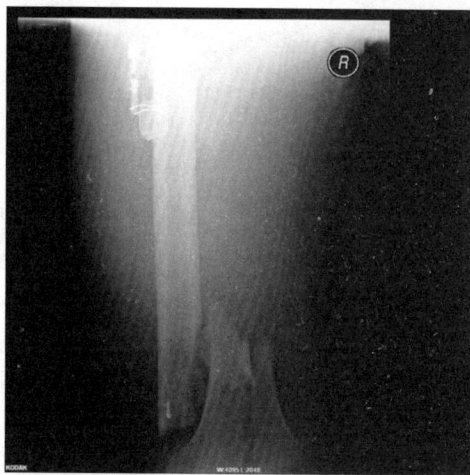

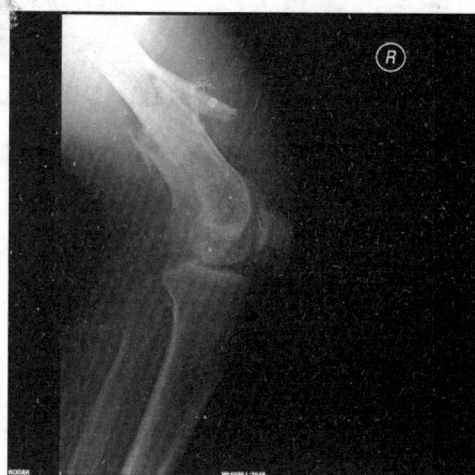

图 8-19　右股骨远端骨折：骨折断端错位

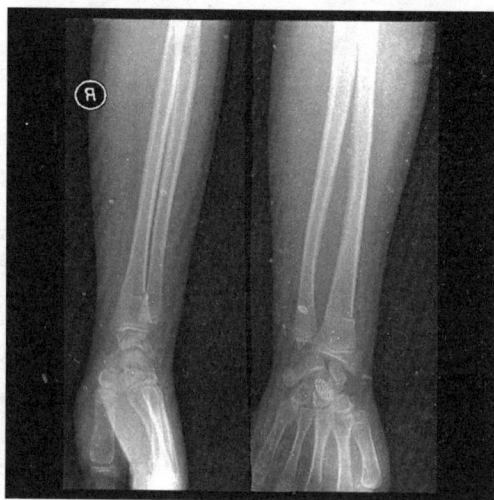

图 8-20　右桡骨远端青枝骨折

第三节 实验室检查

一、血液一般检查

（一）血红蛋白（Hb）测定和红细胞（RBC）计数

[参考值]

血红蛋白：男：120 ~ 160g/L；女：110 ~ 150g/L；新生儿：100 ~ 190g/L。

红细胞计数：男：（4.0 ~ 5.5）×10^{12}/L；女：（3.5 ~ 5.0）×10^{12}/L；新生儿：（6.0 ~ 7.0）×10^{12}/L。

[临床意义]

血红蛋白与红细胞计数临床意义基本相同。贫血时单位容积循环血液中红细胞数、血红蛋白量低于参考值低限。但贫血时血红蛋白与红细胞的减少程度可不一致，如缺铁性贫血，血红蛋白的减少较红细胞为甚。

1. 红细胞和血红蛋白减少

贫血分为四级，轻度：男性低于120g/L，女性低于110g/L但高于90g/L；中度：60 ~ 90g/L；重度：30 ~ 60g/L；极重度：低于30g/L。

贫血可分为三类：①红细胞生成减少，见于造血原料不足（如缺铁性贫血、巨幼细胞贫血），造血功能障碍（如再生障碍性贫血、白血病等），慢性系统性疾病（慢性感染、恶性肿瘤、慢性肾病等）；②红细胞破坏过多，见于各种溶血性贫血；③失血，如各种失血性贫血。

2. 红细胞和血红蛋白增多

相对性红细胞增多：见于大量出汗、连续呕吐、反复腹泻、大面积烧伤等。

绝对性红细胞增多：①继发性：生理性增多见于新生儿、高山居民、登山运动员和重体力劳动者。病理性增多见于阻塞性肺气肿、肺源性心脏病、发绀型先天性心脏病。②原发性：见于真性红细胞增多症。

（二）白细胞（WBC）计数及白细胞分类计数

[参考值]

白细胞总数：成人：（4 ~ 10）×10^9/L；儿童：（5 ~ 12）×10^9/L；新生儿：（15 ~ 20）×10^9/L。

分类计数：中性杆状核：0.01 ~ 0.05；中性分叶核：0.50 ~ 0.70；嗜酸性粒细胞：0.005 ~ 0.05；嗜碱性粒细胞：0 ~ 0.01；淋巴细胞：0.20 ~ 0.40；单核细胞：0.03 ~ 0.08。

[临床意义]

白细胞数高于10 × 10^9/L称白细胞增多，低于4 × 10^9/L称白细胞减少。白细胞总数的增、减主要受中性粒细胞的影响。

1. 中性粒细胞（N）

（1）中性粒细胞增多

1）反应性粒细胞增多：见于：①感染：化脓性感染为最常见的原因，如流行性脑脊髓膜炎、肺炎、阑尾炎等；还见于某些病毒感染（狂犬病、流行性乙型脑炎）、某些寄生虫感染（急性血吸虫病、肺吸虫病）。②严重组织损伤：如较大手术后、急性心肌梗死后较常见。③急性大出血、溶血：如脾破裂或宫外孕破裂、急性溶血等。④其他：如中毒、类风湿关节炎及应用某些药物如皮质激素等。

2）异常增生性粒细胞增多：见于急、慢性粒细胞性白血病，骨髓增殖性疾病（骨髓纤维化、真性红细胞增多症）等。

（2）中性粒细胞减少　见于：①某些感染：病毒感染是常见的原因，如流行性感冒、麻疹、病毒性肝炎、水痘、风疹等。也见于某些革兰阴性杆菌感染（如伤寒）及原虫感染（如疟疾）等。②某些血液病：如再生障碍性贫血、粒细胞缺乏症及恶性组织细胞病等。③药物及理化因素的作用：如氯霉素、抗肿瘤药物、抗结核药物、抗甲状腺药物、X线及放射性核素等。④自身免疫性疾患：如系统性红斑狼疮等。⑤脾功能亢进：如肝硬化、班替综合征等。

（3）中性粒细胞的核象变化　①核左移：常见于各种病原体所致的感染、大出血、大面积烧伤、大手术、恶性肿瘤晚期等。②核右移：核右移常伴白细胞总数减少，为骨髓造血功能减退或缺乏造血物质所致。常见于巨幼细胞贫血、恶性贫血，若在疾病进程中突然发现核右移，表示预后不良。

（4）中性粒细胞的中毒性改变 常见于各种严重感染、中毒、恶性肿瘤及大面积烧伤等。

2. 嗜酸性粒细胞（E）

（1）嗜酸性粒细胞增多 见于：①变态反应性疾病，如支气管哮喘、药物过敏反应、热带嗜酸性粒细胞增多症以及某些皮肤病等；②寄生虫病；③某些血液病，如慢性粒细胞白血病、嗜酸性粒细胞白血病。

（2）嗜酸性粒细胞减少 见于伤寒、副伤寒、应激状态等。

3. 嗜碱性粒细胞（B）

嗜碱性粒细胞增多可见于慢性粒细胞白血病等。其减少一般无临床意义。

4. 淋巴细胞（L）

（1）淋巴细胞增多 见于：①感染性疾病：主要为病毒感染，如麻疹、风疹、水痘、流行性腮腺炎、传染性单核细胞增多症等，也可见于某些杆菌感染，如结核病、百日咳、布氏杆菌病。②某些血液病。③急性传染病的恢复期。

（2）淋巴细胞减少 主要见于应用皮质激素、烷化剂，接触放射线，免疫缺陷性疾病等。

5. 单核细胞（M）

单核细胞增多见于：①生理性，如婴幼儿；②某些感染，如感染性心内膜炎、活动性结核病、疟疾及急性感染的恢复期；③某些血液病，如单核细胞白血病。

（三）血小板计数（PC 或 Plt）

[参考值]

$(100 \sim 300) \times 10^9 /L$。

[临床意义]

1. 血小板数低于 $100 \times 10^9 /L$ 为血小板减少，见于再生障碍性贫血、急性白血病、原发性血小板减少性紫癜、脾功能亢进等。

2. 血小板数高于 $400 \times 10^9 /L$ 为血小板增多。血小板反应性增多见于脾摘除术后、急性大失血及溶血之后。血小板原发性增多见于真性红细胞增多症、原发性血小板增多症、慢性粒细胞性白血病等。

（四）网织红细胞（Rct）计数

[参考值]

成人：$0.005 \sim 0.015$（$0.5\% \sim 1.5\%$），绝对值（$24 \sim 84$）$\times 10^9 /L$；新生儿：$0.03 \sim 0.06$（$3\% \sim 6\%$）。

[临床意义]

1. 溶血性贫血、急性失血性贫血时网织红细胞显著增多；网织红细胞减少见于再生障碍性贫血、骨髓病性贫血（如白血病）。

2. 贫血疗效观察：贫血病人，给予有关抗贫血药物后，网织红细胞增高说明治疗有效；反之，说明治疗无效。

（五）红细胞沉降率（ESR）测定

[参考值]

成年男性：$0 \sim 15$mm/h；成年女性：$0 \sim 20$mm/h（魏氏法，Westergren）。

[临床意义]

1. 生理性增快

妇女月经期、妊娠、儿童、老年人。

2. 病理性增快

见于：①各种炎症，如细菌性急性炎症、风湿热和结核病活动期；②损伤及坏死，如急性心肌梗死，严重创伤、骨折等；③恶性肿瘤；④各种原因导致的高球蛋白血症，如多发性骨髓瘤、感染性心内膜炎、系统性红斑狼疮、肾炎、肝硬化等；⑤贫血。

二、尿液检查

（一）一般性状检查

1. 尿量

[参考值]

1000 ~ 2000mL/24h。

[临床意义]

（1）多尿 尿量 >2500mL/24h 者称为多尿。病理性多尿见于糖尿病、尿崩症、有浓缩功能障碍的肾脏疾病及精神性多尿等。

（2）少尿或无尿 尿量少于 400mL/24h（或 17mL/h）者称为少尿；尿量少于 100mL/24h 者，称为无尿或尿闭。见于：①肾前性：各种原因所致的肾血流量减少，如休克、脱水、心力衰竭及肾动脉栓塞等；②肾性：急性肾小球肾炎、慢性肾小球肾炎、急性肾衰竭少尿期及慢性肾衰竭终末期等；③肾后性：尿路梗阻，如肿瘤、结石、尿道狭窄等。

2. 颜色和透明度

（1）血尿 见于泌尿系统的炎症、结核、结石、肿瘤及出血性疾病等。

（2）血红蛋白尿 其颜色呈浓茶色或酱油色，镜检无红细胞，但隐血试验可呈强阳性。可见于蚕豆病、阵发性睡眠性血红蛋白尿、血型不合的输血反应及恶性疟疾等。

（3）胆红素尿 见于肝细胞性黄疸及阻塞性黄疸。

（4）乳糜尿 常见于丝虫病，少数因结核、肿瘤引起。

（5）脓尿和菌尿 见于泌尿系统感染，如肾盂肾炎、膀胱炎。

3. 气味

尿中出现烂苹果样气味，多为糖尿病酮症酸中毒。有机磷中毒时尿带蒜臭味。此外，有些药物和食物（葱、蒜）也可使尿液散发特殊气味。

4. 酸碱反应

[参考值]

pH 4.5 ~ 8.0（平均 6.5）。

[临床意义]

尿液酸度增高见于多食肉类、蛋白质，代谢性酸中毒，痛风等；碱性尿见于多食蔬菜、服用碳酸氢钠类药物、代谢性碱中毒、呕吐等。

5. 尿液比密

[参考值]

1.015 ~ 1.025，晨尿比重最高。

[临床意义]

尿比密病理性增高见于急性肾小球肾炎、糖尿病、蛋白尿、失水等；尿比密减低见于尿崩症、慢性肾小球肾炎、急性肾衰竭和肾小管间质疾病等；肾实质严重损害出现等张尿，尿比密固定，常在 1.010 左右。

（二）化学检查

1. 尿蛋白

[参考值]

尿蛋白定性试验阴性或定量试验 0 ~ 80mg/L。

[临床意义]

当尿液用常规定性方法检查尿蛋白阳性，或定量试验超过 150mg/24h，称为蛋白尿。

（1）肾小球性蛋白尿 见于原发性肾小球疾病，如急性肾小球肾炎、急进性肾小球肾炎、隐匿性肾小球肾炎、慢性肾小球肾炎、肾病综合征，以及某些继发性肾小球疾病，如糖尿病肾病及系统性红斑狼疮肾病等。

（2）肾小管性蛋白尿 常见于肾盂肾炎、间质性肾炎、中毒性肾病（汞、镉、铋等重金属中毒及应用庆大霉素、卡那霉素等药物引起）、肾移植术后。

（3）混合性蛋白尿 见于肾小球疾病后期（如慢性肾小球肾炎）累及肾小管，肾小管间质疾病后期（如炎症、中毒）累及肾小球，以及全身性疾病，如糖尿病肾病、系统性红斑狼疮肾病等。

（4）溢出性蛋白尿 可见于多发性骨髓瘤、巨球蛋白血症、大面积心肌梗死、挤压综合征和溶血性贫血等。

（5）组织性蛋白尿 在尿液形成过程中，肾小管代谢产生的和肾组织破坏分解的蛋白质及炎症、药物刺激分泌的蛋白质，称组织性蛋白尿。肾脏炎症、中毒时排出量增多。

（6）假性蛋白尿 肾脏以下泌尿道疾病，如膀胱炎、尿道炎，或阴道分泌物掺入尿中，可引起蛋白定性试验阳性。

2. 尿糖

[参考值]

定性试验为阴性，定量试验为 0.56 ~ 5.0mmol/24h。

［临床意义］

（1）血糖增高性糖尿　最常见于糖尿病，也见于肢端肥大症、甲状腺功能亢进症、嗜铬细胞瘤、库欣综合征等。

（2）血糖正常性糖尿　肾糖阈值降低所致的糖尿，又称肾性糖尿。见于慢性肾小球肾炎、肾病综合征、妊娠等。

（3）暂时性糖尿　见于：①生理性糖尿，如短时间内摄入大量糖后；②应激性糖尿，如脑出血、颅脑外伤、急性心肌梗死等。

（4）其他糖尿　进食乳糖、果糖等过多可出现果糖尿、半乳糖尿，可使尿糖定性假阳性。

（5）假性糖尿　维生素 C、水杨酸、阿司匹林等有还原性，可使尿糖定性假阳性。

3. 酮体

［参考值］

定性试验为阴性。

［临床意义］

尿酮体包括乙酰乙酸、β 羟丁酸和丙酮。糖尿病酮症酸中毒时尿酮体呈强阳性反应，妊娠呕吐、重症不能进食等也可呈阳性。

（三）显微镜检查

1. 细胞

（1）红细胞

［参考值］

玻片法平均 0～3/HP，定量检查 0～5/μL。

［临床意义］

离心后的尿沉渣，若红细胞 >3/HP，尿外观无血色者，称为镜下血尿；尿内含血量较多，外观呈红色，称肉眼血尿。多形性红细胞大于计数的 80% 称为肾小球源性血尿，见于各类肾小球疾病，如急慢性肾小球肾炎、紫癜性肾炎、狼疮性肾炎等；多形性红细胞 <50%，为非肾小球性血尿，见于泌尿系统肿瘤、肾结石、肾盂肾炎、急性膀胱炎等。

（2）白细胞和脓细胞

［参考值］

玻片法平均 0～5/HP，定量检查 0～10/μL。

［临床意义］

若有大量白细胞或脓细胞，多为泌尿系统感染，见于肾盂肾炎、膀胱炎、尿道炎及肾结核等。成年女性生殖系统有炎症，尿内常混入阴道分泌物，镜下除成团的脓细胞外，还可见到多量扁平上皮细胞，应与泌尿系统炎症相鉴别，需取中段尿复查。

（3）上皮细胞　由泌尿生殖道不同部位的上皮细胞脱落而来。

①复层鳞状上皮细胞（扁平上皮细胞）：来自阴道及尿道黏膜表层，成年女性尿中多见，临床意义不大。

②移行上皮细胞：正常人尿内无或偶见，尿道炎、膀胱炎、输尿管炎时可见。

③肾小管上皮细胞：尿中出现提示肾小管有病变，对判断肾移植术后有无排斥反应有一定意义。

2. 管型

（1）透明管型　偶见于健康人；剧烈运动、高热、心功能不全时，可见少量；肾实质病变时，明显增多。

（2）细胞管型　①红细胞管型：主要见于肾小球疾病，如急进性肾小球肾炎、急性肾小球肾炎、慢性肾小球肾炎、狼疮性肾炎等。②白细胞管型：常见于肾盂肾炎、间质性肾炎等。③肾小管上皮细胞管型：表示肾小管有病变，常见于急性肾小管坏死、肾病综合征、慢性肾小球肾炎晚期、高热、妊娠高血压综合征等。

（3）颗粒管型　见于慢性肾小球肾炎、肾盂肾炎或某些原因（药物中毒等）引起的肾小管损伤。

（4）脂肪管型　常见于肾病综合征、慢性肾小球肾炎急性发作、中毒性肾病。

（5）蜡样管型　提示肾小管病变严重，预后较差。见于慢性肾小球肾炎晚期、慢性肾衰竭及肾淀粉样变性。

（6）肾衰竭管型　见于慢性肾衰竭。

3. 结晶体

一般临床意义较小。若经常出现于新鲜尿中

并伴有较多红细胞时，有泌尿系结石的可能。若在服用磺胺类药物时尿中出现大量磺胺结晶体，应及时停药。

4. 病原体

清洁中段尿定量细菌培养 $\geq 10^5/mL$ 为阳性，$< 10^4/mL$ 为污染，在 $10^4 \sim 10^5/mL$ 结合临床判断。直接涂片每个油镜视野见 1 个以上细菌为阳性。病原体检查阳性有助于泌尿系统感染，如肾盂肾炎、膀胱炎的诊断。

三、粪便检查

1. 一般性状检查

（1）水样或粥样稀便 见于各种感染性或非感染性腹泻，如急性胃肠炎、甲状腺功能亢进症等。

（2）米泔样便 见于霍乱患者。

（3）黏液脓样或黏液脓血便 常见于痢疾、溃疡性结肠炎、直肠癌等。在阿米巴痢疾时，以血为主，呈黯红色果酱样；细菌性痢疾则以黏液及脓为主。

（4）鲜血便 多见于肠道下段出血。痔疮出血滴落于粪便之后，肛裂出血则附于秘结粪便的表面。

（5）柏油样便 见于各种原因引起的上消化道出血。

（6）白陶土样便 见于各种原因引起的胆管阻塞。

（7）细条状便 多见于直肠癌。

2. 显微镜检查

（1）白细胞 大量白细胞出现，见于急性细菌性痢疾、溃疡性结肠炎。过敏性结肠炎、肠道寄生虫时，可见较多的嗜酸性粒细胞。

（2）红细胞 肠道下段炎症或出血时可见，如痢疾、溃疡性结肠炎、结肠癌、痔疮出血、直肠息肉等。

（3）巨噬细胞（大吞噬细胞） 见于细菌性痢疾和溃疡性结肠炎。

（4）寄生虫 肠道寄生虫的诊断主要靠镜检查找虫卵、原虫滋养体及其包囊，如蛔虫、钩虫、蛲虫、绦虫、阿米巴滋养体等。

3. 化学检查

主要是隐血试验。

正常为阴性。

阳性常见于消化性溃疡的活动期、胃癌、钩虫病以及消化道炎症、出血性疾病等。消化性溃疡隐血试验呈间断阳性，消化道癌症呈持续性阳性，故本试验对消化道出血的诊断及消化道肿瘤的普查、初筛和监测均有重要意义。服用铁剂，食用动物血或肝类、瘦肉以及大量绿叶蔬菜时，可出现假阳性。口腔出血或消化道出血被咽下后，可呈阳性反应。

4. 细菌学检查

主要靠培养分离与鉴定，但有时也做直接涂片检查，如粗筛霍乱弧菌，可做粪便悬滴和涂片染色检查。粪便培养（普通培养、厌氧培养或结核培养）有助于确诊和菌种鉴定。

四、肝功能检查

（一）血清总蛋白（STP）和白蛋白/球蛋白（A/G）比值测定

［参考值］

血清总蛋白：$60 \sim 80g/L$；白蛋白：$40 \sim 55g/L$；球蛋白：$20 \sim 30g/L$；A/G 比值：$(1.5:1) \sim (2.5:1)$。

［临床意义］

1. 血清总蛋白和白蛋白增高

见于各种原因引起的血液浓缩、肾上腺皮质功能减退。

2. 血清总蛋白和白蛋白降低

①肝脏疾病，如亚急性重型肝炎、重度慢性肝炎、肝硬化、肝癌等；②营养不良；③蛋白丢失过多，如肾病综合征、慢性肾炎、严重烧伤等；④消耗增加，如恶性肿瘤、重症结核病、甲状腺功能亢进症等。

3. 血清总蛋白和球蛋白增高

①慢性肝脏疾病，如慢性活动性肝炎、自身免疫性肝炎、肝硬化等；②M 蛋白血症，如多发性骨髓瘤、淋巴瘤、原发性巨球蛋白血症等；③自身免疫性疾病，如系统性红斑狼疮、类风湿关节炎等；④慢性炎症，如结核病、疟疾等。

4. A/G 比值倒置（A/G <1）

见于肝功能严重损害及 M 蛋白血症，如肝硬化、肝癌、多发性骨髓瘤、原发性巨球蛋白血症等。

（二）血清氨基转移酶测定

[参考值]

连续监测法（37℃）：ALT 10～40U/L，AST 10～40U/L，ALT/AST≤1。

[临床意义]

转氨酶升高的临床意义：

1. 肝脏疾病

①病毒性肝炎时，ALT 与 AST 均显著升高，以 ALT 升高更加明显，是诊断病毒性肝炎的重要检测项目。急性重症肝炎 AST 明显升高，但在病情恶化时，黄疸进行性加深，酶活性反而降低，即出现"胆-酶分离"现象，提示肝细胞严重坏死，预后不良。②慢性病毒性肝炎转氨酶轻度上升或正常。③肝硬化转氨酶活性正常或降低。④肝内、外胆汁淤积。⑤酒精性肝病、药物性肝炎、脂肪肝、肝癌等，转氨酶轻度升高或正常。

酒精性肝病 AST 显著增高，ALT 轻度增高。

2. 心肌梗死

急性心肌梗死后 6～8 小时 AST 增高，4～5 天后恢复正常。

3. 其他疾病

骨骼肌疾病、肺梗死、肾梗死等转氨酶轻度升高。

（三）γ-谷氨酰转移酶（γ-GT）

[参考值]

硝基苯酚连续监测法（37℃）：γ-GT < 50U/L。

[临床意义]

γ-GT 增高见于：①肝癌。②胆道阻塞。③肝脏疾病：急性肝炎 γ-GT 呈中等度升高；慢性肝炎、肝硬化的非活动期，γ-GT 正常，若 γ-GT 持续升高，提示病变活动或病情恶化；急慢性酒精性肝炎、药物性肝炎，γ-GT 可明显升高。

（四）胆红素代谢检查

健康人及三种黄疸实验室检查鉴别见表8-2。

表8-2 健康人及三种黄疸实验室检查鉴别

	血清胆红素定量（μmol/L）			尿液		粪便	
	总胆红素	非结合胆红素	结合胆红素	尿胆原	尿胆红素	颜色	粪胆原
健康人	3.4～17.1	1.7～10.2	0～6.8	1:20（-）	（-）	黄褐色	正常
溶血性黄疸	↑↑	↑↑	轻度↑或正常	强（+）	（-）	加深	增加
阻塞性黄疸	↑↑	轻度↑或正常	↑↑	（-）	（+）	变浅或灰白色	↓或消失
肝细胞性黄疸	↑↑	↑	↑	（+）或（-）	（+）	变浅或正常	↓或正常

五、乙型肝炎病毒标志物检测

[参考值]

HBsAg、抗-HBs、抗-HBc、HBeAg、抗-HBe 均阴性。

[临床意义]

1. HBsAg 及抗-HBs 测定

HBsAg 具有抗原性，不具有传染性。HBsAg 是感染 HBV 的标志，见于 HBV 携带者或乙肝患者。抗-HBs 一般在发病后 3～6 个月才出现，是一种保护性抗体。抗-HBs 阳性，见于注射过乙型肝炎疫苗或曾感染过 HBV，目前 HBV 已被清除者，对 HBV 已有了免疫力。

2. 抗-HBc 测定

抗-HBc 不是中和抗体，而是反映肝细胞受到 HBV 侵害的可靠指标，主要有 IgM 和 IgG 两型。抗-HBc IgM 是机体感染 HBV 后出现最早的特异性抗体，滴度较高。抗-HBc IgM 阳性，是诊断急性乙肝和判断病毒复制的重要指标，并提示有强传染性。抗-HBc IgG 阳性高滴度，表明患有乙型肝炎且 HBV 正在复制；抗-HBc IgG 阳性低滴度，则是 HBV 既往感染的指标，可在体内长期存在，有流行病学意义。

3. HBeAg 及抗－HBe 测定

HBeAg 阳性表示有 HBV 复制，传染性强。抗－HBe 多见于 HBeAg 转阴的病人，它意味着 HBV 大部分已被清除或抑制，是传染性降低的一种表现。抗－HBe 并非保护性抗体，它不能抑制 HBV 的增殖。

HBsAg、HBeAg 及抗－HBc 阳性俗称"大三阳"，提示 HBV 正在大量复制，有较强的传染性；HBsAg、抗－HBe 及抗－HBc 阳性俗称"小三阳"，提示 HBV 复制减少，传染性已降低。

六、肾功能检查

（一）内生肌酐清除率（Ccr）测定

[参考值]

成人（体表面积以 1.73m² 计）：80～120mL/min。

[临床意义]

内生肌酐清除率是判断肾小球损害的敏感指标。

1. 评价肾功能损害程度

根据 Ccr 将肾功能分四期：50～80mL/min 为肾功能代偿期，20～50mL/min 为肾功能失代偿期，10～20mL/min 为肾功能衰竭期，Ccr < 10mL/min 为尿毒症期。

2. 指导治疗

慢性肾衰竭 Ccr < 60mL/min 应限制蛋白质摄入，Ccr < 30mL/min，氢氯噻嗪类利尿剂无效，Ccr < 10mL/min，襻利尿剂无效，应进行肾替代治疗。

（二）血肌酐（Cr）测定

[参考值]

全血肌酐：88～177μmol/L。血清或血浆肌酐：男性 53～106μmol/L；女性 44～97μmol/L。

[临床意义]

Cr 升高，可见于各种原因引起的肾小球滤过功能减退。急性肾衰竭进行性升高，慢性肾衰竭血肌酐升高程度与病变严重性一致。

1. 评估肾功能损害程度

测定血中 Cr 浓度可反映肾小球的滤过功能，

敏感性优于血尿素氮，是评价肾功能损害程度的重要指标。肾功能代偿期 Cr 133～177μmol/L，肾功能失代偿期 Cr 186～442μmol/L，肾功能衰竭期 Cr 445～701μmol/L，尿毒症期 Cr > 707μmol/L。

2. 鉴别肾前性与肾实质性少尿

肾前性少尿 Cr 很少超过 200μmol/L，肾实质性少尿 Cr 多超过 200μmol/L。肾前性少尿血清 BUN 明显上升而 Cr 不相应升高，肾实质性少尿血清 BUN 与 Cr 同时升高。

（三）血清尿素氮（BUN）测定

[参考值]

成人：3.2～7.1mmol/L。

[临床意义]

血清尿素氮可反映肾小球滤过功能，各种肾脏疾病都可以使 BUN 增高，而且常受肾外因素的影响。BUN 增高见于：

1. 肾前性因素

肾血流量不足：见于脱水、心功能不全、休克、水肿、腹水等。

2. 肾脏疾病

如慢性肾炎、肾动脉硬化症、严重肾盂肾炎、肾结核和肾肿瘤的晚期。对尿毒症的诊断及预后估计有重要意义。

3. 肾后性因素

尿路梗阻，如尿路结石、前列腺肥大、泌尿生殖系统肿瘤等。

4. 体内蛋白质分解过剩

见于急性传染病、脓毒血症、上消化道出血、大面积烧伤、大手术后和甲状腺功能亢进症等。

（四）血清尿酸（UA）测定

[参考值]

男性：268～488μmol/L；女性：178～387μmol/L（磷钨酸盐法）。

[临床意义]

1. 血清尿酸增高

见于：①UA 排泄障碍，如急慢性肾炎、肾结石、尿道梗阻等。②UA 生成增加：见于痛风、慢性白血病、多发性骨髓瘤等。③进食高嘌呤饮食过多。④药物影响如吡嗪酰胺等。

2. 血清尿酸降低

低见于重症肝病、肝豆状核变性等。

七、血糖及其代谢物检查

（一）血糖测定

[参考值]

空腹血糖（葡萄糖氧化酶法）：血清 3.9 ~ 6.1mmol/L（70 ~ 110mg/L）。

[临床意义]

1. 生理性变化

血糖升高见于餐后 1 ~ 2 小时、高糖饮食、剧烈运动及情绪激动等，常为一过性；血糖降低见于饥饿、剧烈运动等。

2. 病理性高血糖

见于：①各型糖尿病；②其他内分泌疾病：如甲状腺功能亢进症、嗜铬细胞瘤、肾上腺皮质功能亢进等；③应激性高血糖：如颅内高压、颅脑外伤、中枢神经系统感染、心肌梗死等；④药物影响：如噻嗪类利尿剂、口服避孕药、泼尼松等；⑤肝脏和胰腺疾病：如严重肝病、重症胰腺炎、胰腺癌等；⑥其他：如高热、呕吐、腹泻等。

3. 病理性血糖降低

见于：①胰岛 β 细胞增生或肿瘤、胰岛素注射过量等；②缺乏抗胰岛素的激素，如生长激素、甲状腺激素、肾上腺皮质激素等；③肝糖原贮存缺乏：如急性重症肝炎、急性肝炎、肝硬化、肝癌等；④其他：如药物影响（如磺胺药、水杨酸等）、急性乙醇中毒、特发性低血糖等。

（二）口服葡萄糖耐量试验（OGTT）

[参考值]

空腹血糖（FBG）≤ 6.1mmol/L（110mg/dL），口服葡萄糖 30 ~ 60 分钟达高峰，峰值 ≤ 11.1mmol/L（200mg/dL）；2 小时血糖 < 7.8mmol/L（140mg/dL），3 小时恢复到正常水平。全部尿糖定性试验均为阴性。

[临床意义]

1. 正常糖耐量

空腹血糖（FBG）≤ 6.1mmol/L（110mg/dL），OGTT 2 小时血糖 < 7.8mmol/L（140mg/dL）。

2. 空腹血糖受损（IFG）

FBG 介于 6.1 ~ 7.0mmol/L 之间，且 OGTT 2 小时血糖 < 7.8mmol/L。

3. 糖尿病

空腹血糖浓度 ≥ 7.0mmol/L 或 OGTT 2 小时血糖 ≥ 11.1mmol/L，或任何时间血糖 ≥ 11.1mmol/L。

4. 糖耐量受损（IGT）

FBG < 7.0mmol/L，OGTT 2 小时血糖介于 7.8 ~ 11.1mmol/L。见于甲状腺功能亢进症、皮质醇增多症、肢端肥大症、肥胖症等。

5. 糖耐量增高

空腹血糖正常或减低，服糖后血糖上升不明显，耐量曲线平坦。见于甲状腺功能减退症、肾上腺皮质功能减退、皮质功能低下等。

（三）糖化血红蛋白检测

[参考值]

HbA_{1c} 4% ~ 6%，HbA_1 5% ~ 8%。

[临床意义]

可反映采血前 2 ~ 3 个月血糖的平均水平。

1. 评价糖尿病控制程度

HbA_{1c} 增高提示近 2 ~ 3 个月糖尿病控制不良，HbA_{1c} 越高，血糖水平越高，病情越重，可作为糖尿病长期控制的检测指标。

2. 筛检糖尿病

美国糖尿病协会将 HbA_{1c} ≥ 6.5% 作为糖尿病诊断标准之一。

3. 鉴别高血糖

糖尿病高血糖的 HbA_{1c} 增高，而应激性糖尿病的 HbA_{1c} 正常。

4. 预测血管并发症

HbA_{1c} > 10%，提示血管并发症重。

八、血脂检查

（一）血清总胆固醇（TC）测定

[参考值]

合适水平 TC < 5.20mmol/L，边缘水平 5.23 ~ 5.69mmol/L，升高 TC > 5.72mmol/L。

[临床意义]

1. TC 增高

TC 增高是冠心病的危险因素之一，高 TC 者动脉硬化、冠心病的发生率较高。TC 升高还见于甲状腺功能减退症、糖尿病、肾病综合征、胆总管阻塞、长期高脂饮食等。

2. TC 降低

见于重症肝脏疾病，如急性重型肝炎、肝硬化等。

（二）血清甘油三酯（TG）测定

[参考值]

0.56 ~ 1.70mmol/L

[临床意义]

1. TG 增高

常见于冠心病、原发性高脂血症、动脉硬化症、肥胖症、阻塞性黄疸、糖尿病、肾病综合征等。

2. TG 降低

见于甲状腺功能亢进症、肾上腺皮质功能减退或肝功能严重低下等。

（三）血清脂蛋白测定

[参考值]

低密度脂蛋白胆固醇（LDL - C）：≤ 3.12mmol/L 为合适范围，3.15 ~ 3.61mmol/L 为边缘性升高，> 3.64mmol/L 为升高。

高密度脂蛋白胆固醇（HDL - C）：1.03 ~ 2.07mmol/L，> 1.04mmol/L 为合适范围，< 0.91mmol/L 为降低。

1. 高密度脂蛋白胆固醇测定

HDL - C 具有抗动脉粥样硬化作用，与 TG 呈负相关，也与冠心病发病呈负相关。HDL - C 明显降低，多见于心脑血管病、糖尿病、肝炎、肝硬化等。

2. 低密度脂蛋白胆固醇测定

LDL - C 与冠心病发病呈正相关，LDL - C 升高是动脉粥样硬化的潜在危险因素。

九、血清电解质检测

（一）血钾测定

[参考值]

3.5 ~ 5.5mmol/L。

[临床意义]

1. 血清钾增高

见于：①肾脏排钾减少，如急慢性肾功能不全及肾上腺皮质功能减退等；②摄入或注射大量钾盐，超过肾脏排钾能力；③严重溶血或组织损伤；④组织缺氧或代谢性酸中毒时大量细胞内的钾转移至细胞外。

2. 血清钾降低

见于：①钾盐摄入不足，如长期低钾饮食、禁食或厌食等；②钾丢失过多，如严重呕吐、腹泻或胃肠减压，应用排钾利尿剂及肾上腺皮质激素。

（二）血清钠测定

[参考值]

135 ~ 145mmol/L。

[临床意义]

1. 血清钠增高

临床上较少见，可因过多地输入含钠盐的溶液、肾上腺皮质功能亢进、脑外伤或急性脑血管病等所致。

2. 血清钠降低

临床上较常见。见于：①胃肠道失钠，如幽门梗阻，呕吐，腹泻，胃肠道、胆道、胰腺手术后造瘘、引流等；②尿钠排出增多，见于严重肾盂肾炎、肾小管严重损害、肾上腺皮质功能不全、糖尿病及应用利尿剂治疗等；③皮肤失钠，如大量出汗、大面积烧伤及创伤等；④抗利尿激素过多，如肾病综合征、肝硬化腹水及右心衰竭等。

（三）血清氯化物测定

[参考值]

96~106mmol/L。

[临床意义]

1. 血清氯化物降低

低钠血症常伴低氯血症。但当大量损失胃液时，以失氯为主而失钠很少；若大量丢失肠液时，则失钠甚多而失氯较少。低氯血症还见于大量出汗、长期应用利尿剂等引起氯离子丢失过多。

2. 血清氯化物增高

见于过量补充氯化钠、氯化钙、氯化铵溶液，高钠血症性脱水，肾功能不全、尿路梗阻或心力衰竭等所致的肾脏排氯减少。

十、淀粉酶（AMS）测定

[参考值]

Somogyi 法：血清 800~1800U/L，尿液 100~1200U/L。

[临床意义]

1. 活性增高

见于：①胰腺炎：急性胰腺炎血、尿淀粉酶明显升高，慢性胰腺炎急性发作、胰腺囊肿等 AMS 也升高；②胰腺癌；③急腹症，如消化性溃疡穿孔、机械性肠梗阻、胆管梗阻、急性胆囊炎等。

2. 活性降低

见于慢性胰腺炎、胰腺癌。

十一、心肌损伤常用酶检测

（一）血清肌酸激酶（CK）及其同工酶测定

[参考值]

酶偶联法（37℃）：男性 38~174U/L，女性 26~140U/L。

[临床意义]

1. 心脏疾患

①急性心肌梗死：发病后数小时即开始增高，是 AMI 早期诊断的敏感指标之一；②心肌炎。

2. 骨骼肌病变与损伤

如多发性肌炎、进行性肌营养不良、重症肌无力等。

3. 其他

心脏或非心脏手术及心导管术、电复律等时，均可引起 CK 活性升高。

（二）血清肌酸激酶同工酶测定

[参考值]

琼脂糖凝胶电泳法：CKMM 活性 94%~96%，CKMB 活性<5%，CKBB 极少或为 0。

[临床意义]

1. CKMB 增高

见于：①急性心肌梗死：是早期诊断急性心肌梗死的重要指标，特异性及敏感性较高；②其他心肌损伤：如心肌炎、心脏手术等。

2. CKMM 增高

见于急性心肌梗死，其他肌肉疾病，如重症肌无力、肌萎缩、多发性肌炎，以及手术、创伤等。

3. CKBB 增高

见于：①神经系统疾病，如脑梗死、脑损伤、脑出血等；②肿瘤，如肺、肠、胆囊、前列腺等部位肿瘤。

（三）乳酸脱氢酶测定

[参考值]

LDH 活性 104~245U/L（连续监测法）。

[临床意义]

1. 肝胆疾病

肝癌尤其是转移性肝癌时 LDH 显著升高；急性肝炎、慢性肝炎等多数肝胆疾病也常有 LDH 的升高。

2. 急性心肌梗死

3. 其他疾病

恶性肿瘤、白血病、骨骼肌损伤、肌营养不良、胰腺炎、肺梗死等均有 LDH 的升高。

十二、抗链球菌溶血素"O"（ASO）测定

[参考值]

定性：阴性。定量：ASO<500U（乳胶凝集法）。

[临床意义]

ASO 升高常见于 A 群溶血性链球菌感染及感染后免疫反应所致的疾病，如感染性心内膜炎及扁桃体炎、风湿热、链球菌感染后急性肾小球肾炎等。

十三、血清甲胎蛋白（AFP）测定

[参考值]

RIA 或 ELISA 法：$<20\mu g/L$。

[临床意义]

1. 原发性肝癌

AFP 是目前诊断原发性肝细胞癌最特异的标志物，50% 患者 AFP $>300\mu g/L$，但也有部分病人 AFP 不增高或增高不明显。

2. 病毒性肝炎、肝硬化

AFP 可升高（常 $<200\mu g/L$）。

3. 妊娠

妊娠 3～4 个月后，AFP 上升，7～8 个月达高峰（$<400\mu g/L$），分娩后约 3 周即恢复正常。孕妇血清中 AFP 异常升高，有可能为胎儿神经管畸形。

4. 其他

生殖腺胚胎性肿瘤、胃癌、胰腺癌等血中 AFP 也可增加。

十四、类风湿因子（RF）检查

[参考值]

定性：阴性。定量：血清稀释度 $<1:10$。

[临床意义]

1. 未经治疗的类风湿关节炎病人，RF 阳性率为 80%，且滴度常超过 $1:160$。

2. 系统性红斑狼疮、硬皮病、皮肌炎等风湿性疾病，以及感染性疾病如传染性单核细胞增多症、感染性心内膜炎、结核病等，RF 也可阳性，但其滴度均较低。有 1%～4% 的正常人可呈弱阳性反应，尤以 75 岁以上的老年人多见。

十五、浆膜腔积液检测

根据浆膜腔积液的形成原因及性质的不同，可分为漏出液和渗出液两类，二者鉴别要点见表 8-3。

表 8-3　漏出液与渗出液的鉴别要点

项目	漏出液	渗出液
原因	非炎症性	炎症、肿瘤或理化刺激
外观	淡黄、浆液性	黄色、脓性、血性、乳糜性
透明度	透明或微混	多混浊
比重	<1.015	>1.018
凝固	不自凝	能自凝
黏蛋白定性	阴性	阳性
蛋白质定量	$<25g/L$	$>30g/L$
葡萄糖定量	与血糖相近	常低于血糖水平
细胞计数	常 $<100\times10^6/L$	常 $>500\times10^6/L$
细胞分类	以淋巴细胞为主	以中性粒细胞或淋巴细胞为主
细菌检查	阴性	可找到致病菌
LDH	$<200IU$	$>200IU$

第九章　中医常见病

第一节　感　冒

感冒是感受触冒风邪，邪犯卫表而导致的常见外感疾病，临床表现以鼻塞、流涕、喷嚏、咳嗽、头痛、恶寒、发热、全身不适、脉浮为特征。本病四季均可发生，尤以春冬两季为多。病情轻者多为感受当令之气，称为伤风、冒风、冒寒；病情重者多为感受非时之邪，称为重伤风。在一个时期内广泛流行、病情类似者，称为时行感冒。

一、病因病机

（一）病因

外感六淫、时行疫毒。

（二）病机

外邪侵袭人体是否发病，关键在于卫气之强弱（内因），同时与感邪的轻重有关（外因）。

外邪侵犯肺卫的途径有二，或从口鼻而入，或从皮毛内侵。感冒的基本病机是卫表不和，肺失宣肃。感冒病位在肺卫，主要在卫表。病理因素为六淫之邪。感冒的病理性质，常人多属实证，虚体感冒则属虚实夹杂。

根据四时六气不同，以及体质的差异，临床常见风寒、风热、暑湿三证。虚体感冒除表证外，还可见正虚的表现。如感受时行疫毒则病情多重，甚或变生他病。在病程中亦可见寒与热的转化或错杂。

二、诊断与病证鉴别

（一）诊断依据

1. 临证以卫表及鼻咽症状为主，可见鼻塞、流涕、多嚏、咽痒、咽痛、周身酸楚不适、恶风或恶寒，或有发热等。若风邪夹暑、夹湿、夹燥，还可见相关症状。

2. 时行感冒多呈流行性，在同一时期发病人数剧增，且病证相似，多突然起病，恶寒，发热（多为高热），周身酸痛，疲乏无力，病情一般较普通感冒为重。

3. 病程一般 3～7 日，普通感冒多不传变，时行感冒少数可传变入里，变生他病。

4. 四季皆可发病，而以冬、春两季为多。

（二）病证鉴别

1. 感冒与风温

感冒特别是风热感冒与风温初起颇为相似，但风温病势急骤，寒战发热甚至高热，汗出后热虽暂降，但脉数不静，身热旋即复起，咳嗽胸痛，头痛较剧，甚至出现神志昏迷、惊厥、谵妄等传变入里的证候。而感冒发热一般不高或不发热，病势轻，不传变，服解表药后，多能汗出热退，脉静身凉，病程短，预后良好。

2. 普通感冒与时行感冒

普通感冒病情较轻，全身症状不重，少有传变。在气候变化时发病率可以升高，但无明显流行特点。若感冒 1 周以上不愈，发热不退或反见加重，应考虑感冒继发他病，传变入里。时行感冒病情较重，发病急，全身症状显著，可以发生传变，化热入里，继发或合并他病，具有广泛的传染性、流行性。

三、辨证论治

（一）辨证要点

感冒首先应辨别普通、时行感冒；其次须辨别虚体、实体感冒；最后还要辨别风寒、风热、暑湿感冒。

1. 鉴别普通感冒与时行感冒

普通感冒与时行感冒的鉴别参见病证鉴别。

2. 辨感冒之虚实

实体感冒一般以风寒、风热、暑湿症状为主，病程短，痊愈快；虚体感冒者病程长，常呈反复感邪、反复发病之势，同时兼有气、血、阴、阳虚损症状。气虚感冒除感冒症状外，兼有平素神疲体弱，气短懒言，反复易感特征；阴虚感冒除感冒症状外，兼有口干咽燥，干咳少痰，舌红少苔，脉细数等阴虚症状。

3. 辨别风寒、风热、暑湿感冒

风寒感冒以恶寒重，发热轻，鼻涕、痰液清稀色白，咽不痛，脉浮紧为特点；风热感冒以恶寒轻，发热重，鼻涕、痰液稠厚色黄，咽痛，脉浮数为特点；暑湿感冒发于夏季，以身热不扬，恶风少汗，头昏身重，胸闷纳呆，苔腻，脉濡为特点。

（二）治疗原则

感冒的病位在卫表肺系，治疗应因势利导，从表而解，采用解表达邪的治疗原则。风寒证治以辛温发汗；风热证治以辛凉清解；暑湿杂感者，又当清暑祛湿解表；虚体感冒则当扶正解表。

（三）证治分类

感冒从大的方面可分为常人感冒和虚体感冒。常人感冒临床分为风寒感冒、风热感冒、暑湿感冒三大证型；虚体感冒多为气虚感冒和阴虚感冒。

1. 常人感冒

（1）风寒感冒

主症：恶寒重，发热轻，无汗，头痛，肢节酸疼，鼻塞声重，或鼻痒喷嚏，时流清涕，咽痒，咳嗽，咳痰稀薄色白，口不渴或渴喜热饮，舌苔薄白而润，脉浮或浮紧。

证机概要：风寒外束，卫阳被郁，腠理闭塞，肺气不宣。

治法：辛温解表。

代表方：荆防达表汤或荆防败毒散加减。

常用药：荆芥、防风、紫苏叶、淡豆豉、葱

白、生姜、杏仁、前胡、桔梗、橘红、甘草。

加减：若表寒重，头身痛，憎寒发热，无汗者，配麻黄、桂枝以增强发表散寒之功；若表湿较重，肢体酸痛，头重头胀，身热不扬者，加羌活、独活祛风除湿，或用羌活胜湿汤加减。

风寒之证慎用辛凉，因辛凉之品可致汗出不易，病邪难以外达，反致不能速解，甚或发生变证。

（2）风热感冒

主症：身热较著，微恶风，汗泄不畅，头胀痛，面赤，咳嗽，痰黏或黄，咽燥，或咽喉乳蛾红肿疼痛，鼻塞，流黄浊涕，口干欲饮，舌苔薄白微黄，舌边尖红，脉浮数。

证机概要：风热犯表，热郁肌腠，卫表失和，肺失清肃。

治法：辛凉解表。

代表方：银翘散或葱豉桔梗汤加减。

常用药：金银花、连翘、黑山栀、淡豆豉、薄荷、荆芥、竹叶、芦根、牛蒡子、桔梗、甘草。

加减：若风热上壅，头胀痛较甚，加桑叶、菊花以清利头目；时行感冒热毒较盛，壮热恶寒，头痛身痛，咽喉肿痛，咳嗽气粗，配大青叶、蒲公英、草河车等清热解毒；若风寒外束，入里化热，热为寒遏，烦热恶寒，少汗，咳嗽气急，痰稠，声哑，苔黄白相兼，可用石膏合麻黄内清肺热，外散表寒。

风热之证不可过用辛温，以防助热燥液动血之弊，或引起传变。

（3）暑湿感冒

主症：身热，微恶风，汗少，肢体酸重或疼痛，头昏重胀痛，咳嗽痰黏，鼻流浊涕，心烦口渴，或口中黏腻，渴不多饮，胸闷脘痞，泛恶，腹胀，大便或溏，小便短赤，舌苔薄黄而腻，脉濡数。

证机概要：暑湿遏表，湿热伤中，表卫不和，肺气不清。

治法：清暑祛湿解表。

代表方：新加香薷饮加减。

常用药：香薷、金银花、连翘、鲜荷叶、鲜

芦根、厚朴、扁豆花。

加减：若暑热偏盛，可加黄连、山栀、黄芩、青蒿清暑泄热；湿困卫表，肢体酸重疼痛较甚，加豆卷、藿香、佩兰等芳化宣表。

感冒实证初期一般忌用补敛之品，以免留邪。

2. 虚体感冒

体虚之人，卫外不固，感受外邪，常缠绵难愈，或反复不已。其病邪属性仍不外四时六淫，临床表现肺卫不和与正虚症状并见。治疗当扶正达邪，在疏散药中酌加补正之品。

（1）气虚感冒

主症：恶寒较甚，发热，无汗，头痛身楚，咳嗽，痰白，咳痰无力，平素神疲体弱，气短懒言，反复易感，舌淡苔白，脉浮而无力。

证机概要：气虚卫弱，风寒乘袭，气虚无力达邪。

治法：益气解表。

代表方：参苏饮加减。

常用药：党参、甘草、茯苓、紫苏叶、葛根、前胡、半夏、陈皮、枳壳、桔梗。

加减：若表虚自汗，易伤风邪者，可常服玉屏风散益气固表，以防感冒；见恶寒重，发热轻，四肢欠温，语音低微，舌质淡胖，脉沉细无力，为阳虚感冒，当助阳解表，用再造散加减。

对气虚感冒者，用药忌大剂量发汗之品，如麻黄、桂枝等，以免出汗过多，气随津脱。对阳虚感冒者，忌用大剂量寒凉药物，如石膏、板蓝根等，以免耗伤阳气。

（2）阴虚感冒

主症：身热，微恶风寒，少汗，头昏，心烦，口干咽燥，干咳少痰，舌红少苔，脉细数。

证机概要：阴亏津少，外受风热，表卫失和，津液不能作汗。

治法：滋阴解表。

代表方：加减葳蕤汤化裁。

常用药：玉竹、甘草、大枣、淡豆豉、薄荷、葱白、桔梗、白薇。

加减：阴伤较重，口渴、咽干明显，加沙参、麦冬以养阴生津；血虚，面色无华，唇甲色淡，脉细，加地黄、当归，滋阴养血，或用葱白七味饮。

对阴虚感冒者，忌用辛温重剂，以防损伤阴血之弊。

四、转归预后

在感冒病程中，可以出现寒热等不同证候之间的转化错杂。

一般而言，感冒预后良好，病程较短而易愈，反复感冒，则易伤正气。少数可因感冒诱发其他宿疾而使病情恶化。对老年、婴幼儿、体弱患者以及时行感冒重症，必须加以重视，防止发生传变，或同时夹杂其他疾病。

五、预防与调护

生活调理：应慎起居，适寒温，在冬春之际尤当注意防寒保暖，盛夏亦不可贪凉露宿。注意锻炼，增强体质，以御外邪。常易患感冒者，可坚持每天按摩迎香穴，并服用调理防治方药。

1. 季节性预防用药要点

（1）冬春风寒当令季节，可服贯众汤（贯众、紫苏、荆芥各10g，甘草5g）。

（2）夏令暑湿当令季节，可服藿佩汤（藿香、佩兰各5g，薄荷1.5g，鲜者用量加倍）。

2. 时行感冒流行期间注意事项

（1）预防用药，可用贯众、板蓝根、生甘草煎服。

（2）注意防护，尽量少去人口密集的公共场所，防止交叉感染。

（3）室内消毒，室内可用食醋熏蒸，每日或隔日1次，进行空气消毒。

3. 护理

感冒治疗期间应注意护理，发热者须适当休息。饮食宜清淡。对时行感冒重症及老年、婴幼儿、体虚者，须加强观察，预测并及时发现病情变化，如高热动风、邪陷心包、合并或继发其他疾病等。

4. 注意煎药和服药方法

汤剂煮沸后5~10分钟即可，过煮则降低药效。趁温热服，服后避风，覆被取汗，或进热粥、米汤以助药力。得汗、脉静、身凉为病邪外达之象，无汗则提示邪尚未祛。出汗后尤应避风，以防复感。

第二节 咳 嗽

咳嗽是指肺失宣降，肺气上逆发出咳声，或伴咳吐痰液的一种病证。分别言之，有声无痰为咳，有痰无声为嗽，一般多为痰声并见，难以截然分开，故以咳嗽并称。

一、病因病机

（一）病因

外感六淫，内邪干肺。

（二）病机

咳嗽的基本病机为邪犯于肺，肺气上逆。咳嗽的病位在肺，与肝、脾有关，久则及肾。

咳嗽的病理性质，外感咳嗽属于邪实，为六淫外邪犯肺，肺气壅遏不畅所致。内伤咳嗽，病理因素主要为"痰"与"火"，病理性质多为虚实夹杂。

他脏有病而及肺者，多因实致虚。如肝火犯肺者，每见气火炼液为痰，灼伤肺津。痰湿犯肺者，多因湿困中焦，水谷不能化为精微上输以养肺，反而聚生痰浊，上干于肺，久延则肺脾气虚，气不化津，痰浊更易滋生，此即"脾为生痰之源，肺为贮痰之器"的道理。甚则病及于肾，以致肺虚不能主气，肾虚不能纳气，由咳致喘。如痰湿蕴肺，遇外感引触，痰从热化，则易耗伤肺阴。

肺脏自病者，多因虚致实。如肺阴不足每致阴虚火炎，灼津为痰；肺气亏虚，气不化津，津聚成痰，甚则痰从寒化为饮。

二、诊断与病证鉴别

（一）诊断依据

临床以咳嗽、咳痰为主要表现。应详细询问病史的新久，起病的缓急，是否兼有表证，判断外感和内伤。外感咳嗽，起病急，病程短，常伴肺卫表证。内伤咳嗽，常反复发作，病程长，多伴其他兼证。

（二）病证鉴别

1. 咳嗽与喘证

咳嗽与喘证均为肺气上逆之病证，临床上也常见咳、喘并见，但咳嗽以气逆有声，咳吐痰液为主，喘证以呼吸困难，甚则不能平卧为临床特征。

2. 咳嗽与肺痨

咳嗽与肺痨均可有咳嗽、咳痰症状，但后者为感染"痨虫"所致，有传染性，同时兼见潮热、盗汗、咯血、消瘦等症，可资鉴别。

三、辨证论治

（一）辨证要点

咳嗽首先应辨外感、内伤；其次要辨虚实；最后辨咳嗽、痰液的特点以判别不同的病邪、病理因素、病变脏器与虚损之性质。

1. 辨外感内伤

外感咳嗽，多为新病，起病急，病程短，常伴恶寒、发热、头痛等肺卫表证。内伤咳嗽，多为久病，常反复发作，病程长，可伴他脏见症。

2. 辨证候虚实

外感咳嗽以风寒、风热、风燥为主，一般属邪实。而内伤咳嗽多为虚实夹杂，本虚标实，虚实之间尚有先后主次的不同，他脏有病而及肺者，多因实致虚，肺脏自病者，多因虚致实。详言之，痰湿、痰热、肝火多为邪实正虚；肺阴亏耗则属正虚，或虚中夹实。应分清标本主次缓急。

3. 辨咳嗽及咳痰特点

咳嗽一般从时间、节律、性质、声音以及加重因素鉴别；痰液从色、质、量、味等辨别。

咳嗽时作，白天多于夜间，咳而急剧，声重，或咽痒则咳作者，多为外感风寒、风热或风燥引起；若咳声嘶哑，病势急而病程短者，为外感风寒、风热或风燥，病势缓而病程长者，为阴虚或气虚；咳声粗浊者，多为风热或痰热伤津所致；早晨咳嗽，阵发加剧，咳嗽连声重浊，痰出咳减者，多为痰湿或痰热咳嗽；午后、黄昏咳嗽加重，或夜间有单声咳嗽，咳声轻微短促者，多属肺燥阴虚；夜卧咳嗽较剧，持续不已，少气或伴气喘者，为久咳致喘的虚寒证；咳而声低气怯者属虚，洪亮有力者属实；饮食肥甘、生冷加重者多属痰湿；情志郁怒加重者因于气火；劳累、受凉后加重者多为痰湿、虚寒。

咳而少痰者多属燥热、气火、阴虚；痰多者常属湿痰、痰热、虚寒；痰白而稀薄者属风、属寒；痰黄而稠者属热；痰白质黏者属阴虚、燥热；痰白清稀，透明呈泡沫样者属虚、属寒；咳吐血痰者，多为肺热或阴虚；如脓血相兼者，为痰热瘀结成痈之候；咳嗽，咳吐粉红色泡沫痰，咳而气喘，呼吸困难者，多属心肺阳虚，气不主血；咳痰有热腥味或腥臭气者为痰热，味甜者属痰湿，味咸者属肾虚。

（二）治疗原则

咳嗽的治疗应分清邪正虚实。

外感咳嗽，多为实证，应祛邪利肺，按病邪性质分风寒、风热、风燥论治。

内伤咳嗽，多属邪实正虚。标实为主者，治以祛邪止咳；本虚为主者，治以扶正补虚。并按本虚标实的主次酌情兼顾。

对于咳嗽的治疗，除直接治肺外，还应从整体出发，注意治脾、治肝、治肾等。

（三）证治分类

咳嗽可概括为外感咳嗽和内伤咳嗽两大类。外感咳嗽分为风寒、风热、风燥咳嗽；内伤咳嗽分为痰湿、痰热、肝火、阴亏等证型。

1. 外感咳嗽

（1）风寒袭肺证

主症：咳嗽声重，气急，咽痒，咳痰稀薄色白，常伴鼻塞，流清涕，头痛，肢体酸楚，或见恶寒发热、无汗等风寒表证，舌苔薄白，脉浮或浮紧。

证机概要：风寒袭肺，肺气失宣。

治法：疏风散寒，宣肺止咳。

代表方：三拗汤合止嗽散加减。

常用药：麻黄、杏仁、桔梗、前胡、橘皮、紫菀、荆芥、陈皮、百部、甘草。

加减：若夹痰湿，咳而痰黏，胸闷，苔腻，可加半夏、厚朴、茯苓以燥湿化痰。

（2）风热犯肺证

主症：咳嗽频剧，气粗或咳声嘶哑，喉燥咽痛，咳痰不爽，痰黏稠或黄，咳时汗出，常伴鼻流黄涕，口渴，头痛，身楚，或见恶风、身热等风热表证，舌苔薄黄，脉浮数或浮滑。

证机概要：风热犯肺，肺失清肃。

治法：疏风清热，宣肺止咳。

代表方：桑菊饮加减。

常用药：桑叶、菊花、薄荷、连翘、前胡、牛蒡子、杏仁、桔梗、大贝母、枇杷叶。

加减：肺热内盛，身热较著，恶风不显，口渴喜饮者，加黄芩、知母清肺泄热；热邪上壅，咽痛，加射干、山豆根、锦灯笼、赤芍清热利咽；夏令夹暑加六一散、鲜荷叶清解暑热。

（3）风燥伤肺证

主症：干咳，连声作呛，喉痒，咽喉干痛，唇鼻干燥，无痰或痰少而黏，不易咳出，或痰中带有血丝，口干，初起或伴鼻塞、头痛、微寒、身热等表证，舌质红干而少津，苔薄白或薄黄，脉浮数或小数。

证机概要：风燥伤肺，肺失清润。

治法：疏风清肺，润燥止咳。

代表方：桑杏汤加减。

常用药：桑叶、薄荷、淡豆豉、杏仁、前胡、牛蒡子、南沙参、浙贝母、天花粉、梨皮、芦根。

加减：若热重不恶寒，心烦口渴，酌加石膏、知母、黑山栀清肺泄热；肺络受损，痰中夹血，配白茅根清热止血。凉燥证，乃燥证与风寒并见，表现干咳少痰或无痰，咽干鼻燥，兼有恶寒发热，头痛无汗，舌苔薄白而干等症。用药当以温而不燥、润而不凉为原则，方取杏苏散加减。

上述外感咳嗽诸证候忌过早应用敛肺、收涩的镇咳药。误用则致肺气郁遏不得宣畅，不能达邪外出，邪恋不去，反而久咳伤正。

2. 内伤咳嗽

（1）痰湿蕴肺证

主症：咳嗽反复发作，咳声重浊，痰多，因痰而嗽，痰出咳平，痰黏腻或稠厚成块，色白或带灰色，每于早晨或食后则咳甚痰多，进甘甜油腻食物加重，胸闷脘痞，呕恶食少，体倦，大便时溏，舌苔白腻，脉濡滑。

证机概要：脾虚生痰，上渍于肺，壅遏肺气。

治法：燥湿化痰，理气止咳。

代表方：二陈平胃散合三子养亲汤加减。

常用药：半夏、陈皮、茯苓、苏子、莱菔子、白芥子、杏仁、佛耳草、紫菀、款冬花。

加减：咳而痰多稠厚，胸闷脘痞，加苍术、厚朴，以增强燥湿化痰之力；寒痰较重，痰黏白如沫，怯寒背冷，加干姜、细辛温肺化痰；久病脾虚，神疲，加党参、白术、炙甘草；症状平稳后可服六君子丸以资调理，或合杏苏二陈丸标本兼顾。

（2）痰热郁肺证

主症：咳嗽，气息粗促，或喉中有痰声，痰多质黏厚或稠黄，咳吐不爽，或咳血痰，胸胁胀满，咳时引痛，面赤，或有身热，口干而黏，欲饮水，舌质红，舌苔薄黄腻，脉滑数。

证机概要：痰热壅肺，肺失肃降。

治法：清热肃肺，豁痰止咳。

代表方：清金化痰汤加减。

常用药：黄芩、山栀、知母、桑白皮、桔梗、杏仁、贝母、瓜蒌、海蛤壳、竹沥、半夏、橘红。

加减：痰热郁蒸，痰黄如脓或有热腥味，加鱼腥草、金荞麦根、冬瓜仁、薏苡仁等清热化痰；痰热壅盛，腑气不通，胸满咳逆，痰涌，便秘，配葶苈子、大黄、风化硝泻肺通腑逐痰；痰热伤津，口干，舌红少津，配北沙参、天冬、花粉养阴生津。

（3）肝火犯肺证

主症：咳嗽呈阵发性，表现为上气咳逆阵作，咳时面赤，咽干口苦，常感痰滞咽喉而咳之难出，量少质黏，或如絮条，胸胁胀痛，咳时引痛，症状可随情绪波动而增减，舌红或舌边红，舌苔薄黄少津，脉弦数。

证机概要：肝郁化火，上逆侮肺。

治法：清肺泻肝，顺气降火。

代表方：黛蛤散合黄芩泻白散加减。

常用药：桑白皮、地骨皮、黄芩、山栀、丹皮、青黛、海蛤壳、粳米、苏子、竹茹、枇杷叶、甘草。

加减：肺气郁滞，胸闷气逆，加瓜蒌、桔梗、枳壳、旋覆花利气降逆；痰黏难咳，加海浮石、知母、贝母清热豁痰；火郁伤津，咽燥口干，咳嗽日久不减，酌加北沙参、麦冬、天花粉、诃子养阴生津敛肺。

（4）肺阴亏耗证

主症：干咳，咳声短促，痰少黏白，或痰中带血丝，或声音逐渐嘶哑，口干咽燥，或午后潮热，颧红，盗汗，日渐消瘦，神疲，舌质红少苔，脉细数。

证机概要：肺阴亏虚，虚热内灼，肺失润降。

治法：滋阴润肺，化痰止咳。

代表方：沙参麦冬汤加减。

常用药：沙参、麦冬、花粉、玉竹、百合、川贝母、甜杏仁、桑白皮、地骨皮、甘草。

加减：肺气不敛，咳而气促，加五味子、诃子以敛肺气；阴虚潮热，酌加功劳叶、银柴胡、青蒿、鳖甲、胡黄连以清虚热；热伤血络，痰中带血，加牡丹皮、山栀、藕节清热止血。

内伤咳嗽忌用宣肺散邪法，误用每致耗损阴液，伤及肺气，正气愈虚。必须注意调护正气，虚实夹杂，当标本兼顾。

四、转归预后

关于咳嗽的转归，首先，本病两大类型外感咳嗽与内伤咳嗽可相互转化。外感咳嗽如迁延失治，邪伤肺气，更易反复感邪，而致咳嗽屡作，肺脏益伤，逐渐转为内伤咳嗽。内伤咳嗽，肺脏有病，卫外不固，易受外邪引发或加重，在气候转冷时尤为明显。久则肺脏虚弱，阴伤气耗，由实转虚。由此可知，咳嗽虽有外感、内伤之分，但两者又可互为因果。其次，咳嗽的不同证候之间也会相互转化。

至于本病转归及预后的影响因素，则与气候、个体差异以及治疗经过有关。一般而言，外感咳嗽其病尚浅而易治，但燥与湿二者较为缠绵。因湿邪困脾，久则脾虚而致积湿生痰，转为内伤之痰湿咳嗽。燥伤肺津，久则肺阴亏耗，成为内伤阴虚肺燥之咳嗽。内伤咳嗽多呈慢性反复发作过程，其病较深，治疗难取速效。如痰湿咳嗽之部分老年患者，由于反复病久，肺脾两伤，可出现痰从寒化为饮，病延及肾的转归，表现为寒饮伏肺或肺气虚寒证候，成为痰饮咳喘。至于肺阴亏虚咳嗽，虽然初起轻微，但如延误失治，则往往逐渐加重，成为劳损。部分患者病情逐渐加重，甚至累及于心，最终导致肺、脾、肾诸脏皆虚，痰浊、水饮、气滞、血瘀互结而演变成为肺胀。

五、预防与调护

对于咳嗽的预防，应注意气候变化，防寒保暖，饮食不宜甘肥、辛辣及过咸，嗜酒及吸烟等不良习惯尤当戒除，避免刺激性气体伤肺。适当参加体育锻炼，以增强体质，提高抗病能力。平素易于感冒者，配合防感冒保健操，面部迎香穴按摩，夜间足三里艾熏。若有感冒应及时诊治。

至于咳嗽的调护，外感咳嗽，如发热等全身症状明显者，应适当休息。内伤咳嗽多呈慢性反复发作，尤其应当注意起居饮食的调护，可据病情适当选食梨、莱菔、山药、百合、荸荠、枇杷等。注意劳逸结合。缓解期应坚持"缓则治本"的原则，补虚固本以图根治。预防的重点在于提高机体卫外功能，增强皮毛腠理御寒抗病能力。若久咳自汗出者，可酌选玉屏风散、生脉饮服用。

第三节 哮 病

哮病是一种发作性的痰鸣气喘疾患。发时喉中有哮鸣声，呼吸气促困难，甚则喘息不能平卧。

一、病因病机

（一）病因

外邪侵袭，饮食不当，体虚病后。

（二）病机

哮病的病位主要在肺，与脾、肾关系密切。

哮病的病理因素以痰为主。痰的产生主要由于人体津液不归正化，凝聚而成，伏藏于肺，则成为发病的潜在"夙根"，因各种诱因如气候、饮食、情志、劳累等诱发。而这些诱因每多错杂相关，其中尤以气候变化为主。哮喘"夙根"论的实质，主要在于脏腑阴阳失调，津液的运化失常，肺不能布散津液，脾不能输化水精，肾不能蒸化水液，而致凝聚成痰，若痰伏于肺则成为潜在的病理因素。

哮病发作时的基本病理变化为"伏痰"遇感引触，痰随气升，气因痰阻，相互搏结，壅塞气道，气道挛急，肺气宣降失常，引动停积之痰，而致痰鸣如吼，气息喘促。若病因于寒，素体阳虚，痰从寒化，属寒痰为患，则发为冷哮；病因于热，素体阳盛，痰从热化，属痰热为患，则发为热哮；如痰热内郁，风寒外束引起发作者，可以表现为外寒内热的寒包热哮；痰浊伏肺，肺气壅实，风邪触发者，则表现为风痰哮；反复发作，正气耗伤或素体肺肾不足者，可表现为虚哮。

哮病的病理性质，发作时为痰阻气闭，病理性质以邪实为主。有寒痰、痰热之分。若长期反复发作，寒痰伤及脾肾之阳，痰热耗灼肺肾之阴，则可从实转虚，在平时表现为肺、脾、肾等脏气虚弱之候。大发作时邪实与正虚错综并见，肺肾两虚，痰浊壅盛，严重者肺不能治理调节心血的运行，肾虚命门之火不能上济于心，则心阳亦同时受累，甚至发生喘脱危候。

二、诊断与病证鉴别

（一）诊断依据

1. 呈反复发作性。常为突然发作，可见鼻痒、喷嚏、咳嗽、胸闷等先兆。喉中有明显哮鸣声，呼吸困难，不能平卧，甚至面色苍白，唇甲青紫，可于数分钟、数小时后缓解。

2. 平时可一如常人，或稍感疲劳、纳差。但病程日久，反复发作，导致正气亏虚，可常有轻度哮鸣，甚至在大发作时持续难平，出现喘脱。

3. 部分患者与先天禀赋有关，家族中可有哮病史。常因气候突变、环境因素、饮食不当、情志失调、劳累等诱发。

（二）病证鉴别

哮病与喘证：哮病和喘证都有呼吸急促、困

难的表现。哮必兼喘，但喘未必兼哮。哮指声响言，喉中哮鸣有声，是一种反复发作的独立性疾病；喘指气息言，为呼吸气促困难，是多种肺系急慢性疾病的一个症状。

三、辨证论治

（一）辨证要点

首先辨哮病发病特点，其二辨哮之寒热偏盛，其三辨肺、脾、肾之虚。

1. 辨发病特点

哮病发作有明显的季节性，且有鼻痒、喷嚏、咳嗽、胸闷等先兆症状，则与肺虚表卫不固有关，此时当着重辨清风寒与风热。哮病发作如与饮食密切相关，则与脾虚痰蕴有关，当着重辨清痰湿与痰热之不同。如哮病发作持续数分钟、数十分钟即能缓解者，病情较轻，若持续时间较久者，当警惕喘脱的可能。

2. 辨寒热偏盛

寒哮者，因寒饮伏肺，遇感触发，则呼吸气促，喉中哮鸣，痰白清稀多泡沫。热哮证，因痰热蕴肺，遇感诱发，则气粗息涌，痰鸣如吼，痰黄稠厚，咳吐不利。

3. 辨肺脾肾虚损

肺虚者，自汗畏风，少气乏力，极易感冒；脾虚者，食少便溏，痰多；肾虚者，短气，动则喘甚，腰酸膝软。

（二）治疗原则

当宗朱丹溪"未发以扶正气为主，既发以攻邪气为急"之说，以"发时治标、平时治本"为基本原则。

发时攻邪治标，祛痰利气，寒痰宜温化宣肺，热痰当清化肃肺，寒热错杂者，当温清并施，表证明显者兼以解表，属风痰为患者又当祛风涤痰。反复日久，正虚邪实者，又当兼顾，不可单纯拘泥于祛邪。

若发生喘脱危候，当急予扶正救脱。

平时应扶正治本，阳气虚者应予温补，阴虚者则予滋养，分别采取补肺、健脾、益肾等法，以冀减轻、减少或控制其发作。

（三）证治分类

根据哮病的临床特点，分为发作期和缓解期。发作期分为冷哮、热哮、寒包热哮、风痰哮、虚哮以及喘脱危证；缓解期临床可见肺脾气虚和肺肾亏虚。

1. 发作期

（1）冷哮证

主症：喉中哮鸣如水鸡声，呼吸急促，喘憋气逆，胸膈满闷如塞，咳不甚，痰少咳吐不爽，色白而多泡沫，口不渴或渴喜热饮，形寒怕冷，天冷或受寒易发，面色青晦，舌苔白滑，脉弦紧或浮紧。

证机概要：寒痰伏肺，遇感触发，痰升气阻，肺失宣畅。

治法：宣肺散寒，化痰平喘。

代表方：射干麻黄汤加减。

常用药：麻黄、射干、干姜、细辛、半夏、紫菀、款冬、五味子、大枣、甘草。

加减：表寒明显，寒热身疼，配桂枝、生姜辛散风寒，或用小青龙汤；痰涌气逆，不得平卧，加葶苈子、苏子泻肺降逆，并酌加杏仁、白前、橘皮等化痰利气；咳逆上气，汗多，加白芍以敛肺。

（2）热哮证

主症：喉中痰鸣如吼，喘而气粗息涌，胸高胁胀，咳呛阵作，咳痰色黄或白，黏浊稠厚，咳吐不利，口苦，口渴喜饮，汗出，面赤，或有身热，甚至有好发于夏季者，舌苔黄腻，质红，脉滑数或弦滑。

证机概要：痰热蕴肺，壅阻气道，肺失清肃。

治法：清热宣肺，化痰定喘。

代表方：定喘汤加减。

常用药：麻黄、黄芩、桑白皮、杏仁、半夏、款冬、苏子、白果、甘草。

加减：表寒外束，肺热内郁，加石膏，或用越婢加半夏汤；若肺气壅实，痰鸣息涌，不得平卧，加葶苈子、广地龙泻肺平喘；肺热壅盛，痰吐稠黄，加海蛤壳、射干、知母、鱼腥草以清热化痰；兼有大便秘结者，可用大黄、芒硝、全瓜蒌、枳实通腑以利肺。

（3）寒包热哮证

主症：喉中哮鸣有声，胸膈烦闷，呼吸急促，喘咳气逆，咳痰不爽，痰黏色黄，或黄白相兼，烦躁，发热，恶寒，无汗，身痛，口干欲饮，大便偏干，舌苔白腻，舌尖边红，脉弦紧。

证机概要：痰热壅肺，复感风寒，客寒包火，肺失宣降。

治法：解表散寒，清化痰热。

代表方：小青龙加石膏汤或厚朴麻黄汤加减。

常用药：麻黄、桂枝、细辛、生石膏、厚朴、杏仁、生姜、半夏、甘草、大枣。

加减：喘哮，痰鸣气逆，加射干、葶苈子、苏子祛痰降气平喘；痰吐稠黄胶黏加黄芩、前胡、瓜蒌皮等清化痰热。

（4）风痰哮证

主症：喉中痰涎壅盛，声如拽锯，或鸣声如吹哨笛，喘急胸满，但坐不得卧，咳痰黏腻难出，或为白色泡沫痰液，无明显寒热倾向，面色青黯，起病多急，常倏忽来去，发前自觉鼻、咽、眼、耳发痒，喷嚏，鼻塞，流涕，胸部憋塞，随之迅即发作，舌苔厚浊，脉滑实。

证机概要：痰浊伏肺，风邪引触，肺气郁闭，升降失司。

治法：祛风涤痰，降气平喘。

代表方：华盖散三子养亲汤加味。

常用药：麻黄、杏仁、白芥子、苏子、莱菔子、僵蚕、厚朴、半夏、陈皮、茯苓。

加减：痰壅喘急，不能平卧，加用葶苈子、猪牙皂泻肺涤痰，必要时可暂予控涎丹泻肺祛痰；若感受风邪而发作者，加苏叶、防风、苍耳草、蝉衣、地龙等祛风化痰。若情志不遂，肝木郁而化风者，可用过敏煎加郁金、僵蚕、钩藤、地龙、白附子等疏肝解郁。

（5）虚哮证

主症：喉中哮鸣如鼾，声低，气短息促，动则喘甚，发作频繁，甚则持续喘哮，口唇、爪甲青紫，咳痰无力，痰涎清稀或质黏起沫，面色苍白或颧红唇紫，口不渴或咽干口渴，形寒肢冷或烦热，舌质淡或偏红，或紫黯，脉沉细或细数。

证机概要：哮病久发，痰气瘀阻，肺肾两虚，摄纳失常。

治法：补肺纳肾，降气化痰。

代表方：平喘固本汤加减。

常用药：党参、黄芪、胡桃肉、沉香、脐带、冬虫夏草、五味子、苏子、半夏、款冬、橘皮。

加减：有肾阳虚表现者，加附子、鹿角片、补骨脂、钟乳石；肺肾阴虚，配沙参、麦冬、生地黄、当归；痰气瘀阻，口唇青紫，加桃仁、苏木；气逆于上，动则气喘，加紫石英、磁石镇纳肾气。

2. 缓解期

（1）肺脾气虚证

主症：有哮喘反复发作史，气短声低，自汗，怕风，常易感冒，倦怠无力，食少便溏，或喉中时有轻度哮鸣，痰多质稀，色白，舌质淡，苔白，脉细弱。

证机概要：哮病日久，肺虚不能主气，脾虚健运无权，气不化津，痰饮蕴肺，肺气上逆。

治法：健脾益气，补土生金。

代表方：玉屏风散合六君子汤加减。

常用药：党参、白术、茯苓、法半夏、橘皮、山药、黄芪、防风、薏苡仁、五味子、甘草。

加减：表虚自汗，加炙黄芪、浮小麦、大枣；怕冷，畏风，易感冒，可加桂枝、白芍、制附片；痰多者，加前胡、杏仁。

（2）肺肾两虚证

主症：有哮喘发作史，短气息促，动则为甚，吸气不利，咳痰质黏起沫，脑转耳鸣，腰酸腿软，心慌，不耐劳累，或五心烦热，颧红，口干，舌质红少苔，脉细数，或畏寒肢冷，面色苍白，舌苔淡白，质胖，脉沉细。

证机概要：哮病久发，精气亏乏，肺肾摄纳失常，气不归原，津凝为痰。

治法：补肺益肾。

代表方：生脉地黄汤合金水六君煎加减。

常用药：熟地黄、山萸肉、胡桃肉、当归、人参、麦冬、五味子、茯苓、半夏、陈皮、甘草。

加减：临床表现以肺气阴两虚为主者，加黄

芪、沙参、百合；肾阳虚为主者，酌加补骨脂、仙灵脾、鹿角片、制附片、肉桂；肾阴虚为主者，加生地黄、冬虫夏草。另可常服紫河车粉补益肾精。

四、转归预后

哮病是一种反复发作的肺系疾病。由于哮有"夙根"，遇有诱因，可致哮喘反复发作，在平时亦觉短气，疲乏，并有轻度喘哮，难以全部消失。一旦大发作时，每易持续不解，邪实与正虚错综并见，严重者肺不能治理调节心血的运行，肾虚命门之火不能上济于心，则心阳亦同时受累，甚至发生喘脱危候。如哮喘长期不愈，反复发作，病由肺脏影响及脾、肾、心，可导致肺气胀满，不能敛降之肺胀重证。

从年龄上讲，部分青少年哮病患者，随着年龄的增长，正气渐充，肾气日盛，再辅以药物治疗，可以终止发作，而中老年及体弱患者，肾气渐衰，发作频繁，易变生他病。

五、预防与调护

平时注意保暖，防止感冒，避免因寒冷空气的刺激而诱发。根据身体情况，进行适当的体育锻炼，以逐步增强体质，提高抗病能力。饮食宜清淡，忌肥甘油腻，防止生痰生火，避免海膻发物；避免烟尘异味；保持心情舒畅，避免不良情绪的影响；劳逸适当，防止过度疲劳。平时可常服玉屏风散、肾气丸等药物，以调护正气，提高抗病能力。

第四节 喘 证

喘即气喘、喘息。喘证是由肺失宣降，肺气上逆，或肺肾出纳失常而致的以呼吸困难，甚至张口抬肩，鼻翼扇动，不能平卧为临床特征的病证。

一、病因病机

喘证常由多种疾患引起，病因复杂，概言之有外感、内伤两大类。外感为六淫外邪侵袭肺系；内伤为饮食不当、情志失调、劳欲久病等。

（一）病因

外邪侵袭、饮食不当、情志所伤、劳欲久病。

（二）病机

喘证的基本病机是肺气上逆，宣降失职，或气无所主，肾失摄纳。喘证的病位主要在肺和肾，涉及肝、脾、心。喘证的病理性质有虚实之分。实喘在肺，为外邪、痰浊、肝郁气逆，邪壅肺气，宣降不利所致；虚喘责之肺、肾两脏，因精气不足，气阴亏耗，而致肺肾出纳失常，且尤以气虚为主。实喘病久伤正，由肺及肾，或虚喘复感外邪，或夹痰浊，则病情虚实错杂，每多表现为邪气壅阻于上、肾气亏虚于下的上盛下虚证候。

喘证的严重阶段，不但肺肾俱虚，在孤阳欲脱之时，每多影响心，可导致心气、心阳衰惫，鼓动血脉无力，血行瘀滞，面色、唇舌、指甲青紫，甚至出现喘汗致脱，亡阴、亡阳的危重局面。

二、诊断与病证鉴别

（一）诊断依据

1. 以喘促短气，呼吸困难，甚至张口抬肩，鼻翼扇动，不能平卧，口唇发绀为特征。

2. 可有慢性咳嗽、哮病、肺痨、心悸等病史，每遇外感及劳累而诱发。

（二）病证鉴别

喘证与哮病：喘证和哮病都有呼吸急促、困难的表现。喘指气息而言，为呼吸气促困难，甚则张口抬肩，摇身撷肚，是多种肺系疾病的一个症状；哮指声响而言，必见喉中哮鸣有声，亦伴呼吸困难，是一种反复发作的独立性疾病。喘未必兼哮，而哮必兼喘。

三、辨证论治

（一）辨证要点

喘证的辨证首当分清虚实，实喘又当辨外感内伤，虚喘应辨病变脏腑。

1. 辨清虚实

实喘者呼吸深长有余，呼出为快，气粗声高，伴有痰鸣咳嗽，脉数有力，病势多急；虚喘者呼吸短促难续，深吸为快，气怯声低，少有痰鸣咳嗽，脉微弱或浮大中空，病势徐缓，时轻时重，遇劳则甚。

2. 实喘辨外感内伤

实喘又当辨外感内伤。外感起病急，病程短，多有表证；内伤病程久，反复发作，无表证。

3. 虚喘辨病变脏腑

虚喘应辨病变脏腑。肺虚者劳作后气短不足以息，喘息较轻，常伴有面白，自汗，易感冒；肾虚者静息时亦有气喘，动则更甚，伴有面色苍白、颧红、怯冷、腰酸膝软；心气、心阳衰弱时，喘息持续不已，伴有紫绀，心悸，浮肿，脉结代。

（二）治疗原则

喘证的治疗应以虚实为纲。

实喘治肺，以祛邪利气为主，区别寒、热、痰、气的不同，分别采用温化宣肺、清化肃肺、化痰理气的方法。

虚喘以培补摄纳为主，或补肺，或健脾，或益肾，阳虚则温补，阴虚则滋养。至于虚实夹杂，寒热互见者，又当根据具体情况分清主次，权衡标本，辨证选方用药。

此外，由于喘证多继发于各种急慢性疾病，所以临床上不能见喘治喘，还应当注意积极地治疗原发病。

（三）证治分类

喘证分为实喘和虚喘两大类型。实喘临床可见风寒壅肺、表寒里热、痰热郁肺、肺气郁痹等证候；虚喘则见肺气虚耗、肾虚不纳和正虚喘脱等证候。

1. 实喘

（1）风寒壅肺证

主症：喘息咳逆，呼吸急促，胸部胀闷，痰多稀薄而带泡沫，色白质黏，常有头痛，恶寒，或有发热，口不渴，无汗，舌苔薄白而滑，脉浮紧。

证机概要：风寒上受，内舍于肺，邪实气壅，肺气不宣。

治法：宣肺散寒。

代表方：麻黄汤合华盖散加减。

常用药：麻黄、紫苏子、半夏、橘红、杏仁、紫菀、白前。

加减：若表证明显，寒热无汗，头身疼痛，加桂枝以配麻黄解表散寒；寒痰较重，痰白清稀，量多起沫，加细辛、生姜温肺化痰；如寒饮伏肺，复感客寒而引发者，可用小青龙汤发表温里。

（2）表寒肺热证

主症：喘逆上气，胸胀或痛，息粗，鼻扇，咳而不爽，吐痰稠黏，伴形寒，身热，烦闷，身痛，有汗或无汗，口渴，舌苔薄白或罩黄，舌边红，脉浮数或滑。

证机概要：寒邪束表，热郁于肺，肺气上逆。

治法：解表清里，化痰平喘。

代表方：麻杏石甘汤加味。

常用药：麻黄、杏仁、石膏、甘草、黄芩、桑白皮、苏子、半夏、款冬花。

加减：表寒重加桂枝解表散寒；痰热重，痰黄黏稠量多，加瓜蒌、贝母清化痰热；痰鸣息涌加葶苈子、射干泻肺消痰。

（3）痰热郁肺证

主症：喘促气涌，胸部胀痛，咳嗽痰多，质黏色黄，或兼有血色，伴胸中烦闷，身热，有汗，口渴而喜冷饮，面赤，咽干，小便赤涩，大便或秘，舌质红，舌苔薄黄或腻，脉滑数。

证机概要：邪热蕴肺，蒸液成痰，痰热壅滞，肺失清肃。

治法：清热化痰，宣肺平喘。

代表方：桑白皮汤加减。

常用药：桑白皮、黄芩、知母、贝母、射干、瓜蒌皮、前胡、地龙。

加减：如身热重，可加石膏辛寒清气；如喘甚痰多，黏稠色黄，可加葶苈子、海蛤壳、鱼腥草、冬瓜仁、薏苡仁，清热泻肺，化痰泄浊；腑气不通，痰涌便秘，加瓜蒌仁、大黄或风化硝，通腑清肺泻壅。

（4）痰浊阻肺证

主症：喘而胸满闷塞，甚则胸盈仰息，咳嗽，痰多黏腻色白，咳吐不利，兼有呕恶，食少，口黏不渴，舌苔白腻，脉滑或濡。

证机概要：中阳不运，积湿生痰，痰浊壅肺，肺失肃降。

治法：祛痰降逆，宣肺平喘。

代表方：二陈汤合三子养亲汤加减。

常用药：半夏、陈皮、茯苓、苏子、白芥子、莱菔子、杏仁、紫菀、旋覆花。

加减：痰从寒化，色白清稀，畏寒，加干姜、细辛；痰浊郁而化热，按痰热证治疗。

（5）肺气郁痹证

主症：喘促症状每遇情志刺激而诱发，发时突然呼吸短促，息粗气憋，胸闷胸痛，咽中如窒，但喉中痰鸣不著，或无痰声。平素常多忧思抑郁，失眠，心悸。苔薄，脉弦。

证机概要：肝郁气逆，上冲犯肺，肺气不降。

治法：开郁降气平喘。

代表方：五磨饮子加减。

常用药：沉香、木香、厚朴花、枳壳、苏子、金沸草、代赭石、杏仁。

加减：肝郁气滞较著，加用柴胡、郁金、青皮疏理肝气；若有心悸、失眠者，加百合、合欢皮、酸枣仁、远志等宁心安神；若气滞腹胀，大便秘结，可加用大黄以降气通腑，即六磨汤之意。

在本证治疗中，宜劝慰病人心情开朗，配合治疗。

2. 虚喘

（1）肺气虚耗证

主症：喘促短气，气怯声低，喉有鼾声，咳声低弱，痰吐稀薄，自汗畏风，或见咳呛，痰少质黏，烦热而渴，咽喉不利，面颧潮红，舌质淡红或有苔剥，脉软弱或细数。

证机概要：肺气亏虚，气失所主，或肺阴亏虚，虚火上炎，肺失清肃。

治法：补肺益气养阴。

代表方：生脉散合补肺汤加减。

常用药：党参、黄芪、五味子、炙甘草。

加减：偏阴虚者加补肺养阴之品，如沙参、麦冬、玉竹、百合、诃子；兼中气虚弱，肺脾同病，清气下陷，食少便溏，腹中气坠者，配合补

中益气汤，补脾养肺，益气升陷。

（2）肾虚不纳证

主症：喘促日久，动则喘甚，呼多吸少，气不得续，形瘦神惫，跗肿，汗出肢冷，面青唇紫，舌淡苔白或黑而润滑，脉微细或沉弱，或见喘咳，面红烦躁，口咽干燥，足冷，汗出如油，舌红少津，脉细数。

证机概要：肺病及肾，肺肾俱虚，气失摄纳。

治法：补肾纳气。

代表方：金匮肾气丸合参蛤散加减。

常用药：附子、肉桂、山萸肉、胡桃肉、紫河车、熟地黄、山药、当归、人参、蛤蚧。

加减：若表现为肾阴虚者，不宜辛燥，宜用七味都气丸合生脉散加减以滋阴纳气，药用生地黄、天门冬、麦门冬、龟甲胶、当归养阴，五味子、诃子敛肺纳气；若喘息渐平，善后调理可常服紫河车、胡桃肉以补肾固本纳气。

（3）正虚喘脱证

主症：喘逆剧甚，张口抬肩，鼻扇气促，端坐不能平卧，稍动则咳喘欲绝，或有痰鸣，心慌动悸，烦躁不安，面青唇紫，汗出如珠，肢冷，脉浮大无根，或见歇止，或模糊不清。

证机概要：肺气欲绝，心肾阳衰。

治法：扶阳固脱，镇摄肾气。

代表方：参附汤送服黑锡丹，配合蛤蚧粉。

常用药：人参、黄芪、炙甘草、山萸肉、五味子、蛤蚧（粉）、龙骨、牡蛎。

加减：若阳虚甚，气息微弱，汗出肢冷，舌淡，脉沉细，加附子、干姜；阴虚甚，气息急促，心烦内热，汗出黏手，口干舌红，脉沉细数，加麦冬、玉竹，人参改用西洋参；神志不清，加丹参、远志、菖蒲安神祛痰开窍。

四、转归预后

喘证的转归预后与病程的长短、病邪的性质、病位的深浅有关。一般而论，实喘易治，虚喘难疗。实喘由于邪气壅阻，祛邪利肺则愈，故治疗较易；虚喘为气失摄纳，根本不固，补之未必即效，且每因体虚易感外邪，诱致反复发作，往往喘甚而致脱，故难治。若实喘邪气闭肺，喘

息上气，胸闷如窒，呼吸窘迫，身热不得卧，脉急数；虚喘下虚上盛，阴阳离决，孤阳浮越，冲气上逆，见足冷头汗，如油如珠，喘息鼻扇，摇身撷肚，张口抬肩，胸前高起，面赤躁扰，直视便溏，脉浮大急促无根者，均属危候，必须及时救治。若喘证反复发作，导致肺气胀满，不能敛降，可转变为肺胀；肺肾亏虚，水液输布失常，可兼见水肿。

五、预防与调护

喘证的预防，要点在于慎风寒，适寒温，节饮食，少食黏腻和辛热刺激之品，以免助湿生痰动火。

已患喘证，则应注意早期治疗，力求根治，尤需防寒保暖，防止受邪而诱发，忌烟酒，适房事，调情志，饮食清淡而富有营养。适当进行体育锻炼，增强体质，提高机体的抗病能力，但活动量应根据个人体质强弱及病情而定，不宜过度疲劳。

第五节 肺 痨

肺痨是具有传染性的慢性虚损性疾患，以咳嗽、咯血、潮热、盗汗及身体逐渐消瘦为主要临床特征。本病临床表现及其传染特点，与西医学的肺结核基本相同。

一、病因病机

（一）病因

一方面，感染"痨虫"；另一方面，由于禀赋不足、酒色劳倦、病后失调或营养不良导致正气虚弱，难抵"痨虫"侵袭。

（二）病机

从"痨虫"侵犯的病变部位而言，主要在肺，与脾肾两脏的关系密切，同时也可涉及心肝。肺痨的基本病机为体虚虫侵，阴虚火旺。"痨虫"侵肺，耗伤肺阴、脾气，以致气阴两虚，晚期阴损及阳，阴阳两虚。肺痨的病理因素主要是"痨虫"。肺痨病理性质为虚实夹杂，以虚为主。虚证主要在于肺阴虚，继则肺肾同病，兼及

心肝，而致阴虚火旺，或因肺脾同病，导致气阴两伤，后期肺脾肾三脏俱亏，阴损及阳，表现为阴阳两虚。此外，还可因气不布津及肺虚不能助心治节血脉之运行而生痰浊、瘀血等标实之候。

二、诊断与病证鉴别

（一）诊断依据

1. 有与肺痨病人的密切接触史。

2. 以咳嗽、咯血、潮热、盗汗及形体明显消瘦为主要临床表现。

3. 初期病人仅感疲劳乏力、干咳、食欲不振，形体逐渐消瘦。

（二）病证鉴别

1. 肺痨与虚劳

肺痨与虚劳均为慢性、虚损性疾患。但肺痨具有传染特点，是一个独立的慢性传染性疾患，有其发生发展及传变规律；虚劳病缘内伤亏损，是多种慢性疾病虚损证候的总称。肺痨病位主要在肺，不同于虚劳的五脏并重，以肾为主；肺痨的病理主在阴虚，不同于虚劳的阴阳并重。

2. 肺痨与肺痿

肺痨与肺痿均为病位在肺的慢性虚损性疾患，但肺痿是肺部多种慢性疾患后期转归而成，如肺痈、肺痨、久嗽等导致肺叶痿弱不用，俱可成痿。肺痨后期亦可以转成肺痿。但必须明确肺痨并不等于就是肺痿，两者有因果、轻重的不同。若肺痨的晚期，出现干咳、咳吐涎沫等症者，即已转属肺痿之候。在临床上肺痿是以咳吐浊唾涎沫为主症，而肺痨是以咳嗽、咯血、潮热、盗汗为特征。

三、辨证论治

（一）辨证要点

肺痨应首辨病变之脏器；次辨虚损之性质；三辨夹火、夹痰、夹瘀之不同。

1. 辨病变之脏器

本病常见咳嗽、咳痰、咯血、胸痛症状，病变主要脏器为肺；若兼有乏力、纳少、腹胀便溏，则病及于脾；如有腰膝酸软，五更泄泻，男子遗精，女子经闭，则病损至肾；或见心烦易

怒，失眠心悸，则病及心肝。

2. 辨虚损之性质

肺痨临床以咳嗽、咯血、潮热、盗汗、消瘦、舌红、脉细为主症，故以阴虚为主；病变日久，出现咳嗽无力，气短声低，自汗畏风，舌质转淡，则属气阴两虚；若病情进展，兼有喘息少气，咯血暗淡，形寒肢冷，脉虚大无力，则为气虚及阳，阴阳两虚。

3. 辨夹火、夹痰、夹瘀

本病如发热明显，午后潮热，骨蒸颧红，五心烦热，盗汗量多，心烦口渴，属于夹火之证；痰黄量多为兼夹痰热；痰白清稀或起泡沫为湿痰、寒痰；若见唇紫舌暗，则为夹瘀。

（二）治疗原则

治疗当以补虚培元和抗痨杀虫为原则，尤需重视补虚培元，增强正气，以提高抗病能力。调补脏器重点在肺，并应注意脏腑整体关系，同时补益脾肾。治疗大法应根据"主乎阴虚"的病理特点，以滋阴为主，火旺的兼以降火，如合并气虚、阳虚见证者，则当同时兼顾。杀虫主要是针对病因治疗。

（三）证治分类

临床上分为肺阴亏损、虚火灼肺、气阴耗伤、阴阳虚损等证候，反映了肺痨阴虚为本、阴虚失润、阴虚火旺、日久耗气、阴损及阳的演变规律。

1. 肺阴亏损证

主症：干咳，咳声短促，或咯少量黏痰，或痰中带有血丝，色鲜红，胸部隐隐闷痛，午后自觉手足心热，或见少量盗汗，皮肤干灼，口干咽燥，近期曾有与肺痨病人接触史，舌苔薄白，舌边尖红，脉细数。

证机概要：阴虚肺燥，肺失滋润，肺伤络损。

治法：滋阴润肺。

代表方：月华丸加减。

常用药：北沙参、麦冬、天冬、玉竹、百合、白及、百部。

加减：咳嗽频而痰少质黏者，可合川贝母、甜杏仁以润肺化痰止咳，并可配合琼玉膏以滋阴

润肺；痰中带血丝较多者，加蛤粉炒阿胶、仙鹤草、白茅根等以润肺和络止血；若低热不退者，可配银柴胡、青蒿、胡黄连、地骨皮、功劳叶、葎草等以清热除蒸。

2. 虚火灼肺证

主症：呛咳气急，痰少质黏，或吐痰黄稠量多，时时咯血，血色鲜红，混有泡沫痰涎，午后潮热，骨蒸颧红，五心烦热，盗汗量多，口渴心烦，失眠，性情急躁易怒，或胸胁掣痛，男子可见遗精，女子月经不调，形体日益消瘦，近期曾有与肺痨病人接触史，舌干而红，苔薄黄而剥，脉细数。

证机概要：肺肾阴伤，水亏火旺，燥热内灼，络损血溢。

治法：滋阴降火。

代表方：百合固金汤合秦艽鳖甲散加减。

常用药：南沙参、北沙参、麦冬、玉竹、百合、百部、白及、生地黄、五味子、玄参、阿胶、龟甲。

加减：骨蒸劳热再加秦艽、白薇、鳖甲等清热除蒸；痰热蕴肺，咳嗽痰黏色黄，酌加桑白皮、花粉、知母、海蛤壳以清热化痰；咯血较著者，加丹皮、黑山栀、紫珠草、醋制大黄等，或配合十灰丸以凉血止血。

3. 气阴耗伤证

主症：咳嗽无力，气短声低，咳痰清稀色白，量较多，偶或夹血，或咯血，血色淡红，午后潮热，伴有畏风，怕冷，自汗与盗汗可并见，纳少神疲，便溏，面白，颧红，近期曾有与肺痨病人接触史，舌质光淡，边有齿印，苔薄，脉细弱而数。

证机概要：阴伤气耗，肺脾两虚，肺气不清，脾虚不健。

治法：益气养阴。

代表方：保真汤或参苓白术散加减。

常用药：党参、黄芪、白术、甘草、山药、北沙参、麦冬、地黄、阿胶、五味子、白及、百合、紫菀、款冬、苏子。

加减：夹有湿痰者，可加姜半夏、橘红、茯苓等燥湿化痰；咯血量多者，可加山萸肉、仙鹤

草、煅龙牡、参三七等，配合补气药，共奏补气摄血之功；若见劳热、自汗、恶风者，可宗甘温除热之意，取桂枝、白芍、红枣，配合党参、黄芪、炙甘草等和营气而固卫表。

本证治疗宜益气养阴、补肺健脾，忌用地黄、阿胶、麦冬等滋腻药。进而言之，即使肺阴亏损之证，亦当在甘寒滋阴的同时，兼伍甘淡实脾之药，帮助脾胃对滋阴药的运化吸收，以免纯阴滋腻碍脾，但用药不宜香燥，以免耗气、劫液、动血。

4. 阴阳两虚证

主症：肺痨病日久，咳逆喘息，少气，咳痰色白有沫，或夹血丝，血色暗淡，潮热，自汗，盗汗，声嘶或失音，面浮肢肿，心慌，唇紫，肢冷，形寒，或见五更泄泻，口舌生糜，大肉尽脱，男子遗精阳痿，女子经闭，苔黄而剥，舌质光淡隐紫，少津，脉微细而数，或虚大无力。

证机概要：阴伤及阳，精气虚竭，肺、脾、肾俱损。

治法：滋阴补阳。

代表方：补天大造丸加减。

常用药：人参、黄芪、白术、山药、麦冬、生地黄、五味子、阿胶、当归、枸杞、山萸肉、龟甲、鹿角胶、紫河车。

加减：肾虚气逆喘息者，配冬虫夏草、诃子、钟乳石摄纳肾气；心慌者，加紫石英、丹参、远志镇心安神；五更泄泻，配煨肉蔻、补骨脂补火暖土，并去地黄、阿胶等滋腻碍脾药物。

治疗本病，忌苦寒太过伤阴败胃。因本病虽具火旺之证，但本质在于阴虚，故当以甘寒养阴为主，适当佐以清火，苦寒之品不宜单独使用。即使内火标象明显者，亦只宜暂予清降，中病即减，不可徒恃苦寒逆折，过量或久用，以免苦燥伤阴，寒凉败胃伤脾。

四、转归预后

一般而言，凡正气较强，病情轻浅，为时短暂，早期治疗者，可获康复。若正气虚弱，治疗不及时，迁延日久，每多演变恶化，全身虚弱症状明显，出现大骨枯槁，大肉尽脱，肌肤甲错，兼有多种并发症。如喉疮声哑，咯血浅红色，似肉似肺；久泻不能自制，腹部冷痛，或有结块；猝然胸痛，喘息胸高，不能平卧；喘息短气，口如鱼口，面浮足肿，面色青晦；内热不退，或时寒时热，汗出如水；脉小数疾者，俱属难治的恶候。

此外，少数患者可呈急性发病，出现剧烈咳嗽，喘促倚息，咳吐大量鲜血，寒热如疟等严重症状，俗称"急痨""百日痨"，预后较差。

五、预防与调护

对于本病应注意防重于治，接触患者时，应戴口罩，用雄黄擦鼻以避免传染。饮食适宜，不可饥饿，若体虚者，可服补药。既病之后，不但要耐心治疗，还应重视摄生，禁烟酒，慎房事，怡情志，适当进行体育锻炼，加强食养，忌食一切辛辣刺激动火燥液之物。

第六节　心　悸

心悸是指病人自觉心中悸动，惊惕不安，甚则不能自主的一种病证。病情较轻者为惊悸，病情较重者为怔忡。

一、病因病机

（一）病因

体虚劳倦、七情所伤、感受外邪、药食不当。

（二）病机

心悸的基本病机是气血阴阳亏虚，心失所养，或邪扰心神，心神不宁。心悸的病位在心，与肝、脾、肾、肺四脏密切相关。病理性质主要有虚实两方面，虚者为气血阴阳亏损，使心失滋养，而致心悸；实者多由痰火扰心、水饮上凌或心血瘀阻，气血运行不畅而引起。虚实之间可以相互夹杂或转化，实证日久，病邪伤正，可分别兼见气血阴阳之亏损，而虚证也可因虚致实，兼见实证表现。心悸的病理因素包括气滞、血瘀、痰浊、水饮。阴虚者常兼火盛或痰热；阳虚易夹水饮、痰湿；气血不足者，易见气血瘀滞、痰浊。

二、诊断与病证鉴别

（一）诊断依据

1. 自觉心中悸动不安，心搏异常，或快速，或缓慢，或跳动过重，或忽跳忽止，呈阵发性或持续不断，神情紧张，心慌不安，不能自主。

2. 伴有胸闷不舒，易激动，心烦寐差，颤抖乏力，头晕等症。中老年患者，可伴有心胸疼痛，甚则喘促，汗出肢冷，或见晕厥。

3. 可见数、促、结、代、缓、沉、迟等脉象。

4. 常由情志刺激如惊恐、紧张及劳倦、饮酒、饱食等因素诱发。

（二）病证鉴别

1. 惊悸与怔忡的鉴别

惊悸发病，多与情绪因素有关，可由骤遇惊恐、忧思恼怒、悲哀过极或过度紧张而诱发，多为阵发性，病来虽速，病情较轻，实证居多，病势轻浅，可自行缓解，不发时如常人。怔忡多由久病体虚，心脏受损所致，无精神等因素亦可发生，常持续心悸，心中惕惕，不能自控，活动后加重，多属虚证，或虚中夹实，病来虽渐，病情较重，不发时亦可兼见脏腑虚损症状。惊悸日久不愈，亦可形成怔忡。

2. 心悸与奔豚的鉴别

奔豚发作之时，亦觉心胸躁动不安。本病与心悸的鉴别要点为：心悸为心中剧烈跳动，发自于心；奔豚乃上下冲逆，发自少腹。

三、辨证论治

（一）辨证要点

心悸的辨证首先应辨虚实。虚证者要辨别脏腑气、血、阴、阳何者偏虚。实证者须分清痰、饮、瘀、火何邪为主。心悸气短，神疲乏力，自汗者属气虚；心悸头晕，面色不华者属血虚；心悸盗汗，潮热口干者属阴虚；心悸肢冷，畏寒气喘者属阳虚。心悸面浮，尿少肢肿者为水饮；心悸心痛，唇暗舌紫者为瘀血；心悸烦躁，口苦便秘者为痰火。虚实夹杂者还要分清孰虚孰实。

其次还需辨脉象之变化。心悸常伴有脉律失常，临证应仔细体会结、代、促、数、缓、迟等脉。一息六至为数脉，一息四至为缓脉，一息三至为迟脉；脉象见数时一止，止无定数为促脉，脉象见缓时一止，止无定数为结脉；脉来更代，几至一止，止有定数为代脉。阳盛则促，数脉、促脉多为热象，但若脉虽数、促却沉细、微细，伴有面浮肢肿，动则气短，形寒肢冷，舌淡等症，为虚寒之证。阳盛则结，脉象迟、结、代者，一般多属虚寒。其中结脉表示气血凝滞；代脉常为元气虚衰，脏气衰微。但若脉象呈迟、结、代而按之有力，伴有口干舌红者，为阳损及阴所致阴阳两虚。

（二）治疗原则

心悸的治疗应分虚实。虚证分别治以补气、养血、滋阴、温阳；实证则应祛痰、化饮、清火、行瘀。但本病以虚实错杂为多见，且虚实的主次、缓急各有不同，故治当相应兼顾。同时，由于心悸以心神不宁为其病理特点，故应酌情配入镇心安神之法。

（三）证治分类

1. 心虚胆怯证

主症：心悸不宁，善惊易恐，坐卧不安，不寐多梦而易惊醒，恶闻声响，食少纳呆，苔薄白，脉细略数或细弦。

证机概要：气血亏损，心虚胆怯，心神失养。

治法：镇惊定志，养心安神。

代表方：安神定志丸加减。

常用药：龙齿、琥珀、酸枣仁、远志、茯神、人参、茯苓、山药、天冬、生地黄、熟地黄、肉桂、五味子。

加减：若见心阳不振，用肉桂易桂枝，加附子以温通心阳；兼心血不足，加阿胶、首乌、龙眼肉以滋养心血；兼心气郁结，加柴胡、郁金、合欢皮、绿萼梅以疏肝解郁。

2. 心血不足证

主症：心悸气短，头晕目眩，失眠健忘，面色无华，倦怠乏力，纳呆食少，舌淡红，苔薄白，脉细弱。

证机概要：心血亏耗，心失所养，心神不宁。

治法：补血养心，益气安神。

代表方：归脾汤加减。

常用药：黄芪、人参、白术、炙甘草、熟地黄、当归、龙眼肉、茯神、远志、酸枣仁、木香。

加减：若五心烦热，自汗盗汗，胸闷心烦，舌红少苔，脉细数或结代，为气阴两虚，治以益气养血，滋阴安神，用炙甘草汤加减；失眠多梦，加合欢皮、夜交藤、五味子、柏子仁、莲子心等养心安神；若热病后期损及心阴而心悸者，以生脉散加减，有益气养阴补心之功。

3. 心阳不振证

主症：心悸不安，胸闷气短，动则尤甚，面色苍白，形寒肢冷，舌淡苔白，脉虚弱或沉细无力。

证机概要：心阳虚衰，无以温养心神。

治法：温补心阳，安神定悸。

代表方：桂枝甘草龙骨牡蛎汤合参附汤加减。

常用药：桂枝、附片、人参、黄芪、麦冬、枸杞、炙甘草、龙骨、牡蛎。

加减：若形寒肢冷者，重用人参、黄芪、附子、肉桂温阳散寒；大汗出者重用人参、黄芪、煅龙骨、煅牡蛎、山萸肉益气敛汗，或用独参汤煎服；兼见水饮内停者，加葶苈子、五加皮、车前子、泽泻等利水化饮；夹瘀血者，加丹参、赤芍、川芎、桃红、红花；若心阳不振，以致心动过缓者，酌加炙麻黄、补骨脂，重用桂枝以温通心阳。

4. 水饮凌心证

主症：心悸眩晕气急，胸闷痞满，渴不欲饮，小便短少，或下肢浮肿，形寒肢冷，伴恶心、欲吐、流涎，舌淡胖，苔白滑，脉弦滑或细而滑。

证机概要：脾肾阳虚，水饮内停，上凌于心，扰乱心神。

治法：振奋心阳，化气行水，宁心安神。

代表方：苓桂术甘汤加减。

常用药：泽泻、猪苓、车前子、茯苓、桂枝、炙甘草、人参、白术、黄芪、远志、茯神、酸枣仁。

加减：兼见肺气不宣，肺有痰湿，咳喘胸闷，加杏仁、前胡、桔梗以宣肺，葶苈子、五加皮、防己以泻肺利水；兼见瘀血者，加当归、川芎、刘寄奴、泽兰叶、益母草；若见因心功能不全而致浮肿、尿少、阵发性夜间咳喘或端坐呼吸者，当重用温阳利水之品，如真武汤。

5. 阴虚火旺证

主症：心悸易惊，心烦失眠，五心烦热，口干，盗汗，思虑劳心则症状加重，伴耳鸣腰酸，头晕目眩，急躁易怒，舌红少津，苔少或无，脉细数。

证机概要：肝肾阴虚，水不济火，心火内动，扰动心神。

治法：滋阴清火，养心安神。

代表方：天王补心丹合朱砂安神丸加减。

常用药：生地黄、玄参、麦冬、天冬、当归、丹参、人参、炙甘草、黄连、朱砂、茯苓、远志、酸枣仁、柏子仁、五味子、桔梗。

加减：若肾阴亏虚，虚火妄动，遗精腰酸者，加龟甲、熟地黄、知母、黄柏，或加服知柏地黄丸；若阴虚而火热不明显者，可单用天王补心丹；若阴虚兼有瘀热者，加赤芍、丹皮、桃仁、红花、郁金等清热凉血，活血化瘀。

6. 瘀阻心脉证

主症：心悸不安，胸闷不舒，心痛时作，痛如针刺，唇甲青紫，舌质紫暗或有瘀斑，脉涩或结或代。

证机概要：血瘀气滞，心脉瘀阻，心阳被遏，心失所养。

治法：活血化瘀，理气通络。

代表方：桃仁红花煎合桂枝甘草龙骨牡蛎汤。

常用药：桃仁、红花、丹参、赤芍、川芎、延胡索、香附、青皮、生地黄、当归、桂枝、甘草、龙骨、牡蛎。

加减：若因虚致瘀者去理气之品，气虚加黄芪、党参、黄精；络脉痹阻，胸部窒闷，加沉香、檀香、降香；夹痰浊，胸满闷痛，苔浊腻，加瓜蒌、薤白、半夏、广陈皮；胸痛甚，加乳香、没药、五灵脂、蒲黄、三七粉等。

7. 痰火扰心证

主症：心悸时发时止，受惊易作，胸闷烦

躁，失眠多梦，口干苦，大便秘结，小便短赤，舌红，苔黄腻，脉弦滑。

证机概要：痰浊停聚，郁久化火，痰火扰心，心神不安。

治法：清热化痰，宁心安神。

代表方：黄连温胆汤加减。

常用药：黄连、山栀、竹茹、半夏、胆南星、全瓜蒌、陈皮、生姜、枳实、远志、菖蒲、酸枣仁、生龙骨、生牡蛎。

加减：若痰热互结，大便秘结者，加生大黄；心悸重者，加珍珠母、石决明、磁石重镇安神；火郁伤阴，加麦冬、玉竹、天冬、生地黄养阴清热；兼见脾虚者加党参、白术、谷麦芽、砂仁益气醒脾。

四、转归预后

心悸预后转归主要取决于本虚标实的程度、邪实轻重、脏损多少、治疗当否及脉象变化情况。如患者气血阴阳虚损程度较轻，未见瘀血、痰饮之标证，病损脏腑单一，呈偶发、短暂、阵发，治疗及时得当，脉象变化不显著者，病证多能痊愈；反之，脉象过数、过迟、频繁结代或乍疏乍数，反复发作或长时间持续发作者，治疗颇为棘手，预后较差，甚至出现喘促、水肿、胸痹心痛、厥证、脱证等变证、坏病，若不及时抢救治疗，预后极差，甚至猝死。

第七节 胸 痹

胸痹是指以胸部闷痛，甚则胸痛彻背，喘息不得卧为主症的一种疾病，轻者仅感胸闷如窒，呼吸欠畅，重者则有胸痛，严重者心痛彻背，背痛彻心。

一、病因病机

（一）病因

胸痹的致病原因主要有寒邪内侵、饮食失调、情志失调、劳倦内伤、年迈体虚，导致心肝脾肾功能失调，心脉痹阻而产生本病。

（二）病机

胸痹的主要病机为心脉痹阻，病位在心，

涉及肝、肺、脾、肾等脏。其临床主要表现为本虚标实，虚实夹杂。本虚有气虚、气阴两虚及阳气虚衰；标实有血瘀、寒凝、痰浊、气滞，且可相兼为病，如气滞血瘀、寒凝气滞、痰瘀交阻等。胸痹发展趋势，由标及本，由轻转剧。轻者多为胸阳不振，阴寒之邪上乘，阻滞气机，临床表现胸中气塞，短气；重者则为痰瘀交阻，壅塞胸中，气机痹阻，临床表现不得卧，心痛彻背。胸痹病机转化可因实致虚，亦可因虚致实。

二、诊断与病证鉴别

（一）诊断依据

1. 胸痹以胸部闷痛为主症，患者多见膻中或心前区憋闷疼痛，甚则痛彻左肩背、咽喉、胃脘部、左上臂内侧等部位，呈反复发作性，一般持续几秒到几十分钟，休息或用药后可缓解。

2. 常伴有心悸、气短、自汗，甚则喘息不得卧，严重者可见胸痛剧烈，持续不解，汗出肢冷，面色苍白，唇甲青紫，脉散乱或微细欲绝等危候，可发生猝死。

3. 多见于中年以上，常因操劳过度、抑郁恼怒、多饮暴食或气候变化而诱发，亦有无明显诱因或安静时发病者。

（二）病证鉴别

1. 胸痹与悬饮

悬饮、胸痹均有胸痛，但胸痹为当胸闷痛，并可向左肩或左臂内侧等部位放射，常因受寒、饱餐、情绪激动、劳累而突然发作，历时短暂，休息或用药后得以缓解。悬饮为胸胁胀痛，持续不解，多伴有咳唾、转侧、呼吸时疼痛加重，肋间饱满，并有咳嗽、咳痰等肺系证候。

2. 胸痹与胃脘痛

心在脘上，脘在心下，故有胃脘当心而痛之称，以其部位相近。胸痹之不典型者，其疼痛可在胃脘部，极易混淆。但胸痹以闷痛为主，为时极短，虽与饮食有关，但休息、服药常可缓解。胃脘痛与饮食相关，以胀痛为主，局部有压痛，持续时间较长，常伴有泛酸、嘈杂、嗳气、呃逆等胃部症状。

3. 胸痹与真心痛

真心痛乃胸痹的进一步发展，症见心痛剧烈，甚则持续不解，伴有汗出、肢冷、面白、唇紫、手足青至节、脉微或结代等的危重急症。

三、辨证论治

（一）辨证要点

首先辨病情轻重，其次辨标本虚实。

疼痛持续时间短暂，瞬息即逝者多轻；持续时间长，反复发作者多重；若持续数小时甚至数日不休者常为重症或危候。疼痛遇劳发作，休息或服药后能缓解者为顺症；服药后难以缓解者常为危候。

胸痹总属本虚标实之证，故需辨别虚实，分清标本。标实应区别气滞、痰浊、血瘀、寒凝的不同，本虚又应区别阴阳气血亏虚的不同。标实者：闷重而痛轻，兼见胸胁胀满，善太息，憋气，苔薄白，脉弦者，多属气滞；胸部窒闷而痛，伴唾吐痰涎，苔腻，脉弦滑或弦数者，多属痰浊；胸痛如绞，遇寒则发，或得冷加剧，伴畏寒肢冷，舌淡苔白，脉细，为寒凝心脉所致；刺痛固定不移，痛有定处，夜间多发，舌紫暗或有瘀斑，脉结代或涩，由心脉瘀滞所致。本虚者：心胸隐痛而闷，因劳累而发，伴心慌、气短、乏力，舌淡胖嫩，边有齿痕，脉沉细或结代者，多属心气不足；若绞痛兼见胸闷气短，四肢厥冷，神倦自汗，脉沉细，则为心阳不振；隐痛时作时止，缠绵不休，动则多发，伴口干，舌淡红而少苔，脉沉细而数，则属气阴两虚表现。

（二）治疗原则

治疗原则应先治其标，后治其本，先从祛邪入手，然后再予扶正，必要时可根据虚实标本的主次，兼顾同治。标实当泻，针对气滞、血瘀、寒凝、痰浊而疏理气机，活血化瘀，辛温通阳，泄浊豁痰，尤重活血通脉治法；本虚宜补，权衡心脏阴阳气血之不足，有无兼见肺、肝、脾、肾等脏之亏虚，补气温阳，滋阴益肾，纠正脏腑之偏衰，尤其重视补益心气之不足。

（三）证治分类

1. 心血瘀阻证

主症：心胸疼痛，如刺如绞，痛有定处，入夜为甚，甚则心痛彻背，背痛彻心，或痛引肩背，伴有胸闷，日久不愈，可因暴怒、劳累而加重，舌质紫暗，有瘀斑，苔薄，脉弦涩。

证机概要：血行瘀滞，胸阳痹阻，心脉不畅。

治法：活血化瘀，通脉止痛。

代表方：血府逐瘀汤加减。

常用药：川芎、桃仁、红花、赤芍、柴胡、桔梗、枳壳、牛膝、当归、降香、郁金。

加减：瘀血痹阻重证，胸痛剧烈，可加乳香、没药、郁金、降香、丹参等，加强活血理气之功；若血瘀气滞并重，胸闷痛甚者，可加沉香、檀香、荜茇等辛香理气止痛之药；若气虚血瘀，伴气短乏力，自汗，脉细弱或结代者，当益气活血，用人参养营汤合桃红四物汤加减，重用人参、黄芪等益气祛瘀之品；若猝然心痛发作，可含化复方丹参滴丸、速效救心丸等活血化瘀、芳香止痛之品。

2. 气滞心胸证

主症：心胸满闷，隐痛阵发，痛有定处，时欲太息，遇情志不遂时容易诱发或加重，或兼有胃脘胀闷，得嗳气或矢气则舒，苔薄或薄腻，脉细弦。

证机概要：肝失疏泄，气机郁滞，心脉不和。

治法：疏肝理气，活血通络。

代表方：柴胡疏肝散加减。

常用药：柴胡、枳壳、香附、陈皮、川芎、赤芍。

加减：胸闷心痛明显，为气滞血瘀之象，可合用失笑散；气郁日久化热，心烦易怒，口干便秘，舌红苔黄，脉弦数者，用丹栀逍遥散；便秘严重者加当归芦荟丸以泻郁火。

3. 痰浊闭阻证

主症：胸闷重而心痛微，痰多气短，肢体沉重，形体肥胖，遇阴雨天而易发作或加重，伴有倦怠乏力，纳呆便溏，咯吐痰涎，舌体胖大且边有齿痕，苔浊腻或白滑，脉滑。

证机概要：痰浊盘踞，胸阳失展，气机痹阻，脉络阻滞。

治法：通阳泄浊，豁痰宣痹。

代表方：栝蒌薤白半夏汤合涤痰汤加减。

常用药：瓜蒌、薤白、半夏、胆南星、竹茹、人参、茯苓、甘草、石菖蒲、陈皮、枳实。

加减：痰浊郁而化热者，用黄连温胆汤加郁金，以清化痰热而理气活血；如痰热兼有郁火者，加海浮石、海蛤壳、黑山栀、天竺黄、竹沥化痰火之胶结；大便干结加桃仁、大黄；痰浊与瘀血往往同时并见，因此通阳豁痰和活血化瘀法亦经常并用，但必须根据两者的偏重而有所侧重。

4. 寒凝心脉证

主症：猝然心痛如绞，心痛彻背，喘不得卧，多因气候骤冷或骤感风寒而发病或加重，伴形寒，甚则手足不温，冷汗自出，胸闷气短，心悸，面色苍白，苔薄白，脉沉紧或沉细。

证机概要：素体阳虚，阴寒凝滞，心脉痹阻，心阳不振。

治法：辛温散寒，宣通心阳。

代表方：枳实薤白桂枝汤合当归四逆汤加减。

常用药：桂枝、细辛、薤白、瓜蒌、当归、芍药、甘草、枳实、厚朴、大枣。

加减：阴寒极盛之胸痹重症，表现胸痛剧烈，痛无休止，伴身寒肢冷，气短喘息，脉沉紧或沉微者，当用温通散寒之法，予乌头赤石脂丸加荜茇、高良姜、细辛等；若痛剧而四肢不温，冷汗自出，即刻舌下含化苏合香丸或麝香保心丸，芳香化浊，理气温通开窍。

5. 气阴两虚证

主症：心胸隐痛，时作时休，心悸气短，动则益甚，伴倦怠乏力，声息低微，易汗出，舌质淡红，舌体胖且边有齿痕，苔薄白，脉虚细缓或结代。

证机概要：心气不足，阴血亏耗，血行瘀滞。

治法：益气养阴，活血通脉。

代表方：生脉散合人参养荣汤加减。

常用药：人参、黄芪、炙甘草、肉桂、麦冬、玉竹、五味子、丹参、当归。

加减：兼有气滞血瘀者，可加川芎、郁金以行气活血；兼见痰浊之象者可合用茯苓、白术、白蔻仁以健脾化痰；兼见纳呆、失眠等心脾两虚者，可并用茯苓、茯神、远志、半夏曲健脾和胃，柏子仁、酸枣仁收敛心气，养心安神。

6. 心肾阴虚证

主症：心痛憋闷，心悸盗汗，虚烦不寐，腰酸膝软，头晕耳鸣，口干便秘，舌红少津，苔薄或剥，脉细数或促代。

证机概要：水不济火，虚热内灼，心失所养，血脉不畅。

治法：滋阴清火，养心和络。

代表方：天王补心丹合炙甘草汤加减。

常用药：生地黄、玄参、天冬、麦冬、人参、炙甘草、茯苓、柏子仁、酸枣仁、五味子、远志、丹参、当归、芍药、阿胶。

加减：阴不敛阳，虚火内扰心神，虚烦不寐，舌尖红少津者，可用酸枣仁汤，清热除烦以养血安神；若兼见风阳上扰，加用珍珠母、灵磁石、石决明、琥珀等重镇潜阳之品；若心肾阴虚，兼见头晕目眩，腰酸膝软，遗精盗汗，心悸不宁，口燥咽干，用左归饮以滋阴补肾，填精益髓。

7. 心肾阳虚证

主症：心悸而痛，胸闷气短，动则更甚，自汗，面色㿠白，神倦怯寒，四肢欠温或肿胀，舌质淡胖，边有齿痕，苔白或腻，脉沉细迟。

证机概要：阳气虚衰，胸阳不振，气机痹阻，血行瘀滞。

治法：温补阳气，振奋心阳。

代表方：参附汤合右归饮加减。

常用药：人参、附子、肉桂、炙甘草、熟地黄、山萸肉、仙灵脾、补骨脂。

加减：伴有寒凝血瘀标实症状者适当兼顾。若肾阳虚衰，不能制水，水饮上凌心肺，症见水肿、喘促、心悸，用真武汤加黄芪、汉防己、猪苓、车前子温肾阳而化水饮；若阳虚欲脱厥逆者，用四逆加人参汤，温阳益气，回阳救逆，或参附注射液40～60mL加入5%葡萄糖注射液250～500mL中静脉点滴，可增强疗效。

四、转归预后

本病多在中年以后发生，如治疗及时得当，可获较长时间稳定缓解，如反复发作，则病情较为顽固。病情进一步发展，可见心胸猝然大痛，出现真心痛证候，甚则可"旦发夕死，夕发旦死"。

五、预防与调护

1. 注意调摄精神，避免情绪波动。

2. 注意生活起居，寒温适宜。本病的诱发或发生与气候异常变化有关，故要避免寒冷，居处除保持安静、通风外，还要注意寒温适宜。

3. 注意饮食调节。饮食宜清淡低盐，食勿过饱。多吃水果及富含纤维素食物。保持大便通畅。戒烟限酒。

4. 注意劳逸结合，坚持适当活动。发作期患者应立即卧床休息，缓解期要注意适当休息，保证充足的睡眠，坚持力所能及的活动，做到动中有静，正如朱丹溪所强调的"动而中节"。

5. 加强护理及监护。发病时应加强巡视，密切观察舌、脉、体温、呼吸、血压及精神情志变化，必要时给予吸氧，心电监护，保持静脉通道通畅，并做好抢救准备。

第八节 不 寐

不寐是以经常不能获得正常睡眠为特征的一类病证，主要表现为睡眠时间、深度的不足，轻者入睡困难，或寐而不酣，时寐时醒，或醒后不能再寐，重则彻夜不寐。

一、病因病机

（一）病因

饮食不节，情志失常，劳倦、思虑过度，病后，年迈体虚等。

（二）病机

不寐的病理变化，总属阳盛阴衰，阴阳失交。其病位主要在心，与肝、脾、肾密切相关。不寐的病机有虚实之分，实证由肝郁化火，痰热内扰，阳盛不得入于阴而致，虚证多由心脾两

虚，心虚胆怯，心肾不交，水火不济，心神失养，阴虚不能纳阳而发。失眠久病可出现虚实夹杂、实火、湿、痰等病邪与气血阴阳亏虚互相联系，互相转化，临床以虚证多见。

二、诊断与病证鉴别

（一）诊断依据

1. 轻者入寐困难或寐而易醒，醒后不寐，连续3周以上，重者彻夜难眠。

2. 常伴有头痛、头昏、心悸、健忘、神疲乏力、心神不宁、多梦等症。

3. 本病证常有饮食不节，情志失常，劳倦、思虑过度，病后，体虚等病史。

（二）病证鉴别

不寐应与一时性失眠、生理性少寐、他病痛苦引起的失眠相区别。不寐是指单纯以失眠为主症，表现为持续的、严重的睡眠困难。若因一时性情志影响或生活环境改变引起的暂时性失眠不属病态。至于老年人少寐早醒，亦多属生理状态。若因其他疾病痛苦引起失眠者，则应以祛除有关病因为主。

三、辨证论治

（一）辨证要点

本病辨证首分虚实。虚证，多属阴血不足，心失所养，临床特点为体质瘦弱，面色无华，神疲懒言，心悸健忘。实证为邪热扰心，临床特点为心烦易怒，口苦咽干，便秘溲赤。

次辨病位，病位主要在心。由于心神的失养或不安，神不守舍而不寐，且与肝、胆、脾、胃、肾相关。如急躁易怒而不寐，多为肝火内扰；脘闷苔腻而不寐，多为胃腑宿食，痰热内盛；心烦心悸，头晕健忘而不寐，多为阴虚火旺，心肾不交；面色少华，肢倦神疲而不寐，多属脾虚不运，心神失养；心烦不寐，触事易惊，多属心胆气虚等。

（二）治疗原则

治疗当以补虚泻实、调整脏腑阴阳为原则。实证泻其有余，如疏肝泻火，清化痰热，消导和

中；虚证补其不足，如益气养血，健脾补肝益肾。在此基础上安神定志，如养血安神，镇惊安神，清心安神。

（三）证治分类

1. 肝火扰心证

主症：不寐多梦，甚则彻夜不眠，急躁易怒，伴头晕头胀，目赤耳鸣，口干而苦，不思饮食，便秘溲赤，舌红苔黄，脉弦而数。

证机概要：肝郁化火，上扰心神。

治法：疏肝泻火，镇心安神。

代表方：龙胆泻肝汤加减。

常用药：龙胆草、黄芩、栀子、泽泻、车前子、当归、生地黄、柴胡、甘草、生龙骨、生牡蛎、灵磁石。

加减：胸闷胁胀，善太息者，加香附、郁金、佛手、绿萼梅以疏肝解郁；若头晕目眩，头痛欲裂，不寐躁怒，大便秘结者，可用当归龙荟丸。

2. 痰热扰心证

主症：心烦不寐，胸闷脘痞，泛恶嗳气，伴口苦，头重，目眩，舌偏红，苔黄腻，脉滑数。

证机概要：湿食生痰，郁痰生热，扰动心神。

治法：清化痰热，和中安神。

代表方：黄连温胆汤加减。

常用药：半夏、陈皮、茯苓、枳实、黄连、竹茹、龙齿、珍珠母、磁石。

加减：不寐伴胸闷嗳气，脘腹胀满，大便不爽，苔腻脉滑，加用半夏秫米汤和胃健脾，交通阴阳，和胃降气；若饮食停滞，胃中不和，嗳腐吞酸，脘腹胀痛，再加神曲、焦山楂、莱菔子以消导和中。

3. 心脾两虚证

主症：不易入睡，多梦易醒，心悸健忘，神疲食少，伴头晕目眩，四肢倦怠，腹胀便溏，面色少华，舌淡苔薄，脉细无力。

证机概要：脾虚血亏，心神失养，神不安舍。

治法：补益心脾，养血安神。

代表方：归脾汤加减。

常用药：人参、白术、甘草、当归、黄芪、远志、酸枣仁、茯神、龙眼肉、木香。

加减：心血不足较甚者，加熟地黄、芍药、阿胶以养心血；不寐较重者，加五味子、夜交藤、合欢皮、柏子仁养心安神，或加生龙骨、生牡蛎、琥珀末以镇静安神；兼见脘闷纳呆，苔腻，重用白术，加苍术、半夏、陈皮、茯苓、厚朴以健脾燥湿，理气化痰。若产后虚烦不寐，或老人夜寐早醒而无虚烦者，多属气血不足，亦可用本方。

4. 心肾不交证

主症：心烦不寐，入睡困难，心悸多梦，伴头晕耳鸣，腰膝酸软，潮热盗汗，五心烦热，咽干少津，男子遗精，女子月经不调，舌红少苔，脉细数。

证机概要：肾水亏虚，不能上济于心，心火炽盛，不能下交于肾。

治法：滋阴降火，交通心肾。

代表方：六味地黄丸合交泰丸加减。

常用药：熟地黄、山萸肉、山药、泽泻、茯苓、丹皮、黄连、肉桂。

加减：心阴不足为主者，可用天王补心丹以滋阴养血，补心安神；心烦不寐，彻夜不眠者，加朱砂、磁石、龙骨、龙齿重镇安神。

5. 心胆气虚证

主症：虚烦不寐，触事易惊，终日惕惕，胆怯心悸，伴气短自汗，倦怠乏力，舌淡，脉弦细。

证机概要：心胆虚怯，心神失养，神魂不安。

治法：益气镇惊，安神定志。

代表方：安神定志丸合酸枣仁汤加减。

常用药：人参、茯苓、甘草、茯神、远志、龙齿、石菖蒲、川芎、酸枣仁、知母。

加减：心肝血虚，惊悸汗出者，重用人参，加白芍、当归、黄芪以补养肝血；胸闷，善太息，纳呆腹胀者，加柴胡、陈皮、山药、白术以疏肝健脾；心悸甚，惊惕不安者，加生龙骨、生牡蛎、朱砂以重镇安神。

四、转归预后

不寐的预后，一般较好，但因病情不一，预后亦各异。病程短，病情单纯者，治疗收效较快；病程较长，病情复杂者，治疗难以速效。且病因不除或治疗不当，易产生情志病变，使病情更加复杂，治疗难度增加。

五、预防与调护

不寐属心神病变，重视精神调摄和讲究睡眠卫生具有实际的预防意义。

精神调摄方面，应积极进行心理情志调整，克服过度的紧张、兴奋、焦虑、抑郁、惊恐、愤怒等不良情绪，做到喜怒有节，保持精神舒畅，尽量以放松的、顺其自然的心态对待睡眠，反而能较好地入睡。

睡眠卫生方面，首先帮助患者建立有规律的作息制度，从事适当的体力活动或体育锻炼，增强体质，持之以恒，促进身心健康。其次养成良好的睡眠习惯。晚餐要清淡，不宜过饱，更忌浓茶、咖啡及吸烟。睡前避免从事紧张和兴奋的活动，养成定时就寝的习惯。另外，要注意睡眠环境的安宁，床铺要舒适，卧室光线要柔和，并努力减少噪音，去除各种可能影响睡眠的外在因素。

第九节 痫 病

痫病是一种发作性神志异常的病证，临床以突然意识丧失，甚则仆倒，不省人事，强直抽搐，口吐涎沫，两目上视或口中怪叫，移时苏醒，一如常人为特征。发作前可伴眩晕、胸闷等先兆，发作后常有疲倦乏力等症状。

一、病因病机

（一）病因

先天遗传、七情失调，以及惊恐、饮食失调、脑部外伤、六淫所干、他病之后。

（二）病机

本病的基本病机为脏腑失调，痰浊阻滞，气机逆乱，风痰内动，蒙蔽清窍。病理因素主要有风、火、痰、瘀，又以痰为重要。本病的病位在脑，涉及肝、脾、心、肾诸脏，其中肝、脾、肾的损伤是痫病发生的主要病理基础。病理性质属

于本虚标实，本虚为脏腑受损，标实为风、火、痰、瘀，四者并非孤立致病，多是互相结合，互相影响而发病。如风阳夹痰，痰瘀郁而化热，风热痰瘀上蒙清窍，流窜经络等，而使本病变化更为错综复杂。此外，由于痫病昏仆抽搐发作，特别容易耗气伤神，故长期反复发作者，常容易出现神志淡漠，面色少华、健忘等心脾两虚、心神失养的症状，并且使痫病更易反复。

二、诊断与病证鉴别

（一）诊断依据

1. 任何年龄、性别均可发病，但多在儿童期、青春期或青年期发病，多有家族史，每因惊恐、劳累、情志过极等诱发。

2. 典型发作时突然昏倒，不省人事，两目上视，项背强直，四肢抽搐，口吐涎沫，或有异常叫声，或仅有突然呆木，两眼瞪视，呼之不应，或头部下垂，腹软无力，面色苍白等。

3. 局限性发作可见多种形式，如口、眼、手等局部抽搐而无突然昏倒，或凝视，或语言障碍，或无意识动作等。多数在数秒至数分钟即止。

4. 发作前可有眩晕、胸闷等先兆症状。

5. 发作突然，醒后如常人，醒后对发作时情况不知，反复发作。

6. 脑电图在发作期描记到对称性同步化棘波或棘-慢波等阳性表现，有条件者做磁共振等相应检查。

（二）病证鉴别

1. 痫病与中风的鉴别

典型发作痫病与中风病均有突然仆倒，昏不知人等，但痫病有反复发作史，发作时口吐涎沫，两目上视，四肢抽搐，或作怪叫声，可自行苏醒，无半身不遂、口舌歪斜等症，而中风病则仆地无声，昏迷持续时间长，醒后常有半身不遂等后遗症。

2. 痫病与厥证的鉴别

厥证除见突然仆倒、昏不知人主症外，还有面色苍白，四肢厥冷，或见口噤，握拳，手指拘急，而无口吐涎沫、两目上视、四肢抽搐和病作怪叫之兼症，临床上不难区别。

3. 痫病与痉证的鉴别

两者都具有四肢抽搐等症状，但痫病仅见于发作之时，兼有口吐涎沫，病作怪叫，醒后如常人。而痉证多见持续发作，伴有角弓反张，身体强直，经治疗恢复后，或仍有原发疾病的存在。

三、辨证论治

（一）辨证要点

痫病的辨证首先要辨病情轻重，其次辨证候的虚实，再确定病理性质，即风、痰、热、瘀。

本病之病情轻重取决于两个方面，一是病发持续时间之长短，一般持续时间长则病重，短则病轻；二是发作间隔时间之久暂，即间隔时间短暂则病重，间隔时间长久则病轻。其临床表现的轻重与痰浊之浅深和正气之盛衰密切相关。

痫病发作期多实，多由风痰闭阻，痰火或瘀热扰动神明；间歇期多虚，或虚中夹实，常由心脾两虚，肝肾阴虚，夹风夹痰夹瘀所致，当宜分而治之。

来势急骤，神昏猝倒，不省人事，口噤牙紧，颈项强直，四肢抽搐者，病性属风；发作时口吐涎沫，气粗痰鸣，呆木无知，发作后或有情志错乱，幻听，错觉，或有梦游者，病性属痰；有猝倒啼叫，面赤身热，口流血沫，平素或发作后有大便秘结，口臭苔黄者，病性属热；发作时面色潮红、紫红，继则青紫，口唇发绀，或有颅脑外伤、产伤等病史者，病性属瘀。

（二）治疗原则

频繁发作，以治标为主，着重清泻肝火，豁痰息风，开窍定痫；平时病缓，则补虚以治其本，宜益气养血，健脾化痰，滋补肝肾，宁心安神。

（三）证治分类

1. 风痰闭阻证

主症：发病前常有眩晕，头昏，胸闷，乏力，痰多，心情不悦。发作呈多样性，或见突然跌倒，神志不清，抽搐吐涎，或伴尖叫与二便失禁，或短暂神志不清，双目发呆，茫然所失，谈话中断，持物落地，或精神恍惚而无抽

搐，舌质红，苔白腻，脉多弦滑有力。

证机概要：痰浊素盛，肝阳化风，痰随风动，风痰闭阻，上干清窍。

治法：涤痰息风，开窍定痫。

代表方：定痫丸加减。

常用药：天麻、全蝎、僵蚕、川贝母、胆南星、姜半夏、竹沥、石菖蒲、琥珀、茯神、远志、辰砂、茯苓、陈皮、丹参。

加减：眩晕、目斜视者，加生龙骨、生牡蛎、磁石、珍珠母重镇安神。

辛热开破法是针对痫痰难化这一特点而制定的治法。痰浊闭阻，气机逆乱是本病的核心病机，故治疗多以涤痰、行痰、豁痰为大法。然而痫病之痰，异于一般痰邪，具有深遏潜伏，胶固难化，随风气而聚散之特征，非一般祛痰与化痰药物所能涤除。辛温开破法则采用大辛大热的川乌、半夏、南星、白附子等具有振奋阳气、推动气化作用的药物，以开气机之闭塞，破痰邪之积聚，捣沉痼之胶结，从而促进顽痰消散，痫病缓解。

2. 痰火扰神证

主症：发作时昏仆抽搐，吐涎，或有吼叫，平时急躁易怒，心烦失眠，咳痰不爽，口苦咽干，便秘溲黄，病发后，症情加重，彻夜难眠，目赤，舌红，苔黄腻，脉弦滑而数。

证机概要：痰浊蕴结，气郁化火，痰火内盛，上扰脑神。

治法：清热泻火，化痰开窍。

代表方：龙胆泻肝汤合涤痰汤加减。

常用药：龙胆草、青黛、芦荟、大黄、黄芩、栀子、姜半夏、胆南星、木香、枳实、茯苓、橘红、人参、石菖蒲、麝香。

加减：有肝火动风之势者，加天麻、石决明、钩藤、地龙、全蝎，以平肝息风。

3. 瘀阻脑络证

主症：平素头晕头痛，痛有定处，常伴单侧肢体抽搐，或一侧面部抽动，颜面口唇青紫，舌质暗红或有瘀斑，舌苔薄白，脉涩或弦。多继发于颅脑外伤、产伤、颅内感染性疾患后，或先天脑发育不全。

证机概要：瘀血阻窍，脑络闭塞，脑神失养而风动。

治法：活血化瘀，息风通络。

代表方：通窍活血汤加减。

常用药：赤芍、川芎、桃仁、红花、麝香、老葱、地龙、僵蚕、全蝎。

加减：痰涎偏盛者，加半夏、胆南星、竹茹。

4. 心脾两虚证

主症：反复发痫不愈，神疲乏力，心悸气短，失眠多梦，面色苍白，体瘦纳呆，大便溏薄，舌质淡，苔白腻，脉沉细而弱。

证机概要：痫发日久，耗伤气血，心脾两伤，心神失养。

治法：补益气血，健脾宁心。

代表方：六君子汤合归脾汤加减。

常用药：人参、茯苓、白术、炙甘草、陈皮、姜半夏、当归、丹参、熟地黄、酸枣仁、远志、五味子。

加减：若痰浊盛而恶心呕吐痰涎者，加胆南星、姜竹茹、瓜蒌、石菖蒲、旋覆花化痰降浊；便溏者，加炒苡仁、炒扁豆、炮姜等健脾止泻；夜游者，加生龙骨、生牡蛎、生铁落等镇心安神。

5. 心肾亏虚证

主症：痫病频发，神思恍惚，心悸，健忘失眠，头晕目眩，两目干涩，面色晦暗，耳轮焦枯不泽，腰膝酸软，大便干燥，舌质淡红，脉沉细而数。

证机概要：痫病日久，心肾精血亏虚，髓海不足，脑失所养。

治法：补益心肾，潜阳安神。

代表方：左归丸合天王补心丹加减。

常用药：熟地黄、山药、山萸肉、菟丝子、枸杞子、鹿角胶、龟甲胶、川牛膝、生牡蛎、鳖甲。

加减：若神思恍惚，持续时间长者，加阿胶补益心血；心中烦热者，加焦山栀、莲子心清心除烦；大便干燥者，加玄参、天花粉、当归、火麻仁以养阴润肠通便。

虫类药具有良好减轻和控制发作的效果，对各类证候均可在辨证处方中加用，因此类药物入络搜风，散瘀化痰，非草木药所能代替，药如全蝎、蜈蚣、地龙、僵蚕、蝉衣等。如另取研粉吞服效果尤佳。

四、预防与调护

1. 加强孕妇保健，避免胎气受损

痫病发生多与母亲在孕期内外邪干忤及七情、饮食、劳倦等失调有关，尤其在出生过程中，胎儿头部外伤也能导致。因此，特别要注意母亲孕期卫生，加强孕妇自身保健，避免胎气受损。

2. 加强护理，预防意外

（1）发作时注意观察神志的改变，抽搐的频率，脉搏的快慢与节律，舌之润燥，瞳孔之大小，有无发绀及呕吐，二便是否失禁等情况，并详加记录。对昏仆抽搐的病人，凡有义齿者均应取下，并用裹纱布的压舌板放入病人口中，防止咬伤唇舌，同时加用床档，以免翻坠下床。

（2）休止期患者，不宜驾车、骑车，不宜高空、水上作业，避免脑外伤。

3. 加强休止期治疗，预防再发

应针对患者病后存在不同程度的正虚加以调补，如调脾胃、和气血、健脑髓、顺气涤痰、活血化瘀等，但不可不加辨证地一概投参、茸大补之品或其他温燥补品。

4. 注意调养

饮食宜清淡，多吃素菜，少食肥甘之品，切忌过冷过热、辛温刺激的食物，以减少痰涎及火热的滋生。可选用山药、苡米、赤豆、绿豆、小米煮粥，可收健脾化湿之功效。注意排痰及口腔卫生。保持精神愉快，避免精神刺激，怡养性情，起居有常，劳逸适度。保证充足的睡眠时间，保持大便通畅。

第十节　胃　痛

胃痛，又称胃脘痛，是指以上腹胃脘部近心窝处疼痛为主症的病证。

一、病因病机

（一）病因

外邪犯胃、饮食伤胃、情志不畅和脾胃素虚。

（二）病机

基本病机是胃气阻滞，胃失和降，不通则痛。胃痛的病变部位在胃，但与肝、脾的关系极为密切。病理因素主要有气滞、寒凝、热郁、湿阻、血瘀。病理变化比较复杂，胃痛日久不愈，脾胃受损，可由实证转为虚证。若因寒而痛者，寒邪伤阳，脾阳不足，可成脾胃虚寒证；若因热而痛，邪热伤阴，胃阴不足，则致阴虚胃痛。虚证胃痛又易受邪，如脾胃虚寒者易受寒邪，脾胃气虚又可饮食停滞，出现虚实夹杂证。

二、诊断与病证鉴别

（一）诊断依据

1. 上腹近心窝处胃脘部发生疼痛为其特征，其疼痛有胀痛、刺痛、隐痛、剧痛等不同的性质。

2. 常伴食欲不振、恶心呕吐、嘈杂泛酸、嗳气吞腐等上消化道症状。

3. 发病特点：以中青年居多，多有反复发作病史。发病前多有明显的诱因，如天气变化、恼怒、劳累、暴饮暴食、饥饿、进食生冷干硬辛辣醇酒，或服用有损脾胃的药物等。

（二）病证鉴别

1. 胃痛与真心痛

真心痛是心经病变所引起的心痛证，多见于老年人，为当胸而痛，其多绞痛、闷痛，动辄加重，痛引肩背，常伴心悸气短、汗出肢冷，病情危急。而胃痛多表现为胀痛、刺痛、隐痛，有反复发作史，一般无放射痛，伴有嗳气、泛酸、嘈杂等脾胃证候。

2. 胃痛与胁痛

胁痛是以胁部疼痛为主症，可伴发热恶寒，或目黄肤黄，或胸闷太息，极少伴嘈杂泛酸、嗳气吞腐。肝气犯胃的胃痛有时亦可攻痛连胁，但仍以胃脘部疼痛为主症。

3. 胃痛与腹痛

腹痛是以胃脘部以下、耻骨毛际以上整个部位疼痛为主症，胃痛是以上腹胃脘部近心窝处疼痛为主症，两者仅就疼痛部位来说，是有区别的。但胃处腹中，与肠相连，因而胃痛可以影响及腹，而腹痛亦可牵连于胃，这就要从其疼痛的主要部位和如何起病来加以辨别。

三、辨证论治

（一）辨证要点

应辨虚实寒热，在气在血。实者多痛剧，固定不移，拒按，脉盛；虚者多痛势徐缓，痛处不定，喜按，脉虚。胃痛遇寒则痛甚，得温则痛减，为寒证；胃脘灼痛，喜冷恶热，为热证。一般初病在气，久病在血。在气者，有气滞、气虚之分。气滞者，多见胀痛，或涉及两胁，或兼见嗳气频频，疼痛与情志因素显著相关；气虚者，指脾胃气虚，胃脘隐痛或空腹痛显，兼见食少、便溏、乏力等。在血者，疼痛部位固定不移，痛如针刺，舌质紫暗或有瘀斑。

（二）治疗原则

以理气和胃止痛为主，审证求因，从广义的角度去理解和运用"通"法，如散寒、消食、疏肝、泄热、化瘀、养阴、温阳等，总以开其郁滞，调其升降为目的，这样才能把握住"胃以通为补"的真谛，灵活应用"通"法。

（三）证治分类

1. 寒邪客胃证

主症：胃痛暴作，恶寒喜暖，得温痛减，遇寒加重，口淡不渴，或喜热饮，舌淡苔薄白，脉弦紧。

证机概要：寒凝胃脘，阳气被遏，气机阻滞。

治法：温胃散寒，行气止痛。

代表方：良附丸加减。

常用药：高良姜、香附、吴茱萸、乌药、陈皮、木香。

加减：如兼见恶寒、身热等风寒表证者，可加香苏散以疏散风寒；如兼有纳呆、身重、恶心欲吐、苔白腻等寒湿症状，可用厚朴温中汤以温中燥湿；若兼见胸脘痞闷，胃纳呆滞，嗳气或呕吐者，为寒夹食滞，可加枳实、神曲、鸡内金、制半夏、生姜等以消食导滞，降逆止呕；若寒邪郁久化热，寒热错杂，可用半夏泻心汤辛开苦降，寒热并调。

2. 饮食伤胃证

主症：胃脘疼痛，胀满拒按，嗳腐吞酸，或呕吐不消化食物，其味腐臭，吐后痛减，不思饮食，大便不爽，得矢气及便后稍舒，舌苔厚腻，脉滑。

证机概要：饮食积滞，阻塞胃气。

治法：消食导滞，和胃止痛。

代表方：保和丸加减。

常用药：神曲、山楂、莱菔子、茯苓、半夏、陈皮、连翘。

加减：若脘腹胀甚者，可加枳实、砂仁、槟榔等以行气消滞；若胃脘胀痛而便闭者，可合用小承气汤或改用枳实导滞丸以通腑行气；胃痛急剧而拒按，伴见苔黄燥，便秘者，为食积化热成燥，则合用大承气汤以泄热解燥，通腑荡积。

3. 肝气犯胃证

主症：胃脘胀痛，痛连两胁，遇烦恼则痛作或痛甚，嗳气、矢气则痛舒，胸闷嗳气，喜长叹息，大便不畅，舌苔多薄白，脉弦。

证机概要：肝气郁结，横逆犯胃，胃气阻滞。

治法：疏肝解郁，理气止痛。

代表方：柴胡疏肝散加减。

常用药：柴胡、芍药、川芎、郁金、香附、陈皮、枳壳、佛手、甘草。

加减：如胃痛较甚者，可加川楝子、延胡索以加强理气止痛；痛势急迫，嘈杂吐酸，口干口苦，舌红苔黄，脉弦或数，乃肝胃郁热之证，改用化肝煎或丹栀逍遥散加左金丸以疏肝泄热和胃，此时理气药应选择香橼、佛手、绿萼梅等理气而不伤阴的解郁止痛药。

4. 湿热中阻证

主症：胃脘疼痛，痛势急迫，脘闷灼热，口干口苦，口渴而不欲饮，纳呆恶心，小便色黄，大便不畅，舌红，苔黄腻，脉滑数。

证机概要：湿热蕴结，胃气痞阻。

治法：清化湿热，理气和胃。

代表方：清中汤加减。

常用药：黄连、栀子、制半夏、茯苓、草豆蔻、陈皮、甘草。

加减：湿偏重者加苍术、藿香燥湿醒脾；热

偏重者加蒲公英、黄芩清胃泄热；若为痰湿阻胃，症见脘腹胀痛，痞闷不舒，泛泛欲呕，咳吐痰涎，苔白腻或滑，可用二陈汤合平胃散，燥湿健脾，和胃降逆。

5. 瘀血停胃证

主症：胃脘疼痛，如针刺，似刀割，痛有定处，按之痛甚，痛时持久，食后加剧，入夜尤甚，或见吐血黑便，舌质紫黯或有瘀斑，脉涩。

证机概要：瘀停胃络，脉络壅滞。

治法：化瘀通络，理气和胃。

代表方：失笑散合丹参饮加减。

常用药：蒲黄、五灵脂、丹参、檀香、砂仁。

加减：若胃痛甚者，可加延胡索、木香、郁金、枳壳以加强活血行气止痛之功；若四肢不温，舌淡脉弱者，当为气虚无以行血，加党参、黄芪等以益气活血；便黑可加三七、白及化瘀止血。

6. 胃阴亏耗证

主症：胃脘隐隐灼痛，似饥而不欲食，口燥咽干，五心烦热，消瘦乏力，口渴思饮，大便干结，舌红少津，脉细数。

证机概要：胃阴亏耗，胃失濡养。

治法：养阴益胃，和中止痛。

代表方：一贯煎合芍药甘草汤加减。

常用药：沙参、麦冬、生地黄、枸杞子、当归、川楝子、芍药、甘草。

加减：若见胃脘灼痛、嘈杂泛酸者，可加珍珠母、牡蛎、海螵蛸或配用左金丸以制酸；胃脘胀痛较剧，兼有气滞，宜加厚朴花、玫瑰花、佛手等行气止痛；若阴虚胃热可加石斛、知母、黄连养阴清胃。

7. 脾胃虚寒证

主症：胃痛隐隐，绵绵不休，喜温喜按，空腹痛甚，得食则缓，劳累或受凉后发作或加重，泛吐清水，神疲纳呆，四肢倦怠，手足不温，大便溏薄，舌淡苔白，脉虚弱或迟缓。

证机概要：脾虚胃寒，失于温养。

治法：温中健脾，和胃止痛。

代表方：黄芪建中汤加减。

常用药：黄芪、桂枝、生姜、芍药、炙甘

草、饴糖、大枣。

加减：泛吐清水较多，宜加干姜、制半夏、陈皮、茯苓以温胃化饮；泛酸，可去饴糖，加黄连、吴茱萸、乌贼骨、煅瓦楞子等以制酸和胃；胃脘冷痛，里寒较甚，呕吐，肢冷，可加理中丸以温中散寒；若兼有形寒肢冷，腰膝酸软，可用附子理中汤温肾暖脾，和胃止痛；无泛吐清水，无手足不温者，可改用香砂六君子汤以健脾益气，和胃止痛。可用李东垣的升阳益气法以健脾益气，方用补中益气汤加减，重用黄芪、党参。

四、转归预后

胃痛还可以衍生变证，如胃热炽盛，迫血妄行，或瘀血阻滞，血不循经，或脾气虚弱，不能统血，而致便血、呕血。大量出血，可致气随血脱，危及生命。若脾胃运化失职，湿浊内生，郁而化热，火热内结，腑气不通，腹痛剧烈拒按，导致大汗淋漓，四肢厥逆的厥脱危证。或日久成瘀，气机壅塞，胃失和降，胃气上逆，致呕吐反胃。若胃痛日久，痰瘀互结，壅塞胃脘，可形成噎膈。

五、预防与调护

患者要养成有规律的生活与饮食习惯，忌暴饮暴食，饥饱不匀。胃痛持续不已者，应在一定时期内进流质或半流质饮食，少食多餐，以清淡易消化的食物为宜，忌粗糙多纤维饮食，尽量避免进食浓茶、咖啡和辛辣食物，进食宜细嚼慢咽，慎用水杨酸、肾上腺皮质激素等药物。同时保持乐观的情绪，避免过度劳累与紧张也是预防本病复发的关键。

第十一节 呕 吐

呕吐是指胃失和降，气逆于上，迫使胃中之物从口中吐出的一种病证。一般以有物有声谓之呕，有物无声谓之吐，无物有声谓之干呕，临床呕与吐常同时发生，故合称为呕吐。

一、病因病机

（一）病因

外感六淫、内伤饮食、情志不调、病后体虚。

（二）病机

呕吐的发病机理总为胃失和降，胃气上逆。病变脏腑主要在胃，还与肝、脾有密切的关系。其病理表现不外虚实两类，实证因外邪、食滞、痰饮、肝气等邪气犯胃，以致胃气痞塞，升降失调，气逆作呕；虚证为脾胃气阴亏虚，运化失常，不能和降。其中又有阳虚、阴虚之别。一般初病多实，若呕吐日久，损伤脾胃，脾胃虚弱，可由实转虚。亦有脾胃素虚，复因饮食所伤，而出现虚实夹杂之证。

二、诊断与病证鉴别

（一）诊断依据

1. 初起呕吐量多，吐出物多有酸腐气味，久病呕吐，时作时止，吐出物不多，酸臭气味不甚。

2. 新病邪实，呕吐频频，常伴有恶寒，发热，脉实有力。久病正虚，呕吐无力，常伴精神萎靡，倦怠，面色萎黄，脉弱无力。

3. 本病常有饮食不节、过食生冷、恼怒气郁、久病不愈等病史。

（二）病证鉴别

1. 呕吐与反胃

呕吐与反胃，同属胃部的病变，其病机都是胃失和降，气逆于上，而且都有呕吐的临床表现。但反胃系脾胃虚寒，胃中无火，难以腐熟食入之谷物，朝食暮吐，暮食朝吐，吐出物多为未消化之宿食，呕吐量较多，吐后即感舒适。呕吐有感受外邪、饮食不节、情志失调和胃虚失和的不同，往往吐无定时，或轻或重，吐出物为食物或痰涎清水，呕吐量或多或少。

2. 呕吐与噎膈

呕吐与噎膈，皆有呕吐的症状。然呕吐之病，进食顺畅，吐无定时。噎膈之病，进食哽噎不顺或食不得入，或食入即吐，甚则因噎废食。呕吐大多病情较轻，病程较短，预后尚好。而噎膈多因内伤所致，病情深重，病程较长，预后欠佳。

三、辨证论治

（一）辨证要点

应首辨可吐不可吐，次辨虚实，再辨呕吐物。

降逆止呕为治疗呕吐的正治之法，但人体在应激状态下会出现保护性的呕吐，使胃内有害物质排出体外，不需要运用止吐的方法。如胃有痰饮、食滞、毒物、痈脓等有害之物发生呕吐时，不可见呕止呕，当使邪有出路，甚至当呕吐不畅时，尚可用探吐之法，切不可降逆止呕，以免留邪。

实证呕吐一般起病较急，病程较短，发病因素明显，多为感受外邪、伤于饮食、情志失调等，呕吐量较多，吐出物多酸臭，形体壮实，脉多实而有力；虚证呕吐，大多起病较缓，病程较长，或表现为时作时止，发病因素不甚明显，吐出物不多，无酸臭，常伴精神疲乏，倦怠乏力，脉弱无力等症。

呕吐病证有寒、热、虚、实之别，根据呕吐物的性状及气味，可帮助辨证。若呕吐物酸腐量多，气味难闻者，多属食积内腐；若呕吐出苦水、黄水者，多由胆热犯胃；若呕吐物为酸水、绿水者，多因肝热犯胃；若呕吐物为浊痰涎沫者，多属痰饮中阻；呕吐清水者，多因脾胃虚寒；泛吐少量黏沫者，多为胃阴不足。

（二）治疗原则

呕吐一证，总由胃气上逆所致，故和胃降逆为其总的治疗原则。实证呕吐应以祛邪为先，注重辛散邪气，开结宣壅，以达到和降胃气的目的。可根据病邪性质的不同而分别采用疏表、消食、化饮、疏肝等法，用药应主辛通苦降。虚证治法应以扶正为主，以求正复而呕吐自愈。临证根据证候辨别阴阳虚亏，分别采用健运脾胃、益气温通和滋养胃阴、柔润和降之法。对于虚实兼夹者，则应细审其标本缓急主次而治之。呕吐患者一般饮食不馨，脾运不健，更是恶于药味，因此施药时应尽量选用芳香悦脾之品，以求药食尽入而不拒。

（三）证治分类

1. 外邪犯胃证

主症：突然呕吐，胸脘满闷，发热恶寒，头身疼痛，舌苔白腻，脉濡缓。

证机概要：外邪犯胃，中焦气滞，浊气上逆。

治法：疏邪解表，化浊和中。

代表方：藿香正气散加减。

常用药：藿香、紫苏、白芷、大腹皮、厚朴、半夏、陈皮、白术、茯苓、甘草、桔梗、生姜、大枣。

加减：伴见脘痞嗳腐，饮食停滞者，可去白术，加鸡内金、神曲以消食导滞；如风寒偏重，症见寒热无汗，头痛身楚，加荆芥、防风、羌活祛风寒，解表邪；夏令感受暑湿，呕吐而并见心烦口渴者，本方去香燥甘温之药，加入黄连、佩兰、荷叶之属以清暑解热，或改用黄连香薷饮加减；如感受秽浊之气，恶心呕吐，可先吞服玉枢丹以辟浊止呕。

2. 食滞内停证

主症：呕吐酸腐，脘腹胀满，嗳气厌食，大便或溏或结，舌苔厚腻，脉滑实。

证机概要：食积内停，气机受阻，浊气上逆。

治法：消食化滞，和胃降逆。

代表方：保和丸加减。

常用药：山楂、神曲、莱菔子、陈皮、半夏、茯苓、连翘。

加减：若因肉食而吐者，重用山楂；因米食而吐者，加谷芽；因面食而吐者，重用莱菔子，加麦芽；因酒食而吐者，加蔻仁、葛花，重用神曲；因食鱼、蟹而吐者，加苏叶、生姜；因豆制品而吐者，加生萝卜汁；若食物中毒呕吐者，用烧盐方探吐，防止腐败毒物被吸收；如积滞较多，腹满便秘，可合用小承气汤以导滞通腑，使浊气下行，则呕吐自止；若由胃中积热上冲，食已即吐，口臭而渴，苔黄脉数者，宜用竹茹汤以清胃降逆。

3. 痰饮内阻证

主症：呕吐清水痰涎，脘闷不食，头眩心悸，舌苔白腻，脉滑。

证机概要：痰饮内停，中阳不振，胃气上逆。

治法：温中化饮，和胃降逆。

代表方：小半夏汤合苓桂术甘汤加减。

常用药：半夏、生姜、茯苓、白术、甘草、桂枝。

加减：脘腹胀满，舌苔厚腻者，可去白术，

加苍术、厚朴以行气除满；脘闷不食者，加白蔻仁、砂仁化浊开胃；胸膈烦闷，口苦，失眠，恶心呕吐者，可去桂枝，加黄连、陈皮化痰泄热，和胃止呕。

4. 肝气犯胃证

主症：呕吐吞酸，嗳气频繁，胸胁胀痛，舌淡红，苔薄，脉弦。

证机概要：肝气不疏，横逆犯胃，胃失和降。

治法：疏肝理气，和胃降逆。

代表方：四七汤加减。

常用药：苏叶、厚朴、半夏、生姜、茯苓、大枣。

加减：若胸胁胀满疼痛较甚，加川楝子、郁金、香附、柴胡疏肝解郁；如呕吐酸水，心烦口渴，宜清肝和胃，辛开苦降，可酌加左金丸及山栀、黄芩等；呕吐黄色苦水，则为胆液外溢，可加白芍、枳壳、木香、金钱草等疏肝利胆；若兼见胸胁刺痛，或呕吐不止，诸药无效，舌有瘀斑者，可酌加桃仁、红花等活血化瘀。

5. 脾胃气虚证

主症：恶心呕吐，食欲不振，食入难化，脘部痞闷，大便不畅，舌淡胖，苔薄，脉细。

证机概要：脾胃气虚，纳运无力，胃虚气逆。

治法：健脾益气，和胃降逆。

代表方：香砂六君子汤加减。

常用药：党参、茯苓、白术、甘草、半夏、陈皮、木香、砂仁。

加减：若呕吐频作，嗳气脘痞，可酌加旋覆花、代赭石以镇逆止呕；若呕吐清水较多，脘冷肢凉者，可加附子、肉桂、吴茱萸以温中降逆止呕。

6. 脾胃阳虚证

主症：饮食稍多即吐，时作时止，面色㿠白，倦怠乏力，喜暖恶寒，四肢不温，大便溏薄，舌质淡，脉濡弱。

证机概要：脾胃虚寒，失于温煦，运化失职。

治法：温中健脾，和胃降逆。

代表方：理中汤加减。

常用药：人参、白术、干姜、甘草。

加减：若呕吐甚者，加砂仁、半夏等理气降逆止呕；若呕吐清水不止，可加吴茱萸、生姜以温中降逆止呃；若久呕不止，呕吐之物完谷不化，汗出肢冷，腰膝酸软，舌质淡胖，脉沉细，可加制附子、肉桂等温补脾肾之阳。

7. 胃阴不足证

主症：呕吐反复发作，或时作干呕，似饥而不欲食，口燥咽干，舌红少津，脉细数。

证机概要：胃阴不足，胃失濡润，和降失司。

治法：滋养胃阴，降逆止呕。

代表方：麦门冬汤加减。

常用药：人参、麦冬、粳米、甘草、半夏、大枣。

加减：若呕吐较剧者，可加竹茹、枇杷叶以和降胃气；若口干，舌红，热甚者，加黄连清热止呕；大便干结者，加瓜蒌仁、火麻仁、白蜜以润肠通便；伴倦怠乏力，纳差舌淡，加太子参、山药益气健脾。

四、预防与调护

起居有常，生活有节，避免风寒暑湿秽浊之邪的入侵。保持心情舒畅，避免精神刺激，对肝气犯胃者，尤当注意。饮食方面也应注意调理，脾胃素虚患者，饮食不宜过多，同时勿食生冷瓜果等，禁服寒凉药物。若胃中有热者，忌食肥甘厚腻、辛辣香燥、醇酒等食品，禁服温燥药物，戒烟。对呕吐不止的病人，应卧床休息，密切观察病情变化。服药时，尽量选择刺激性气味小的，否则随服随吐，更伤胃气。服药方法，应少量频服为佳，以减少胃的负担。根据病人情况，以热饮为宜，并可加入少量生姜或姜汁，以免格拒难下，逆而复出。

第十二节 腹 痛

腹痛是指胃脘以下、耻骨毛际以上部位发生疼痛为主症的病证。

一、病因病机

（一）病因

外感时邪、饮食不节、情志失调及素体阳虚等可导致本病。此外，跌仆损伤，络脉瘀阻，或腹部术后，也可致腹痛。

（二）病机

本病的基本病机为脏腑气机阻滞，气血运行不畅，经脉痹阻，"不通则痛"，或脏腑经脉失养，不荣而痛。发病涉及脏腑与经脉较多，有肝、胆、脾、肾、大小肠、膀胱、胞宫等脏腑，及足三阴、足少阳、手足阳明、冲、任、带等经脉。病理因素主要有寒凝、火郁、食积、气滞、血瘀。病理性质不外寒、热、虚、实四端。概而言之，寒证是寒邪凝注或积滞于腹中脏腑经脉，气机阻滞而成；热证是由六淫化热入里，湿热交阻，使气机不和，传导失职而发；实证为邪气郁滞，不通则痛；虚证为中脏虚寒，气血不能温养而痛。四者往往相互错杂，或寒热交错，或虚实夹杂，或为虚寒，或为实热，亦可互为因果，互相转化。如寒痛缠绵发作，可以寒郁化热；热痛日久，治疗不当，可以转化为寒，成为寒热交错之证；素体脾虚不运，再因饮食不节，食滞中阻，可成虚中夹实之证；气滞影响血脉流通可导致血瘀，血瘀可影响气机通畅导致气滞。

二、诊断与病证鉴别

（一）诊断依据

1. 凡是以胃脘以下、耻骨毛际以上部位的疼痛为主要表现者，即为腹痛。其疼痛性质各异，若病因外感，突然剧痛，伴发症状明显者，属于急性腹痛；病因内伤，起病缓慢，痛势缠绵者，则为慢性腹痛。临床可据此进一步辨病。

2. 注意与腹痛相关的病因、脏腑经络相关的症状。如涉及肠腑，可伴有腹泻或便秘；寒凝肝脉痛在少腹，常牵引睾丸疼痛；膀胱湿热可见腹痛牵引前阴，小便淋沥，尿道灼痛；蛔虫作痛多伴嘈杂吐涎，时作时止；瘀血腹痛常有外伤或手术史；少阳表里同病腹痛可见痛连腰背，伴恶寒发热，恶心呕吐。

3. 根据性别、年龄、婚况，与饮食、情志、受凉等关系，起病经过，其他伴发症状，以资鉴别何脏何腑受病，明确病理性质。

（二）病证鉴别

1. 腹痛与胃痛

胃处腹中，与肠相连，腹痛常伴有胃痛的症状，胃痛亦时有腹痛的表现，常需鉴别。胃痛部位在心下胃脘之处，常伴有恶心、嗳气等胃病见症，腹痛部位在胃脘以下，上述症状在腹痛中较少见。

2. 腹痛与其他内科疾病中的腹痛症状

许多内科疾病常见腹痛的表现，此时的腹痛只是该病的症状。如痢疾之腹痛，伴有里急后重，下痢赤白脓血；积聚之腹痛，以腹中包块为特征等。而腹痛病证，当以腹部疼痛为主要表现。

3. 腹痛与外科、妇科腹痛

内科腹痛常先发热后腹痛，疼痛一般不剧，痛无定处，压痛不显；外科腹痛多后发热，疼痛剧烈，痛有定处，压痛明显，见腹痛拒按，腹肌紧张等；妇科腹痛多在小腹，与经、带、胎、产有关，如痛经、先兆流产、宫外孕、输卵管破裂等，应及时进行妇科检查，以明确诊断。

三、辨证论治

（一）辨证要点

腹痛之证首辨腹痛之缓急，次辨腹痛性质，再辨腹痛部位。

突然起病，腹痛剧烈，常有明显诱发因素，或伴有寒热，或伴有呕吐，嗳腐酸臭等症状者，属急性腹痛，多因外感时邪、饮食不节、虫积内扰所致；起病缓慢，病程迁延，腹痛时作时止，痛势不甚，经久缠绵，属慢性腹痛，多由情志内伤，脏腑虚弱，气血不足引起。

腹痛拘急，疼痛暴作，痛无间断，坚满急痛，遇冷痛剧，得热则减者，为寒痛；痛在脐腹，痛处有热感，时轻时重，或伴有便秘，得凉痛减者，为热痛；腹痛时轻时重，痛处不定，攻冲作痛，伴胸胁不舒，腹胀，嗳气或矢气则胀痛减轻者，属气滞痛；少腹刺痛，痛无休止，痛处不移，痛处拒按，经常夜间加剧，伴面色晦暗者，为血瘀痛；因饮食不慎，脘腹胀痛，嗳气频作，嗳后稍舒，痛甚欲便，便后痛减者，为伤食痛；暴痛多实，伴腹胀，呕逆，拒按等；久痛多虚，痛势绵绵，喜揉喜按。

胁腹、两侧少腹痛多属肝经病证，为足厥阴、足少阳经脉所过；大腹疼痛，多为脾胃病证，为足太阴、足阳明经脉所主；脐腹疼痛多为大小肠病证，为手阳明、手太阳经脉所主；脐以下小腹痛多属肾、膀胱、胞宫病证，为足少阴、足太阳经脉及冲、任、带脉所主。

（二）治疗原则

治疗腹痛多以"通"字立法，应根据辨证的虚实寒热，在气在血，确立相应治法。在通法的基础上，结合审证求因，标本兼治。属实证者，重在祛邪疏导，所谓"痛随利减"；对虚痛，应温中补虚，益气养血，不可滥施攻下。对于久痛入络，绵绵不愈之腹痛，可采取辛润活血通络之法。

（三）证治分类

1. 寒邪内阻证

主症：腹痛拘急，遇寒痛甚，得温痛减，口淡不渴，形寒肢冷，小便清长，大便清稀或秘结，舌质淡，苔白腻，脉沉紧。

证机概要：寒邪凝滞，中阳被遏，脉络痹阻。

治法：散寒温里，理气止痛。

方药：良附丸合正气天香散加减。

常用药：高良姜、干姜、紫苏、乌药、香附、陈皮。

加减：如寒气上逆致腹中切痛雷鸣，胸胁逆满呕吐者，用附子粳米汤温中降逆；如腹中冷痛，身体疼痛，内外皆寒者，用乌头桂枝汤温里散寒；若寒实积聚，腹痛拘急，大便不通者，大黄附子汤温泻寒积；若夏日感受寒湿，伴见恶心呕吐，胸闷，纳呆，身重，倦怠，舌苔白腻者，可酌加藿香、苍术、厚朴、蔻仁、半夏，以温中散寒，化湿运脾。此外还可辨证选用附子理中丸、乌梅丸等。

2. 湿热壅滞证

主症：腹痛拒按，烦渴引饮，大便秘结，或溏滞不爽，潮热汗出，小便短黄，舌质红，苔黄燥或黄腻，脉滑数。

证机概要：湿热内结，气机壅滞，腑气不通。

治法：泄热通腑，行气导滞。

方药：大承气汤加减。

常用药：大黄、芒硝、厚朴、枳实。

加减：若燥热不甚，湿热偏重，大便不爽者，可去芒硝，加栀子、黄芩等；若痛引两胁，可加郁金、柴胡；如腹痛剧烈，寒热往来，恶心呕吐，大便秘结者，改用大柴胡汤表里双解。

3. 饮食积滞证

主症：脘腹胀满疼痛，拒按，嗳腐吞酸，厌食呕恶，痛而欲泻，泻后痛减，或大便秘结，舌苔厚腻，脉滑实。

证机概要：食滞内停，运化失司，胃肠不和。

治法：消食导滞，理气止痛。

方药：枳实导滞丸加减。

常用药：大黄、枳实、神曲、黄芩、黄连、泽泻、白术、茯苓。

加减：若腹痛胀满者，加厚朴、木香行气止痛；兼大便自利，恶心呕吐者，去大黄，加陈皮、半夏、苍术理气燥湿，降逆止呕；如食滞不重，腹痛较轻者，用保和丸；若兼下利后重者，可用木香槟榔丸消食导滞，清热利湿；如兼有蛔虫以致腹痛时作，可用乌梅丸。

4. 肝郁气滞证

主症：腹痛胀闷，痛无定处，痛引少腹，或兼痛窜两胁，时作时止，得嗳气或矢气则舒，遇忧思恼怒则剧，舌淡红，苔薄白，脉弦。

证机概要：肝气郁结，气机不畅，疏泄失司。

治法：疏肝解郁，理气止痛。

方药：柴胡疏肝散加减。

常用药：柴胡、枳壳、香附、陈皮、芍药、甘草、川芎。

加减：若气滞较重，胸胁胀痛者，加川楝子、郁金；若痛引少腹、睾丸者，加橘核、荔枝核；若腹痛肠鸣，气滞腹泻者，可用痛泻要方；若少腹绞痛，阴囊寒疝者，可用天台乌药散；肝郁日久化热者，加丹皮、山栀子清肝泄热。

5. 瘀血内停证

主症：腹痛较剧，痛如针刺，痛处固定，经久不愈，舌质紫黯，脉细涩。

证机概要：瘀血内停，气机阻滞，脉络不通。

治法：活血化瘀，和络止痛。

方药：少腹逐瘀汤加减。

常用药：桃仁、红花、牛膝、川芎、赤芍、当归、生地黄、甘草、柴胡、枳壳、桔梗。

加减：若腹部术后作痛，或跌仆损伤作痛，可加泽兰、没药、三七；瘀血日久发热，可加丹参、丹皮、王不留行；若兼有寒象，腹痛喜温，胁下积块，疼痛拒按，可用膈下逐瘀汤；若下焦蓄血，大便色黑，可用桃核承气汤。

6. 中虚脏寒证

主症：腹痛绵绵，时作时止，喜温喜按，形寒肢冷，神疲乏力，气短懒言，胃纳不佳，面色无华，大便溏薄，舌质淡，苔薄白，脉沉细。

证机概要：中阳不振，气血不足，失于温养。

治法：温中补虚，缓急止痛。

方药：小建中汤加减。

常用药：桂枝、生姜、饴糖、大枣、芍药、炙甘草。

加减：若腹中大寒，呕吐肢冷，可用大建中汤温中散寒；若腹痛下利，脉微肢冷，脾肾阳虚者，可用附子理中汤；若大肠虚寒，积冷便秘者，可用温脾汤；若中气大虚，少气懒言，可用补中益气汤。还可辨证选用当归四逆汤、黄芪建中汤等。如胃气虚寒，脐中冷痛，连及少腹，宜加胡芦巴、川椒、荜澄茄温肾散寒止痛；如血气虚弱，腹中拘急冷痛，困倦，短气，纳少，自汗者，当酌加当归、黄芪调补气血。

四、转归预后

若急性暴痛，治不及时，或治不得当，气血逆乱，可致厥脱之证；若湿热蕴结肠胃，蛔虫内扰，或术后气滞血瘀，可造成腑气不通，气滞血瘀日久，可变生积聚；如因暴饮暴食，脾胃骤为湿热壅滞，腑气不通，以致胃气上逆而呕吐，湿热熏蒸而见黄疸，甚则转为重症胆瘅、胰瘅，病情危急，预后较差。

五、预防与调护

加强精神调摄，平时要保持心情舒畅，避免忧思过度、暴怒惊恐。平素宜饮食有节，进食易消化、富有营养的饮食，忌暴饮暴食及食生冷、不洁之食物。虚寒者宜进热食；热证忌辛辣煎炸、肥甘厚腻之品；食积腹痛者宜暂禁食或少食。医生须密切注意患者的面色，腹痛部位、性质、程度、时间，腹诊情况，二便及其伴随症状，并须观察腹痛与情绪、饮食寒温等因素的关系。如见患者腹痛剧烈、拒按、冷汗淋漓、四肢不温、呕吐不止等症状，须警惕出现厥脱证，须立即处理，以免贻误病情。

第十三节　泄　泻

泄泻是以排便次数增多，粪质稀溏或完谷不化，甚至泻出如水样为主症的病证。古有将大便溏薄而势缓者称为泄，大便清稀如水而势急者称为泻，现临床一般统称泄泻。

一、病因病机

（一）病因

感受外邪、饮食所伤、情志不调、禀赋不足、久病体虚。

（二）病机

病机特点是脾虚湿盛，致肠道功能失司而发生泄泻。分而言之，外邪致泻以湿邪最为重要，其他诸多邪气需与湿邪兼夹，方易成泻；内因则以脾虚最为关键。病位在肠，主病之脏属脾，同时与肝、肾密切相关。病理因素主要是湿。病理性质有虚实之分。一般来说，暴泻以湿盛为主，多因湿盛伤脾，或食滞生湿，壅滞中焦，脾为湿困所致，病属实证。久泻多偏于虚证，由脾虚不运而生湿，或他脏及脾，如肝木乘脾，或肾虚火不暖脾，水谷不化所致。而湿邪与脾虚，往往相互影响，互为因果，湿盛可困遏脾运，脾虚又可生湿。虚实之间又可相互转化夹杂。

二、诊断与病证鉴别

（一）诊断依据

1. 以大便粪质稀溏为诊断的主要依据，或完谷不化，或粪如水样，大便次数增多，每日三五次以至十数次以上。

2. 常兼有腹胀、腹痛、肠鸣、纳呆。

3. 起病或急或缓。暴泻者多有暴饮暴食或误食不洁之物的病史。迁延日久，时发时止者，常由外邪、饮食或情志等因素诱发。

（二）病证鉴别

1. 泄泻与痢疾

两者均为大便次数增多、粪质稀薄的病证。泄泻以大便次数增加，粪质稀溏，甚则如水样，或完谷不化为主症，大便不带脓血，也无里急后重，或无腹痛。而痢疾以腹痛、里急后重、便下赤白脓血为特征。

2. 泄泻与霍乱

霍乱是一种上吐下泻并作的病证，发病特点是来势急骤，变化迅速，病情凶险，起病时先突然腹痛，继则吐泻交作，所吐之物均为未消化之食物，气味酸腐热臭，所泻之物多为黄色粪水，或吐下如米泔水，常伴恶寒、发热，部分病人在吐泻之后，津液耗伤，迅速消瘦，或发生转筋，腹中绞痛。若吐泻剧烈，可致面色苍白，目眶凹陷，汗出肢冷等津竭阳衰之危候。而泄泻以大便稀溏、次数增多为特征，一般预后良好。

三、辨证论治

（一）辨证要点

泄泻应首辨暴泻与久泻，其次辨泻下之物，再辨脏腑定位。

暴泻多发病急，病程短，或兼见表证，多以湿盛邪实为主，且尤在夏季多发，若暑湿热毒而暴泻无度则为重症。久泻多发病缓慢，病程较长，易因饮食、劳倦、情志而复发，常以脾虚为主，或肝脾两病，或脾肾同病等，临床上亦可表现为虚实夹杂之证，但总以脾虚为要。

大便清稀，或如水样，气味略腥者，多是寒湿为患；大便或稀或溏，其色黄褐，气味臭秽，泻下急迫，肛门灼热者，多是湿热为患；大便溏垢，臭如败卵者，多为伤食积滞；大便溏稠，夹有白色黏冻者，常为痰湿壅盛；大便稀溏，甚则完谷不化，无腥臭，多为虚寒之证。

每因情志郁怒而诱发，伴胸胁胀闷，嗳气食少，病在肝；大便时溏时烂，饮食稍有不慎即作，伴神疲肢倦，病在脾；多发于五更，大便稀溏，完谷不化，伴腰酸肢冷，病在肾。

（二）治疗原则

泄泻的治疗大法为运脾化湿。急性泄泻多以湿盛为主，重在化湿，佐以分利，再根据寒湿和湿热的不同，分别采用温化寒湿与清化湿热之法。夹有表邪者，佐以疏解；夹有暑邪者，佐以清暑；兼有伤食者，佐以消导。久泻以脾虚为主，当重健脾。因肝气乘脾者，宜抑肝扶脾；因肾阳虚衰者，宜温肾健脾。中气下陷者，宜升提；久泻不止者，宜固涩。暴泻不可骤用补涩，以免关门留寇；久泻不可分利太过，以防劫其阴液。若病情处于虚寒热兼夹或互相转化时，当随证而施治。泄泻为病，湿盛脾虚为其关键，尚可应用祛风药物，诸如防风、羌活、升麻、柴胡之属，一则有助于化湿，所谓"风胜则燥"，二则风药可升举下陷之清阳。此外，《医宗必读》中的治泻九法，即淡渗、升提、清凉、疏利、甘缓、酸收、燥脾、温肾、固涩值得在临床治疗中借鉴。

（三）证治分类

1. 寒湿内盛证

主症：泄泻清稀，甚则如水样，脘闷食少，腹痛肠鸣，或兼外感风寒，则恶寒，发热，头痛，肢体酸痛，舌苔白或白腻，脉濡缓。

证机概要：寒湿内盛，脾失健运，清浊不分。

治法：芳香化湿，解表散寒。

代表方：藿香正气散加减。

常用药：藿香、白术、茯苓、甘草、半夏、陈皮、厚朴、大腹皮、紫苏、白芷、桔梗。

加减：若表寒重者，可加荆芥、防风疏风散寒；若外感寒湿，饮食生冷，腹痛，泻下清稀，可用纯阳正气丸温中散寒，理气化湿；若湿邪偏重，腹满肠鸣，小便不利，可改用胃苓汤健脾行气祛湿。

2. 湿热伤中证

主症：泄泻腹痛，泻下急迫，或泻而不爽，粪色黄褐，气味臭秽，肛门灼热，烦热口渴，小便短黄，舌质红，苔黄腻，脉滑数或濡数。

证机概要：湿热壅滞，损伤脾胃，传化失常。

治法：清热利湿。

代表方：葛根芩连汤加减。

常用药：葛根、黄芩、黄连、甘草、车前草、苦参。

加减：若夹食滞者，加神曲、山楂、麦芽消食导滞；若见大便欠爽，腹中痞满作痛甚者，可加木香、大腹皮、枳壳等以宽肠理气；若湿邪偏重，胸腹满闷，口不渴或渴不欲饮，舌苔微黄厚腻者，加藿香、厚朴、茯苓、猪苓、泽泻健脾祛湿，或合平胃散；若在夏暑之间，症见发热头重，烦渴自汗，小便短赤，脉濡数，可用新加香薷饮合六一散表里同治，解暑清热，利湿止泻。

3. 食滞肠胃证

主症：腹痛肠鸣，泻下粪便臭如败卵，泻后痛减，脘腹胀满，嗳腐酸臭，不思饮食，舌苔垢浊或厚腻，脉滑实。

证机概要：宿食内停，阻滞肠胃，传化失司。

治法：消食导滞，和中止泻。

代表方：保和丸加减。

常用药：神曲、山楂、莱菔子、半夏、陈皮、茯苓、连翘、谷芽、麦芽。

加减：若食积较重，脘腹胀满，可因势利导，根据"通因通用"的原则，用枳实导滞丸；食积化热可加黄连清热燥湿止泻；兼脾虚可加白术、扁豆健脾祛湿。

4. 肝气乘脾证

主症：腹痛而泻，腹中雷鸣，攻窜作痛，矢气频作，每因抑郁恼怒，或情绪紧张之时而作，素有胸胁胀闷，嗳气食少，舌淡红，脉弦。

证机概要：肝气不舒，横逆犯脾，脾失健运。

治法：抑肝扶脾。

代表方：痛泻要方加减。

常用药：白芍、白术、陈皮、防风。

加减：若胸胁脘腹胀满疼痛，嗳气者，可加柴胡、木香、郁金、香附疏肝理气止痛；若兼神疲乏力，纳呆，脾虚甚者，加党参、茯苓、扁豆、鸡内金等益气健脾开胃；久泻反复发作可加乌梅、焦山楂、甘草酸甘敛肝，收涩止泻。

5. 脾胃虚弱证

主症：大便时溏时泻，迁延反复，食少，食

后脘闷不舒，稍进油腻食物，则大便次数增加，面色萎黄，神疲倦怠，舌质淡，苔白，脉细弱。

证机概要：脾虚失运，清浊不分。

治法：健脾益气，化湿止泻。

代表方：参苓白术散加减。

常用药：人参、白术、茯苓、甘草、砂仁、陈皮、桔梗、扁豆、山药、莲子肉、薏苡仁。

加减：若脾阳虚衰，阴寒内盛，可用理中丸以温中散寒；若久泻不止，中气下陷，或兼有脱肛者，可用补中益气汤以益气健脾，升阳止泻；若兼有湿盛者，可用升阳除湿汤加减；若胃热而肠寒交错者，可仿诸泻心汤意，寒热并调。

6. 肾阳虚衰证

主症：黎明前脐腹作痛，肠鸣即泻，完谷不化，腹部喜暖，泻后则安，形寒肢冷，腰膝酸软，舌淡苔白，脉沉细。

证机概要：命门火衰，脾失温煦。

治法：温肾健脾，固涩止泻。

代表方：四神丸加减。

常用药：补骨脂、肉豆蔻、吴茱萸、五味子。

加减：若脐腹冷痛，可加附子理中丸温中健脾；若年老体衰，久泻不止，脱肛，为中气下陷，可加黄芪、党参、白术、升麻益气升阳；若泻下滑脱不禁，或虚坐努责者，可改用真人养脏汤涩肠止泻；若脾虚肾寒不著，反见心烦嘈杂，大便夹有黏冻，表现寒热错杂证候，可改服乌梅丸；若久泻伤阴，阴阳两伤者，症见泄泻或溏或濡，时干时稀，不思饮食，食后腹胀，口干咽燥不欲饮，形体消瘦，面色无华，唇红，手足心热，倦怠乏力，舌质淡红或边尖红，苔少或黄腻或白厚，脉细数或带滑，当以调补脾肾之阴为主，兼顾补气健脾助运，方用张景岳胃关煎加减。

四、转归预后

急性泄泻，经及时治疗，绝大多数在短期内痊愈，有少数患者，暴泻不止，损气伤津耗液，可成痉、厥、闭、脱等危证。泄泻日久，亦常可变生他证。如脾胃虚弱，气血化生乏源，耗伤津液，可出现萎黄、虚劳；泄泻日久，精微流失，不能充养，致脾肾阳亏，水湿不得运化，泛滥全身，而变为水肿之证。若泄泻经久，病趋下焦，脂血伤败，变为痢疾。泄泻反复不愈还常可因气血亏虚，心神不宁，而合并郁证、不寐、心悸等证。泄泻无度，中气下陷，又可合并有脱肛之证。

五、预防与调护

起居有常，注意调畅情志，保持乐观心志，慎防风寒湿邪侵袭。饮食有节，宜清淡、富营养、易消化食物为主，可食用一些对消化吸收有帮助的食物，如山楂、山药、莲子、扁豆、芡实等。避免进食生冷不洁及忌食难消化或清肠润滑食物。急性泄泻患者要给予流质或半流质饮食，忌食辛热炙煿、肥甘厚味、荤腥油腻食物；某些对牛奶、面筋等不耐受者宜禁食牛奶或面筋。若泄泻而耗伤胃气，可给予淡盐汤、饭汤、米粥以养胃气。若虚寒腹泻，可予淡姜汤饮用，以振奋脾阳，调和胃气。

第十四节 痢 疾

痢疾以大便次数增多、腹痛、里急后重、痢下赤白黏冻为主症，是夏秋季常见的肠道传染病。

一、病因病机

（一）病因

外感时邪疫毒、饮食不节。感邪的性质有三：一为疫毒之邪，二为湿热之邪，三为夏暑感寒伤湿。

（二）病机

病机主要是邪滞于肠，气血壅滞，肠道传化失司，脂络受伤，腐败化为脓血而为痢。病位在肠，与脾胃密切相关，可涉及肾。病理因素以湿热疫毒为主，病理性质分寒热虚实。本病初期多实证。疫毒内侵，毒盛于里，熏灼肠道，耗伤气血，下痢鲜紫脓血，壮热口渴，为疫毒痢；如疫毒上冲于胃，可使胃气逆而不降，成为噤口痢；外感湿热或湿热内生，壅滞腑气，则成下痢赤白，肛门灼热之湿热痢；寒湿阴邪，内困脾土，脾失健运，邪留肠中，气机阻滞，则为下痢白多赤少之寒湿痢。下痢日久，可由实转虚或虚实夹

杂，寒热并见，发展成久痢。疫毒热盛伤津或湿热内郁不清，日久则伤阴、伤气，亦有素体阴虚感邪，而形成下痢黏稠，虚坐努责，脐腹灼痛之阴虚痢；脾胃素虚而感寒湿患痢，或湿热痢过服寒凉药物致脾虚中寒，寒湿留滞肠中，日久累及肾阳，关门不固，则成下痢稀薄带有白冻，甚则滑脱不禁，腰酸腹冷之虚寒痢。如痢疾失治，迁延日久，或治疗不当，收涩太早，关门留寇，酿成正虚邪恋，可发展为下痢时发时止，日久难愈的休息痢。

此外，痢疾是由邪滞与气血相搏而发病，故应注意气滞血瘀这一病理因素，尤其是久痢之人其瘀更甚，常与湿滞胶结，病势更趋缠绵难愈，这也是造成病情复杂的重要原因。

二、诊断与病证鉴别

（一）诊断依据

1. 以腹痛、里急后重、大便次数增多、泻下赤白脓血便为主症。

2. 暴痢起病突然，病程短，可伴恶寒、发热等；久痢起病缓慢，反复发作，迁延不愈；疫毒痢病情严重而病势凶险，以儿童为多见，起病急骤，在腹痛、腹泻尚未出现之时，即有高热神疲，四肢厥冷，面色青灰，呼吸浅表，神昏惊厥，而痢下、呕吐并不一定严重。

3. 多有饮食不洁史。急性起病者多发生在夏秋之交，久痢则四季皆可发生。

（二）病证鉴别

痢疾与泄泻，两者均多发于夏秋季节，病变部位在胃肠，病因亦有相同之处，症状都有腹痛、大便次数增多。但痢疾大便次数虽多而量少，排赤白脓血便，腹痛伴里急后重感明显。而泄泻大便溏薄，粪便清稀，或如水样，或完谷不化，而无赤白脓血便，腹痛多伴肠鸣，少有里急后重感。

三、辨证论治

（一）辨证要点

痢疾应首辨久暴，察虚实主次，其次识寒热偏重，再辨伤气、伤血。

暴痢发病急，病程短，腹痛胀满，痛而拒按，痛时窘迫欲便，便后里急后重暂时减轻者为实；久痢发病慢，时轻时重，病程长，腹痛绵绵，痛而喜按，便后里急后重不减，坠胀甚者，常为虚中夹实。

大便排出脓血，色鲜红，甚至紫黑，浓厚黏稠腥臭，腹痛，里急后重感明显，口渴喜冷，口臭，小便黄或短赤，舌红，苔黄腻，脉滑数者属热；大便排出赤白清稀，白多赤少，清淡无臭，腹痛喜按，里急后重感不明显，面白肢冷形寒，舌淡苔白，脉沉细者属寒。

下痢白多赤少，湿邪伤及气分；赤多白少，或以血为主者，热邪伤及血分。

（二）治疗原则

痢疾的治疗，应根据其病证的寒热虚实，而确定治疗原则。热痢清之，寒痢温之，初痢实则通之，久痢虚则补之，寒热交错者清温并用，虚实夹杂者攻补兼施。痢疾初起之时，以实证、热证多见，宜清热化湿解毒，久痢虚证、寒证，应以补虚温中，调理脾胃，兼以清肠，收涩固脱。如下痢兼有表证者，宜合解表剂，外疏内通；夹食滞可配合消导药消除积滞。刘河间提出的"调气则后重自除，行血则便脓自愈"调气和血之法，可用于痢疾的多个证型，赤多重用血药，白多重用气药。而在掌握扶正祛邪的辨证治疗过程中，始终应顾护胃气。

此外，对于古今医家提出的有关治疗痢疾之禁忌，如忌过早补涩，忌峻下攻伐，忌分利小便等，均可供临床用药之时，结合具体病情，参考借鉴。

（三）证治分类

1. 湿热痢

主症：痢下赤白脓血，黏稠如胶冻，腥臭，腹部疼痛，里急后重，肛门灼热，小便短赤，舌苔黄腻，脉滑数。

证机概要：湿热蕴结，熏灼肠道，气血壅滞，脂络伤损。

治法：清肠化湿，调气和血。

代表方：芍药汤加减。

常用药：芍药、当归、甘草、木香、槟榔、大黄、黄芩、黄连、肉桂、金银花。

加减：若痢下赤多白少，口渴喜冷饮，属热重于湿者，配白头翁、秦皮、黄柏清热解毒；若瘀热较重，痢下鲜红者，加地榆、丹皮、苦参凉血行瘀；若痢下白多赤少，舌苔白腻，属湿重于热者，可去当归，加茯苓、苍术、厚朴、陈皮等健脾燥湿；若兼饮食积滞，嗳腐吞酸，腹部胀满者，加莱菔子、神曲、山楂等消食化滞；若食积化热，痢下不爽，腹痛拒按者，可加用枳实导滞丸行气导滞，泻热止痢，乃通因通用之法。

若痢疾初起，兼见表证，恶寒发热、头痛身重者，可依喻嘉言逆流挽舟之法，选用《活人书》败毒散，既解表证，又和中举陷，乘病势尚浅，合力从半表半里之际领邪外出。如表邪未解，里热已盛，症见身热汗出，脉象急促者，则用葛根芩连汤表里双解。若表证已减而痢犹未止者，则可以香连丸调气清热善后。

2. 疫毒痢

主症：起病急骤，痢下鲜紫脓血，腹痛剧烈，后重感特著，壮热口渴，头痛烦躁，恶心呕吐，甚者神昏惊厥，舌质红绛，舌苔黄燥，脉滑数或微欲绝。

证机概要：疫邪热毒，壅盛肠道，燔灼气血。

治法：清热解毒，凉血除积。

代表方：白头翁汤加减。

常用药：白头翁、黄连、黄柏、秦皮、银花、地榆、牡丹皮。

加减：若见热毒秽浊壅塞肠道，腹中满痛拒按，大便滞涩，臭秽难闻者，加大黄、枳实、芒硝通腑泄浊；神昏谵语，甚则痉厥，舌质红，苔黄糙，脉细数，属热毒深入营血，神昏高热者，用犀角地黄汤、紫雪丹以清营凉血开窍；若热极风动，痉厥抽搐者，加羚羊角、钩藤、石决明以息风镇痉。若暴痢致脱，症见面色苍白，汗出肢冷，唇舌紫黯，尿少，脉微欲绝者，应急服独参汤或参附汤，加用参麦注射液等以益气固脱。若湿热疫毒上攻于胃，胃失和降而致噤口痢，症见下痢，胸闷，呕逆不食，口气秽臭，苔黄腻，脉滑数，治宜泄热和胃，苦辛通降，方用开噤散加减。

3. 寒湿痢

主症：痢下赤白黏冻，白多赤少，或为纯白冻，腹痛拘急，里急后重，口淡乏味，脘胀腹满，头身困重，舌质或淡，舌苔白腻，脉濡缓。

证机概要：寒湿客肠，气血凝滞，传导失司。

治法：温中燥湿，调气和血。

代表方：不换金正气散加减。

常用药：藿香、苍术、半夏、厚朴、炮姜、桂枝、陈皮、大枣、甘草、木香、枳实。

加减：痢下白中兼赤者，加当归、芍药调营和血；脾虚纳呆者加白术、神曲健脾开胃；寒积内停，腹痛，痢下滞而不爽，加大黄、槟榔，配炮姜、肉桂，温通导滞。暑天感寒湿而痢者，可用藿香正气散加减，以祛暑散寒，化湿止痢。

4. 阴虚痢

主症：痢下赤白，日久不愈，脓血黏稠，或下鲜血，脐下灼痛，虚坐努责，食少，心烦口干，至夜转剧，舌红绛少津，苔少或花剥，脉细数。

证机概要：阴虚湿热，肠络受损。

治法：养阴和营，清肠化湿。

代表方：驻车丸加减。

常用药：黄连、阿胶、当归、炮姜、白芍、甘草。

加减：若虚热灼津而见口渴、尿少、舌干者，可加沙参、石斛以养阴生津；如痢下血多者，可加丹皮、旱莲草以凉血止血；若湿热未清，有口苦、肛门灼热者，可加白头翁、秦皮清解湿热。

5. 虚寒痢

主症：痢下赤白清稀，无腥臭，或为白冻，甚则滑脱不禁，肛门坠胀，便后更甚，腹部隐痛，缠绵不已，喜按喜温，形寒畏冷，四肢不温，食少神疲，腰膝酸软，舌淡苔薄白，脉沉细而弱。

证机概要：脾肾阳虚，寒湿内生，阻滞肠腑。

治法：温补脾肾，收涩固脱。

代表方：桃花汤合真人养脏汤。

常用药：人参、白术、干姜、肉桂、粳米、炙甘草、诃子、罂粟壳、肉豆蔻、赤石脂、当归、白芍、木香。

加减：若积滞未尽，应少佐消导积滞之品，如枳壳、山楂、神曲等。若痢久脾虚气陷，导致少气脱肛，可加黄芪、柴胡、升麻、党参以补中益气，升清举陷。

6. 休息痢

主症：下痢时发时止，迁延不愈，常因饮食不当、受凉、劳累而发，发时大便次数增多，夹有赤白黏冻，腹胀食少，倦怠嗜卧，舌质淡苔腻，脉濡软或虚数。

证机概要：病久正伤，邪恋肠腑，传导不利。

治法：温中清肠，调气化滞。

代表方：连理汤加减。

常用药：人参、白术、干姜、茯苓、甘草、黄连、枳实、木香、槟榔。

加减：若脾阳虚极，肠中寒积不化，遇寒即发，症见下痢白冻，倦怠少食，舌淡苔白，脉沉者，用温脾汤加减以温中散寒，消积导滞；若久痢兼见肾阳虚衰，关门不固者，宜加四神丸以温肾暖脾，固肠止痢；如久痢脱肛，神疲乏力，少气懒言，属脾胃虚弱，中气下陷者，可用补中益气汤加减；若下痢时作，大便稀溏，心中烦热，饥不欲食，四肢不温，证属寒热错杂者，可用乌梅丸加减。

四、转归预后

痢疾的转归取决于患者体质、正气强弱与感邪的轻重。古人常以下痢的色、量等情况判断。下痢有粪者轻，无粪者重，痢色如鱼脑，如猪肝，如赤豆汁，下痢纯血或如屋漏者重。同时应根据其临床表现，分别病情轻重，判断病者预后，特别注意观察其邪毒炽盛情况，胃气有无衰败，阴津是否涸竭，阳气虚脱与否。痢疾反复，脾阳受戕，亦可间或并见泄泻不止，久而脾肾两亏，转为虚劳、水肿之证。久痢不愈，肠中湿毒瘀血蕴结成肿块，亦有转为积聚证者。

五、预防与调护

对于具有传染性的细菌性及阿米巴痢疾，应采取积极有效的预防措施，以控制痢疾的传播和流行，如搞好水、粪的管理，饮食管理，消灭苍蝇等。在痢疾流行季节，可适当食用生蒜瓣，每次1~3瓣，每日2~3次，或将大蒜瓣放入菜食之中食用；亦可用马齿苋、绿豆适量，煎汤饮用，对防止感染亦有一定作用。痢疾患者，须适当禁食，待病情稳定后，仍以清淡饮食为宜，忌食油腻荤腥之品。

第十五节 便 秘

便秘是指粪便在肠内滞留过久，秘结不通，排便周期延长，或周期不长，但粪质干结，排出艰难，或粪质不硬，虽有便意，但便而不畅的病证。

一、病因病机

（一）病因

饮食不节、情志失调、年老体虚、感受外邪。

（二）病机

基本病机属大肠传导失常。同时与肺、脾、胃、肝、肾等脏腑的功能失调有关。病理性质可概括为寒、热、虚、实四个方面。燥热内结于肠胃者，属热秘；气机郁滞者，属实秘；气血阴阳亏虚者，为虚秘；阴寒积滞者，为冷秘或寒秘。四者之中，又以虚实为纲，热秘、气秘、冷秘属实，阴阳气血不足的便秘属虚。而寒、热、虚、实之间，常又相互兼夹或相互转化。如热秘久延不愈，津液渐耗，可致阴津亏虚，肠失濡润，病情由实转虚。气机郁滞，久而化火，则气滞与热结并存。气血不足者，如受饮食所伤或情志刺激，则虚实相兼。

二、诊断与病证鉴别

（一）诊断依据

1. 排便间隔时间超过自己的习惯1天以上，或两次排便时间间隔3天以上。
2. 大便粪质干结，排出艰难，或欲大便而艰涩不畅。
3. 常伴腹胀、腹痛、口臭、纳差、神疲乏力、头眩、心悸等症。
4. 本病常有饮食不节、情志内伤、劳倦过度

等病史。

（二）病证鉴别

便秘与肠结，两者皆为大便秘结不通。但肠结多为急病，因大肠通降受阻所致，表现为腹部疼痛拒按，大便完全不通，且无矢气和肠鸣音，严重者可吐出粪便。便秘多为慢性久病，因大肠传导失常所致，表现为腹部胀满，大便干结艰行，可有矢气和肠鸣音，或有恶心欲吐，食纳减少。

三、辨证论治

（一）辨证要点

便秘辨证首要审查病因，其次辨别粪质及排便情况。

详细询问病人的饮食习惯、生活习惯及其他病史，以推测可能的致秘之因。如平素喜食辛辣厚味、煎炒酒食者多致胃肠积热而成热秘；长期忧郁思虑过度或久坐、久卧少动，或有腹部手术者多致气机郁滞而为气秘实证；年老体衰，病后产后多为气血阴精亏虚之虚秘；平素阳气虚衰或嗜食寒凉生冷者，多为冷秘。

一般而言，大便干燥坚硬，排便时肛门有热感，苔见黄厚、垢腻而燥者，多为燥热内结；大便干结，排出艰难，苔见白润而滑者，为阴寒内结；粪质不甚干结，欲便不出，胁腹作胀者，多为气机郁滞；大便并不干硬，用力努挣，便后乏力，多为肺脾气虚；便质干如栗状或如羊屎，舌红少津，无苔或苔少者，多为血虚津枯。

（二）治疗原则

便秘的治疗应以通下为主，但绝不可单纯用泻下药，应针对不同的病因采取相应的治法。实秘为邪滞肠胃、壅塞不通所致，故以祛邪为主，给予泻热、温散、通导之法，使邪去便通；虚秘为肠失润养、推动无力而致，故以扶正为先，给予益气温阳、滋阴养血之法，使正盛便通。便秘成因多端，但共同的病机是气机不畅，肠道传化失职，糟粕不下，故应重视对气机的调畅，在通便之时，参用理气沉降之品以助行滞。有时虽需降下，亦可佐以少量升提之品，以求欲降先升之妙。但对中气下陷、肛门坠胀者，则在选用气药

时应以升提为主。

（三）证治分类

1. 热秘

主症：大便干结，腹胀腹痛，口干口臭，面红心烦，或有身热，小便短赤，舌红，苔黄燥，脉滑数。

证机概要：肠腑燥热，津伤便结。

治法：泻热导滞，润肠通便。

代表方：麻子仁丸加减。

常用药：大黄、枳实、厚朴、麻子仁、杏仁、白蜜、芍药。

加减：若津液已伤，可加生地黄、玄参、麦冬以滋阴生津；若肺热气逆，咳喘便秘者，可加瓜蒌仁、苏子、黄芩清肺降气以通便；若兼郁怒伤肝，易怒目赤者，加服更衣丸以清肝通便；若燥热不甚，或药后大便不爽者，可用青麟丸以通腑缓下，以免再秘；若热势较盛，痞满燥实坚者，可用大承气汤急下存阴。

2. 气秘

主症：大便干结，或不甚干结，欲便不得出，或便而不爽，肠鸣矢气，腹中胀痛，嗳气频作，纳食减少，胸胁痞满，舌苔薄腻，脉弦。

证机概要：肝脾气滞，腑气不通。

治法：顺气导滞。

代表方：六磨汤加减。

常用药：木香、乌药、沉香、大黄、槟榔、枳实。

加减：若腹部胀痛甚，可加厚朴、柴胡、莱菔子以助理气；若便秘腹痛，舌红苔黄，气郁化火，可加黄芩、栀子、龙胆草清肝泻火；若气逆呕吐者，可加半夏、陈皮、代赭石；若七情郁结，忧郁寡言者，加白芍、柴胡、合欢皮疏肝解郁；若跌仆损伤，腹部术后，便秘不通，属气滞血瘀者，可加红花、赤芍、桃仁等药活血化瘀。

3. 冷秘

主症：大便艰涩，腹痛拘急，胀满拒按，胁下偏痛，手足不温，呃逆呕吐，舌苔白腻，脉弦紧。

证机概要：阴寒内盛，凝滞胃肠。

治法：温里散寒，通便止痛。

代表方：温脾汤加减。

常用药：附子、大黄、党参、干姜、甘草、当归、肉苁蓉、乌药。

加减：若便秘腹痛，可加枳实、厚朴、木香助泻下之力；若腹部冷痛，手足不温，加高良姜、小茴香增散寒之功。老人虚冷便秘，尚可加用半硫丸温肾散寒，通阳开秘。

4. 气虚秘

主症：大便并不干硬，虽有便意，但排便困难，用力努挣则汗出短气，便后乏力，面白神疲，肢倦懒言，舌淡苔白，脉弱。

证机概要：脾肺气虚，传送无力。

治法：益气润肠。

代表方：黄芪汤加减。

常用药：黄芪、麻仁、白蜜、陈皮。

加减：若乏力汗出者，可加白术、党参助补中益气；若排便困难，腹部坠胀者，可合用补中益气汤升提阳气；若气息低微，懒言少动者，可加用生脉散补肺益气；若肢倦腰酸者，可用大补元煎滋补肾气；若脘腹痞满，舌苔白腻者，可加白扁豆、生薏苡仁健脾祛湿；若脘胀纳少者，可加炒麦芽、砂仁以和胃消导。

5. 阴虚秘

主症：大便干结，如羊屎状，形体消瘦，头晕耳鸣，两颧红赤，心烦少眠，潮热盗汗，腰膝酸软，舌红少苔，脉细数。

证机概要：阴津不足，肠失濡润。

治法：滋阴通便。

代表方：增液汤加减。

常用药：玄参、麦冬、生地黄、当归、石斛、沙参。

加减：若口干面红，心烦盗汗者，可加芍药、玉竹助养阴之力；便秘干结如羊屎状，加火麻仁、柏子仁、瓜蒌仁增润肠之效；若胃阴不足，口干口渴者，可用益胃汤；若肾阴不足，腰膝酸软者，可用六味地黄丸；若阴亏燥结，热盛伤津者，可用增液承气汤增水行舟。

6. 阳虚秘

主症：大便干或不干，排出困难，小便清长，面色㿠白，四肢不温，腹中冷痛，或腰膝酸冷，舌淡苔白，脉沉迟。

证机概要：阳气虚衰，阴寒凝结。

治法：温阳通便。

代表方：济川煎加减。

常用药：肉苁蓉、牛膝、当归、升麻、泽泻、枳壳。

加减：若寒凝气滞，腹痛较甚，加肉桂、木香温中行气止痛；胃气不和，恶心呕吐，可加半夏、砂仁和胃降逆。

四、转归预后

单纯性便秘病程不长者，经过适当调治，其愈较易。对于习惯性便秘患者，多病程长久，平素常用刺激性较强的通下之剂，因此反复不愈，此时在加强针对性辨证施治外，应辅以推拿、按摩、针灸等多种手段。对于年老体弱的患者，便秘日久，不仅可因浊阴不降、清阳不升而出现头痛头晕、脘闷嗳气、食欲减退或呕恶等症，还可因粪块结滞成石，阻于肠道，引起气机痹阻，甚而产生血瘀，而出现腹痛急起、腹胀肠鸣、呕吐不食之肠结急候。

五、预防与调护

注意饮食的调理，合理膳食，以清淡为主，多吃含粗纤维的食物及香蕉、西瓜等水果，勿过食辛辣厚味或饮酒无度。保持生活规律，起居有时，养成定时排便的良好习惯。保持心情舒畅，加强身体锻炼，特别是腹肌的锻炼，有利于胃肠功能的改善。可采用饮食疗法，如黑芝麻、胡桃肉、松子仁等分，研细，稍加白蜜冲服，对阴血不足之便秘，颇有功效。勿临厕久蹲，以防过度努挣而致虚脱及诱发胸痹、晕厥等证。外治法可采用灌肠法，如中药保留灌肠或清洁灌肠等。

第十六节 胁痛

胁痛是指以一侧或两侧胁肋部疼痛为主要表现的病证。

一、病因病机

（一）病因

情志不遂、跌仆损伤、饮食所伤、外感湿热、劳欲久病。

（二）病机

胁痛的基本病机为肝络失和，其病理变化可归结为"不通则痛"与"不荣则痛"两类。其病变脏腑主要在于肝胆，又与脾胃及肾相关。其病理因素有气滞、血瘀、湿热。胁痛的病理性质有虚实之分，其中，因肝郁气滞、肝失条达，瘀血停着、胁络不通，湿热蕴结、肝失疏泄所导致的胁痛多属实证，因阴血不足、肝络失养所导致的胁痛则为虚证。

一般说来，胁痛初病在气，由肝郁气滞，气机不畅而致胁痛。气滞日久，血行不畅，其病变则由气滞转为血瘀，或气滞血瘀并见。实证日久亦可化热伤阴，肝肾阴虚，而转为虚证或虚实夹杂证。

二、诊断与病证鉴别

（一）诊断要点

1. 以一侧或两侧胁肋部疼痛为主要表现者，可以诊断为胁痛。胁痛的性质可以表现为刺痛、胀痛、灼痛、隐痛、钝痛等不同特点。

2. 部分病人可伴见胸闷、腹胀、嗳气呃逆、急躁易怒、口苦纳呆、厌食恶心等症。

3. 常有饮食不节、情志不遂、感受外湿、跌仆闪挫或劳欲久病等病史。

（二）病证鉴别

1. 胁痛与胃脘痛

胁痛与胃脘痛的病证中皆有肝郁的病机。但胃脘痛病位在胃脘，兼有嗳气频作、吞酸嘈杂等胃失和降的症状。而胁痛病位在胁肋部，伴有目眩、口苦、胸闷、喜太息的症状。

2. 胁痛与胸痛

胸痛中的肝郁气滞证，与胁痛的肝气郁结证病机基本相同。但胁痛以一侧或两侧胁肋部胀痛或窜痛为主，伴有口苦、目眩等症。而胸痛是以胸部胀痛为主，可涉及胁肋部，伴有胸闷不舒，心悸少寐。

三、辨证论治

（一）辨证要点

胁痛应首辨胁痛在气在血。大抵胀痛多属气

郁，且疼痛呈游走不定，时轻时重，症状轻重与情绪变化有关；刺痛多属血瘀，且痛处固定不移，疼痛持续不已，局部拒按，入夜尤甚。

其次辨胁痛属虚属实。实证之中以气滞、血瘀、湿热为主，多病程短，来势急，症见疼痛剧烈而拒按，脉实有力。虚证多为阴血不足，脉络失养，症见其痛隐隐，绵绵不休，且病程长，来势缓，并伴见全身阴血亏耗之症。

（二）治疗原则

胁痛之治疗当根据"通则不痛"的理论，以疏肝和络止痛为基本治则，结合肝胆的生理特点，灵活运用。实证之胁痛，宜用理气、活血、清利湿热之法；虚证之胁痛，宜补中寓通，采用滋阴、养血、柔肝之法。

（三）证治分类

1. 肝郁气滞证

主症：胁肋胀痛，走窜不定，甚则引及胸背肩臂，疼痛每因情志变化而增减，胸闷腹胀，嗳气频作，得嗳气而胀痛稍舒，纳少口苦，舌苔薄白，脉弦。

证机概要：肝失条达，气机郁滞，络脉失和。

治法：疏肝理气。

代表方：柴胡疏肝散加减。

常用药：柴胡、枳壳、香附、川楝子、白芍、甘草、川芎、郁金。

加减：若气郁化火，症见胁肋掣痛，口干口苦，烦躁易怒，溲黄便秘，舌红苔黄者，可去川芎，加山栀、丹皮、黄芩、夏枯草；若肝郁化火，耗伤阴津，症见胁肋隐痛不休，眩晕少寐，舌红少津，脉细者，可去川芎，酌配枸杞、菊花、首乌、丹皮、栀子；若兼见胃失和降，恶心呕吐者，可加半夏、陈皮、生姜、旋覆花等；若气滞兼见血瘀者，可酌加赤芍、当归尾、川楝子、延胡索、郁金等。

2. 肝胆湿热证

主症：胁肋胀痛或灼热疼痛，口苦口黏，胸闷纳呆，恶心呕吐，小便黄赤，大便不爽，或兼有身热恶寒，身目发黄，舌红苔黄腻，脉弦滑数。

证机概要：湿热蕴结，肝胆失疏，络脉失和。

治法：清热利湿。

代表方：龙胆泻肝汤加减。

常用药：龙胆草、山栀、黄芩、川楝子、枳壳、延胡索、泽泻、车前子。

加减：若兼见发热、黄疸者，加茵陈、黄柏以清热利湿退黄；若肠胃积热，大便不通，腹胀腹满者，加大黄、芒硝；若湿热煎熬，结成砂石，阻滞胆道，症见胁肋剧痛，连及肩背者，可加金钱草、海金沙、郁金、川楝子，或酌配硝石矾石散；胁肋剧痛，呕吐蛔虫者，先以乌梅丸安蛔，再予驱蛔。

3. 瘀血阻络证

主症：胁肋刺痛，痛有定处，痛处拒按，入夜痛甚，胁肋下或见有癥块，舌质紫暗，脉沉涩。

证机概要：瘀血停滞，肝络痹阻。

治法：祛瘀通络。

代表方：血府逐瘀汤或复元活血汤加减。

常用药：当归、川芎、桃仁、红花、柴胡、枳壳、制香附、川楝子、广郁金、五灵脂、蒲黄、三七粉。

加减：若因跌打损伤而致胁痛，局部可见积瘀肿痛者，可酌加穿山甲、酒军、瓜蒌根破瘀散结，通络止痛；若胁肋刺痛较重，可酌加当归尾、延胡索等活血调气，化瘀止痛；若胁肋下有癥块，而正气未衰者，可酌加三棱、莪术、地鳖虫以增加破瘀散结消坚之力，或配合服用鳖甲煎丸。

4. 肝络失养证

主症：胁肋隐痛，悠悠不休，遇劳加重，口干咽燥，心中烦热，头晕目眩，舌红少苔，脉细弦而数。

证机概要：肝肾阴亏，精血耗伤，肝络失养。

治法：养阴柔肝。

代表方：一贯煎加减。

常用药：生地黄、枸杞、黄精、沙参、麦冬、当归、白芍、炙甘草、川楝子、延胡索。

加减：若阴亏过甚，舌红而干，可酌加石斛、玄参、天冬；若心神不宁，而见心烦不寐者，可酌配酸枣仁、炒栀子、合欢皮；若肝肾阴虚，头目失养，而见头晕目眩者，可加菊花、女贞子、熟地黄等；若阴虚火旺，可酌配黄柏、知母、地骨皮等。

以上诸证所涉疏肝理气药大多辛温香燥，若久用或配伍不当，易于耗伤肝阴，甚至助热化火，故临证使用疏肝理气药时，一要尽量选用轻灵平和之品，如香附、苏梗、佛手片、绿萼梅之类，二要注意配伍柔肝养阴药物，以固护肝阴，以利肝体。

四、转归预后

胁痛可与黄疸、积聚、鼓胀之间相互兼见，相互转化，互为因果。湿热蕴阻肝胆，脉络受阻之胁痛，因湿热交蒸，逼胆汁外溢，则可同时合并黄疸。肝郁气滞所致胁痛，经久不愈，瘀血停滞，胁下积块则可转为积聚。因肝失疏泄，脾失健运，久而影响及肾，导致气血水内停腹中，则可转为鼓胀等。

胁痛的转归预后由于病因的不同、病情的轻重而有所区别。一般胁痛，若治疗得当，病邪祛除，络脉通畅，胁痛多能消失，预后较好。若致病因素由于种种原因不能消除，如气滞致血瘀，湿郁成痰，夹瘀阻络，或砂石留滞，胁痛可能反复发作等，则胁痛缠绵难愈，预后难料。

第十七节　黄　疸

黄疸是以目黄、身黄、小便黄为主症的一种病证，其中目睛黄染尤为本病的重要特征。

一、病因病机

（一）病因

外感湿热疫毒、内伤饮食、劳倦、病后续发。

（二）病机

黄疸的基本病机为湿邪壅阻中焦，脾胃失健，肝气郁滞，疏泄不利，致胆汁输泄失常，胆液不循常道，外溢肌肤，下注膀胱，而发为目黄、肤黄、小便黄之病证。黄疸的病位主要在脾、胃、肝、胆。其病理因素有湿邪、热邪、寒邪、疫毒、气滞、瘀血六种，但其中以湿邪为主。湿邪既可从外感受，亦可自内而生。如外感湿热疫毒，为湿从外受；饮食劳倦或病后瘀阻湿滞，属湿自内生。其病理性质以实为主，病久则正虚邪恋。阳黄、急黄、阴黄在一定条件下可以相互转化。如阳黄治疗不当，病情发展，病状急剧加重，热势鸱张，侵犯营血，内蒙心窍，引动肝风，则发为急黄。如阳黄误治失治，迁延日久，脾阳损伤，湿从寒化，则可转为阴黄。如阴黄复感外邪，湿郁化热，又可呈阳黄表现，病情较为复杂。

二、诊断与病证鉴别

（一）诊断依据

1. 目黄、肤黄、小便黄，其中目睛黄染为本病的重要特征。

2. 常伴食欲减退、恶心呕吐、胁痛腹胀等症状。

3. 常有外感湿热疫毒，内伤酒食不节，或有胁痛、癥积等病史。

（二）病证鉴别

1. 黄疸与萎黄

黄疸与萎黄均可出现身黄，但黄疸发病与感受外邪、饮食劳倦或病后有关；其病机为湿滞脾胃，肝胆失疏，胆汁外溢；其主症为身黄、目黄、小便黄。萎黄之病因与饥饱劳倦、食滞虫积或病后失血有关；其病机为脾胃虚弱，气血不足，肌肤失养；其主症为肌肤萎黄不泽，目睛及小便不黄，常伴头昏倦怠、心悸少寐、纳少便溏等症状。

2. 阳黄与阴黄

临证应根据黄疸的色泽，并结合症状、病史予以鉴别。阳黄黄色鲜明，发病急，病程短，常伴身热，口干苦，舌苔黄腻，脉弦数。急黄为阳黄之重症，病情急骤，疸色如金，兼见神昏、发斑、出血等危象。阴黄黄色晦暗，病程长，病势缓，常伴纳少、乏力、舌淡、脉沉迟或细缓。

三、辨证论治

（一）辨证要点

黄疸的辨证，应首辨阳黄、阴黄。阳黄黄色

鲜明，发病急，病程短，常伴身热、口干苦、舌苔黄腻、脉弦数。阴黄黄色晦暗，病程长，病势缓，常伴纳少、乏力、舌淡、脉沉迟或细缓。

次辨阳黄湿热之轻重、胆腑郁热及疫毒炽盛。热重者，症见黄疸鲜明，发热口渴，苔黄腻，脉弦数；湿重者，黄疸不如热重者鲜明，身热不扬，口黏，苔白腻，脉濡缓。胆腑郁热者，黄色鲜明，上腹、右胁胀闷疼痛，牵引肩背，身热不退或寒热往来。疫毒炽盛者，病情急骤，疸色如金，兼见神昏、发斑、出血等危象。

三辨阴黄之病因。寒湿阻遏者，黄疸晦暗如烟熏，脘腹闷胀，神疲畏寒，舌淡苔腻，脉濡缓或沉迟。脾虚湿滞者，黄疸色黄不泽，肢软乏力，大便溏薄，舌质淡苔薄，脉濡细。

四辨黄疸病势轻重。如黄疸逐渐加深，提示病情加重；黄疸逐渐变浅，表明病情好转。黄疸色泽鲜明，神清气爽，为顺证、病轻；黄疸晦滞，烦躁不安，为逆证、病重。

（二）治疗原则

黄疸的治疗大法，主要为化湿邪，利小便。化湿可以退黄，如属湿热，当清热化湿，必要时还应通利腑气，以使湿热下泄；如属寒湿，应予健脾温化。利小便，主要是通过淡渗利湿，达到退黄的目的。至于急黄热毒炽盛，邪入心营者，又当以清热解毒、凉营开窍为主；阴黄脾虚湿滞者，治以健脾养血，利湿退黄。

（三）证治分类

1. 阳黄

（1）热重于湿证

主症：身目俱黄，黄色鲜明，发热口渴，或见心中懊侬，腹部胀闷，口干而苦，恶心呕吐，小便短少黄赤，大便秘结，舌苔黄腻，脉弦数。

证机概要：湿热熏蒸，困遏脾胃，壅滞肝胆，胆汁泛滥。

治法：清热通腑，利湿退黄。

代表方：茵陈蒿汤加减。

常用药：茵陈蒿、栀子、大黄、黄柏、连翘、垂盆草、蒲公英、茯苓、滑石、车前草。

加减：如胁痛较甚，可加柴胡、郁金、川楝子、延胡索等疏肝理气止痛；如热毒内盛，心烦懊侬，可加黄连、龙胆草，以增强清热解毒作用；如恶心呕吐，可加橘皮、竹茹、半夏等和胃止呕。

（2）湿重于热证

主症：身目俱黄，黄色不及前者鲜明，头重身困，胸脘痞满，食欲减退，恶心呕吐，腹胀或大便溏垢，舌苔厚腻微黄，脉濡数或濡缓。

证机概要：湿遏热伏，困阻中焦，胆汁不循常道。

治法：利湿化浊运脾，佐以清热。

代表方：茵陈五苓散合甘露消毒丹加减。

常用药：藿香、白蔻仁、陈皮、茵陈蒿、车前子、茯苓、薏苡仁、黄芩、连翘。

加减：如湿阻气机，胸腹痞胀，呕恶纳差等症较著，可加入苍术、厚朴，以健脾燥湿，行气和胃。

本证湿重于热，湿为阴邪，黏腻难解，治法当以利湿化浊运脾为主，佐以清热，不可过用苦寒，以免脾阳受损。

（3）胆腑郁热证

主症：身目发黄，黄色鲜明，上腹、右胁胀闷疼痛，牵引肩背，身热不退，或寒热往来，口苦咽干，呕吐呃逆，尿黄赤，大便秘，苔黄舌红，脉弦滑数。

证机概要：湿热砂石郁滞，脾胃不和，肝胆失疏。

治法：疏肝泄热，利胆退黄。

代表方：大柴胡汤加减。

常用药：柴胡、黄芩、半夏、大黄、枳实、郁金、佛手、茵陈、山栀、白芍、甘草。

加减：若砂石阻滞，可加金钱草、海金沙、玄明粉利胆化石；恶心呕逆明显，加厚朴、竹茹、陈皮和胃降逆。

（4）疫毒炽盛证（急黄）

主症：发病急骤，黄疸迅速加深，其色如金，皮肤瘙痒，高热口渴，胁痛腹满，神昏谵语，烦躁抽搐，或见衄血、便血，或肌肤瘀斑，舌质红绛，苔黄而燥，脉弦滑或数。

证机概要：湿热疫毒炽盛，深入营血，内陷

心肝。

治法：清热解毒，凉血开窍。

代表方：千金犀角散加味。

常用药：水牛角、黄连、栀子、大黄、板蓝根、生地黄、玄参、丹皮、茵陈、土茯苓。

加减：如神昏谵语，加服安宫牛黄丸以凉开透窍；如动风抽搐者，加用钩藤、石决明，另服羚羊角粉或紫雪丹，以息风止痉；如衄血、便血、肌肤瘀斑重者，可加黑地榆、侧柏叶、紫草、茜根炭等凉血止血；如腹大有水，小便短少不利，可加马鞭草、木通、白茅根、车前草，并另吞琥珀、蟋蟀、沉香粉，以通利小便。

2. 阴黄

（1）寒湿阻遏证

主症：身目俱黄，黄色晦暗，或如烟熏，脘腹痞胀，纳谷减少，大便不实，神疲畏寒，口淡不渴，舌淡苔腻，脉濡缓或沉迟。

证机概要：中阳不振，寒湿滞留，肝胆失于疏泄。

治法：温中化湿，健脾和胃。

代表方：茵陈术附汤加减。

常用药：附子、白术、干姜、茵陈、茯苓、泽泻、猪苓。

加减：若脘腹胀满、胸闷、呕恶显著，可加苍术、厚朴、半夏、陈皮，以健脾燥湿，行气和胃；若胁腹疼痛作胀，肝脾同病者，当酌加柴胡、香附以疏肝理气；若湿浊不清，气滞血结，胁下癥结疼痛，腹部胀满，肤色苍黄或黧黑，可加服硝石矾石散，以化浊祛瘀软坚。

（2）脾虚湿滞证

主症：面目及肌肤淡黄，甚则晦暗不泽，肢软乏力，心悸气短，大便溏薄，舌质淡苔薄，脉濡细。

证机概要：黄疸日久，脾虚血亏，湿滞残留。

治法：健脾养血，利湿退黄。

代表方：黄芪建中汤加减。

常用药：黄芪、桂枝、生姜、白术、当归、白芍、甘草、大枣、茵陈、茯苓。

加减：如气虚乏力明显者，应重用黄芪，并加党参，以增强补气作用；畏寒，肢冷，舌淡

者，宜加附子温阳祛寒；心悸不宁，脉细而弱者，加熟地黄、首乌、酸枣仁等补血养心。

3. 黄疸消退后的调治

黄疸消退，有时并不代表病已痊愈。如湿邪不清，肝脾气血未复，可导致病情迁延不愈，或黄疸反复发生，甚至转成癥积、鼓胀。因此，黄疸消退后，仍须根据病情继续调治。

（1）湿热留恋证

主症：黄疸消退后，脘痞腹胀，胁肋隐痛，饮食减少，口中干苦，小便黄赤，苔腻，脉濡数。

证机概要：湿热留恋，余邪未清。

治法：清热利湿。

代表方：茵陈四苓散加减。

常用药：茵陈、黄芩、黄柏、茯苓、泽泻、车前草、苍术、苏梗、陈皮。

（2）肝脾不调证

主症：黄疸消退后，脘腹痞闷，肢倦乏力，胁肋隐痛不适，饮食欠香，大便不调，舌苔薄白，脉细弦。

证机概要：肝脾不调，疏运失职。

治法：调和肝脾，理气助运。

代表方：柴胡疏肝散或归芍六君子汤加减。

常用药：当归、白芍、柴胡、枳壳、香附、郁金、党参、白术、茯苓、山药、陈皮、山楂、麦芽。

（3）气滞血瘀证

主症：黄疸消退后，胁下结块，隐痛、刺痛不适，胸胁胀闷，面颈部见有赤丝红纹，舌有紫斑或紫点，脉涩。

证机概要：气滞血瘀，积块留着。

治法：疏肝理气，活血化瘀。

代表方：逍遥散合鳖甲煎丸。

常用药：柴胡、枳壳、香附、当归、赤芍、丹参、桃仁、莪术，并服鳖甲煎丸，以软坚消积。

四、转归预后

一般说来，阳黄病程较短，消退较易；但阳黄湿重于热者，消退较缓，应防其迁延转为阴黄。急黄为阳黄的重症，湿热疫毒炽盛，病情重笃，常可危及生命，若救治得当，亦可转危为

安。阴黄病程缠绵，收效较慢。倘若湿浊瘀阻肝胆脉络，黄疸可能数月或经年不退，须耐心调治。总之黄疸以速退为顺，若久病不愈，气血瘀滞，伤及肝脾，则有酿成癥积、鼓胀之可能。

五、预防与调护

1. 预防

黄疸与多种疾病有关，要针对不同病因予以预防。在饮食方面，要讲究卫生，避免不洁食物，注意饮食节制，勿过嗜辛热甘肥食物，应戒酒类饮料。对有传染性的病人，从发病之日起至少隔离30~45天，并注意餐具消毒，防止传染他人。注射用具及手术器械宜严格消毒，避免血液制品的污染，防止血液途径传染。注意起居有常，不妄作劳，顺应四时变化，以免正气损伤，体质虚弱，邪气乘袭。有传染性的黄疸病流行期间，可进行预防服药，可用茵陈蒿30g，生甘草6g，或决明子15g，贯众15g，生甘草10g，或茵陈蒿30g，凤尾草15g，水煎，连服3~7天。

2. 调护

在发病初期，应卧床休息，急黄患者须绝对卧床，恢复期和转为慢性久病患者，可适当参加体育活动，如散步、打太极拳、练静养功之类。保持心情愉快舒畅，肝气条达，有助于病情康复。进食富于营养而易消化的饮食，以补脾益肝；禁食辛辣、油腻、酒热之品，防止助湿生热，碍脾运化。密切观察脉证变化，若出现黄疸加深，或出现斑疹吐衄，神昏痉厥，应考虑热毒耗阴动血，邪犯心肝，属病情恶化之兆；如出现脉象微弱欲绝，或散乱无根，神志恍惚，烦躁不安，为正气欲脱之征象，均须及时救治。

第十八节 头 痛

头痛是临床常见的自觉症状，可单独出现，亦见于多种疾病的过程中。本节所讨论的头痛，是指因外感六淫、内伤杂病而引起的，以自觉头痛为主要表现的一类病证。若头痛属某一疾病过程中所出现的兼症，不属本节讨论范围。

一、病因病机

（一）病因

感受外邪、情志失调、先天不足或房事不节、饮食劳倦及体虚久病、头部外伤或久病入络。

（二）病机

头痛可分为外感和内伤两大类。其基本病机为不通则痛，不荣则痛，外感者为外邪上扰清窍，壅滞经络，络脉不通；内伤者或肝阳上扰，或瘀血阻络，或头目失荣而发头痛。头痛的病位多在肝、脾、肾三脏。病理因素涉及痰湿、风火、血瘀。病理性质有虚有实。外感头痛一般病程较短，治疗养护得当则少有转化。内伤头痛大多起病较缓，病程较长，病性较为复杂，一般来说，气血亏虚、肾精不足之头痛属虚证，肝阳、痰浊、瘀血所致之头痛多属实证。虚实在一定条件下可以相互转化。例如痰浊中阻日久，脾胃受损，气血生化不足，营血亏虚，不荣头窍，可转为气血亏虚之头痛。肝阳、肝火日久，阳热伤阴，肾虚阴亏，可转为肾精亏虚的头痛，或阴虚阳亢，虚实夹杂之头痛。各种头痛迁延不愈，病久入络，又可转变为瘀血头痛。

二、诊断与病证鉴别

（一）诊断要点

1. 以头部疼痛为主要临床表现。

2. 头痛部位可发生在前额、两颞、巅顶、枕项或全头部。疼痛性质可为跳痛、刺痛、胀痛、灼痛、重痛、空痛、昏痛、隐痛等。头痛发作形式可为突然发作，或缓慢起病，或反复发作，时痛时止。疼痛的持续时间可长可短，可数分钟、数小时或数天、数周，甚则长期疼痛不已。

3. 外感头痛者多有起居不慎，感受外邪的病史；内伤头痛者常有情绪波动、失眠、饮食、劳倦、房事不节、病后体虚等病史。

（二）病证鉴别

1. 头痛与眩晕

头痛与眩晕可单独出现，也可同时出现，二

者对比，头痛之病因有外感与内伤两方面，眩晕则以内伤为主。临床表现，头痛以疼痛为主，实证较多；而眩晕则以昏眩为主，虚证较多。

2. 真头痛与一般头痛

真头痛为头痛的一种特殊重症，其特点为起病急骤，多表现为突发的剧烈头痛，持续不解，阵发加重，手足逆冷至肘膝，甚至呕吐如喷，肢厥抽搐，本病凶险，应与一般头痛区别。

三、头痛的经络归属

头为诸阳之会，手足三阳经均循头面，厥阴经亦上会于巅顶，由于受邪之脏腑经络不同，头痛之部位亦不同。大抵太阳头痛，在头后部，下连于项；阳明头痛，在前额部及眉棱骨等处；少阳头痛，在头之两侧，并连及于耳；厥阴头痛则在巅顶部位，或连目系。

四、辨证论治

（一）辨证要点

首先辨外感头痛与内伤头痛。外感头痛因外邪致病，属实证，起病较急，一般疼痛较剧，多表现为掣痛、跳痛、灼痛、胀痛、重痛，痛无休止。内伤头痛以虚证或虚实夹杂证为多见，如起病缓慢，疼痛较轻，表现为隐痛、空痛、昏痛，痛势悠悠，遇劳加重，时作时止，多属虚证；如因肝阳、痰浊、瘀血所致者属实，表现为头昏胀痛，或昏蒙重痛，或刺痛钝痛，痛点固定，常伴有肝阳、痰浊、瘀血的相应证候。

其次辨头痛之相关经络脏腑，前文已述。

最后辨其影响因素。气虚者与过劳有关，肝火者因情志波动而加重，阳亢者常因饮酒或暴食而加重，肝肾阴虚者每因失眠而病作或加重。

（二）治疗原则

外感头痛属实证，以风邪为主，故治疗主以祛风，兼以散寒、清热、祛湿。内伤头痛多属虚证或虚实夹杂证，虚者以补养气血、益肾填精为主，实证当平肝、化痰、行瘀，虚实夹杂者，酌情兼顾并治。

（三）证治分类

1. 外感头痛

（1）风寒头痛

主症：头痛连及项背，常有拘急收紧感，或伴恶风畏寒，遇风尤剧，常喜裹头，口不渴，苔薄白，脉浮紧。

证机概要：风寒外袭，上犯巅顶，凝滞经脉。

治法：疏风散寒止痛。

代表方：川芎茶调散加减。

常用药：川芎、白芷、藁本、羌活、细辛、荆芥、防风。

加减：若头痛，恶寒明显者，酌加麻黄、桂枝、制川乌等温经散寒。若寒邪侵于厥阴经脉，症见巅顶头痛，干呕，吐涎沫，四肢厥冷，苔白，脉弦者，方用吴茱萸汤去人参，加藁本、川芎、细辛、法半夏，以温散寒邪，降逆止痛。若寒邪客于少阴经脉，症见头痛，足寒，气逆，背冷，脉沉细，方用麻黄附子细辛汤加白芷、川芎，温经散寒止痛。

（2）风热头痛

主症：头痛而胀，甚则头胀如裂，发热或恶风，面红目赤，口渴喜饮，大便不畅，或便秘，溲赤，舌尖红，苔薄黄，脉浮数。

证机概要：风热外袭，上扰清窍，窍络失和。

治法：疏风清热和络。

代表方：芎芷石膏汤加减。

常用药：菊花、桑叶、薄荷、蔓荆子、川芎、白芷、羌活、生石膏、黄芩。

加减：烦热口渴，舌红少津者，可重用石膏，配知母、天花粉清热生津，山栀清热泻火；大便秘结，腑气不通，口舌生疮者，可用黄连上清丸泄热通腑。

（3）风湿头痛

主症：头痛如裹，肢体困重，胸闷纳呆，大便或溏，苔白腻，脉濡。

证机概要：风湿之邪，上蒙头窍，困遏清阳。

治法：祛风胜湿通窍。

代表方：羌活胜湿汤加减。

常用药：羌活、独活、藁本、白芷、防风、细辛、蔓荆子、川芎。

加减：若胸闷脘痞、腹胀便溏显著者，可加苍术、厚朴、陈皮、藿梗以燥湿宽中，理气消胀；恶心、呕吐者，可加半夏、生姜以降逆止呕；纳呆食少者，加麦芽、神曲健胃助运。

2. 内伤头痛

（1）肝阳头痛

主症：头昏胀痛，两侧为重，心烦易怒，夜寐不宁，口苦面红，或兼胁痛，舌红苔黄，脉弦数。

证机概要：肝失条达，气郁化火，阳亢风动。

治法：平肝潜阳息风。

代表方：天麻钩藤饮加减。

常用药：天麻、钩藤、石决明、山栀、黄芩、丹皮、桑寄生、杜仲、牛膝、益母草、白芍、夜交藤、茯神。

加减：若因肝郁化火，肝火炎上，而症见头痛剧烈，目赤口苦，急躁，便秘溲黄者，加夏枯草、龙胆草、大黄。若兼肝肾亏虚，水不涵木，症见头晕目涩，视物不明，遇劳加重，腰膝酸软者，可选加枸杞子、白芍、山萸肉。

（2）血虚头痛

主症：头痛隐隐，时时昏晕，心悸失眠，面色少华，神疲乏力，遇劳加重，舌质淡，苔薄白，脉细弱。

证机概要：营血不足，不能上荣，窍络失养。

治法：养血滋阴，和络止痛。

代表方：加味四物汤加减。

常用药：当归、生地黄、白芍、首乌、川芎、菊花、蔓荆子、五味子、远志、炒枣仁。

加减：若因血虚气弱者，兼见乏力气短，神疲懒言，汗出恶风等，可选加党参、黄芪、白术；若阴血亏虚，阴不敛阳，肝阳上扰者，可加入天麻、钩藤、石决明、菊花等。

（3）痰浊头痛

主症：头痛昏蒙，胸脘满闷，纳呆呕恶，舌苔白腻，脉滑或弦滑。

证机概要：脾失健运，痰浊中阻，上蒙清窍。

治法：健脾燥湿，化痰降逆。

代表方：半夏白术天麻汤加减。

常用药：半夏、陈皮、甘草、白术、茯苓、天麻、白蒺藜、蔓荆子。

加减：若痰湿久郁化热，口苦便秘，舌红苔黄腻，脉滑数者，可加黄芩、竹茹、枳实、胆星。若胸闷、呕恶明显，加厚朴、枳壳、生姜和中降逆。

（4）肾虚头痛

主症：头痛且空，眩晕耳鸣，腰膝酸软，神疲乏力，滑精带下，舌红少苔，脉细无力。

证机概要：肾精亏虚，髓海不足，脑窍失荣。

治法：养阴补肾，填精生髓。

代表药：大补元煎加减。

常用药：熟地黄、枸杞子、女贞子、杜仲、川断、龟甲、山萸肉、山药、人参、当归、白芍。

加减：若头痛而晕，头面烘热，面颊红赤，时伴汗出，证属肾阴亏虚，虚火上炎者，去人参，加知母、黄柏，以滋阴泻火，或方用知柏地黄丸。若头痛畏寒，面色㿠白，四肢不温，腰膝无力，舌淡，脉细无力，证属肾阳不足者，当温补肾阳，选用右归丸或金匮肾气丸加减。

（5）瘀血头痛

主症：头痛经久不愈，痛处固定不移，痛如锥刺，日轻夜重，或有头部外伤史，舌紫暗，或有瘀斑、瘀点，苔薄白，脉细或细涩。

证机概要：瘀血阻窍，络脉滞涩，不通则痛。

治法：活血化瘀，通窍止痛。

代表方：通窍活血汤加减。

常用药：川芎、赤芍、桃仁、益母草、当归、白芷、细辛、凌霄花。

加减：若头痛较剧，久痛不已，可加全蝎、蜈蚣、土鳖虫等，搜风剔络止痛。

虫类药多有小毒，故应合理掌握用量，不可久用。

（6）气虚头痛

主症：头痛隐隐，时发时止，遇劳加重，纳食减少，神疲乏力，气短懒言，舌质淡，苔薄白，脉细弱。

证机概要：脾胃虚弱，中气不足，清阳不

升，脑失所养。

治法：健脾益气升清。

代表方：益气聪明汤加减。

常用药：黄芪、炙甘草、人参、升麻、葛根、蔓荆子、芍药。

加减：若气血两虚，头痛绵绵不休，心悸怔忡，失眠者，加当归、熟地、何首乌补血，或用人参养荣汤加减；若头痛畏寒，加炮附子、益智仁、葱白温阳通络。

五、头痛的"引经药"

治疗头痛，除根据辨证论治原则外，还可根据头痛的部位，参照经络循行路线，选择引经药，可以提高疗效。如，太阳头痛选用羌活、蔓荆子、川芎；阳明头痛选用葛根、白芷、知母；少阳头痛选用柴胡、黄芩、川芎；少阴疼痛选用细辛；太阴疼痛选用苍术；厥阴头痛选用吴茱萸、藁本等。

六、转归预后

外感头痛，积极治疗，一般患者预后良好。内伤头痛病程较长，但辨证准确，恰当地遣方用药，可以延长其发作周期，减轻其发作程度，以至治愈。若病久不愈，反复发作，症状重笃，影响工作及生活，多难于获得根治。若失治误治，妄用散风活血之品，亦可导致咽痛、乏力、妇女月经过多或再行、腹胀便溏等变证。

第十九节　眩　晕

眩是指眼花或眼前发黑，晕是指头晕甚或感觉自身或外界景物旋转，二者常同时并见，故统称为"眩晕"。轻者闭目即止，重者如坐车船，旋转不定，不能站立，或伴有恶心、呕吐、汗出，甚则昏倒等症状。

一、病因病机

（一）病因

情志不遂、年高体弱、久病劳倦、饮食不节、跌仆损伤、外感六淫、头脑外伤、瘀血内阻。

（二）病机

眩晕的基本病机主要是脑髓空虚，清窍失

养，或痰火上逆，扰动清窍。本病的病位在于头窍，其病变脏腑与肝、脾、肾三脏相关。其常见病理因素有风、火、痰、瘀。眩晕的病性以虚者居多，气虚血亏、髓海空虚、肝肾不足所导致的眩晕多属虚证；因痰浊中阻、瘀血阻络、肝阳上亢所导致的眩晕属实证或本虚标实证。

在眩晕的病变过程中，各个证候之间相互兼夹或转化。如脾胃虚弱，气血亏虚而生眩晕，而脾虚又可聚湿生痰，二者相互影响，临床上可以表现为气血亏虚兼有痰湿中阻的证候。如痰湿中阻，郁久化热，形成痰火为患，甚至火盛伤阴，形成阴亏于下，痰火上蒙的复杂局面。再如肾精不足，本属阴虚，若阴损及阳，或精不化气，可以转为肾阳不足或阴阳两虚之证。此外，风阳每夹有痰火，肾虚可以导致肝旺，久病入络形成瘀血，故临床常形成虚实夹杂之证候。

二、诊断与病证鉴别

（一）诊断依据

1. 头晕目眩，视物旋转，轻者闭目即止，重者如坐车船，甚则仆倒。

2. 严重者可伴有头痛、项强、恶心呕吐、眼球震颤、耳鸣耳聋、汗出、面色苍白等表现。

3. 多有情志不遂、年高体虚、饮食不节、跌仆损伤等病史。

（二）病证鉴别

1. 眩晕与中风

中风以猝然昏仆、不省人事、口舌㖞斜，半身不遂，失语，或不经昏仆，仅以㖞僻不遂为特征。中风昏仆与眩晕之甚者相似，眩晕之甚者亦可仆倒，晕倒者记忆空白，瞬间即醒，但无半身不遂及不省人事、口舌㖞斜诸症。也有部分中风病人，以眩晕、头痛为其先兆表现，故临证当注意中风与眩晕的区别与联系。

2. 眩晕与厥证

厥证以突然昏仆，不省人事，四肢厥冷为特征，发作后可在短时间内苏醒，严重者可一厥不复而死亡。眩晕严重者也有欲仆或晕旋仆倒的表现，但眩晕病人记忆空白，意识并不丧失。

三、辨证论治

（一）辨证要点

眩晕临证首先应辨明相关脏腑，其次辨标本虚实。

首辨脏腑。眩晕病在清窍，但与肝、脾、肾三脏功能失调密切相关。肝阳上亢之眩晕兼见头胀痛、面色潮红、急躁易怒、口苦脉弦等症状。脾胃虚弱，气血不足之眩晕，兼有纳呆、乏力、面色㿠白等症状。脾失健运，痰湿中阻之眩晕，兼见纳呆呕恶、头痛、苔腻诸症。肾精不足之眩晕，多兼有腰酸腿软、耳鸣如蝉等症。

其次辨标本虚实。凡病程较长，反复发作，遇劳即发，伴两目干涩，腰膝酸软，或面色㿠白，神疲乏力，脉细或弱者，多属虚证，由精血不足或气血亏虚所致。凡病程短，或突然发作，眩晕重，视物旋转，伴呕恶痰涎，头痛，面赤，形体壮实者，多属实证。其中，痰湿所致者，头重昏蒙，胸闷呕恶，苔腻脉滑；瘀血所致者，头昏头痛，痛点固定，唇舌紫暗，舌有瘀斑；肝阳风火所致者，眩晕，面赤，烦躁，口苦，肢麻震颤，甚则昏仆，脉弦有力。

（二）治疗原则

眩晕的治疗原则是补虚泻实，调整阴阳。虚者当滋养肝肾，补益气血，填精生髓。实证当平肝潜阳，清肝泻火，化痰行瘀。

（三）证治分类

1. 肝阳上亢证

主症：眩晕，耳鸣，头目胀痛，口苦，失眠多梦，遇烦劳郁怒而加重，甚则仆倒，颜面潮红，急躁易怒，肢麻震颤，舌红苔黄，脉弦或数。

证机概要：肝阳风火，上扰清窍。

治法：平肝潜阳，清火息风。

代表方：天麻钩藤饮加减。

常用药：天麻、石决明、钩藤、牛膝、杜仲、桑寄生、黄芩、山栀、菊花、白芍。

加减：若肝火上炎，口苦目赤，烦躁易怒者，酌加龙胆草、丹皮、夏枯草；若肝肾阴虚较甚，目涩耳鸣，腰酸膝软，舌红少苔，脉弦细数

者，可酌加枸杞子、首乌、生地黄、麦冬、玄参；若眩晕剧烈，兼见手足麻木或震颤者，加羚羊角、石决明、生龙骨、生牡蛎、全蝎、蜈蚣等镇肝息风，清热止痉。

2. 气血亏虚证

主症：眩晕动则加剧，劳累即发，面色㿠白，神疲乏力，倦怠懒言，唇甲不华，发色不泽，心悸少寐，纳少腹胀，舌淡苔薄白，脉细弱。

证机概要：气血亏虚，清阳不展，脑失所养。

治法：补益气血，调养心脾。

代表方：归脾汤加减。

常用药：党参、白术、黄芪、当归、熟地黄、龙眼肉、大枣、茯苓、炒扁豆、远志、枣仁。

加减：若中气不足，清阳不升，兼见气短乏力，纳少神疲，便溏下坠，脉象无力者，可合用补中益气汤；若自汗时出，易于感冒，当重用黄芪，加防风、浮小麦益气固表敛汗；若兼见心悸怔忡，少寐健忘者，可加柏子仁、合欢皮、夜交藤养心安神。

3. 肾精不足证

主症：眩晕日久不愈，精神萎靡，腰酸膝软，少寐多梦，健忘，两目干涩，视力减退；或遗精滑泄，耳鸣齿摇；或颧红咽干，五心烦热，舌红少苔，脉细数；或面色㿠白，形寒肢冷，舌淡嫩，苔白，脉弱尺甚。

证机概要：肾精不足，髓海空虚，脑失所养。

治法：滋养肝肾，益精填髓。

代表方：左归丸加减。

常用药：熟地黄、山萸肉、山药、龟甲、鹿角胶、紫河车、杜仲、枸杞子、菟丝子、牛膝。

加减：若阴虚火旺，症见五心烦热，潮热颧红，舌红少苔，脉细数者，可选加鳖甲、龟甲、知母、黄柏、丹皮、地骨皮等；若肾失封藏固摄，遗精滑泄者，可酌加芡实、莲须、桑螵蛸等；若阴损及阳，肾阳虚明显，表现为四肢不温，形寒怕冷，精神萎靡，舌淡脉沉者，或予右归丸温补肾阳，填精补髓，或酌配巴戟天、仙灵脾、肉桂。

4. 痰湿中阻证

主症：眩晕，头重昏蒙，或伴视物旋转，胸闷恶心，呕吐痰涎，食少多寐，舌苔白腻，脉

濡滑。

证机概要：痰浊中阻，上蒙清窍，清阳不升。

治法：化痰祛湿，健脾和胃。

代表方：半夏白术天麻汤加减。

常用药：半夏、陈皮、白术、薏苡仁、茯苓、天麻。

加减：若眩晕较甚，呕吐频作，视物旋转，可酌加代赭石、竹茹、生姜、旋覆花以镇逆止呕；若兼见耳鸣重听，可酌加郁金、菖蒲、葱白以通阳开窍；若痰郁化火，头痛头胀，心烦口苦，渴不欲饮，舌红苔黄腻，脉弦滑者，宜用黄连温胆汤清化痰热。

5. 瘀血阻窍证

主症：眩晕时作，头痛如刺，兼见健忘，失眠，心悸，精神不振，耳鸣耳聋，面唇紫暗，舌暗有瘀斑，脉涩或细涩。

证机概要：瘀血阻络，气血不畅，脑失所养。

治法：祛瘀生新，活血通窍。

代表方：通窍活血汤加减。

常用药：川芎、赤芍、桃仁、红花、白芷、菖蒲、老葱、当归、地龙、全蝎。

加减：若兼见神疲乏力，少气自汗等症，加入黄芪、党参益气行血；若兼畏寒肢冷，感寒加重，可加附子、桂枝温经活血。

四、转归预后

眩晕的预后与病情轻重有关。若病情较轻，治疗护理得当，则预后多属良好；反之，若病久不愈，发作频繁，发作时间长，症状重笃，则难以获得根治。尤其是肝阳上亢者，阳愈亢而阴愈亏，阴亏则更不能涵木潜阳，阳化风动，血随气逆，夹痰夹火，横窜经隧，蒙蔽清窍，即成中风危证，预后不良。少数内伤眩晕患者，也可因肝血、肾精耗竭，耳目失其荣养，而发为耳鸣或失明之病证。

五、预防与调护

预防眩晕之发生，应避免和消除能导致眩晕发生的各种内外致病因素。要适当锻炼，增强体质；保持情绪稳定，防止七情内伤；注意劳逸结合，避免体力和脑力的过度劳累；饮食有节，防止暴饮暴食，过食肥甘醇酒及过咸伤肾之品，尽量戒烟戒酒。

眩晕发病后要及时治疗，注意休息，严重者当卧床休息；注意饮食清淡，保持情绪稳定，避免突然、剧烈的体位改变和头颈部运动，以防眩晕症状的加重，或发生昏仆。有眩晕史的病人，当避免剧烈体力活动，避免高空作业。

第二十节 中风

中风是以猝然昏仆、不省人事、半身不遂、口眼歪斜、语言不利为主症的病证。

一、病因病机

（一）病因

内伤积损、劳欲过度、饮食不节、情志所伤、气虚邪中。

（二）病机

中风的基本病机为阴阳失调，气血逆乱，上犯于脑，虚（阴虚、气虚）、火（肝火、心火）、风（肝风、外风）、痰（风痰、湿痰）、气（气逆）、血（血瘀）为其病机六端。病位在脑，与心、肝、脾、肾密切相关。病理因素主要为风、火、痰、瘀。其病理性质多属本虚标实，上盛下虚。本虚为肝肾阴虚，气血衰少；标实为风火相扇，痰湿壅盛，气血逆乱。轻者风痰横窜经络而为中经络，重者肝阳肝风夹痰夹火上闭清窍而为中脏腑，轻重之间的转化往往发生在疾病的初发阶段，且变化迅速，与预后密切相关。

二、诊断与病证鉴别

（一）诊断依据

1. 具有突然昏仆、不省人事、半身不遂、偏身麻木、口眼歪斜、言语謇涩等特定的临床表现。轻症仅见眩晕，偏身麻木，口眼歪斜，半身不遂等。

2. 多急性起病，好发于40岁以上人群。

3. 发病之前多有头晕、头痛、肢体一侧麻木等先兆症状。

4. 常有眩晕、头痛、心悸等病史，病发多有情志失调、饮食不当或劳累等诱因。

（二）病证鉴别

1. 中风与口僻

口僻俗称吊线风，主要症状是口眼歪斜，但常伴耳后疼痛，口角流涎，言语不清，而无半身不遂或神志障碍等表现，多因正气不足，风邪入脉络，气血痹阻所致，不同年龄均可罹患。

2. 中风与厥证

厥证也有突然昏仆、不省人事之表现，一般而言，厥证神昏时间短暂，发作时常伴有四肢逆冷，移时多可自行苏醒，醒后无半身不遂、口眼㖞斜、言语不利等表现。

3. 中风与痉证

痉证以四肢抽搐、项背强直甚至角弓反张为主症，发病时也可伴有神昏，需与中风闭证相鉴别。但痉证之神昏多出现在抽搐之后，而中风患者多在起病时即有神昏，而后可以出现抽搐。痉证抽搐时间长，中风抽搐时间短。痉证患者无半身不遂、口眼㖞斜等症状。

4. 中风与痿证

痿证可以有肢体瘫痪、活动无力等类似中风之表现；中风后半身不遂日久不能恢复者，亦可见肌肉瘦削，筋脉弛缓，两者应予以区别。但痿证一般起病缓慢，以双下肢瘫痪或四肢瘫痪，或肌肉萎缩，筋惕肉瞤为多见，而中风的肢体瘫痪多起病急骤，且以偏瘫不遂为主。痿证起病时无神昏，中风则常有不同程度的神昏。

5. 中风与痫证

痫证发作时起病急骤，突然昏仆倒地，与中风相似。但痫证为阵发性神志异常的疾病，猝发仆地时常口中作声，如猪羊啼叫，四肢频抽而口吐白沫；中风则仆地无声，一般无四肢抽搐及口吐涎沫的表现。痫证之神昏多为时短暂，移时可自行苏醒，醒后一如常人，但可再发；中风患者昏仆倒地，其神昏症状严重，持续时间长，难以自行苏醒，需及时治疗方可逐渐清醒。中风多伴有半身不遂、口眼㖞斜等症，亦与痫证不同。

三、辨证论治

（一）辨证要点

中风临证，首辨中经络或中脏腑，中脏腑者辨闭证与脱证，闭证应辨阳闭阴闭，同时应辨当前所处病期。

首辨中经络、中脏腑。中经络者虽有半身不遂、口眼歪斜、语言不利，但意识清楚；中脏腑则昏不知人，或神志昏糊、迷蒙，伴见肢体不用。

中脏腑需辨闭证与脱证。闭证属实，因邪气内闭清窍所致，症见神志昏迷、牙关紧闭、口噤不开、两手握固、肢体强痉等。脱证属虚，乃为五脏真阳散脱，阴阳即将离决之候，临床可见神志昏愦无知、目合口开、四肢松懈瘫软、手撒肢冷汗多、二便自遗、鼻息低微等。此外，还有阴竭阳亡之分，并可相互关联。闭证常见于骤起，脱证则由闭证恶变转化而成，并可见内闭外脱之候。

闭证当辨阳闭和阴闭。阳闭有瘀热痰火之象，如身热面赤，气粗鼻鼾，痰声如拽锯，便秘溲黄，舌苔黄腻，舌绛干，甚则舌体卷缩，脉弦滑而数。阴闭有寒湿痰浊之征，如面白唇紫，痰涎壅盛，四肢不温，舌苔白腻，脉沉滑等。

根据病程长短，分为三期。急性期为发病后两周以内，中脏腑可至一个月；恢复期指发病两周后或一个月至半年内；后遗症期指发病半年以上。

（二）治疗原则

中经络以平肝息风，化痰祛瘀通络为主。中脏腑闭证，治当息风清火，豁痰开窍，通腑泄热；脱证急宜救阴回阳固脱；对内闭外脱之证，则须醒神开窍与扶正固脱兼用。恢复期及后遗症期，多为虚实兼夹，当扶正祛邪，标本兼顾，平肝息风，化痰祛瘀与滋养肝肾，益气养血并用。

（三）证治分类

1. 中经络

（1）风痰入络证

主症：肌肤不仁，手足麻木，突然发生口眼歪斜，语言不利，口角流涎，舌强语謇，甚则半身不遂，或兼见手足拘挛，关节酸痛等症，舌苔薄白，脉浮数。

证机概要：脉络空虚，风痰乘虚入中，气血闭阻。

治法：祛风化痰通络。

代表方：真方白丸子加减。

常用药：半夏、南星、白附子、天麻、全蝎、当归、白芍、鸡血藤、豨莶草。

加减：语言不清者，加菖蒲、远志祛痰宣窍；痰瘀交阻，舌紫有瘀斑，脉细涩者，可酌加丹参、桃仁、红花、赤芍等活血化瘀。

（2）风阳上扰证

主症：平素头晕头痛，耳鸣目眩，突然发生口眼歪斜，舌强语謇，或手足重滞，甚则半身不遂等症，舌质红苔黄，脉弦。

证机概要：肝火偏旺，阳亢化风，横窜络脉。

治法：平肝潜阳，活血通络。

代表方：天麻钩藤饮加减。

常用药：天麻、钩藤、珍珠母、石决明、桑叶、菊花、黄芩、山栀、牛膝。

加减：夹有痰浊，见胸闷、恶心、苔腻者，加陈胆星、郁金；头痛较重者，加羚羊角、夏枯草以清肝息风；腿足重滞者，加杜仲、寄生补益肝肾。

（3）阴虚风动证

主症：平素头晕耳鸣，腰酸，突然发生口眼歪斜，言语不利，手指瞤动，甚或半身不遂，舌质红，苔腻，脉弦细数。

证机概要：肝肾阴虚，风阳内动，风痰瘀阻经络。

治法：滋阴潜阳，息风通络。

代表方：镇肝息风汤加减。

常用药：白芍、天冬、玄参、枸杞子、龙骨、牡蛎、龟甲、代赭石、牛膝、当归、天麻、钩藤。

加减：痰热较重，苔黄腻，泛恶者，加胆星、竹沥、川贝母清热化痰；阴虚阳亢，肝火偏旺，心中烦热者，加栀子、黄芩清热除烦。

2. 中腑脏

（1）闭证

①痰热腑实证

主症：素有头痛眩晕，心烦易怒，突然发病，半身不遂，口舌歪斜，舌强语謇或不语，神识欠清或昏糊，肢体强急，痰多而黏，伴腹胀、便秘，舌质暗红，或有瘀点瘀斑，苔黄腻，脉弦滑或弦涩。

证机概要：痰热阻滞，风痰上扰，腑气不通。

治法：通腑泄热，息风化痰。

代表方：桃仁承气汤加减。

常用药：桃仁、大黄、芒硝、枳实、陈胆星、黄芩、全瓜蒌、桃仁、赤芍、丹皮、牛膝。

加减：头痛、眩晕严重者，加钩藤、菊花、珍珠母平肝降逆；烦躁不安，彻夜不眠，口干舌红者，加生地黄、沙参、夜交藤养阴安神。

中腑因瘀热内阻，腑气不通，邪热上扰，神机失用，应及时使用通腑泄热之法，有助于邪从下泄。

②痰火瘀闭证

主症：突然昏仆，不省人事，牙关紧闭，口噤不开，两手握固，大小便闭，肢体强痉，面赤身热，气粗口臭，躁扰不宁，苔黄腻，脉弦滑而数。

证机概要：肝阳暴张，阳亢风动，痰火壅盛，气血上逆，神窍闭阻。

治法：息风清火，豁痰开窍。

代表方：羚角钩藤汤加减。另可服至宝丹或安宫牛黄丸以清心开窍。亦可用醒脑静或清开灵注射液静脉滴注。

常用药：羚羊角（或山羊角）、钩藤、珍珠母、石决明、胆星、竹沥、半夏、天竺黄、黄连、石菖蒲、郁金。

加减：若痰热阻于气道，喉间痰鸣辘辘，可服竹沥水、猴枣散以豁痰镇惊；肝火旺盛，面红目赤，脉弦劲有力，宜酌加龙胆草、山栀、夏枯草、代赭石、磁石等清肝镇摄之品；腑实热结，腹胀便秘，苔黄厚，宜加生大黄、玄明粉、枳实。

中脏阳闭证，风阳痰火炽盛，内闭神机，有时因邪热搏结，亦可出现腹满、便秘，小溲不通，苔黄腻，脉弦实有力，亦应配合通下之法，使大便畅通，痰热下泄，则神识可清，危象可解。

③痰浊瘀闭证

主症：突然昏仆，不省人事，牙关紧闭，口噤不开，两手握固，肢体强痉，大小便闭，面白唇暗，静卧不烦，四肢不温，痰涎壅盛，苔白腻，脉沉滑缓。

证机概要：痰浊偏盛，上壅清窍，内蒙心神，神机闭塞。

治法：化痰息风，宣郁开窍。

代表方：涤痰汤加减。

常用药：半夏、茯苓、橘红、竹茹、郁金、石菖蒲、胆星、天麻、钩藤、僵蚕。

加减：兼有动风者，加天麻、钩藤以平息内风；有化热之象者，加黄芩、黄连；见戴阳证者，属病情恶化，宜急进参附汤、白通加猪胆汁汤救治。

闭证适时配合通下之法，但正虚明显，元气欲脱者忌用。

（2）脱证（阴竭阳亡）

主症：突然昏仆，不省人事，目合口张，鼻鼾息微，手撒肢冷，汗多，大小便自遗，肢体软瘫，舌痿，脉细弱或脉微欲绝。

证机概要：正不胜邪，元气衰微，阴阳欲绝。

治法：回阳救阴，益气固脱。

代表方：参附汤合生脉散加味。亦可用参麦注射液或生脉注射液静脉滴注。

常用药：人参、附子、麦冬、五味子、山萸肉。

加减：阴不敛阳，阳浮于外，津液不能内守，汗泄过多者，可加龙骨、牡蛎敛汗回阳；阴精耗伤，舌干，脉微者，加玉竹、黄精以救阴护津。

3. 恢复期

（1）风痰瘀阻证

主症：口眼歪斜，舌强语謇或失语，半身不遂，肢体麻木，苔滑腻，舌暗紫，脉弦滑。

证机概要：风痰阻络，气血运行不利。

治法：搜风化痰，行瘀通络。

代表方：解语丹加减。

常用药：天麻、胆星、天竺黄、半夏、陈皮、地龙、僵蚕、全蝎、远志、菖蒲、豨莶草、桑枝、鸡血藤、丹参、红花。

加减：痰热偏盛者，加全瓜蒌、竹茹、川贝母清化痰热；兼有肝阳上亢，头晕头痛，面赤，苔黄舌红，脉弦劲有力，加钩藤、石决明、夏枯草平肝息风潜阳；咽干口燥，加天花粉、天冬养阴润燥。

（2）气虚络瘀证

主症：肢体偏枯不用，肢软无力，面色萎黄，舌质淡紫或有瘀斑，苔薄白，脉细涩或细弱。

证机概要：气虚血瘀，脉阻络痹。

治法：益气养血，化瘀通络。

代表方：补阳还五汤加减。

常用药：黄芪、桃仁、红花、赤芍、归尾、川芎、地龙、牛膝。

加减：血虚甚，加枸杞子、首乌藤以补血；肢冷，阳失温煦，加桂枝温经通脉；腰膝酸软，加川断、桑寄生、杜仲以壮筋骨，强腰膝。

（3）肝肾亏虚证

主症：半身不遂，患肢僵硬，拘挛变形，舌强不语，或偏瘫，肢体肌肉萎缩，舌红脉细，或舌淡红，脉沉细。

证机概要：肝肾亏虚，阴血不足，筋脉失养。

治法：滋养肝肾。

代表方：左归丸合地黄饮子加减。

常用药：干地黄、首乌、枸杞子、山萸肉、麦冬、石斛、当归、鸡血藤。

加减：若腰酸腿软较甚，加杜仲、桑寄生、牛膝补肾壮腰；肾阳虚，加巴戟天、苁蓉补肾益精，附子、肉桂温补肾阳；夹有痰浊，加菖蒲、远志、茯苓化痰开窍。

四、转归预后

中风病患者的转归取决于其体质的强弱、正气的盛衰、病情的轻重及诊疗的正确及时与否、调养是否得当等。中脏腑者，神志由昏迷逐渐转清，半身不遂趋于恢复，说明其向中经络转化，病势为顺，预后多好。若出现顽固性呃逆、呕血、厥脱者，此为中风变证，多致正气散脱。若邪盛正伤，虽经救治，终因正气已伤，致病程迁延成为中风病后遗症者，常见半身不遂、口舌㖞斜、言语不利、痴呆等，要抓紧时机，积极治疗，同时配合外敷熏洗及针灸按摩，并适当锻炼，以提高疗效。中风病后遗症期，若偏瘫肢体由松懈瘫软变为拘挛发痉，伴躁扰不宁，此由正气虚乏，邪气日盛而致，病情较重。

五、预防与调护

1. 预防

关于中风的预防，应识别中风先兆，及时处理，以预防中风发生。平时在饮食上宜食清淡易消化之物，忌肥甘厚味、动风、辛辣刺激之品，并禁烟酒，要保持心情舒畅，做到起居有常，饮食有节，避免疲劳，以防止卒中和复中。

2. 调护

既病之后，应加强护理。遇中脏腑昏迷时，须密切观察病情变化，注意面色、呼吸、汗出等变化，以防向闭脱转化。加强口腔护理，及时清除痰涎，喂服或鼻饲中药时应少量多次频服。恢复期要加强偏瘫肢体的被动活动，进行各种功能锻炼，并配合针灸、推拿、理疗、按摩等。偏瘫严重者，防止患肢受压而发生变形。语言不利者，宜加强语言训练。长期卧床者，保护局部皮肤，防止发生褥疮。

第二十一节 水 肿

水肿是体内水液潴留，泛滥肌肤，表现以头面、眼睑、四肢、腹背甚至全身浮肿为特征的一类病证。

一、病因病机

（一）病因

风邪袭表、疮毒内犯、外感水湿、饮食不节及禀赋不足、久病劳倦。

（二）病机

水肿发病的基本病理变化为肺失通调，脾失转输，肾失开阖，三焦气化不利，水液泛滥肌肤。其病位在肺、脾、肾，而关键在肾。病理因素为风邪、水湿、疮毒、瘀血。由于致病因素及体质的差异，水肿的病理性质有阴水、阳水之分，并可相互转换或夹杂。阳水属实，多由外感风邪、疮毒、水湿而成，病位在肺、脾。阴水属虚或虚实夹杂，多由饮食劳倦、禀赋不足、久病体虚所致，病位在脾、肾。阳水

迁延不愈，反复发作，正气渐衰，脾肾阳虚，或因失治、误治，损伤脾肾，阳水可转为阴水。反之，阴水复感外邪，或饮食不节，使肿势加剧，呈现阳水的证候，而成本虚标实之证。其次，水肿各证之间亦互有联系。阳水的风水相搏之证，若风去湿留，可转化为水湿浸渍证。水湿浸渍证由于体质差异，湿有寒化、热化之不同。湿从寒化，寒湿伤及脾阳，则变为脾阳不振之证，甚者脾虚及肾，又可成为肾阳虚衰之证。湿从热化，可转为湿热壅盛之证。湿热伤阴，则可表现为肝肾阴虚之证。此外，肾阳虚衰，阳损及阴，又可导致阴阳两虚之证。最后，水肿各证，日久不退，水邪壅阻经隧，络脉不利，瘀阻水停，则水肿每多迁延不愈。

二、诊断与病证鉴别

（一）诊断依据

1. 水肿先从眼睑或下肢开始，继及四肢全身。

2. 轻者仅眼睑或足胫浮肿，重者全身皆肿，甚则腹大胀满，气喘不能平卧，更严重者可见尿闭或尿少，恶心呕吐，口有秽味，鼻衄牙宣，头痛，抽搐，神昏谵语等危象。

3. 可有乳蛾、心悸、疮毒、紫癜以及久病体虚病史。

（二）病证鉴别

1. 水肿与鼓胀

二病均可见肢体水肿，腹部膨隆。鼓胀的主症是单腹胀大，面色苍黄，腹壁青筋暴露，四肢多不肿，反见瘦削，后期或可伴见轻度肢体浮肿。而水肿则头面或下肢先肿，继及全身，严重时出现腹水，腹部膨隆，面色㿠白，但无腹壁青筋暴露。鼓胀是由于肝、脾、肾功能失调，导致气滞、血瘀、水湿聚于腹中。水肿乃肺、脾、肾三脏气化失调，而导致水液泛滥肌肤。

2. 水肿阳水和阴水

水肿可分为阳水与阴水。阳水病因多为风邪、疮毒、水湿。发病较急，每成于数日之间，肿多由面目开始，自上而下，继及全身，肿处皮肤绷急光亮，按之凹陷即起，兼有寒热等表证，属表、属实，一般病程较短。阴水病因多为饮食

劳倦、先天或后天因素所致的脏腑亏损，发病缓慢，肿多由足踝开始，自下而上，继及全身，肿处皮肤松弛，按之凹陷不易恢复，甚则按之如泥，属里、属虚或虚实夹杂，病程较长。

三、辨证论治

（一）辨证要点

水肿病证首先须辨阳水、阴水，其次应辨病变之脏腑。

先辨阴水、阳水。阳水，一般起病较快，病程较短，病因多为风邪、湿毒、水气、湿热。肿多从头面开始，由上而下，继及全身，肿处皮肤绷急光亮，按之凹陷即起，证见表、实、热证，病人一般情况较好，无正气大亏之象。阴水，一般起病较慢，病程较长，病因多为饮食劳倦，先天或后天因素所致的脏腑亏损。肿多由下而上，继及全身，肿处皮肤松弛，按之凹陷不易恢复，甚则按之如泥，证见里、虚、寒证，病人一般情况较差，脏腑功能明显受损。阳水阴水亦可相互转化。

其次辨病变之脏腑，在肺、脾、肾、心、肝之差异。肺水多并见咳逆；脾水多并见脘腹满闷而食少；肾水多并见腰膝酸软，或见肢冷，或见烦热；心水多并见心悸、怔忡；肝水多并见胸胁胀满。最后，对于虚实夹杂，多脏共病者，应仔细辨清本虚标实之主次。

（二）治疗原则

发汗、利尿、泻下逐水为治疗水肿的三条基本原则，具体应用视阴阳虚实不同而异。阳水以祛邪为主，应予发汗、利水或攻逐，同时配合清热解毒、理气化湿等法；阴水当以扶正为主，健脾温肾，同时配以利水、养阴、活血、祛瘀等法。对于虚实夹杂者，则当兼顾，或先攻后补，或攻补兼施。

（三）证治分类

1. 阳水

（1）风水相搏证

主症：眼睑浮肿，继则四肢及全身皆肿，来势迅速，多有恶寒，发热，肢节酸楚，小便不利等症。偏于风热者，伴咽喉红肿疼痛，舌质红，脉浮滑数。偏于风寒者，兼恶寒，咳喘，舌苔薄白，脉浮滑或浮紧。

证机概要：风邪袭表，肺气闭塞，通调失职，风遏水阻。

治法：疏风清热，宣肺行水。

代表方：越婢加术汤加减。

常用药：麻黄、杏仁、防风、浮萍、白术、茯苓、泽泻、车前子、石膏、桑白皮、黄芩。

加减：若风寒偏盛，去石膏，加苏叶、桂枝、防风祛风散寒；若风热偏盛，可加连翘、桔梗、板蓝根、鲜芦根，以清热利咽，解毒散结；若咳喘较甚，可加杏仁、前胡，以降气定喘；如见汗出恶风，卫阳已虚，则用防己黄芪汤加减，以益气行水；若表证渐解，身重而水肿不退者，可按水湿浸渍证论治。

（2）湿毒浸淫证

主症：眼睑浮肿，延及全身，皮肤光亮，尿少色赤，身发疮痍，甚则溃烂，恶风发热，舌质红，苔薄黄，脉浮数或滑数。

证机概要：疮毒内归脾肺，三焦气化不利，水湿内停。

治法：宣肺解毒，利湿消肿。

代表方：麻黄连翘赤小豆汤合五味消毒饮加减。

常用药：麻黄、杏仁、桑白皮、赤小豆、银花、野菊花、蒲公英、紫花地丁、紫背天葵。

加减：脓毒甚者，当重用蒲公英、紫花地丁清热解毒；湿盛糜烂者，加苦参、土茯苓；风盛者，加白鲜皮、地肤子；血热而红肿，加丹皮、赤芍；大便不通，加大黄、芒硝；症见尿痛、尿血，乃湿热之邪下注膀胱，伤及血络，可酌加凉血止血之品，如石韦、大蓟、荠菜花等。

（3）水湿浸渍证

主症：起病缓慢，病程较长，全身水肿，下肢明显，按之没指，小便短少，身体困重，胸闷，纳呆，泛恶，苔白腻，脉沉缓。

证机概要：水湿内侵，脾气受困，脾阳不振。

治法：运脾化湿，通阳利水。

代表方：五皮饮合胃苓汤加减。

常用药：桑白皮、陈皮、大腹皮、茯苓皮、生姜皮、苍术、厚朴、草果、桂枝、白术、茯苓、猪苓、泽泻。

加减：外感风邪，肿甚而喘者，可加麻黄、杏仁宣肺平喘；面肿，胸满，不得卧，加苏子、葶苈子降气行水；若湿困中焦，脘腹胀满者，可加川椒目、大腹皮、干姜温脾化湿。

（4）湿热壅盛证

主症：遍体浮肿，皮肤绷急光亮，胸脘痞闷，烦热口渴，小便短赤，或大便干结，舌红，苔黄腻，脉沉数或濡数。

证机概要：湿热内盛，三焦壅滞，气滞水停。

治法：分利湿热。

代表方：疏凿饮子加减。

常用药：羌活、秦艽、防风、大腹皮、茯苓皮、生姜皮、猪苓、茯苓、泽泻、椒目、赤小豆、黄柏、商陆、槟榔、生大黄。

加减：腹满不减，大便不通者，可合己椒苈黄丸，以助攻泻之力，使水从大便而泄；若肿势严重，兼见喘促不得平卧者，加葶苈子、桑白皮泻肺利水；若湿热久羁，亦可化燥伤阴，症见口燥咽干，可加白茅根、芦根，不宜过用苦温燥湿、攻逐伤阴之品。

攻下逐水法是治疗阳水的一种方法，即《内经》"去菀陈莝"之意，只宜用于病初体实肿甚，正气尚旺，用发汗、利水法无效，症见全身高度浮肿，气喘，心悸，腹水，小便不利，脉沉而有力者。使用该法，宜抓住时机，以逐水为急，使水邪从大小便而去，可用十枣汤治疗，但应中病即止，以免过用伤正。俟水退后，即行调补脾胃，以善其后。病至后期，脾肾两亏而水肿甚者，逐水峻药应慎用。

2. 阴水

（1）脾阳虚衰证

主症：身肿日久，腰以下为甚，按之凹陷不易恢复，脘腹胀闷，纳减便溏，面色不华，神疲乏力，四肢倦怠，小便短少，舌质淡，苔白腻或白滑，脉沉缓或沉弱。

证机概要：脾阳不振，运化无权，土不制水。

治法：健脾温阳利水。

代表方：实脾饮加减。

常用药：干姜、附子、草果、桂枝、白术、茯苓、泽泻、车前子、木瓜、木香、厚朴、大腹皮。

加减：气虚甚，症见气短声弱者，可加人参、黄芪以健脾益气；若小便短少，可加桂枝、泽泻，以助膀胱气化而行水。

（2）肾阳衰微证

主症：水肿反复消长不已，面浮身肿，腰以下甚，按之凹陷不起，尿量减少或反多，腰酸冷痛，四肢厥冷，怯寒神疲，面色㿠白，甚者心悸胸闷，喘促难卧，腹大胀满，舌质淡胖，苔白，脉沉细或沉迟无力。

证机概要：脾肾阳虚，水寒内聚。

治法：温肾助阳，化气行水。

代表方：济生肾气丸合真武汤加减。

常用药：附子、肉桂、巴戟肉、仙灵脾、白术、茯苓、泽泻、车前子、牛膝。

加减：小便清长量多，去泽泻、车前子，加菟丝子、补骨脂以温固下元。若症见面部浮肿为主，表情淡漠，动作迟缓，形寒肢冷，治以温补肾阳为主，方用右归丸加减。病至后期，因肾阳久衰，阳损及阴，可导致肾阴亏虚，出现肾阴虚为主的病证，如水肿反复发作，精神疲惫，腰酸遗精，口渴干燥，五心烦热，舌红，脉细弱等，治当滋补肾阴为主，兼利水湿，但养阴不宜过于滋腻，以防伤害阳气，反助水邪，方用左归丸加泽泻、茯苓、冬葵子等。肾虚肝旺，头昏头痛，心慌腿软，肢眴者，加鳖甲、牡蛎、杜仲、桑寄生、野菊花、夏枯草。如病程缠绵，反复不愈，正气日衰，复感外邪，证见发热恶寒，肿势增剧，小便短少，此为虚实夹杂，本虚标实之证，治当急则治标，先从风水论治，但应顾及正气虚衰一面，不可过用解表药，以越婢汤为主，酌加党参、菟丝子等补气温肾之药，扶正与祛邪并用。

（3）瘀水互结证

主症：水肿延久不退，肿势轻重不一，四肢或全身浮肿，以下肢为主，皮肤瘀斑，腰部刺痛，或伴血尿，舌紫暗，苔白，脉沉细涩。

证机概要：水停湿阻，气滞血瘀，三焦气化不利。

治法：活血祛瘀，化气行水。

代表方：桃红四物汤合五苓散。

常用药：当归、赤芍、川芎、丹参、益母草、红花、凌霄花、路路通、桃仁、桂枝、附子、茯苓、泽泻、车前子。

加减：全身肿甚，气喘烦闷，小便不利，此为血瘀水盛，肺气上逆，可加葶苈子、川椒目、泽兰以逐瘀泻肺；如见腰膝酸软，神疲乏力，乃为脾肾亏虚之象，可合用济生肾气丸以温补脾肾，利水肿；对气阳虚者，可配黄芪、附子益气温阳以助化瘀行水之功。

对于久病水肿者，虽无明显瘀阻之象，临床上亦常合用益母草、泽兰、桃仁、红花等药，以加强利尿消肿的效果。

四、转归预后

水肿转归，一般而言，阳水易消，阴水难治。阳水患者如属初发年少，体质尚好，脏气未损，治疗及时，则病可向愈。此外，因生活饥馑、饮食不足所致水肿，在饮食条件改善后，水肿也可望治愈。若先天禀赋不足，或他病久病，或得病之后拖延失治，导致正气大亏，肺、脾、肾三脏功能严重受损，后期还可影响到心、肝，则难向愈。若水邪壅盛或阴水日久，脾肾衰微，水气上犯，则可出现水邪凌心犯肺之重证。若病变后期，肾阳衰败，气化不行，浊毒内闭，是由水肿发展为关格。若肺失通调，脾失健运，肾失开阖，致膀胱气化无权，可见小便点滴或闭塞不通，则是水肿转为癃闭。若阳损及阴，造成肝肾阴虚，肝阳上亢，则可兼见眩晕之证。

五、预防与调护

避免风邪外袭，病人应注意保暖；感冒流行季节，外出戴口罩，避免去公共场所；居室宜通风；平时应避免冒雨涉水，或湿衣久穿不脱，以免湿邪外侵。注意调摄饮食。肿势重者应予无盐饮食，轻者予低盐饮食（每日食盐量 3~4g），若因营养障碍而致水肿者，不必过于忌盐，饮食应富含蛋白质，清淡易消化。劳逸结合，调畅情志。

树立战胜疾病的信心。

水肿病人长期服肾上腺糖皮质激素者，皮肤容易生痤疮，应避免搔抓肌肤，以免皮肤感染。对长期卧床者，皮肤外涂滑石粉，经常保持干燥，并定时翻身，以免褥疮发生，加重水肿的病情。每日记录水液的出入量。若每日尿量少于 500mL 时，要警惕癃闭的发生。此外，患者应坚持治疗，定期随访。

第二十二节　淋　证

淋证是指以小便频数短涩、淋沥刺痛、小腹拘急或痛引腰腹为主症的病证。

一、病因病机

（一）病因

外感湿热、饮食不节、情志失调、禀赋不足或劳伤久病。

（二）病机

淋证的基本病理变化为湿热蕴结下焦，肾与膀胱气化不利。其病位在膀胱与肾。其病理因素主要为湿热之邪。病理性质在病初多邪实之证，久病则由实转虚，或虚实夹杂。淋证虽有六淋之分，但各种淋证间存在着一定的联系。表现在转归上，首先是虚实之间的转化。如实证的热淋、血淋、气淋可转化为虚证的劳淋，反之虚证的劳淋，亦可能兼夹实证的热淋、血淋、气淋。而当湿热未尽，正气已伤，处于实证向虚证的移行阶段，则表现为虚实夹杂的证候。此外在气淋、血淋、膏淋等淋证本身，这种虚实互相转化的情况也同样存在。而石淋由实转虚时，由于砂石未去，则表现为正虚邪实之证。其次是某些淋证间的相互转换或同时并见。前者如热淋转为血淋，热淋也可诱发石淋。后者如在石淋的基础上，再发生热淋、血淋，或膏淋并发热淋、血淋等。在虚证淋证的各种证型之间，则可表现为彼此参差互见，损及多脏的现象。

二、诊断与病证鉴别

（一）诊断依据

1. 小便频数，淋沥涩痛，小腹拘急引痛，为各种淋证的主症，是诊断淋证的主要依据。但还需根据各种淋证的不同临床特征，确定不同的淋证类型。

2. 病久或反复发作后，常伴有低热、腰痛、小腹坠胀、疲劳等。

3. 多见于已婚女性，每因疲劳、情志变化、不洁房事而诱发。

（二）病证鉴别

1. 淋证与癃闭

二者都有小便量少，排尿困难之症状，但淋证尿频而尿痛，且每日排尿总量多为正常，癃闭则无尿痛，每日排尿量少于正常，严重时甚至无尿。但癃闭复感湿热，常可并发淋证，而淋证日久不愈，亦可发展成癃闭。

2. 血淋与尿血

血淋与尿血都有小便出血，尿色红赤，甚至溺出纯血等症状，其鉴别的要点是有无尿痛。尿血多无疼痛之感，虽亦间有轻微的胀痛或热痛，但终不若血淋的小便滴沥而疼痛难忍，故一般以痛者为血淋，不痛者为尿血。

3. 膏淋与尿浊

膏淋与尿浊在小便混浊症状上相似，但后者在排尿时无疼痛滞涩感，可资鉴别。

4. 六种淋证

六种淋证均有小便频涩，滴沥刺痛，小腹拘急引痛。此外各种淋证又有不同的特殊表现。热淋起病多急骤，小便赤热，溲时灼痛，或伴有发热，腰痛拒按。石淋以小便排出砂石为主症，或排尿时突然中断，尿道窘迫疼痛，或腰腹绞痛难忍。气淋小腹胀满较明显，小便艰涩疼痛，尿后余沥不尽。血淋为溺血而痛。膏淋证见小便混浊如米泔水或滑腻如膏脂。劳淋小便不甚赤涩，溺痛不甚，但淋沥不已，时作时止，遇劳即发。

三、辨证论治

（一）辨证要点

淋证的辨证应首辨六淋的类别，其次辨证候之虚实，最后须辨明各淋证的转化与兼夹。

首先应别六淋之类别。一般来说，热淋，起病多急，或伴发热，小便赤热，尿时灼痛。石淋，小便窘急不能猝出，尿道刺痛，痛引少腹，尿出砂石而痛止。气淋，少腹满闷胀痛，小便艰涩疼痛，或少腹坠胀，尿后余沥不尽。血淋，尿色鲜红或淡红或夹血块而痛。膏淋，小便涩痛，尿液混浊如脂膏或米泔水。劳淋，久患淋证，遇劳倦、房事即加重或诱发，小便涩痛不显著，余沥不尽，腰痛缠绵。

其次，须辨证候之虚实，虚实夹杂者，须分清标本虚实之主次，证情之缓急。辨别淋证虚实的主要依据，一是病程，新病初起或在急性发作阶段多实，久病者病程较长，病势缠绵多虚。二看疼痛程度，病急痛甚者多实，病缓痛轻者多虚。三看尿液，混浊黄赤多为湿热邪气盛，清白、色淡为正虚或邪退。

（二）治疗原则

实则清利，虚则补益，为淋证的基本治则。具体而言，实证以膀胱湿热为主者，治宜清热利湿；以热灼血络为主者，治以凉血止血；以砂石结聚为主者，治以通淋排石；以气滞不利为主者，治以利气疏导。虚证以脾虚为主者，治以健脾益气；以肾虚为主者，治宜补虚益肾。对虚实夹杂者，又当通补兼施，审其主次缓急，兼顾治疗。

（三）证治分类

1. 热淋

主症：小便频数短涩，灼热刺痛，溺色黄赤，少腹拘急胀痛，或有寒热，口苦，呕恶，或有腰痛拒按，或有大便秘结，苔黄腻，脉滑数。

证机概要：湿热蕴结下焦，膀胱气化失司。

治法：清热利湿通淋。

代表方：八正散加减。

常用药：瞿麦、萹蓄、车前子、滑石、萆薢、大黄、黄柏、蒲公英、紫花地丁。

加减：若伴寒热、口苦、呕恶者，可加黄芩、柴胡以和解少阳；若大便秘结、腹胀者，可重用生大黄、枳实以通腑泄热；若阳明热证，加知母、石膏清气分之热；若热毒弥漫三焦，用黄连解毒汤合五味消毒饮以清热泻火解毒；若气滞者，加青皮、乌药；若湿热伤阴者去大黄，加生地黄、知母、白茅根以养阴清热。

淋证往往有畏寒发热，其病机是湿热熏蒸，邪正相搏，或因湿热郁于少阳所致，故不宜用辛温解表药物。因淋证多属膀胱有热，阴液常感不足，而辛散发表之品，用之不当不仅不能退热，反有劫伤营阴之弊。若淋证确由外感诱发，或淋家新感外邪，症见恶寒发热、鼻塞流涕、咳嗽咽痛者，仍可适当配合运用辛凉解表之剂。因淋家膀胱有热，阴液不足，即使感受寒邪，亦容易化热，宜避免辛温之品。此外，热淋属实热之证，不宜用补益之药，以免恋邪。

2. 石淋

主症：尿中夹砂石，排尿涩痛，或排尿时突然中断，尿道窘迫疼痛，少腹拘急，往往突发，一侧腰腹绞痛难忍，甚则牵及外阴，尿中带血，舌红，苔薄黄，脉弦或带数。

证机概要：湿热蕴结下焦，尿液煎熬成石，膀胱气化失司。

治法：清热利湿，排石通淋。

代表方：石韦散加减。

常用药：瞿麦、萹蓄、通草、滑石、金钱草、海金沙、鸡内金、石韦、穿山甲、虎杖、王不留行、牛膝、青皮、乌药、沉香。

加减：腰腹绞痛者，加芍药、甘草以缓急止痛；若尿中带血，可加小蓟草、生地黄、藕节以凉血止血，去山甲、王不留行；小腹胀痛加木香、乌药行气通淋；伴有瘀滞，舌质紫者，加桃仁、红花、炮山甲、皂角刺，加强破气活血、化瘀散结作用。石淋日久，证见神疲乏力，少腹坠胀者，为虚实夹杂，当标本兼顾，补中益气汤加金钱草、海金沙、冬葵子益气通淋；腰膝酸软，腰部隐痛者，加杜仲、续断、补骨脂补肾益气。

伴有湿热见症时，参照热淋治疗。绞痛缓解，多无明显自觉症状，可常用金钱草煎汤代茶。若结石过大，阻塞尿路，肾盂严重积水者，不宜服用中药，宜手术治疗。

3. 血淋

主症：小便热涩刺痛，尿色深红，或夹有血块，疼痛满急加剧，或见心烦，舌尖红，苔黄，脉滑数。

证机概要：湿热下注膀胱，热甚灼络，迫血妄行。

治法：清热通淋，凉血止血。

代表方：小蓟饮子加减。

常用药：小蓟、生地黄、白茅根、旱莲草、木通、生甘草梢、山栀、滑石、当归、蒲黄、土大黄、马鞭草。

加减：有瘀血征象，加三七、牛膝、桃仁以化瘀止血；若出血不止，可加仙鹤草、琥珀粉以收敛止血；若久病肾阴不足，虚火扰动阴血，症见尿色淡红，尿痛涩滞不显著，腰膝酸软，神疲乏力者，宜滋阴清热，补虚止血，用知柏地黄丸加减；若久病脾虚气不摄血，症见神疲乏力，面色少华者，用归脾汤加仙鹤草、泽泻、滑石益气养血通淋。

4. 气淋

主症：郁怒之后，小便涩滞，淋沥不宣，少腹胀满疼痛，苔薄白，脉弦。

证机概要：气机郁结，膀胱气化不利。

治法：理气疏导，通淋利尿。

代表方：沉香散加减。

常用药：沉香、青皮、乌药、香附、石韦、滑石、冬葵子、车前子。

加减：少腹胀满，上及于胁者，加川楝子、小茴香、广郁金以疏肝理气；症见少腹坠胀，尿频涩滞，余沥难尽，不耐劳累，面色㿠白，少气懒言，舌淡，脉细无力，证属中气下陷，可用补中益气汤加减。

5. 膏淋

主症：小便混浊，乳白或如米泔水，上有浮油，置之沉淀，或伴有絮状凝块物，或混有血液、血块，尿道热涩疼痛，尿时阻塞不畅，口干，苔黄腻，舌质红，脉濡数。

证机概要：湿热下注，阻滞络脉，脂汁外溢。

治法：清热利湿，分清泄浊。

代表方：程氏萆薢分清饮加减。

常用药：萆薢、石菖蒲、黄柏、车前子、飞廉、水蜈蚣、向日葵心、莲子心、连翘心、丹皮、灯心。

加减：伴有血尿，加小蓟、藕节、白茅根凉

血止血；小便黄赤，热痛明显，加甘草梢、竹叶、通草清心导火；病久湿热伤阴，加生地黄、麦冬、知母滋养肾阴。膏淋病久不已，反复发作，淋出如脂，涩痛不甚，形体日见消瘦，头昏无力，腰膝酸软，舌淡，苔腻，脉细无力，此为脾肾两虚，气不固摄，用膏淋汤补脾益肾固涩。

6. 劳淋

主症：小便不甚赤涩，溺痛不甚，但淋沥不已，时作时止，遇劳即发，腰膝酸软，神疲乏力，病程缠绵，舌质淡，脉细弱。

证机概要：湿热留恋，脾肾两虚，膀胱气化无权。

治法：补脾益肾。

代表方：无比山药丸加减。

常用药：党参、黄芪、怀山药、莲子肉、茯苓、薏苡仁、泽泻、扁豆衣、山茱萸、菟丝子、芡实、金樱子、煅牡蛎。

加减：若肾阴虚，舌红苔少，加生熟地黄、龟甲滋养肾阴；阴虚火旺，面红烦热，尿黄赤伴有灼热不适者，可用知柏地黄丸滋阴降火；肾阳虚，加附子、肉桂、鹿角片、巴戟天等温补肾阳。

四、转归预后

淋证的预后往往与其类型及病情轻重有关。初起者，病情尚轻，治疗得当，多易治愈。但热淋、血淋有时可发生热毒入血，出现高热神昏等重笃证候。若病久不愈，或反复发作，不仅可转为劳淋，甚则转变成水肿、癃闭、关格等证，或肾虚肝旺，成为头痛、眩晕。石淋因结石过大，阻塞水道亦可成水肿、癃闭、关格。膏淋日久，精微外泄，可致消瘦乏力，气血大亏，终成虚劳病证。

五、预防与调护

注意外阴清洁，不憋尿，多饮水，每 2 ~ 3 小时排尿一次，房事后即行排尿，防止秽浊之邪从下阴上犯膀胱。妇女在月经期、妊娠期、产后更应注意外阴卫生，以免虚体受邪。

养成良好的饮食起居习惯，饮食宜清淡，忌肥腻辛辣酒醇之品。

避免纵欲过劳，保持心情舒畅，以提高机体抗病能力。

第二十三节　阳　痿

阳痿是指成年男子性交时，由于阴茎痿软不举，或举而不坚，或坚而不久，无法进行正常性生活的病证。但对发热、过度劳累、情绪反常等因素造成的一时性阴茎勃起障碍，不能视为病态。

一、病因病机

（一）病因

禀赋不足或劳伤久病、七情失调、饮食不节、外邪侵袭。

（二）病机

其基本病机为肝、肾、心、脾受损，气血阴阳亏虚，阴络失荣，或肝郁湿阻，经络失畅导致宗筋不用而成。阳痿之病位在宗筋，病变脏腑主要在于肝、肾、心、脾。阳痿的病理性质，有虚实之分，且多虚实相兼。肝郁不舒，湿热下注属实，多责之于肝；命门火衰，心脾两虚，惊恐伤肾属虚，多与心、脾、肾有关。若久病不愈，常可因实致虚。如湿热下注，湿阻阳气，可致脾肾阳虚之证；湿热灼伤阴精，或肝郁化火伤及肝肾，而成肝肾阴虚之证。此外，虚损之脏腑因功能失调，各种病理产物产生，可因虚致实。如脾虚痰湿内生，或久病入络夹瘀，可致脾虚夹湿夹痰、肾虚夹痰夹瘀之证。此外，心、脾、肾虚损之阳痿，常因欲求不遂，抑郁不欢，久之大多兼夹肝郁不疏之实证，以至病情更加错综复杂。

二、诊断与病证鉴别

（一）诊断依据

1. 成年男子性交时，阴茎痿而不举，或举而不坚，或坚而不久，无法进行正常性生活。但须除外阴茎发育不良引起的性交不能。

2. 常有神疲乏力，腰酸膝软，畏寒肢冷，夜寐不安，精神苦闷，胆怯多疑，或小便不畅，滴沥不尽等症。

3. 本病常有房劳过度，手淫频繁，久病体弱，或有消渴、惊悸、郁证等病史。

（二）病证鉴别

阳痿与早泄：阳痿是指欲性交时阴茎不能勃起，或举而不坚，或坚而不久，不能进行正常性生活的病证，而早泄是同房时，阴茎能勃起，但因过早射精，射精后阴茎痿软的病证。二者在临床表现上有明显差别，但在病因病机上有相同之处。若早泄日久不愈，可进一步导致阳痿，故阳痿病情重于早泄。

三、辨证论治

（一）辨证要点

因本病有虚有实，亦有虚实夹杂者，故首先当辨虚实。标实者需区别气滞、湿热；本虚者应辨气血阴阳虚损之差别，病变脏器之不同；虚实夹杂者，先别虚损之脏器，后辨夹杂之病邪。

（二）治疗原则

实证者，肝郁宜疏通，湿热应清利；虚证者，命门火衰宜温补，结合养精，心脾血虚当调养气血，佐以温补开郁；虚实夹杂者需标本兼顾。

（三）证治分类

1. 命门火衰证

主症：阳事不举，或举而不坚，精薄清冷，神疲倦怠，畏寒肢冷，面色㿠白，头晕耳鸣，腰膝酸软，夜尿清长，舌淡胖，苔薄白，脉沉细。

证机概要：命门火衰，精气虚冷，宗筋失养。

治法：温肾壮阳。

代表方：赞育丸加减。

常用药：巴戟天、肉桂、仙灵脾、韭菜子、熟地黄、山茱萸、枸杞子、当归。

加减：滑精频繁，精薄精冷，可加覆盆子、金樱子、益智仁补肾固精；若火衰不甚，精血薄弱，可予左归丸治疗。

2. 心脾亏虚证

主症：阳痿不举，心悸，失眠多梦，神疲乏力，面色萎黄，食少纳呆，腹胀便溏，舌淡，苔薄白，脉细弱。

证机概要：心脾两虚，气血乏源，宗筋失养。

治法：补益心脾。

代表方：归脾汤加减。

常用药：党参、黄芪、白术、茯苓、当归、熟地黄、枣仁、远志、仙灵脾、补骨脂、九香虫、阳起石、木香、香附。

加减：夜寐不酣，可加夜交藤、合欢皮、柏子仁养心安神；若胸脘胀满，泛恶纳呆，属痰湿内盛者，加用半夏、川朴、竹茹以燥湿化痰。

3. 肝郁不舒证

主症：阳事不起，或起而不坚，心情抑郁，胸胁胀痛，脘闷不适，食少便溏，苔薄白，脉弦。

证机概要：肝郁气滞，血行不畅，宗筋所聚无能。

治法：疏肝解郁。

代表方：逍遥散加减。

常用药：柴胡、香附、郁金、川楝子、当归、白芍、生地黄、枸杞、白术、茯苓、甘草。

加减：见口干口苦，急躁易怒，目赤尿黄，此为气郁化火，可加丹皮、山栀、龙胆草以泻肝火；若气滞日久，兼有血瘀之证，可加川芎、丹参、赤芍药以活血化瘀。

4. 惊恐伤肾证

主症：阳痿不振，心悸易惊，胆怯多疑，夜多噩梦，常有被惊吓史，苔薄白，脉弦细。

证机概要：惊恐伤肾，肾精破散，心气逆乱，气血不达宗筋。

治法：益肾宁神。

代表方：启阳娱心丹加减。

常用药：人参、菟丝子、当归、白芍、远志、茯神、龙齿、石菖蒲、柴胡、香附、郁金。

加减：惊悸不安，梦中惊叫者，可加青龙齿、灵磁石以重镇安神；久病入络，经络瘀阻者，可加蜈蚣、露蜂房、丹参、川芎通络化瘀。

5. 湿热下注证

主症：阴茎痿软，阴囊潮湿，瘙痒腥臭，睾丸坠胀作痛，小便赤涩灼痛，胁胀腹闷，肢体困倦，泛恶口苦，舌红苔黄腻，脉滑数。

证机概要：湿热下注肝经，宗筋经络失畅。

治法：清利湿热。

代表方：龙胆泻肝汤加减。

常用药：龙胆草、丹皮、山栀、黄芩、车前子、泽泻、土茯苓、柴胡、香附、当归、生地黄、牛膝。

加减：阴部瘙痒，潮湿重者，可加地肤子、苦参、蛇床子以燥湿止痒；若湿盛，困遏脾肾阳气者，可用右归丸合平胃散；若湿热久恋，灼伤肾阴，阴虚火旺者，可合用知柏地黄丸以滋阴降火。

四、预防与调护

1. 节制性欲，切忌恣情纵欲，房事过频，手淫过度，宜清心寡欲，摒除杂念，怡情养心。

2. 不应过食醇酒肥甘，避免湿热内生，壅塞经络，造成阳痿。

3. 积极治疗易造成阳痿的原发病，如糖尿病、动脉硬化、甲状腺功能亢进、皮质醇增多症等。

4. 情绪低落，焦虑惊恐是阳痿的重要诱因。精神抑郁是阳痿患者难以治愈的主要因素。因此调畅情志，怡悦心情，防止精神紧张是预防及调护阳痿的重要环节。

第二十四节 郁证

郁证是由于情志不舒、气机郁滞所致，以心情抑郁，情绪不宁，胸部满闷，胁肋胀痛，或易怒喜哭，或咽中如有异物梗塞等症为主要临床表现的一类病证。脏躁、梅核气等病证属于本病范围。

一、病因病机

（一）病因

七情所伤、思虑劳倦、脏气素虚。

（二）病机

郁证的基本病机是肝失疏泄、脾失健运、心失所养、脏腑阴阳气血失调。郁证的发病与肝的关系最为密切，其次涉及心、脾。病理性质有虚实两端，初起以气滞为主，兼血瘀、化火、痰结、食滞等，属实证。后期或因火郁伤阴而导致阴虚火旺、心肾阴虚之证，或因脾伤气血生化不

足，心神失养，而导致心脾两虚之证。由实转虚，转为阴亏血虚。六郁中总以气郁为先，而后才有湿、痰、热、血、食诸郁，且六郁相因，互为兼夹。

二、诊断与病证鉴别

（一）诊断依据

1. 以忧郁不畅、情绪不宁、胸胁胀满疼痛为主要临床表现，或有易怒易哭，或有咽中如有炙脔，吞之不下，咯之不出的特殊症状。

2. 患者大多数有忧愁、焦虑、悲哀、恐惧、愤懑等情志内伤的病史。并且郁证病情的反复常与情志因素密切相关。

3. 各系统检查和实验室检查正常，除外器质性疾病。

（二）病证鉴别

1. 郁证中的梅核气与虚火喉痹

两者皆有咽部异物感。梅核气多见于青中年女性，因情志抑郁而起病，自觉咽中有物梗塞，但无咽痛及吞咽困难，咽中梗塞的感觉与情绪波动有关，在心情愉快、工作繁忙时，症状可减轻或消失，而当心情抑郁或注意力集中于咽部时，则梗塞感觉加重。虚火喉痹则以青中年男性发病较多，多因感冒、长期吸烟饮酒及嗜食辛辣食物而引发，咽部除有异物感外，尚觉咽干、灼热、咽痒，咽部症状与情绪无关，但过度辛劳或感受外邪则易加剧。

2. 郁证中的梅核气与噎膈

两者皆有咽中有物梗塞感觉。梅核气咽中梗塞的感觉与情绪波动有关，当心情抑郁或注意力集中于咽部时，则梗塞感觉加重，但无吞咽困难。噎膈多见于中老年人，男性居多，梗塞的感觉主要在胸骨后的部位，与情绪波动无关，吞咽困难的程度日渐加重，做食管检查常有异常发现。

3. 郁证中的脏躁与癫证

两者均与五志过极、七情内伤有关，临床表现都有心神失常症状。脏躁多发于青中年妇女，在精神因素的刺激下呈间歇性发作，在不发作时可如常人。而癫证则多发于青壮年，男女发病率无显著差别，病程迁延，主要表现为精神错乱，

失去自控能力，心神失常的症状极少自行缓解。

三、辨证论治

（一）辨证要点

首先辨明受病脏腑与六郁的关系。一般说来，气郁、血郁、火郁主要关系于肝；食郁、湿郁、痰郁主要关系于脾；而虚证则与心的关系最为密切，其次是肝、脾、肾的亏虚。

其次辨别证候虚实。实证病程较短，表现精神抑郁，胸胁胀痛，咽中梗塞，时欲太息，脉弦或滑；虚证则病已久延，症见精神不振，心神不宁，心慌，虚烦不寐，悲忧善哭，脉细或细数等。

（二）治疗原则

理气开郁、调畅气机、怡情易性是治疗郁病的基本原则。对于实证，首当理气开郁，并应根据是否兼有血瘀、火郁、痰结、湿滞、食积等而分别采用活血、降火、祛痰、化湿、消食等法。虚证则应根据损及的脏腑及气血阴精亏虚的不同情况而补之，或养心安神，或补益心脾，或滋养肝肾。对于虚实夹杂者，则又当视虚实的偏重而虚实兼顾。

郁证一般病程较长，用药不宜峻猛。在实证的治疗中，应注意理气而不耗气，活血而不破血，清热而不败胃，祛痰而不伤正；在虚证的治疗中，应注意补益心脾而不过燥，滋养肝肾而不过腻。

（三）证治分类

1. 肝气郁结证

主症：精神抑郁，情绪不宁，胸部满闷，胁肋胀痛，痛无定处，脘闷嗳气，不思饮食，大便不调，苔薄腻，脉弦。

证机概要：肝郁气滞，脾胃失和。

治法：疏肝解郁，理气畅中。

代表方：柴胡疏肝散加减。

常用药：柴胡、香附、枳壳、陈皮、郁金、青皮、苏梗、合欢皮、川芎、芍药、甘草。

加减：肝气犯胃，胃失和降，而见嗳气频作，脘闷不舒者，可加旋覆花、代赭石、法半夏和胃降逆；肝气乘脾而见腹胀、腹痛、腹泻者，可加苍术、厚朴、茯苓、乌药健脾化湿，理气止痛；兼有血瘀而见胸胁刺痛，舌质有瘀点瘀斑，可加当归、丹参、郁金、红花活血化瘀。

2. 气郁化火证

主症：情绪不宁，急躁易怒，胸胁胀满，口苦而干，或头痛，目赤，耳鸣，或嘈杂吞酸，大便秘结，舌质红，苔黄，脉弦数。

证机概要：肝郁化火，横逆犯胃。

治法：疏肝解郁，清肝泻火。

代表方：丹栀逍遥散加减。

常用药：柴胡、薄荷、郁金、制香附、当归、白芍、白术、茯苓、丹皮、栀子。

加减：热势较甚，口苦，大便秘结者，可加龙胆草、大黄泻热通腑；肝火犯胃而见胁肋疼痛，口苦，嘈杂吞酸，嗳气，呕吐者，可加黄连、吴茱萸（即左金丸）清肝泻火，降逆止呕；肝火上炎而见头痛，目赤，耳鸣者，加菊花、钩藤、刺蒺藜清热平肝；热盛伤阴，而见舌红少苔，脉细数者，可去原方中当归、白术、生姜之温燥，酌加生地黄、麦冬、山药滋阴健脾，或改用滋水清肝饮养阴清火。

3. 痰气郁结证

主症：精神抑郁，胸部闷塞，胁肋胀满，咽中如有物梗塞，吞之不下，咯之不出，苔白腻，脉弦滑。《医宗金鉴·诸气治法》将本证称为"梅核气"。

证机概要：气郁痰凝，阻滞胸咽。

治法：行气开郁，化痰散结。

代表方：半夏厚朴汤加减。

常用药：厚朴、紫苏、半夏、茯苓、生姜。

加减：湿郁气滞而兼胸脘痞闷，嗳气，苔腻者，加香附、佛手片、苍术理气除湿；痰郁化热而见烦躁，舌红苔黄者，加竹茹、瓜蒌、黄芩、黄连清化痰热；病久入络而有瘀血征象，见胸胁刺痛、舌质紫暗或有瘀点瘀斑、脉涩者，加郁金、丹参、降香、姜黄活血化瘀。

4. 心神失养证

主症：精神恍惚，心神不宁，多疑易惊，悲忧善哭，喜怒无常，或时时欠伸，或手舞足蹈，骂詈喊叫等，舌质淡，脉弦。此种证候多见于女性，常因精神刺激而诱发。临床表现多种多样，但同一患者每次发作多为同样几种症状的重复。《金匮要略·妇人杂病脉证并治》将此种证候称为"脏躁"。

证机概要：营阴暗耗，心神失养。

治法：甘润缓急，养心安神。

代表方：甘麦大枣汤加减。

常用药：甘草、小麦、大枣、郁金、合欢花。

加减：血虚生风而见手足蠕动或抽搐者，加当归、生地黄、珍珠母、钩藤养血息风；躁扰失眠者，加酸枣仁、柏子仁、茯神、制首乌等养心安神；表现喘促气逆者，可合五磨饮子开郁散结，理气降逆。

5. 心脾两虚证

主症：情绪不宁，多思善疑，头晕神疲，心悸胆怯，失眠健忘，纳差，面色不华，舌质淡，苔薄白，脉细。

证机概要：脾虚血亏，心失所养。

治法：健脾养心，补益气血。

代表方：归脾汤加减。

常用药：党参、茯苓、白术、甘草、黄芪、当归、龙眼肉、酸枣仁、远志、茯苓、木香、神曲。

加减：心胸郁闷，情志不舒者，加郁金、佛手片理气开郁；头痛，加川芎、白蒺藜活血祛风而止痛。

6. 心肾阴虚证

主症：情绪不宁，心悸健忘，失眠多梦，五心烦热，盗汗，口咽干燥，舌红少津，脉细数。

证机概要：阴精亏虚，阴不涵阳。

治法：滋养心肾。

代表方：天王补心丹合六味地黄丸加减。

常用药：地黄、怀山药、山茱萸、天冬、麦冬、玄参、西洋参、茯苓、五味子、当归、柏子仁、酸枣仁、远志、丹参、丹皮。

加减：心肾不交而见心烦失眠，多梦遗精者，可合交泰丸（黄连、肉桂）交通心肾；遗精较频者，可加芡实、莲须、金樱子补肾固涩。

四、预防与调护

1. 正确对待各种事物，避免忧思郁怒，防止

情志内伤，是防治郁证的重要措施。

2. 医务人员深入了解病史，详细进行检查，用诚恳、关怀、同情、耐心的态度对待病人，取得患者的充分信任，在郁证的治疗及护理中具有重要作用。

3. 对郁证患者，应做好精神治疗的工作，使病人能正确认识和对待疾病，增强治愈疾病的信心，并解除情志致病的原因，以促进郁证的完全治愈。

第二十五节 血 证

凡血液不循常道，或上溢于口鼻诸窍，或下泄于前后二阴，或渗出于肌肤，所形成的一类出血性疾患，统称为血证。在古代医籍中，亦称为血病或失血。

一、病因病机

（一）病因

感受外邪、情志过极、饮食不节、劳倦过度、久病或热病等。

（二）病机

血证的病机特点可以归结为火热熏灼、迫血妄行，气虚不摄、血溢脉外两类。其病理性质有虚有实。在火热之中，又有实火及虚火之分，外感风热燥火、湿热内蕴、肝郁化火等均属实火，而阴虚火旺之火则属虚火。气虚之中，又有仅见气虚，与气损及阳，阳气亦虚之别。在疾病发展变化的过程中，又常发生实证向虚证的转化。如开始为火盛气逆，迫血妄行，但在反复出血之后，则会导致阴血亏损，虚火内生；或因出血过多，血去气伤，以致气虚阳衰，不能摄血。因此，在有的情况下，阴虚火旺及气虚不摄，既是引起出血的病理因素，又是出血所导致的结果。

二、诊断与病证鉴别

（一）诊断依据

1. 鼻衄

凡血自鼻道外溢而非因外伤、倒经所致者，均可诊断为鼻衄。

2. 齿衄

血自齿龈或齿缝外溢，且排除外伤所致者，即可诊断为齿衄。

3. 咳血

血由肺、气道而来，经咳嗽而出，或觉喉痒胸闷，一咯即出，血色鲜红，或夹泡沫，或痰血相兼，痰中带血。多有慢性咳嗽、痰喘、肺痨等病史。

4. 吐血

发病急骤，吐血前多有恶心、胃脘不适、头晕等症。血随呕吐而出，常伴有食物残渣等胃内容物，血色多为咖啡色或紫暗色，也可为鲜红色，大便色黑如漆，或呈暗红色。有胃痛、胁痛、黄疸、癥积等病史。

5. 便血

大便色鲜红、暗红或紫暗，甚至黑如柏油样，次数增多。有胃肠或肝病病史。

6. 尿血

小便中混有血液或夹有血丝，排尿时无疼痛。

7. 紫斑

肌肤出现青紫斑点，小如针尖，大者融合成片，压之不褪色。紫斑好发于四肢，尤以下肢为甚，常反复发作。重者可伴有鼻衄、齿衄、尿血、便血及崩漏。小儿及成人皆可患此病，但以女性为多见。

（二）病证鉴别

1. 鼻衄

（1）内科鼻衄与外伤鼻衄 因碰伤、挖鼻等引起血管破裂而致鼻衄者，出血多在损伤的一侧，且经局部止血治疗不再出血，没有全身症状，与内科所论鼻衄有别。

（2）内科鼻衄与经行衄血 经行衄血又名倒经、逆经，其发生与月经周期有密切关系，多于经行前期或经期出现，与内科所论鼻衄机理不同。

2. 齿衄

齿衄与舌衄：齿衄为血自齿缝、牙龈溢出；舌衄为血出自舌面，舌面上常有如针眼样出血点，与齿衄不难鉴别。

3. 咳血

（1）咳血与吐血 咳血与吐血血液均经口出，但两者截然不同。咳血是血由肺来，经气道随咳嗽而出，血色多为鲜红，常混有痰液，咳血之前多有咳嗽、胸闷、喉痒等症状，大量咳血后，可见痰中带血数天，大便一般不呈黑色。吐血是血自胃而来，经呕吐而出，血色紫暗，常夹有食物残渣，吐血之前多有胃脘不适或胃痛、恶心等症状，吐血之后无痰中带血，但大便多呈黑色。

（2）咳血与口腔出血 鼻咽部、齿龈及口腔其他部位出血的患者，常为纯血或随唾液而出，血量少，并有口腔、鼻咽部病变的相应症状可寻，可与咳血相区别。

4. 吐血

吐血与鼻腔、口腔及咽喉出血：吐血经呕吐而出，血色紫暗，夹有食物残渣，常有胃病史。鼻腔、口腔及咽喉出血，血色鲜红，不夹食物残渣，在五官科做有关检查即可明确具体部位。

5. 便血

（1）便血与痢疾 痢疾初起有发热、恶寒等症，其便血为脓血相兼，且有腹痛、里急后重、肛门灼热等症。便血无里急后重，无脓血相兼，与痢疾不同。

（2）便血与痔疮 痔疮属外科疾病，其大便下血特点为便时或便后出血，常伴有肛门异物感或疼痛，做肛门直肠检查时，可发现内痔或外痔，与内科所论之便血不难鉴别。

（3）远血与近血 便血之远近是指出血部位距肛门的远近而言。远血其病位在胃、小肠（上消化道），血与粪便相混，血色如黑漆色或黯紫色。近血来自乙状结肠、直肠、肛门（下消化道），血便分开，或是便外裹血，血色多鲜红或黯红。

（4）肠风与脏毒 两者均属便血。肠风血色鲜泽清稀，其下如溅，属风热为患。脏毒血色黯浊黏稠，点滴不畅，因湿热（毒）所致。

6. 尿血

（1）尿血与血淋 血淋与尿血均表现为血由尿道而出，两者以小便时痛与不痛为其鉴别要点，不痛者为尿血，痛（滴沥刺痛）者为血淋。

（2）尿血与石淋 两者均有血随尿出。但石淋尿中时有砂石夹杂，小便涩滞不畅，时有小便中断，或伴腰腹绞痛等症，若砂石从小便排出则痛止，此与尿血不同。

7. 紫斑

（1）紫斑与出疹　紫斑与出疹均有局部肤色的改变，紫斑呈点状者需与出疹的疹点区别。紫斑隐于皮内，压之不褪色，触之不碍手；疹高出于皮肤，压之褪色，摸之碍手。且二者成因、病位均有不同。

（2）紫斑与温病发斑　紫斑与温病发斑在皮肤表现的斑块方面，有时虽可类似，但两者病情、病势、预后迥然有别。温病发斑发病急骤，常伴有高热烦躁、头痛如劈、昏狂谵语、四肢抽搐、鼻衄、齿衄、便血、尿血、舌质红绛等，病情险恶多变。杂病发斑（紫斑）一般不如温病发斑急骤，常有反复发作史，也有突然发生者，虽时有热毒亢盛表现，但一般舌不红绛，不具有温病传变急速的特点。

（3）紫斑与丹毒　丹毒属外科皮肤病，以皮肤色红如丹得名，轻者压之褪色，重者压之不褪色，但其局部皮肤灼热肿痛，与紫斑有别。

8. 血证主要类证的鉴别

血证以出血为突出表现，随其病因、病位的不同，原有疾病的不同，症状及体征有火热亢盛、阴虚火旺及气虚不摄之分，所以掌握这三种证候的特征，对于血证的辨证论治具有重要意义。

（1）热盛迫血证　多发生在血证的初期，大多起病较急，出血的同时，伴有发热，烦躁，口渴欲饮，便秘，尿黄，舌质红，苔黄少津，脉弦数或滑数等症。

（2）阴虚火旺证　一般起病较缓，或由热盛迫血证迁延转化而成。表现为反复出血，伴有口干咽燥，颧红，潮热盗汗，头晕耳鸣，腰膝酸软，舌质红，苔少，脉细数等症。

（3）气虚不摄证　多见于病程较长，久病不愈的出血患者。表现为起病较缓，反复出血，伴有神情倦怠，心悸，气短懒言，头晕目眩，食欲不振，面色苍白或萎黄，舌质淡，脉弱等症。

三、辨证论治

（一）辨证要点

首先辨病证的不同。如从口中吐出的血液，

有吐血与咳血之分；小便出血有尿血与血淋之别；大便下血则有便血、痔疮之异。应根据临床表现、病史等加以鉴别。

其次辨脏腑病变之异。同一血证，可以由不同的脏腑病变而引起。例如同属鼻衄，但病变脏腑有在肺、在胃、在肝的不同；吐血有病在胃及病在肝之别；齿衄有病在胃及在肾之分；尿血则有病在膀胱、肾或脾的不同。

再次辨证候之虚实。一般初病多实，久病多虚；由火热迫血所致者属实，由阴虚火旺，气虚不摄，甚至阳气虚衰所致者属虚。

（二）治疗原则

对血证的治疗可归纳为治火、治气、治血、治虚四个原则。实火当清热泻火，虚火当滋阴降火；实证当清气降气，虚证当补气益气；另适当地选用凉血止血、收敛止血或祛瘀止血的方药。应针对各种血证的病因病机及损伤脏腑的不同，结合证候虚实及病情轻重而辨证论治。

（三）证治分类

以下分别叙述鼻衄、齿衄、咳血、吐血、便血、尿血、紫斑七种血证的辨证论治。

1. 鼻衄

鼻腔出血，称为鼻衄，它是血证中最常见的一种。鼻衄多由火热迫血妄行所致，其中以肺热、胃热、肝火为常见，但也可因阴虚火旺所致。另有少数病人，可由正气亏虚，血失统摄引起。

（1）热邪犯肺证

主症：鼻燥衄血，口干咽燥，或兼有身热，恶风，头痛，咳嗽，痰少，舌质红，苔薄，脉数。

证机概要：燥热伤肺，血热妄行，上溢清窍。

治法：清泄肺热，凉血止血。

代表方：桑菊饮加减。

常用药：桑叶、菊花、薄荷、连翘、桔梗、杏仁、甘草、芦根、丹皮、茅根、旱莲草、侧柏叶。

加减：肺热盛而无表证者，去薄荷、桔梗，加黄芩、栀子清泄肺热；阴伤较甚，口、鼻、咽干燥显著者，加玄参、麦冬、生地黄养阴润肺。

（2）胃热炽盛证

主症：鼻衄，或兼齿衄，血色鲜红，口渴欲饮，鼻干，口干臭秽，烦躁，便秘，舌红，苔黄，脉数。

证机概要：胃火上炎，迫血妄行。

治法：清胃泻火，凉血止血。

代表方：玉女煎加减。

常用药：石膏、知母、地黄、麦冬、牛膝、大蓟、小蓟、白茅根、藕节。

加减：热势甚者，加山栀、丹皮、黄芩清热泻火；大便秘结，加生大黄通腑泻热；阴伤较甚，口渴，舌红苔少，脉细数者，加天花粉、石斛、玉竹养胃生津。

（3）肝火上炎证

主症：鼻衄，头痛，目眩，耳鸣，烦躁易怒，两目红赤，口苦，舌红，脉弦数。

证机概要：火热上炎，迫血妄行，上溢清窍。

治法：清肝泻火，凉血止血。

代表方：龙胆泻肝汤加减。

常用药：龙胆草、栀子、黄芩、木通、泽泻、车前子、生地黄、白茅根、蒲黄、大蓟、小蓟、藕节。

加减：若阴液亏耗，口鼻干燥，舌红少津，脉细数者，可去车前子、泽泻、当归，酌加玄参、麦冬、女贞子、旱莲草滋阴凉血止血；阴虚内热，手足心热，加玄参、龟甲、地骨皮、知母滋阴清热。

（4）气血亏虚证

主症：鼻衄，或兼齿衄、肌衄，神疲乏力，面色㿠白，头晕，耳鸣，心悸，夜寐不宁，舌质淡，脉细无力。

证机概要：气虚不摄，血溢清窍，血去气伤，气血两亏。

治法：补气摄血。

代表方：归脾汤加减。

常用药：党参、茯苓、白术、甘草、当归、黄芪、酸枣仁、远志、龙眼肉、木香、阿胶、仙鹤草、茜草。

对以上各种证候的鼻衄，除内服汤药治疗外，鼻衄当时，应结合局部用药治疗，以期及时止血。局部止血法：①局部用云南白药止血；②用棉花蘸青黛粉塞入鼻腔止血；③用湿棉条蘸塞鼻散（百草霜15g，龙骨15g，枯矾6g，共研极细末）塞鼻等。

2. 齿衄

齿龈出血称为齿衄，又称为牙衄、牙宣。以阳明经脉入于齿龈，齿为骨之余，故齿衄主要与胃肠及肾的病变有关。

（1）胃火炽盛证

主症：齿衄，血色鲜红，齿龈红肿疼痛，头痛，口臭，舌红，苔黄，脉洪数。

证机概要：胃火内炽，循经上犯，灼伤血络。

治法：清胃泻火，凉血止血。

代表方：加味清胃散合泻心汤加减。

常用药：生地黄、丹皮、水牛角、大黄、黄连、黄芩、连翘、当归、甘草、白茅根、大蓟、小蓟、藕节。

加减：烦热，口渴者，加石膏、知母清热除烦。

（2）阴虚火旺证

主症：齿衄，血色淡红，起病较缓，常因受热及烦劳而诱发，齿摇不坚，舌质红，苔少，脉细数。

证机概要：肾阴不足，虚火上炎，络损血溢。

治法：滋阴降火，凉血止血。

代表方：六味地黄丸合茜根散加减。

常用药：熟地黄、山药、山茱萸、茯苓、丹皮、泽泻、茜草根、黄芩、侧柏叶、阿胶。

加减：可酌加白茅根、仙鹤草、藕节以加强凉血止血的作用。虚火较甚而见低热、手足心热者，加地骨皮、白薇、知母清退虚热。

3. 咳血

血由肺及气管外溢，经口而咳出，表现为痰中带血，或痰血相兼，或纯血鲜红，间夹泡沫，均称为咳血，亦称为嗽血或咯血。

（1）燥热伤肺证

主症：喉痒咳嗽，痰中带血，口干鼻燥，或有身热，舌质红，少津，苔薄黄，脉数。

证机概要：燥热伤肺，肺失清肃，肺络受损。

治法：清热润肺，宁络止血。

代表方：桑杏汤加减。

常用药：桑叶、栀子、淡豆豉、沙参、梨皮、贝母、杏仁、白茅根、茜草、藕节、侧柏叶。

加减：兼见发热，头痛，咳嗽，咽痛等症，为风热犯肺，加银花、连翘、牛蒡子以辛凉解表，清热利咽；津伤较甚，而见干咳无痰，或痰黏不易咯出，苔少，舌红乏津者，可加麦冬、玄参、天冬、天花粉等养阴润燥；热势较甚，咳血较多者，加连翘、黄芩、白茅根、芦根，冲服三七粉。

（2）肝火犯肺证

主症：咳嗽阵作，痰中带血或纯血鲜红，胸胁胀痛，烦躁易怒，口苦，舌质红，苔薄黄，脉弦数。

证机概要：木火刑金，肺失清肃，肺络受损。

治法：清肝泻火，凉血止血。

代表方：泻白散合黛蛤散加减。

常用药：青黛、黄芩、桑白皮、地骨皮、海蛤壳、甘草、旱莲草、白茅根、大小蓟。

加减：肝火较甚，头晕目赤，心烦易怒者，加丹皮、栀子清肝泻火。若咳血量较多，纯血鲜红，可用犀角地黄汤加三七粉冲服，以清热泻火，凉血止血。

（3）阴虚肺热证

主症：咳嗽痰少，痰中带血，或反复咳血，血色鲜红，口干咽燥，颧红，潮热盗汗，舌质红，脉细数。

证机概要：虚火灼肺，肺失清肃，肺络受损。

治法：滋阴润肺，宁络止血。

代表方：百合固金汤加减。

常用药：百合、麦冬、玄参、生地黄、熟地黄、当归、白芍、贝母、甘草、白及、藕节、白茅根、茜草。

加减：本证可合用十灰散凉血止血。反复及咳血量多者，加阿胶、三七养血止血；潮热，颧红者，加青蒿、鳖甲、地骨皮、白薇等清退虚热；盗汗加糯稻根、浮小麦、五味子、牡蛎等收敛固涩。

4. 吐血

血由胃来，经呕吐而出，血色红或紫黯，常夹有食物残渣，称为吐血，亦称为呕血。

（1）**胃热壅盛证**

主症：脘腹胀闷，嘈杂不适，甚则作痛，吐血色红或紫黯，常夹有食物残渣，口臭，便秘，大便色黑，舌质红，苔黄腻，脉滑数。

证机概要：胃热内郁，热伤胃络。

治法：清胃泻火，化瘀止血。

代表方：泻心汤合十灰散加减。

常用药：黄芩、黄连、大黄、丹皮、栀子、大蓟、小蓟、侧柏叶、茜草根、白茅根。

加减：胃气上逆而见恶心呕吐者，可加代赭石、竹茹、旋覆花和胃降逆；热伤胃阴而表现口渴、舌红而干、脉象细数者，加麦冬、石斛、天花粉养胃生津。

（2）**肝火犯胃证**

主症：吐血色红或紫黯，口苦胁痛，心烦易怒，寐少梦多，舌质红绛，脉弦数。

证机概要：肝火横逆，胃络损伤。

治法：泻肝清胃，凉血止血。

代表方：龙胆泻肝汤加减。

常用药：龙胆草、柴胡、黄芩、栀子、泽泻、木通、车前子、生地黄、当归、白茅根、藕节、旱莲草、茜草。

加减：胁痛甚者，加郁金、制香附理气活络定痛；血热妄行，吐血量多，加水牛角、赤芍清热凉血止血。

（3）**气虚血溢证**

主症：吐血缠绵不止，时轻时重，血色暗淡，神疲乏力，心悸气短，面色苍白，舌质淡，脉细弱。

证机概要：中气亏虚，统血无权，血液外溢。

治法：健脾益气摄血。

代表方：归脾汤加减。

常用药：党参、茯苓、白术、甘草、当归、黄芪、木香、阿胶、仙鹤草、炮姜炭、白及、乌贼骨。

加减：若气损及阳，脾胃虚寒，症见肤冷、畏寒、便溏者，治宜温经摄血，可改用柏叶汤。方中以侧柏叶凉血止血，艾叶、炮姜炭温经止血，童便化瘀止血，共奏温经止血之效。

应高度重视吐血预后的严重性。上述三种证候的吐血，若出血过多，导致气随血脱，表现面色苍白、四肢厥冷、汗出、脉微等症者，当用独参汤等益气固脱，并结合西医方法积极救治。

在急性上消化道出血（可表现为吐血及便血）的治疗中，大黄、白及、云南白药、三七、地榆等药常被选用，尤其是大黄具有多方面的止血作用，因此治疗急性上消化道出血，大黄常作为首选药物。可用粉剂，每次3~5g，每日4次，温水调服；或将大黄粉调成糊剂，冷冻，以不凝为度，用量及次数同上。

5. 便血

便血系胃肠脉络受损，出现血液随大便而下，或大便呈柏油样为主要临床表现的病证。

（1）肠道湿热证

主症：便血色红黏稠，大便不畅或稀溏，或有腹痛，口苦，舌质红，苔黄腻，脉濡数。

证机概要：湿热蕴结，脉络受损，血溢肠道。

治法：清化湿热，凉血止血。

代表方：地榆散合槐角丸加减。

常用药：地榆、茜草、槐角、栀子、黄芩、黄连、茯苓、防风、枳壳、当归。

加减：若便血日久，湿热未尽而营阴已亏，应清热除湿与补益阴血双管齐下，虚实兼顾，扶正祛邪，可酌情选用清脏汤或脏连丸。

（2）气虚不摄证

主症：便血色红或紫黯，食少，体倦，面色萎黄，心悸，少寐，舌质淡，脉细。

证机概要：中气亏虚，气不摄血，血溢胃肠。

治法：益气摄血。

代表方：归脾汤加减。

常用药：党参、茯苓、白术、甘草、当归、黄芪、酸枣仁、远志、龙眼肉、木香、阿胶、槐花、地榆、仙鹤草。

加减：中气下陷，神疲气短，肛坠，加柴胡、升麻、黄芪益气升陷。

（3）脾胃虚寒证

主症：便血紫黯，甚则黑色，腹部隐痛，喜热饮，面色不华，神倦懒言，便溏，舌质淡，脉细。

证机概要：中焦虚寒，统血无力，血溢胃肠。

治法：健脾温中，养血止血。

代表方：黄土汤加减。

常用药：灶心土、炮姜、白术、附子、甘草、地黄、阿胶、黄芩、白及、乌贼骨、三七、花蕊石。

加减：阳虚较甚，畏寒肢冷者，去黄芩、地黄之苦寒滋润，加鹿角霜、炮姜、艾叶等温阳止血。

轻症便血应注意休息，重症者则应卧床。可根据病情进食流质、半流质或无渣饮食。应注意观察便血的颜色、性状及次数。若出现头昏、心慌、烦躁不安、面色苍白、脉细数等症状，常为大出血的征兆，应积极救治。

6. 尿血

小便中混有血液，甚或伴有血块的病证，称为尿血。随出血量多少的不同，而使小便呈淡红色、鲜红色，或茶褐色。

（1）下焦湿热证

主症：小便黄赤灼热，尿血鲜红，心烦口渴，面赤口疮，夜寐不安，舌质红，脉数。

证机概要：热伤阴络，血渗膀胱。

治法：清热利湿，凉血止血。

代表方：小蓟饮子加减。

常用药：小蓟、生地黄、藕节、蒲黄、栀子、木通、竹叶、滑石、甘草、当归。

加减：热盛而心烦口渴者，加黄芩、天花粉清热生津；尿血较甚者，加槐花、白茅根凉血止血；尿中夹有血块者，加桃仁、红花、牛膝活血化瘀；大便秘结，酌加大黄通腑泻热。

（2）肾虚火旺证

主症：小便短赤带血，头晕耳鸣，神疲，颧红潮热，腰膝酸软，舌质红，脉细数。

证机概要：虚火内炽，灼伤脉络。

治法：滋阴降火，凉血止血。

代表方：知柏地黄丸加减。

常用药：地黄、淮山药、山茱萸、茯苓、泽泻、丹皮、知母、黄柏、旱莲草、大蓟、小蓟、藕节、蒲黄。

加减：颧红潮热者，加地骨皮、白薇清退

虚热。

（3）脾不统血证

主症：久病尿血，甚或兼见齿衄、肌衄，食少，体倦乏力，气短声低，面色不华，舌质淡，脉细弱。

证机概要：中气亏虚，统血无力，血渗膀胱。

治法：补中健脾，益气摄血。

代表方：归脾汤加减。

常用药：党参、茯苓、白术、甘草、当归、黄芪、酸枣仁、远志、龙眼肉、木香、熟地黄、阿胶、仙鹤草、槐花。

加减：气虚下陷而且少腹坠胀者，可加升麻、柴胡，配合原方中的党参、黄芪、白术，以起到益气升阳的作用。

（4）肾气不固证

主症：久病尿血，血色淡红，头晕耳鸣，精神困惫，腰脊酸痛，舌质淡，脉沉弱。

证机概要：肾虚不固，血失藏摄。

治法：补益肾气，固摄止血。

代表方：无比山药丸加减。

常用药：熟地黄、山药、山茱萸、怀牛膝、肉苁蓉、菟丝子、杜仲、巴戟天、茯苓、泽泻、五味子、赤石脂、仙鹤草、蒲黄、槐花、紫珠草。

加减：尿血较重者，可再加牡蛎、金樱子、补骨脂等固涩止血；腰脊酸痛，畏寒神怯者，加鹿角片、狗脊温补督脉。

7. 紫斑

血液溢出于肌肤之间，皮肤表现青紫斑点或斑块的病证，称为紫斑，亦有称为肌衄者。

（1）血热妄行证

主症：皮肤出现青紫斑点或斑块，或伴有鼻衄、齿衄、便血、尿血，或有发热，口渴，便秘，舌质红，苔黄，脉弦数。

证机概要：热壅经络，迫血妄行，血溢肌腠。

治法：清热解毒，凉血止血。

代表方：十灰散加减。

常用药：大蓟、小蓟、侧柏叶、茜草根、白茅根、棕榈皮、丹皮、栀子、大黄。

加减：热毒炽盛，发热，出血广泛者，加生石膏、龙胆草、紫草，冲服紫雪丹；热壅胃肠，

气血郁滞，症见腹痛、便血者，加白芍、甘草、地榆、槐花，缓急止痛，凉血止血；邪热阻滞经络，兼见关节肿痛者，酌加秦艽、木瓜、桑枝等舒筋通络。

（2）阴虚火旺证

主症：皮肤出现青紫斑点或斑块，时发时止，常伴鼻衄、齿衄或月经过多，颧红，心烦，口渴，手足心热，或有潮热，盗汗，舌质红，苔少，脉细数。

证机概要：虚火内炽，灼伤脉络，血溢肌腠。

治法：滋阴降火，宁络止血。

代表方：茜根散加减。

常用药：茜草根、黄芩、侧柏叶、生地黄、阿胶、甘草。

加减：阴虚较甚者，可加玄参、龟甲、女贞子、旱莲草养阴清热止血；潮热可加地骨皮、白薇、秦艽清退虚热。

若表现肾阴亏虚而火热不甚，症见腰膝酸软，头晕乏力，手足心热，舌红少苔，脉细数者，可改用六味地黄丸滋阴补肾，酌加茜草根、大蓟、槐花、紫草等凉血止血，化瘀消斑。

（3）气不摄血证

主症：反复发生肌衄，久病不愈，神疲乏力，头晕目眩，面色苍白或萎黄，食欲不振，舌质淡，脉细弱。

证机概要：中气亏虚，统摄无力，血溢肌腠。

治法：补气摄血。

代表方：归脾汤加减。

常用药：党参、茯苓、白术、甘草、当归、黄芪、酸枣仁、远志、龙眼肉、木香、仙鹤草、棕榈炭、地榆、蒲黄、茜草根、紫草。

加减：若兼肾气不足而见腰膝酸软者，可加山茱萸、菟丝子、续断补益肾气。

上述各种证候的紫斑，兼有齿衄且较甚者，可合用漱口药：生石膏30g，黄柏15g，五倍子15g，儿茶6g，浓煎漱口，每次5～10分钟。

四、转归预后

血证的预后，主要与下述三个因素有关：一是引起血证的原因。一般来说，外感易治，内伤

难愈，新病易治，久病难疗。二是与出血量的多少密切有关。出血量少者病轻，出血量多者病重，甚至形成气随血脱的危急重证。三是与兼见症状有关。出血而伴有发热、咳喘、脉数等症者，一般病情较重。

五、预防与调护

1. 注意饮食有节，起居有常，劳逸适度。宜进食清淡、易于消化、富有营养的食物，如新鲜蔬菜、水果、瘦肉、蛋类等，忌食辛辣香燥、油腻炙煿之品，戒除烟酒。

2. 避免情志过极。对血证患者要注意精神调摄，消除其紧张、恐惧、忧虑等不良情绪。

3. 注意休息。重者应卧床休息，严密观察病情的发展和变化，若出现头昏、心慌、汗出、面色苍白、四肢湿冷、脉芤或细数等，应及时救治，以防产生厥脱之证。

4. 吐血量大或频频吐血者，应暂予禁食，并应积极治疗引起血证的原发疾病。

第二十六节 消 渴

消渴是以多饮、多食、多尿、乏力、消瘦，或尿有甜味为主要临床表现的一种疾病。

一、病因病机

（一）病因

禀赋不足、饮食失节、情志失调、劳逸失调等。

（二）病机

消渴病机主要在于阴津亏损，燥热偏胜。其病变的脏腑主要在肺、胃、肾，尤以肾为关键。本病的病理因素主要是虚火、浊瘀。病理性质为本虚标实，而以阴虚为本，燥热为标，两者互为因果。

消渴病虽有在肺、胃、肾的不同，但常常互相影响。如肺燥津伤，津液失于敷布，则脾胃不得濡养，肾精不得滋助；脾胃燥热偏盛，上可灼伤肺津，下可耗伤肾阴；肾阴不足则阴虚火旺，亦可上灼肺胃，终致肺燥胃热肾虚，故"三多"

之症常可相互并见。

消渴病日久，则易发生以下两种病变：一是阴损及阳，阴阳俱虚，其中以肾阳虚及脾阳虚较为多见。严重者可因阴液极度耗损，虚阳浮越，而见烦躁、头痛、呕恶、呼吸深快等症，甚则出现昏迷、肢厥、脉细欲绝等阴竭阳亡危象。二是病久入络，血脉瘀滞。血瘀是消渴病的重要病机之一，且消渴病多种并发症的发生也与血瘀密切有关。

二、诊断与病证鉴别

（一）诊断依据

1. 口渴多饮、多食易饥、尿频量多、形体消瘦或尿有甜味等具有特征性的临床症状，是诊断消渴病的主要依据。

2. 有的患者"三多"症状不著，但若于中年之后发病，且嗜食膏粱厚味、醇酒炙煿，以及病久并发眩晕、肺痨、胸痹心痛、中风、雀目、疮痈等病证者，应考虑消渴的可能性。

3. 可有消渴病的家族史。

（二）病证鉴别

1. 消渴与口渴症

两者都可出现口干多饮症状。口渴症是指口渴饮水的一个临床症状，可出现于多种疾病过程中，尤以外感热病为多见，但这类口渴各随其所患病证的不同而出现相应的临床症状，不伴多食、多尿、尿甜、瘦削等消渴的特点。

2. 消渴与瘿病

两者都可见多食易饥，消瘦症状。瘿病中气郁化火、阴虚火旺的类型，以情绪激动，多食易饥，形体日渐消瘦，心悸，眼突，颈部一侧或两侧肿大为特征。其中的多食易饥、消瘦，类似消渴病的中消，但眼球突出，颈前瘿肿有形则与消渴有别，且无消渴病的多饮、多尿、尿甜等症。

三、辨证论治

（一）辨证要点

首先辨病位。多饮症状较为突出者为上消，以肺燥津伤为主；多食症状较突出者为中消，以胃热炽盛为主；多尿症状较突出者为下消，以肾虚为主。

其次辨标本。本病以阴虚为主，燥热为标，两者互为因果。常因病程长短及病情轻重的不同，而阴虚和燥热之表现各有侧重。一般初病多以燥热为主，病程较长者则阴虚与燥热互见，日久则以阴虚为主，进而由于阴损及阳，导致阴阳俱虚。

其三辨本症与并发症。多饮、多食、多尿和乏力、消瘦为消渴病本症的基本临床表现，而易发生诸多并发症为本病的另一特点。本症与并发症的关系，一般以本症为主，并发症为次。多数患者，先见本症，随病情的发展而出现并发症。但亦有少数患者与此相反，如少数中老年患者，"三多"及消瘦的本症不明显，常因痈疽、眼疾、心脑病证等为线索，最后确诊为本病。

（二）治疗原则

本病的基本病机是阴虚为本，燥热为标，故清热润燥、养阴生津为本病的治疗大法。

由于本病常发生血脉瘀滞及阴损及阳的病变，以及易并发痈疽、眼疾、劳嗽等症，故还应针对具体病情，及时合理地选用活血化瘀、清热解毒、健脾益气、滋补肾阴、温补肾阳等治法。

（三）证治分类

1. 上消

肺热津伤证

主症：口渴多饮，口舌干燥，尿频量多，烦热多汗，舌边尖红，苔薄黄，脉洪数。

证机概要：肺脏燥热，津液失布。

治法：清热润肺，生津止渴。

代表方：消渴方加减。

常用药：天花粉、葛根、麦冬、生地黄、藕汁、黄连、黄芩、知母。

加减：若烦渴不止，小便频数，而脉数乏力者，为肺热津亏，气阴两伤，可选用玉泉丸或二冬汤。玉泉丸中，以人参、黄芪、茯苓益气，天花粉、葛根、麦冬、乌梅、甘草等清热生津止渴。二冬汤中，重用人参益气生津，天冬、麦冬、天花粉、黄芩、知母清热生津止渴。二方同中有异，前者益气作用较强，而后者清热作用较

强，可根据临床需要选用。

2. 中消

（1）胃热炽盛证

主症：多食易饥，口渴，尿多，形体消瘦，大便干燥，苔黄，脉滑实有力。

证机概要：胃火内炽，胃热消谷，耗伤津液。

治法：清胃泻火，养阴增液。

代表方：玉女煎加减。

常用药：生石膏、知母、黄连、栀子、玄参、生地黄、麦冬、川牛膝。

加减：大便秘结不行，可用增液承气汤润燥通腑，"增水行舟"，待大便通后，再转上方治疗。本证亦可选用白虎加人参汤。方中以生石膏、知母清肺胃，除烦热，人参益气扶正，甘草、粳米益胃护津，共奏益气养胃、清热生津之效。

（2）气阴亏虚证

主症：口渴引饮，能食与便溏并见，或饮食减少，精神不振，四肢乏力，体瘦，舌质淡红，苔白而干，脉弱。

证机概要：气阴不足，脾失健运。

治法：益气健脾，生津止渴。

代表方：七味白术散加减。

常用药：黄芪、党参、白术、茯苓、怀山药、甘草、木香、藿香、葛根、天冬、麦冬。

加减：肺有燥热加地骨皮、知母、黄芩清肺；口渴明显加天花粉、生地黄养阴生津；气短汗多加五味子、山萸肉敛气生津；食少腹胀加砂仁、鸡内金健脾助运。

3. 下消

（1）肾阴亏虚证

主症：尿频量多，混浊如脂膏，或尿甜，腰膝酸软，乏力，头晕耳鸣，口干唇燥，皮肤干燥，瘙痒，舌红苔少，脉细数。

证机概要：肾阴亏虚，肾失固摄。

治法：滋阴固肾。

代表方：六味地黄丸加减。

常用药：熟地黄、山萸肉、枸杞子、五味子、怀山药、茯苓、泽泻、丹皮。

加减：阴虚火旺而烦躁，五心烦热，盗汗，失眠者，可加知母、黄柏滋阴泻火；尿量多而混浊者，加益智仁、桑螵蛸等益肾缩尿；气阴两虚而伴困倦，气短乏力，舌质淡红者，可加党参、黄芪、黄精益气。若烦渴，头痛，唇红舌干，呼吸深快，阴伤阳浮者，用生脉散加天冬、鳖甲、龟甲等育阴潜阳；如见神昏、肢厥、脉微细等阴竭阳亡危象者，可合参附龙牡汤益气敛阴，回阳救脱。

（2）阴阳两虚证

主症：小便频数，混浊如膏，甚至饮一溲一，面容憔悴，耳轮干枯，腰膝酸软，四肢欠温，畏寒肢冷，阳痿或月经不调，舌苔淡白而干，脉沉细无力。

证机概要：阴损及阳，肾阳衰微，肾失固摄。

治法：滋阴温阳，补肾固涩。

代表方：金匮肾气丸加减。

常用药：熟地黄、山萸肉、枸杞子、五味子、怀山药、茯苓、附子、肉桂。

加减：尿量多而混浊者，加益智仁、桑螵蛸、覆盆子、金樱子等益肾收摄；身体困倦，气短乏力者，可加党参、黄芪、黄精补益正气；阳痿加巴戟天、淫羊藿、肉苁蓉；阳虚畏寒者，可酌加鹿茸粉 0.5g 冲服，以启动元阳，助全身阳气之生化。

消渴多伴有瘀血的病变，故对于上述各种证型，尤其是对于舌质紫暗，或有瘀点瘀斑，脉涩或结代，及兼见其他瘀血证候者，均可酌加活血化瘀的方药，如丹参、川芎、郁金、红花、泽兰、鬼箭羽、山楂等。

消渴容易发生多种并发症，应在治疗本病的同时，积极治疗并发症。白内障、雀盲、耳聋主要病机为肝肾精血不足，不能上承耳目所致，宜滋补肝肾，益精补血，可用杞菊地黄丸或明目地黄丸。对于并发疮毒痈疽者，则治宜清热解毒，消散痈肿，用五味消毒饮。在痈疽的恢复阶段，则治疗上要重视托毒生肌。并发肺痨、水肿、中风者，则可参考有关章节辨证论治。

四、转归预后

消渴病常病及多个脏腑，病变影响广泛，未及时医治以及病情严重的患者，常可并发多种病证。如肺失滋养，日久可并发肺痨；肾阴亏损，肝失濡养，肝肾精血不能上承于耳目，则可并发白内障、雀目、耳聋；燥热内结，营阴被灼，脉络瘀阻，蕴毒成脓，则发为疮疖痈疽；阴虚燥热，炼液成痰，以及血脉瘀滞，痰瘀阻络，脑脉闭阻或血溢脉外，发为中风偏瘫；阴损及阳，脾肾衰败，水湿潴留，泛滥肌肤，则发为水肿。

五、预防与调护

1. 本病除药物治疗外，注意生活调摄具有十分重要的意义，尤其是节制饮食，具有基础治疗的重要作用。在保证机体合理需要的情况下，应限制粮食、油脂的摄入，忌食糖类，饮食宜以适量米、麦、杂粮，配以蔬菜、豆类、瘦肉、鸡蛋等，定时定量进餐。

2. 戒烟酒、浓茶及咖啡等。

3. 保持情志平和，生活起居宜有规律。

第二十七节　内伤发热

内伤发热是指以内伤为病因，以脏腑功能失调，气血阴阳失衡为基本病机，以发热为主要临床表现的病证。一般起病较缓，病程较长，热势轻重不一，但以低热为多，或自觉发热而体温并不升高。

一、病因病机

（一）病因

久病体虚、饮食劳倦、情志失调及外伤出血。

（二）病机

内伤发热的基本病机是脏腑功能失调，气血阴阳失衡。病理性质大体可归纳为虚实两类。由气郁化火、瘀血阻滞及痰湿停聚所致者属实，中气不足、血虚失养、阴精亏虚及阳气虚衰导致的发热属虚。前者又可进一步引起脏腑功能失调，阴阳气血亏损，成为虚实夹杂之证。本病病机比较复杂，可由一种也可由多种病因同时引起发热，久病往往由实转虚，由轻转重，其中以瘀血病久，损及气、血、阴、阳，分别兼见气虚、血虚、阴虚或阳虚，而成为虚实兼夹之证的情况较为多见。其他如气郁发热日久伤阴，则转化为气郁阴虚之发热；气虚发热日久，病损及阳，阳气虚衰，则发展为阳虚发热。

二、诊断与病证鉴别

（一）诊断依据

1. 内伤发热起病缓慢，病程较长，多为低热，或自觉发热，而体温并不升高，表现为高热者较少。不恶寒，或虽有怯冷，但得衣被则温。常兼见头晕、神疲、自汗、盗汗、脉弱等症。

2. 一般有气血阴阳亏虚或气郁、血瘀、湿阻的病史，或有反复发热史。

3. 无感受外邪所致的头身疼痛、鼻塞、流涕、脉浮等症。

4. 实验室检查有助于本病的诊断。

（二）病证鉴别

内伤发热与外感发热：内伤发热的诊断要点已如上述，而外感发热表现的特点是：因感受外邪而起，起病较急，病程较短，发热初期大多伴有恶寒，其恶寒得衣被而不减。发热的热度大多较高，发热的类型随病种的不同而有所差异。初起常兼有头身疼痛、鼻塞、流涕、咳嗽、脉浮等表证。外感发热由感受外邪，正邪相争所致，属实证者居多。

三、辨证论治

（一）辨证要点

首先应辨明证候虚实，其次辨病情轻重，再次辨清病位。

辨明证候虚实。由气郁、血瘀、痰湿所致的内伤发热属实；由气虚、血虚、阴虚、阳虚所致的内伤发热属虚。若邪实伤正及因虚致实，表现虚实夹杂证候者，应分析其主次。

辨病情轻重。病程长久，热势亢盛，持续发热或反复发作，经治不愈，胃气衰败，正气虚甚，兼夹症多，均为病情较重的表现，反之则病情较轻。若内脏无实质性病变，仅属一般体虚所致者，病情亦轻。

辨清病位。发热每因劳累而起，伴乏力、自汗、食少、便溏或食后腹胀加重，病位在脾胃；发热常因郁怒而起，伴胸胁胀满、叹气得舒、口苦便干，病位在肝；发热因房事、劳倦太过而起，伴腰膝酸软、两腿无力、夜尿频多、耳鸣，病位在肾。

（二）治疗原则

属实者，治宜解郁、活血、除湿为主，适当配伍清热。属虚者，则应益气、养血、滋阴、温阳，除阴虚发热可适当配伍清退虚热的药物外，其余均应以补为主。对虚实夹杂者，则宜兼顾之。

（三）证治分类

1. 阴虚发热证

主症：午后潮热，或夜间发热，不欲近衣，手足心热，烦躁，少寐多梦，盗汗，口干咽燥，舌质红，或有裂纹，苔少甚至无苔，脉细数。

证机概要：阴虚阳盛，虚火内炽。

治法：滋阴清热。

代表方：清骨散加减。

常用药：银柴胡、知母、胡黄连、地骨皮、青蒿、秦艽、鳖甲。

加减：盗汗较甚者，可去青蒿，加牡蛎、浮小麦、糯稻根固表敛汗；阴虚较甚者，加玄参、生地黄、制首乌滋养阴精；兼有气虚而见头晕气短、体倦乏力者，加太子参、麦冬、五味子益气养阴。

2. 血虚发热证

主症：发热，热势多为低热，头晕眼花，身倦乏力，心悸不宁，面白少华，唇甲色淡，舌质淡，脉细弱。

证机概要：血虚失养，阴不配阳。

治法：益气养血。

代表方：归脾汤加减。

常用药：黄芪、党参、茯苓、白术、甘草、当归、龙眼肉、酸枣仁、远志、木香。

加减：血虚较甚者，加熟地黄、枸杞子、制首乌补益精血；发热较甚者，可加银柴胡、白薇清退虚热；由慢性失血所致的血虚，若仍有少许出血者，可酌加三七粉、仙鹤草、茜草、棕榈炭等止血。

3. 气虚发热证

主症：发热，热势或低或高，常在劳累后发作或加剧，倦怠乏力，气短懒言，自汗，易于感冒，食少便溏，舌质淡，苔白薄，脉细弱。

证机概要：中气不足，阴火内生。

治法：益气健脾，甘温除热。

代表方：补中益气汤加减。

常用药：黄芪、党参、白术、甘草、当归、陈皮、升麻、柴胡。

加减：自汗较多者，加牡蛎、浮小麦、糯稻根固表敛汗；时冷时热，汗出恶风者，加桂枝、芍药调和营卫；脾虚夹湿，而见胸闷脘痞，舌苔白腻者，加苍术、茯苓、厚朴健脾燥湿。

甘温除热法源于《内经》，创于东垣，为中医治疗气虚发热的有效方法。西医学所称的功能性发热多见于女性，体质偏弱，常兼有多汗、怕冷、心悸、失眠等气血不足的症状，中医理论认为气血相关，阴阳互根，血虚者多兼气虚，阳虚为气虚之极，阳虚者必见气虚。故对于相当部分的功能性发热，在甘温除热法的基础上，针对病情加减化裁，常能收到较好的效果。

4. 阳虚发热证

主症：发热而欲近衣，形寒怯冷，四肢不温，少气懒言，头晕嗜卧，腰膝酸软，纳少便溏，面色㿠白，舌质淡胖，或有齿痕，苔白润，脉沉细无力。

证机概要：肾阳亏虚，火不归原。

治法：温补阳气，引火归原。

代表方：金匮肾气丸加减。

常用药：附子、桂枝、山茱萸、地黄、山药、茯苓、丹皮、泽泻。

加减：短气甚者，加人参补益元气；阳虚较甚者加仙茅、仙灵脾温肾助阳；便溏腹泻者，加白术、炮干姜温运中焦。

5. 气郁发热证

主症：发热多为低热或潮热，热势常随情绪波动而起伏，精神抑郁，胁肋胀满，烦躁易怒，口干而苦，纳食减少，舌红，苔黄，脉弦数。

证机概要：气郁日久，化火生热。

治法：疏肝理气，解郁泻热。

代表方：丹栀逍遥散加减。

常用药：丹皮、栀子、柴胡、薄荷、当归、白芍、白术、茯苓、甘草。

加减：气郁较甚，可加郁金、香附、青皮理气解郁；热象较甚，舌红口干，便秘者，可去白术，加龙胆草、黄芩清肝泻火；妇女若兼月经不调，可加泽兰、益母草活血调经。

6. 痰湿郁热证

主症：低热，午后热甚，心内烦热，胸闷脘痞，不思饮食，渴不欲饮，呕恶，大便稀薄或黏滞不爽，舌苔白腻或黄腻，脉濡数。

证机概要：痰湿内蕴，壅遏化热。

治法：燥湿化痰，清热和中。

代表方：黄连温胆汤合中和汤加减。

常用药：半夏、厚朴、枳实、陈皮、茯苓、通草、竹叶、黄连。

加减：呕恶者，加竹茹、藿香、白蔻仁和胃泄浊；胸闷、苔腻者，加郁金、佩兰芳化湿邪；湿热阻滞少阳枢机，症见寒热如疟，寒轻热重，口苦呕逆者，加青蒿、黄芩清解少阳。

7. 血瘀发热证

主症：午后或夜晚发热，或自觉身体某些部位发热，口燥咽干，但不多饮，肢体或躯干有固定痛处或肿块，面色萎黄或晦暗，舌质青紫或有瘀点、瘀斑，脉弦或涩。

证机概要：血行瘀滞，瘀热内生。

治法：活血化瘀。

代表方：血府逐瘀汤加减。

常用药：当归、川芎、赤芍、地黄、桃仁、红花、牛膝、柴胡、枳壳、桔梗。

加减：发热较甚者，可加秦艽、白薇、丹皮清热凉血；肢体肿痛者，可加丹参、郁金、延胡索活血散肿定痛。

四、转归预后

内伤发热的预后，与起病的原因、患者的身体状况有密切关系。大部分内伤发热，经过适当的治疗及护理，均可治愈。少数患者病情缠绵，病程较长，需经一定时间的治疗方能获得明显疗效。而兼夹多种病证，病情复杂，以及体质极度亏虚的患者，则其疗效及预后均较差。

第二十八节 虚 劳

虚劳是以脏腑亏损，气血阴阳虚衰，久虚不复成劳为主要病机，以五脏虚证为主要临床表现的多种慢性虚弱证候的总称。

一、病因病机

（一）病因

禀赋薄弱、烦劳过度、饮食不节、大病久病、误治失治。

（二）病机

虚劳的病损主要在五脏，尤以脾肾为主。虚劳的病理性质主要为气血阴阳的亏虚。由于虚损的病因不一，往往首先导致相关某脏气血阴阳的亏损，但由于五脏互关，气血同源，阴阳互根，所以在病变过程中常互相影响。一般来说，气虚以肺、脾为主，但病重者每可影响心、肾；血虚以心、肝为主，并与脾之化源不足有关；阴虚以肾、肝、肺为主，涉及心、胃；阳虚以脾、肾为主，重者每易影响到心。

二、诊断与病证鉴别

（一）诊断依据

1. 多见形神衰败，身体羸瘦，大肉尽脱，食少厌食，心悸气短，自汗盗汗，面容憔悴，或五心烦热，或畏寒肢冷，脉虚无力等症。若病程较长，久虚不复，症状可呈进行性加重。

2. 具有引起虚劳的致病因素及较长的病史。

3. 排除类似病证，应着重排除其他病证中的虚证。

（二）病证鉴别

1. 虚劳与肺痨

肺痨系正气不足而被痨虫蚀肺所致，主要病位在肺，具有传染性，以阴虚火旺为其病理特点，以咳嗽、咳痰、咯血、潮热、盗汗、消瘦为主要临床症状；而虚劳则由多种原因所导致，久虚不复，病程较长，无传染性，以脏腑气血阴阳亏虚为其基本病机，分别出现五脏气血阴阳亏虚的多种症状。

2. 虚劳与其他疾病的虚证

虚劳与内科其他病证中的虚证在临床表现、治疗方药方面有类似之处，两者主要区别有二：其一，虚劳的各种证候，均以出现一系列精气亏虚的症状为特征，而其他病证的虚证则各以其病证的主要症状为突出表现。其二，虚劳是多种慢性虚弱疾病发展到严重阶段的结果，病程漫长且病势缠绵，常累及多个脏腑。其他病证中的虚证虽然也以久病属虚者为多，但亦有病程较短而呈现虚证者，且病变脏器单一。

三、辨证论治

（一）辨证要点

首先辨别五脏气血阴阳亏虚。虚劳的证候总不离乎五脏，而五脏之辨，又不外乎气血阴阳，故对虚劳的辨证应以气血阴阳为纲，五脏虚候为目。

其次辨有无兼夹病证。

1. 因病致虚、久虚不复者，应辨明原有疾病是否还继续存在。

2. 应辨明有无因虚致实的表现。如因气虚运血无力，形成瘀血；脾气虚不能运化水湿，以致水湿内停等。

3. 是否兼夹外邪。虚劳之人由于卫外不固，易感外邪为患，且感邪之后不易恢复，治疗用药也与常人感邪有所不同。

（二）治疗原则

对于虚劳的治疗，根据"虚则补之""损则益之"的理论，当以补益为基本原则。在进行补益的时候，一是必须根据病理属性的不同，分别采取益气、养血、滋阴、温阳的治疗方药；二是要密切结合五脏病位的不同而选方用药，以加强治疗的针对性。

（三）证治分类

以气血阴阳为纲，五脏虚证为目，分类列述其证治。

1. 气虚

面色㿠白或萎黄，气短懒言，语声低微，头

昏神疲，肢体无力，舌苔淡白，脉细软弱。

（1）肺气虚证

主症：咳嗽无力，痰液清稀，短气自汗，声音低怯，时寒时热，平素易于感冒，面白。

证机概要：肺气不足，表虚不固。

治法：补益肺气。

代表方：补肺汤加减。

常用药：人参、黄芪、沙参、熟地黄、五味子、百合。

加减：自汗较多者，加牡蛎、麻黄根固表敛汗；若气阴两虚而兼见潮热、盗汗者，加鳖甲、地骨皮、秦艽等养阴清热；若气虚卫弱，外邪入侵，恶寒发热，身重，头目眩冒，表现正虚感邪者，当扶正祛邪，佐以防风、豆卷、桂枝、生姜、杏仁、桔梗。

（2）心气虚证

主症：心悸，气短，劳则尤甚，神疲体倦，自汗。

证机概要：心气不足，心失所养。

治法：益气养心。

代表方：七福饮加减。

常用药：人参、白术、炙甘草、熟地黄、当归、酸枣仁、远志。

加减：自汗多者，可加黄芪、五味子益气固摄；饮食少者，加砂仁、茯苓开胃健脾。

（3）脾气虚证

主症：饮食减少，食后胃脘不舒，倦怠乏力，大便溏薄，面色萎黄。

证机概要：脾虚失健，生化乏源。

治法：健脾益气。

代表方：加味四君子汤加减。

常用药：人参、黄芪、白术、甘草、茯苓、扁豆。

加减：胃失和降而兼见胃脘胀满，嗳气呕吐者，加陈皮、半夏和胃理气降逆；食少运迟而见脘闷腹胀，嗳气，苔腻者，加神曲、麦芽、山楂、鸡内金消食健胃；若中气不足，气虚下陷，脘腹坠胀，气短，脱肛者，可改用补中益气汤补气升陷。

（4）肾气虚证

主症：神疲乏力，腰膝酸软，小便频数而清，白带清稀，舌质淡，脉弱。

证机概要：肾气不充，腰督失养，固摄无权。

治法：益气补肾。

代表方：大补元煎加减。

常用药：人参、山药、炙甘草、杜仲、山茱萸、熟地黄、枸杞子、当归。

加减：神疲乏力甚者，加黄芪益气；尿频较甚及小便失禁者，加菟丝子、五味子、益智仁补肾固摄；脾失健运而兼见大便溏薄者，去熟地黄、当归，加肉豆蔻、补骨脂温补固涩。

在气血阴阳的亏虚中，气虚是临床最常见的一类，其中尤以肺脾气虚为多见，而心肾气虚亦不少。肝病而出现神疲乏力、食少便溏、舌质淡、脉弱等气虚症状时，多在治肝的基础上结合脾气亏虚论治。

2. 血虚

面色淡黄或淡白无华，唇、舌、指甲色淡，头晕目花，肌肤枯糙，舌质淡红，苔少，脉细。

（1）心血虚证

主症：心悸怔忡，健忘，失眠，多梦，面色不华。

证机概要：心血亏虚，心失所养。

治法：养血宁心。

代表方：养心汤加减。

常用药：人参、黄芪、茯苓、五味子、甘草、当归、川芎、柏子仁、酸枣仁、远志、肉桂、半夏曲。

加减：失眠、多梦较甚，可加合欢花、夜交藤养心安神。

脾血虚常与心血虚同时并见，故临床常称心脾血虚。除前述的养心汤外，归脾汤是治疗心脾血虚的常用方剂。

（2）肝血虚证

主症：头晕，目眩，胁痛，肢体麻木，筋脉拘急，或筋惕肉瞤，妇女月经不调甚则闭经，面色不华。

证机概要：肝血亏虚，筋脉失养。

治法：补血养肝。

代表方：四物汤加减。

常用药：熟地黄、当归、芍药、川芎、黄

芪、党参、白术。

加减：血虚甚者，加制首乌、枸杞子、鸡血藤增强补血养肝的作用；目失所养，视物模糊，加楮实子、枸杞子、决明子养肝明目。若干血瘀结，新血不生，羸瘦，腹满，腹部触有癥块，硬痛拒按，肌肤甲错，状如鱼鳞，妇女经闭，两目黯黑，舌有青紫瘀点、瘀斑，脉细涩者，可同服大黄䗪虫丸祛瘀生新。

心主血，脾统血，肝藏血，故血虚之中以心、脾、肝的血虚较为多见。

补血养肝是治疗血虚的治则，但由于血为气之母，故血虚均会伴有不同程度的气虚症状，所以补血不宜单用补血药，应适当配伍补气药，以达到益气生血的目的，当归补血汤即是益气生血的应用范例。

3. 阴虚

面颧红赤，唇红，低烧潮热，手足心热，虚烦不安，盗汗，口干，舌质光红少津，脉细数无力。

（1）肺阴虚证

主症：干咳，咽燥，甚或失音，咯血，潮热，盗汗，面色潮红。

证机概要：肺阴亏虚，肺失清润。

治法：养阴润肺。

代表方：沙参麦冬汤加减。

常用药：沙参、麦冬、玉竹、天花粉、桑叶、甘草。

加减：咳嗽甚者，加百部、款冬花肃肺止咳；咯血，加白及、仙鹤草、小蓟凉血止血；潮热，加地骨皮、银柴胡、秦艽、鳖甲养阴清热；盗汗，加五味子、乌梅、瘪桃干敛阴止汗。

（2）心阴虚证

主症：心悸，失眠，烦躁，潮热，盗汗，或口舌生疮，面色潮红。

证机概要：心阴亏耗，心失濡养。

治法：滋阴养心。

代表方：天王补心丹加减。

常用药：生地黄、玄参、麦冬、天冬、人参、茯苓、五味子、当归、丹参、柏子仁、酸枣仁、远志。

加减：火热偏盛而见烦躁不安，口舌生疮者，去当归、远志之辛温，加黄连、木通、淡竹叶清心泻火，导热下行；潮热，加地骨皮、银柴胡清退虚热；盗汗，加牡蛎、浮小麦敛汗止汗。

（3）脾胃阴虚证

主症：口干唇燥，不思饮食，大便燥结，甚则干呕，呃逆，面色潮红。

证机概要：脾胃阴伤，失于濡养。

治法：养阴和胃。

代表方：益胃汤加减。

常用药：沙参、麦冬、生地黄、玉竹、白芍、乌梅、甘草、谷芽、鸡内金、玫瑰花。

加减：口干唇燥，津亏较甚者，加石斛、花粉滋养胃阴；不思饮食甚者，加麦芽、扁豆、山药益胃健脾；呃逆，加刀豆、柿蒂、竹茹降逆止呃；大便干结，加蜂蜜润肠通便。

（4）肝阴虚证

主症：头痛，眩晕，耳鸣，目干畏光，视物不明，急躁易怒，或肢体麻木，筋惕肉瞤，面潮红。

证机概要：阴虚阳亢，上扰清空。

治法：滋养肝阴。

代表方：补肝汤加减。

常用药：地黄、当归、芍药、川芎、木瓜、甘草、山茱萸、首乌。

加减：头痛、眩晕、耳鸣较甚，或筋惕肉瞤，为风阳内盛，加石决明、菊花、钩藤、刺蒺藜平肝息风潜阳；目干涩畏光，或视物不明者，加枸杞子、女贞子、草决明养肝明目；急躁易怒，尿赤便秘，舌红脉数者，为肝火亢盛，加夏枯草、丹皮、栀子清肝泻火。

（5）肾阴虚证

主症：腰酸，遗精，两足痿弱，眩晕，耳鸣，甚则耳聋，口干，咽痛，颧红，舌红，少津，脉沉细。

证机概要：肾精不足，失于濡养。

治法：滋补肾阴。

代表方：左归丸加减。

常用药：熟地黄、龟甲胶、枸杞子、山药、菟丝子、牛膝、山茱萸、鹿角胶。

加减：遗精，加牡蛎、金樱子、芡实、莲须固肾涩精；潮热，口干咽痛，脉数，为阴虚火旺，去鹿角胶、山茱萸，加知母、黄柏、地骨皮滋阴泻火。

五脏的阴虚在临床上均较常见，而以肾、肝、肺为主，且以肝肾为根本。

4. 阳虚

面色苍白或晦暗，怕冷，手足不温，出冷汗，精神疲倦，气息微弱，或有浮肿，下肢为甚，舌质胖嫩，边有齿印，苔淡白而润，脉细微、沉迟或虚大。

（1）心阳虚证

主症：心悸，自汗，神倦嗜卧，心胸憋闷疼痛，形寒肢冷，面色苍白。

证机概要：心阳不振，心气亏虚，运血无力。

治法：益气温阳。

代表方：保元汤加减。

常用药：人参、黄芪、肉桂、甘草、生姜。

加减：心胸疼痛者，酌加郁金、川芎、丹参、三七活血定痛；形寒肢冷，为阳虚较甚，酌加附子、巴戟、仙茅、仙灵脾、鹿茸温补阳气。

（2）脾阳虚证

主症：面色萎黄，食少，形寒，神倦乏力，少气懒言，大便溏薄，肠鸣腹痛，每因受寒或饮食不慎而加剧。

证机概要：中阳亏虚，温煦乏力，运化失常。

治法：温中健脾。

代表方：附子理中汤加减。

常用药：党参、白术、甘草、附子、干姜。

加减：腹中冷痛较甚，为寒凝气滞，可加高良姜、香附或丁香、吴茱萸温中散寒，理气止痛；食后腹胀及呕逆者，为胃寒气逆，加砂仁、半夏、陈皮温中和胃降逆；腹泻较甚，为阳虚寒甚，加肉豆蔻、补骨脂、薏苡仁温补脾肾，涩肠除湿止泻。

（3）肾阳虚证

主症：腰背酸痛，遗精，阳痿，多尿或不禁，面色苍白，畏寒肢冷，下利清谷或五更泄泻，舌质淡胖，有齿痕。

证机概要：肾阳亏虚，失于温煦，固摄无权。

治法：温补肾阳。

代表方：右归丸加减。

常用药：附子、肉桂、杜仲、山茱萸、菟丝子、鹿角胶、熟地黄、山药、枸杞子、当归。

加减：遗精，加金樱子、桑螵蛸、莲须，或金锁固精丸以收涩固精；脾虚以致下利清谷者，减去熟地黄、当归等滋腻滑润之品，加党参、白术、薏苡仁益气健脾，渗湿止泻；命门火衰以致五更泄泻者，合四神丸温脾暖肾，固肠止泻；阳虚水泛以致浮肿、尿少者，加茯苓、泽泻、车前子，或合五苓散利水消肿；肾不纳气而见喘促短气，动则更甚者，加补骨脂、五味子、蛤蚧补肾纳气。

阳虚常由气虚进一步发展而成，阳虚则生寒，症状比气虚重，并出现里寒的症状。阳虚之中，以心、脾、肾的阳虚为多见。由于肾阳为人身之元阳，所以心脾之阳虚日久，亦必病及于肾，而出现心肾阳虚或脾肾阳虚的病变。

四、转归预后

虚劳一般病程较长，多为久病痼疾，症状逐渐加重，短期不易康复。其转归及预后，与体质的强弱，脾肾的盛衰，能否解除致病原因，以及是否得到及时、正确的治疗、护理等因素有密切关系。脾肾未衰，元气未败，形气未脱，饮食尚可，无大热，或虽有热而治之能解，无喘息不续，能受补益等，为虚劳的顺证表现，其预后较好。反之，形神衰惫，肉脱骨痿，不思饮食，泄泻不止，喘急气促，发热难解，声哑息微，或内有实邪而不任攻，或诸虚并集而不受补，舌质淡胖无华或光红如镜，脉急促细弦或浮大无根，为虚劳的逆证表现，其预后不良。

第二十九节　痹　证

痹证是由于风、寒、湿、热等邪气闭阻经络，影响气血运行，导致肢体筋骨、关节、肌肉等处发生疼痛、重着、酸楚、麻木，或关节屈伸不利、僵硬、肿大、变形等症状的一种疾病。轻者病在四肢关节肌肉，重者可内舍于脏。

一、病因病机

（一）病因

正气不足，卫外不固；风寒湿热，外邪入侵。

（二）病机

痹证病机根本为邪气痹阻经脉，即风、寒、湿、热、痰、瘀等邪气滞留于肢体筋脉、关节、肌肉，经脉气血痹阻不通，不通则痛。病理因素为风、寒、湿、热。病初以邪实为主，邪在经脉，累及筋骨、肌肉、关节。痹病日久，耗伤气血，损及肝肾，病理性质虚实相兼；部分患者肝肾气血大伤，而筋骨肌肉疼痛酸楚症状较轻，呈现以正虚为主的虚痹。此外，风、寒、湿、热之邪也可由经络内舍脏腑，出现相应的脏腑病变。因此，痹证日久，容易出现下述三种病理变化：一是风寒湿痹或热痹日久不愈，气血运行不畅日甚，瘀血痰浊阻痹经络，出现皮肤瘀斑、关节周围结节、关节肿大畸形、屈伸不利等症；二是病久使正气耗伤，呈现不同程度的气血亏损或肝肾不足证候；三是痹证日久不愈，病邪由经络而累及脏腑，出现脏腑痹的证候。其中以心痹较为多见。

二、诊断与病证鉴别

（一）诊断依据

1. 临床表现为肢体关节、肌肉疼痛，屈伸不利，或疼痛游走不定，甚则关节剧痛、肿大、强硬、变形。

2. 发病及病情的轻重常与劳累以及季节、气候的寒冷、潮湿等天气变化有关，某些痹证的发生和加重可与饮食不当有关。

3. 本病可发生于任何年龄，但不同年龄的发病与疾病的类型有一定的关系。

（二）病证鉴别

痹证与痿证：痹证是由风、寒、湿、热之邪流注经络，痹阻不通而致。鉴别要点首先在于痛与不痛，痹证以关节疼痛为主，而痿证则为肢体力弱，无疼痛症状；其次要观察肢体的活动障碍，痿证是无力运动，痹证是因痛而影响活动；

最后，部分痿证病初即有肌肉萎缩，而痹证则是由于疼痛甚或关节强直不能活动，日久废而不用导致肌肉萎缩。

三、辨证论治

（一）辨证要点

痹证首辨邪气的偏盛，其次辨别虚实，最后辨体质。

痹痛游走不定者为行痹，属风邪盛；痛势较甚，痛有定处，遇寒加重者为痛痹，属寒邪盛；关节酸痛、重着、漫肿者为着痹，属湿邪盛；关节肿胀，肌肤焮红，灼热疼痛为热痹，属热邪盛。关节疼痛日久，肿胀局限，或见皮下结节者为痰；关节肿胀，僵硬，疼痛不移，肌肤紫暗或瘀斑等为瘀。

痹证新发，风、寒、湿、热之邪明显者为实；痹证日久，耗伤气血，损及脏腑，肝肾不足为虚；病程缠绵，日久不愈，常为痰瘀互结、肝肾亏虚之虚实夹杂证。

素体阳盛或阴虚有热者，感受外邪易从热化，多属热痹；素体阳虚者，感受外邪易从寒化，多属寒痹。

（二）治疗原则

1. 治疗应以祛邪通络为基本原则，根据邪气的偏盛，分别予以祛风、散寒、除湿、清热、化痰、行瘀，兼顾"宣痹通络"。久痹正虚者，应重视扶正，补肝肾、益气血是常用之法。

2. 治风宜重视养血活血，即所谓"治风先治血，血行风自灭"；治寒宜结合温阳补火，即所谓"阳气并则阴凝散"；治湿宜结合健脾益气，即所谓"脾旺能胜湿，气足无顽麻"。

3. 辨病位用药：痹在上肢可选用片姜黄、羌活、桂枝以通经达络，祛风胜湿；下肢疼痛者可选用独活、川牛膝、木瓜以引药下行；痹证累及颈椎，出现颈部僵硬不适、疼痛，左右前后活动受限者，可选用葛根、伸筋草、桂枝、羌活以舒筋通络，祛风止痛；痹证腰部疼痛、僵硬，弯腰活动受限者，可选用桑寄生、杜仲、巴戟天、淫羊藿、蟅虫以补肾强腰，化瘀止痛；痹证两膝关节肿胀，或有积液者，可用土茯苓、车前子、薏苡仁、猫爪草以清热利湿，消肿止痛；痹证四肢小关节疼痛、肿胀、灼热者，可选用土贝母、猫眼草、蜂房、威灵仙以解毒散结，消肿止痛。

4. 痹证久病入络，抽掣疼痛，肢体拘挛者，多用虫类搜风止痛药物。

（三）证治分类

1. 风寒湿痹

（1）行痹

主症：肢体关节、肌肉疼痛酸楚，屈伸不利，可涉及肢体多个关节，疼痛呈游走性，初起可见有恶风、发热等表证，舌苔薄白，脉浮或浮缓。

证机概要：风邪兼夹寒湿，留滞经脉，闭阻气血。

治法：祛风通络，散寒除湿。

代表方：防风汤加减。

常用药：防风、麻黄、桂枝、葛根、当归、茯苓、生姜、大枣、甘草。

加减：腰背酸痛为主者，多与肾气虚有关，加杜仲、桑寄生、淫羊藿、巴戟天、续断等补肾壮骨；若见关节肿大，苔薄黄，邪有化热之象者，宜寒热并用，投桂枝芍药知母汤加减。

（2）痛痹

主症：肢体关节疼痛，痛势较剧，部位固定，遇寒则痛甚，得热则痛缓，关节屈伸不利，局部皮肤或有寒冷感，舌质淡，舌苔薄白，脉弦紧。

证机概要：寒邪兼夹风湿，留滞经脉，闭阻气血。

治法：散寒通络，祛风除湿。

代表方：乌头汤加减。

常用药：制川乌、麻黄、芍药、甘草、蜂蜜、黄芪。

加减：关节发凉，疼痛剧烈，遇冷更甚，加附子、细辛、桂枝、干姜、全当归，温经散寒，通脉止痛。寒湿甚者，制川乌可改用生川乌或生草乌。

（3）着痹

主症：肢体关节、肌肉酸楚、重着、疼痛，肿胀散漫，关节活动不利，肌肤麻木不仁，舌质淡，舌苔白腻，脉濡缓。

证机概要：湿邪兼夹风寒，留滞经脉，闭阻气血。

治法：除湿通络，祛风散寒。

代表方：薏苡仁汤加减。

常用药：薏苡仁、苍术、甘草、羌活、独活、防风、麻黄、桂枝、制川乌、当归、川芎。

加减：关节肿胀甚者，加萆薢、五加皮以利水通络；若肌肤麻木不仁，加海桐皮、豨莶草以祛风通络；小便不利，浮肿，加茯苓、泽泻、车前子以利水祛湿；痰湿盛者，加半夏、南星。

久痹风、寒、湿偏盛不明显者，可选用蠲痹汤作为治疗风寒湿痹基本方剂。该方具有益气和营、祛风胜湿、通络止痛之功，临床可根据感邪偏盛情况，随症加减。

2. 风湿热痹

主症：游走性关节疼痛，可涉及一个或多个关节，活动不便，局部灼热红肿，痛不可触，得冷则舒，可有皮下结节或红斑，常伴有发热、恶风、汗出、口渴、烦躁不安等全身症状，舌质红，舌苔黄或黄腻，脉滑数或浮数。

证机概要：风湿热邪壅滞经脉，气血闭阻不通。

治法：清热通络，祛风除湿。

代表方：白虎加桂枝汤或宣痹汤加减。前方以清热宣痹为主，用于风湿热痹，热象明显者；后方重在清热利湿，宣痹通络，用于风湿热痹关节疼痛明显者。

常用药：石膏、知母、黄柏、连翘、桂枝、防己、杏仁、薏苡仁、滑石、赤小豆、蚕沙。

加减：皮肤有红斑者，加丹皮、赤芍、生地黄、紫草以清热凉血，活血化瘀；发热，恶风，咽痛者，加荆芥、薄荷、牛蒡子、桔梗，以疏风清热，解毒利咽；热盛伤阴，兼见口渴、心烦者，加元参、麦冬、生地黄，以清热滋阴生津；如热毒炽盛，化火伤津，深入骨节，而见关节红肿，触之灼热，疼痛剧烈如刀割，筋脉拘急抽挛，入夜尤甚，壮热烦渴，舌红少津，脉弦数，宜清热解毒，凉血止痛，可选用五味消毒饮合犀黄丸。热痹亦可由风寒湿邪内侵，郁久化热而成，若邪初化热仍兼有风寒湿邪，可用麻黄连翘赤小豆汤加味。

3. 痰瘀痹阻证

主症：痹证日久，肌肉关节刺痛，固定不移，或关节肌肤紫暗、肿胀，按之较硬，肢体顽麻或重着，或关节僵硬变形，屈伸不利，有硬结、瘀斑，面色黧黯，眼睑浮肿，或胸闷痰多，舌质紫暗或有瘀斑，舌苔白腻，脉弦涩。

证机概要：痰瘀互结，留滞肌肤，闭阻经脉。

治法：化痰行瘀，蠲痹通络。

代表方：双合汤加减。

常用药：桃仁、红花、当归、川芎、白芍、茯苓、半夏、陈皮、白芥子、竹沥、姜汁。

加减：痰浊滞留，皮下有结节者，加胆南星、天竺黄；瘀血明显，关节疼痛、肿大、强直、畸形，活动不利，舌质紫暗，脉涩，可加莪术、三七、地鳖虫；痰瘀交结，疼痛不已者，加穿山甲、白花蛇、全蝎、蜈蚣、地龙搜剔络道；有痰瘀化热之象者，加黄柏、丹皮。

4. 肝肾亏虚证

主症：痹证日久不愈，关节屈伸不利，肌肉瘦削，腰膝酸软，或畏寒肢冷，阳痿、遗精，或骨蒸劳热，心烦口干，舌质淡红，舌苔薄白或少津，脉沉细弱或细数。

证机概要：肝肾不足，筋脉失于濡养、温煦。

治法：培补肝肾，舒筋止痛。

代表方：独活寄生汤加减。

常用药：独活、桑寄生、防风、秦艽、肉桂、细辛、牛膝、杜仲、人参、茯苓、甘草、当归、川芎、生地黄、白芍。

加减：肾气虚，腰膝酸软，乏力较著，加鹿角霜、续断、狗脊；肾阳虚，畏寒肢冷，关节疼痛拘急，加附子、干姜、巴戟天，或合用阳和汤加减；肝肾阴亏，腰膝疼痛，低热心烦，或午后潮热，加龟甲、熟地黄、女贞子，或合用河车大造丸加减。痹久内舍于心，心悸，短气，动则尤甚，面色少华，舌质淡，脉虚数或结代，可用炙甘草汤加减。

四、转归预后

痹证的预后与患者体质、感受邪气轻重以及疾病调摄有着密切的关系。痹证日久，耗伤气血，可逐渐演变为虚劳；内损于心，心脉闭阻，胸闷心悸，喘急难于平卧而为心悸、喘证；内损于肺，肺失肃降，气不化水，则咳嗽频作，胸痛，少痰，气急，可转为咳嗽喘证、悬饮等证。

五、预防与调护

本病发生多与气候和生活环境有关，平素应注意防风、防寒、防潮，避免居暑湿之地。特别是居住寒冷地区或气候骤变季节，应注意保暖，免受风寒湿邪侵袭。劳作运动汗出肌疏之时，切勿当风贪凉，乘热浴冷。内衣汗湿应及时更换，垫褥、被子应勤洗勤晒。居住和作业地方保持清洁和干燥。平时应注意生活调摄，加强体育锻炼，增强体质，有助于提高机体对病邪的抵御能力。

痹证初发，应积极治疗，防止病邪传变。病邪入脏，病情较重者应卧床休息。行走不便者，应防止跌仆，以免发生骨折。长期卧床者，既要保持病人肢体的功能位，有利于关节功能恢复，还要经常变换体位，防止褥疮发生。久病患者，往往情绪低落，容易产生焦虑心理和消化机能低下，因此，患者保持乐观心境和摄入富于营养、易于消化的饮食，有利于疾病的康复。

第三十节　痉证

痉证是以项背强直，四肢抽搐，甚至口噤、角弓反张为主要临床表现的一种病证。古亦称为"痓"。

一、病因病机

（一）病因

感受外邪、久病过劳、误治失治。

（二）病机

其基本病机为阴虚血少，筋脉失养。外感风、寒、湿邪壅阻经络，气血不运，阴血不得濡养筋脉；或热盛伤津，阴血亏乏，筋脉失于濡养。内伤由亡血、过汗、误治、失治，或久病伤正，导致阴亏血少，筋脉失养，发为痉证。病位在筋脉，属肝，与心、脾、胃、肾等脏腑密切相关。如热陷心包，逆乱神明，或脾失健运，痰浊阻滞，或胃热腑实，阴津耗伤，或肾精不足，阴血亏虚等，均与痉证发生有关。

痉证的病理性质有虚实两方面，虚为脏腑虚损，阴阳、气血、津液不足，实者为邪气壅盛。外感风、寒、湿、热致痉者，病理性质以实为主。内伤久病、误治失治所致者病理性质以虚为主。邪气往往伤正，常呈虚实夹杂，如热盛伤津，经脉失养，瘀血痰浊，阻滞经脉。

二、诊断与病证鉴别

（一）诊断依据

1. 多突然起病，以项背强急，四肢抽搐，甚至角弓反张为其证候特征。

2. 部分危重病人可有神昏谵语等意识障碍。

3. 发病前多有外感或内伤等病史。

（二）病证鉴别

1. 痉证与痫病

痫病是一种发作性的神志异常的疾病，其大发作的特点为突然仆倒，昏不知人，口吐涎沫，两目上视，四肢抽搐，或口中如作猪羊声，大多发作片刻即自行苏醒，醒后如常人。鉴别要点是：痫病多为突然发病，其抽搐、痉挛症状发作片刻可自行缓解，既往有类似发病史；痉证的抽搐、痉挛发作多呈持续性，不经治疗难以自行恢复，痉证多有发热、头痛等伴发症状。

2. 痉证与中风

中风以突然昏仆，不省人事，或不经昏仆，而表现为以半身不遂、口舌歪斜为主要特点。痉证以项背强急、四肢抽搐、无偏瘫症状为临床特点。

3. 痉证与颤证

颤证是一种慢性疾病过程，以头颈、手足不自主颤动、振摇为主要症状，手足颤抖动作幅度小，频率较快，多呈持续性，无发热、神昏等症状。痉证肢体抽搐幅度大，抽搐多呈持续性，有时伴短阵性间歇，手足屈伸牵引，弛纵交替，部分病人可有发热、两目上视、神昏等症状，再结

合病史分析，二者不难鉴别。

4. 痉证与破伤风

破伤风古称"金疮痉"，现属外科疾病范畴。因金疮破伤，伤口不洁，感受风毒之邪致痉，临床表现为项背强急，四肢抽搐，角弓反张，发痉多始于头面部，肌肉痉挛，口噤，苦笑面容，逐渐延及四肢或全身，病前有金疮破伤、伤口不洁病史，可与痉证鉴别。

三、辨证论治

（一）辨证要点

在临床辨证中，首先要根据痉证的特征，辨外感与内伤，确定病人是属于外感致痉，还是内伤致痉。外感致痉多有恶寒、发热、脉浮等表证。内伤发痉则多无恶寒、发热。其次须辨虚证与实证。颈项强直，牙关紧闭，角弓反张，四肢抽搐频繁有力而幅度较大者，多属实证，多由外感或瘀血、痰浊所致。手足蠕动，或抽搐时休时止，神疲倦怠，多属虚证，多由内伤气血阴津不足所致。

（二）治疗原则

痉证治疗原则为急则治其标，缓则治其本。治标应舒筋解痉。感受风、寒、湿、热之邪而致痉者，祛风散寒，清热祛湿，择而用之。肝经热盛者，治以清肝潜阳，息风镇痉；阳明热盛者，治以清泄胃热，存阴止痉；心营热盛者，治以清心凉血，开窍止痉；瘀血内阻而致痉者，治以活血化瘀，通窍止痉；痰浊阻滞而致痉者，治以祛风豁痰，息风镇痉。治本以养血滋阴为主，舒筋止痉为主。津伤血少在痉证的发病中具有重要作用，所以滋养营阴是痉证的重要治疗方法。此外，各个证候之间，有时可以错杂出现，例如热邪中夹痰浊，气血亏虚又感外邪等，应明辨虚实，标本兼顾，有常有变，灵活运用。

（三）证治分类

1. 邪壅经络证

主症：头痛，项背强直，恶寒发热，无汗或汗出，肢体酸重，甚至口噤不能语，四肢抽搐，舌苔薄白或白腻，脉浮紧。

证机概要：风寒湿邪侵于肌表，壅滞经络。

治法：祛风散寒，燥湿和营。

代表方：羌活胜湿汤加减。

常用药：羌活、独活、防风、藁本、川芎、蔓荆子、葛根、白芍、甘草。

加减：若寒邪较甚，项背强急，肢痛拘挛，无汗，病属刚痉，治宜解肌发汗，以葛根汤为主方。若风邪偏盛，项背强急，发热不恶寒，汗出，头痛，病属柔痉，治宜和营养津，以栝蒌桂枝汤为主方。湿热偏盛，筋脉拘急，胸脘痞闷，身热，渴不欲饮，溲短赤，苔黄腻，脉滑数，用三仁汤加地龙、丝瓜络、威灵仙，清热化湿，通经和络。

2. 肝经热盛证

主症：高热头痛，口噤不开，手足躁动，甚则项背强急，四肢抽搐，角弓反张，舌质红绛，舌苔薄黄或少苔，脉弦细而数。

证机概要：邪热炽盛，动风伤津，筋脉失和。

治法：清肝潜阳，息风镇痉。

代表方：羚角钩藤汤加减。

常用药：水牛角、钩藤、桑叶、菊花、川贝母、竹茹、茯神、白芍、生地黄、甘草。

加减：痉证反复发作，加全蝎、蜈蚣、僵蚕、蝉衣，息风止痉；神昏痉厥者，选用安宫牛黄丸、局方至宝丹或紫雪丹，清心泄热，开窍醒神，息风定痉，其中安宫牛黄丸清热解毒力胜，至宝丹开窍醒神作用强，紫雪丹则长于息风镇静止痉。口苦苔黄，加龙胆草、栀子、黄芩以清肝热、泄肝炎；口干渴甚者，加生石膏、天花粉、麦冬以甘寒清热，生津止渴。

3. 阳明热盛证

主症：壮热汗出，项背强急，手足挛急，口噤不开，甚则角弓反张，腹满便结，口渴喜冷饮，舌质红，苔黄燥，脉弦数。

证机概要：阳明胃热亢盛，腑气不通，热盛伤津，筋脉失养。

治法：清泄胃热，增液止痉。

代表方：白虎汤合增液承气汤加减。

常用药：生石膏、知母、玄参、生地黄、麦冬、大黄、芒硝、粳米、甘草。

加减：热邪伤津而无腑实证者，可用白虎加人参汤，以清热救津；抽搐甚者，加天麻、地龙、全蝎、菊花、钩藤等息风止痉之品；热甚动血，斑疹显现，舌质红绛，加水牛角、生地黄、丹皮。热甚烦躁者，加淡竹叶、栀子、黄芩清心泻火除烦。

4. 心营热盛证

主症：高热烦躁，神昏谵语，项背强急，四肢抽搐，甚则角弓反张，舌质红绛，苔黄少津，脉细数。

证机概要：热入心营，扰动神明，灼伤阴津，筋脉失养。

治法：清心透营，开窍止痉。

代表方：清营汤加减。

常用药：水牛角、莲子心、淡竹叶、连翘、玄参、生地黄、麦冬。

加减：四肢抽搐，角弓反张，加全蝎、蜈蚣、僵蚕、蝉衣等凉肝息风止痉之品；伴有神昏谵语，躁动不安，四肢挛急抽搐，角弓反张，酌情选用安宫牛黄丸、至宝丹或紫雪丹；肢体抽搐无力，面色苍白，四肢厥冷，气短汗出，舌淡，脉细弱，证属亡阳脱证，当予急服独参汤、生脉散。高热烦躁明显，加丹皮、栀子、生石膏、知母。

5. 痰浊阻滞证

主症：头痛昏蒙，神识呆滞，项背强急，四肢抽搐，胸脘满闷，呕吐痰涎，病人舌苔白腻，脉滑或弦滑。

证机概要：痰浊中阻，上蒙清窍，经络阻塞，筋脉失养。

治法：豁痰开窍，息风止痉。

代表方：导痰汤加减。

常用药：半夏、石菖蒲、陈皮、胆南星、姜汁、竹沥、枳实、茯苓、白术、全蝎、地龙、蜈蚣。

加减：言语不利者，加白芥子、远志以祛痰开窍醒神；胸闷甚者，加瓜蒌、郁金理气行滞宽胸；痰郁化热者，身热，烦躁，舌苔黄腻，脉滑数，加瓜蒌、黄芩、天竺黄、竹茹、青礞石；痰浊上壅，蒙蔽清窍，突然昏厥抽搐，可急用竹沥加姜汁冲服安宫牛黄丸。

6. 阴血亏虚证

主症：项背强急，四肢麻木，抽搐或筋惕肉瞤，直视口噤，头目昏眩，自汗，神疲气短，或低热，舌质淡或舌红无苔，脉细数。

证机概要：失血或伤津，阴血亏耗，筋脉失养。

治法：滋阴养血，息风止痉。

代表方：四物汤合大定风珠加减。

常用药：生熟地黄、白芍、麦门冬、阿胶、五味子、当归、麻子仁、生龟甲、生鳖甲、生牡蛎、鸡子黄。

加减：阴虚内热，手足心热者，加白薇、青蒿、黄连、淡竹叶；虚风内动，肢体拘急挛缩，重用养阴润筋之品，加全蝎、天麻、钩藤；抽动不安，心烦失眠者，加栀子、夜交藤、炒枣仁、生龙骨、生牡蛎；阴虚多汗，时时欲脱者，加人参、沙参、麦冬、五味子；气虚自汗，卫外不固，加生黄芪、浮小麦；久病，阴血不足，气虚血滞，瘀血阻络，加黄芪、丹参、川芎、赤芍、鸡血藤，或用补阳还五汤加减。

四、预防与调护

1. 劳逸结合，积极锻炼身体，增强体质，防止外邪侵袭和外伤感染。一旦感受外邪，要进行积极有效的治疗，避免邪壅经络。若感受热邪，热盛于里，应及时清解并注意固护阴津。

2. 痉证发病前往往有先兆表现，应密切观察，及时处理。如发现双目不瞬，眼球活动不灵活，口角肌肉抽动，即可用全蝎、僵蚕等止痉药物研粉顿服，或配合针刺治疗，防止痉证发作。

3. 痉证病人多属急重症，病床要平整松软，并设床栏，发病时应尽量减少搬动病人。居室要安静，减少噪音刺激，应有专人护理。急性发作时注意保护舌体和防止窒息，保持呼吸道通畅，清除假牙及呼吸道异物，以防堵塞气道。对频繁肢体抽动者，要避免强行按压和捆绑，防止骨折。因高热而痉，要给予降温。在发作停止后，治疗和护理工作要合理地集中安排，有利于病人安静休养，减少痉证发作。

第三十一节 痿 证

痿证是指肢体筋脉弛缓，软弱无力，不能随意运动，或伴有肌肉萎缩的一种病证。临床以下肢痿弱较为常见，亦称"痿躄"。"痿"指肢体痿弱不用；"躄"指下肢软弱无力，不能步履。

一、病因病机

（一）病因

感受温毒、湿热浸淫、饮食毒物所伤、久病房劳、跌仆瘀阻。

（二）病机

痿证的基本病机为气血津液输布不畅，筋肉四肢失养而痿弱不能用。病位在筋脉、肌肉，与肝、肾、肺、胃关系最为密切。病理因素主要为湿和热。病理性质虚多实少。本病以热证、虚证为多，虚实夹杂者亦不少见。外感温邪、湿热所致者，病初阴津耗伤不甚，邪热偏重，故属实证；但久延肺胃津伤，肝肾阴血耗损，则由实转虚，或虚实夹杂。内伤致病，脾胃虚弱，肝肾亏损，病久不已，气血阴精亏耗，则以虚证为主，但可夹湿、夹热、夹痰、夹瘀，表现本虚标实之候。故临床常呈现因实致虚、因虚致实和虚实错杂的复杂病机。

二、诊断与病证鉴别

（一）诊断依据

1. 肢体筋脉弛缓不收，下肢或上肢，一侧或双侧，软弱无力，甚则瘫痪，部分病人伴有肌肉萎缩。

2. 由于肌肉痿软无力，可有睑废、视歧、声嘶低暗、抬头无力等症状，甚则影响呼吸、吞咽。

3. 部分病人发病前有感冒、腹泻病史，有的病人有神经毒性药物接触史或家族遗传史。

（二）病证鉴别

1. 痿证与偏枯

偏枯亦称半身不遂，是中风症状，病见一侧上下肢偏废不用，常伴有语言謇涩、口眼歪斜，久则患肢肌肉枯瘦，其瘫痪是由于中风而致，二者临床不难鉴别。

2. 痿证与痹证

痹证后期，由于肢体关节疼痛，不能运动，肢体长期废用，亦有类似痿证之瘦削枯萎者。但痿证肢体关节一般不痛，痹证则均有疼痛，其病因病机、治法也不相同，应予鉴别。

三、辨证论治

（一）辨证要点

痿证的辨证，重在辨明脏腑病位，其次审标本虚实。

首先辨脏腑病位。痿证初起，症见发热，咳嗽，咽痛，或在热病之后出现肢体软弱不用者，病位多在肺；凡见四肢痿软，食少便溏，面浮，下肢微肿，纳呆腹胀，病位多在脾胃；凡以下肢痿软无力明显，甚则不能站立，腰脊酸软，头晕耳鸣，遗精阳痿，月经不调，咽干目眩，病位多在肝肾。

其次辨标本虚实。因感受温热毒邪或湿热浸淫者，多急性发病，病程发展较快，属实证。热邪最易耗津伤正，故疾病早期就常见虚实错杂。内伤积损，久病不愈，主要为肝肾阴虚和脾胃虚弱，多属虚证，但又常兼夹郁热、湿热、痰浊、瘀血，而虚中有实。跌打损伤，瘀阻脉络或痿证日久，气虚血瘀，也属常见。

（二）治疗原则

痿证的治疗，虚证宜扶正补虚为主，肝肾亏虚者，宜滋养肝肾，脾胃虚弱者，宜益气健脾。实证宜祛邪和络，肺热伤津者，宜清热润燥，湿热浸淫者，宜清热利湿，瘀阻脉络者，宜活血行瘀。虚实兼夹者，又当兼顾之。《内经》提出"治痿者独取阳明"，是指从补脾胃、清胃火、祛湿热以滋养五脏的一种重要措施。

（三）证治分类

1. 肺热津伤证

主症：发病急，病起发热，或热后突然出现肢体软弱无力，可较快发生肌肉瘦削，皮肤干燥，心烦口渴，咳呛少痰，咽干不利，小便黄赤

或热痛，大便干燥，舌质红，苔黄，脉细数。

证机概要：肺燥伤津，五脏失润，筋脉失养。

治法：清热润燥，养阴生津。

代表方：清燥救肺汤加减。

常用药：北沙参、西洋参、麦冬、生甘草、阿胶、胡麻仁、生石膏、桑叶、苦杏仁、炙枇杷。

加减：身热未退，高热，口渴有汗，可重用生石膏，加银花、连翘、知母以清气分之热，解毒祛邪；咳嗽痰多，加瓜蒌、桑白皮、川贝母宣肺清热化痰。身热已退，兼见食欲减退，口干咽干较甚，此胃阴亦伤，宜用益胃汤加石斛、薏苡仁、山药、麦芽。

2. 湿热浸淫证

主症：起病较缓，逐渐出现肢体困重，痿软无力，尤以下肢或两足痿弱为甚，兼见微肿，手足麻木，扪及微热，喜凉恶热，或有发热，胸脘痞闷，小便赤涩热痛，舌质红，舌苔黄腻，脉濡数或滑数。

证机概要：湿热浸渍，壅遏经脉，营卫受阻。

治法：清热利湿，通利经脉。

代表方：加味二妙散加减。

常用药：苍术、黄柏、草薢、防己、薏苡仁、蚕沙、木瓜、牛膝、龟甲。

加减：湿邪偏盛，胸脘痞闷，肢重且肿，加厚朴、茯苓、枳壳、陈皮以理气化湿；夏令季节，加藿香、佩兰芳香化浊，健脾祛湿；热邪偏盛，身热肢重，小便赤涩热痛，加忍冬藤、连翘、公英、赤小豆清热解毒利湿；湿热伤阴，兼见两足焮热，心烦口干，舌质红或中剥，脉细数，可去苍术，重用龟甲，加元参、山药、生地黄；若病史较久，兼有瘀血阻滞者，肌肉顽痹不仁，关节活动不利或有痛感，舌质紫暗，脉涩，加丹参、鸡血藤、赤芍、当归、桃仁。

3. 脾胃虚弱证

主症：起病缓慢，肢体软弱无力逐渐加重，神疲肢倦，肌肉萎缩，少气懒言，纳呆便溏，面色㿠白或萎黄无华，面浮，舌淡苔薄白，脉细弱。

证机概要：脾虚不健，生化乏源，气血亏

虚，筋脉失养。

治法：补中益气，健脾升清。

代表方：参苓白术散合补中益气汤加减。

常用药：人参、白术、山药、扁豆、莲肉、甘草、大枣、黄芪、当归、薏苡仁、茯苓、砂仁、陈皮、升麻、柴胡、神曲。

加减：脾胃虚者，易兼夹食积不运，当健脾助运，导其食滞，酌佐谷麦芽、山楂、神曲；气血虚甚者，重用黄芪、党参、当归，加阿胶；气血不足兼有血瘀，唇舌紫黯，脉兼涩象者，加丹参、川芎、川牛膝，肥人痰多或脾虚湿盛，可用六君子汤加减。

4. 肝肾亏损证

主症：起病缓慢，渐见肢体痿软无力，尤以下肢明显，腰膝酸软，不能久立，甚至步履全废，腿胫大肉渐脱，或伴有眩晕耳鸣，舌咽干燥，遗精或遗尿，或妇女月经不调，舌红少苔，脉细数。

证机概要：肝肾亏虚，阴精不足，筋脉失养。

治法：补益肝肾，滋阴清热。

代表方：虎潜丸加减。

常用药：虎骨（用狗骨代）、牛膝、熟地黄、龟甲、知母、黄柏、锁阳、当归、白芍药、陈皮、干姜。

加减：若证见面色无华或萎黄，头昏心悸，加黄芪、党参、首乌、龙眼肉、当归以补气养血；热甚者，可去锁阳、干姜，或服用六味地黄丸加牛骨髓、鹿角胶、枸杞子滋阴补肾，以去虚火；病久阴损及阳，阴阳两虚，兼有神疲，怯寒怕冷，阳痿早泄，尿频而清，妇女月经不调，脉沉细无力，不可过用寒凉以伐生气，去黄柏、知母，加仙灵脾、鹿角霜、紫河车、附子、肉桂，或服用鹿角胶丸、加味四斤丸。阳虚畏寒，脉沉弱，以右归丸加减。

5. 脉络瘀阻证

主症：久病体虚，四肢痿弱，肌肉瘦削，手足麻木不仁，四肢青筋显露，可伴有肌肉活动时隐痛不适，舌痿不能伸缩，舌质暗淡或有瘀点、瘀斑，脉细涩。

证机概要：气虚血瘀，阻滞经络，筋脉失养。

治法：益气养营，活血行瘀。

代表方：圣愈汤合补阳还五汤加减。

常用药：人参、黄芪、当归、川芎、熟地黄、白芍、川牛膝、地龙、桃仁、红花、鸡血藤。

加减：手足麻木，舌苔厚腻者，加橘络、木瓜；下肢痿软无力，加杜仲、锁阳、桑寄生；若见肌肤甲错，形体消瘦，手足痿弱，为瘀血久留，可用圣愈汤送服大黄䗪虫丸，补虚活血，以丸图缓。

本病常有湿热、痰湿为患，用苦寒、燥湿、辛温等药物时要注意祛邪勿伤正，时时注意护阴，补虚扶正时亦当防止恋邪助邪。

四、转归预后

痿证的预后与病因、病程有关。外邪致痿，务必及时救治。多数早期急性病例，病情较轻浅，治疗效果较好，功能较易恢复；内伤致病或慢性病例，病势缠绵，病情迁延，渐至百节缓纵不收，脏气损伤加重，大多沉痼难治。年老体衰发病者，预后较差。

五、调护

1. 痿证的发生常与居住湿地、感受温热湿邪有关，因此，避居湿地，防御外邪侵袭，有助于痿证的预防和康复。

2. 病情危重，卧床不起，吞咽呛咳，呼吸困难者，要常翻身拍背，鼓励病人排痰，以防止痰湿壅肺和发生褥疮。对瘫痪者，应注意患肢保暖，保持肢体功能体位，防止肢体拳缩和关节僵硬，有利于日后功能恢复。由于肌肤麻木，知觉障碍，在日常生活与护理中，应避免冻伤或烫伤。

3. 痿证病人常因肌肉无力，影响肢体功能活动，坐卧少动，气血运行不畅，加重肌肉萎缩等症状。因此，应提倡病人进行适当锻炼，对生活自理者，可打太极拳，做五禽戏。病情较重者，可经常用手轻轻拍打患肢，以促进肢体气血运行，有利于康复。

4. 注意精神饮食调养。清心寡欲，避免过劳，生活规律，饮食宜清淡富有营养，忌油腻辛辣，对促进痿证康复亦具重要意义。

第三十二节 腰 痛

腰痛又称"腰脊痛"，是指因外感、内伤或挫闪导致腰部气血运行不畅，或失于濡养，引起腰脊或脊旁部位疼痛为主要症状的一种病证。

一、病因病机

（一）病因

外邪侵袭、体虚年衰、跌仆闪挫。

（二）病机

腰痛病位在腰府，与肾脏及膀胱经、任、督、冲、带脉等诸经脉相关。基本病机为筋脉痹阻，腰府失养。病理因素主要是湿与瘀。病理性质为本虚标实，经气闭涩为标，肾气内伤为本。以肾气亏虚为本，风、寒、湿、热、瘀血、气滞为标，是本病病理变化的特点。内伤多责之禀赋不足，肾亏腰府失养；外感为风、寒、湿、热诸邪痹阻经脉，或劳力扭伤，气滞血瘀，经脉不通而致腰痛。外感腰痛的主要发病机理是外邪痹阻经脉，气血运行不畅，多为实证。内伤腰痛多由肾精气亏虚，腰府失其濡养、温煦所致，多为虚证，或为虚实夹杂证。外感腰痛经久不愈，可转为内伤腰痛，由实转虚，内伤腰痛复感外邪则内外合邪，虚实相杂，病情因此加重而变复杂。

二、诊断与病证鉴别

（一）诊断依据

1. 急性腰痛，病程较短，轻微活动即可引起一侧或两侧腰部疼痛加重，脊柱两旁常有明显的按压痛。

2. 慢性腰痛，病程较长，缠绵难愈，腰部多隐痛或酸痛。常因体位不当、劳累过度、天气变化等因素而加重。

3. 本病常有居处潮湿阴冷、涉水冒雨、跌仆挫闪或劳损等相关病史。

（二）病证鉴别

1. 腰痛与背痛、尻痛、胯痛

腰痛是指腰背及其两侧部位的疼痛，背痛为背脊以上部位疼痛，尻痛是尻骶部位的疼痛，胯痛是指尻尾以下及两侧胯部的疼痛，疼痛的部位不同，应予区别。

2. 腰痛与肾痹

腰痛是以腰部疼痛为主；肾痹是指腰背强直弯曲，不能屈伸，行动困难而言，多由骨痹日久发展而成。

三、辨证论治

（一）辨证要点

腰痛辨证应辨外感、内伤与跌仆闪挫之外伤。外感者，多起病较急，腰痛明显，常伴有感受风、湿、寒、热等外邪症状。寒湿者，腰部冷痛重着，转侧不利，静卧病痛不减；湿热者，腰部热痛重着，暑湿天加重，活动后或可减轻；内伤者，多起病隐袭，腰部酸痛，病程缠绵，常伴有脏腑虚损症状，多见于肾虚；肾精亏虚者，腰痛缠绵，酸软无力；肾阳不足者，腰膝冷痛，喜温喜按，遇劳更甚，卧则减轻；肾阴亏损者，腰部隐痛，五心烦热；跌仆闪挫者，起病急，疼痛部位固定，瘀血症状明显，常有外伤史。

（二）治疗原则

腰痛治疗当分标本虚实。感受外邪属实，治宜祛邪通络，根据寒湿、湿热的不同，分别予以温散或清利；外伤腰痛属实，治宜活血祛瘀，通络止痛为主；内伤致病多属虚，治宜补肾固本为主，兼顾肝脾；虚实兼见者，宜辨主次轻重，标本兼顾。

（三）证治分类

1. 寒湿腰痛

主症：腰部冷痛重着，转侧不利，逐渐加重，静卧病痛不减，寒冷和阴雨天则加重，舌质淡，苔白腻，脉沉而迟缓。

证机概要：寒湿闭阻，滞碍气血，经脉不利。

治法：散寒行湿，温经通络。

代表方：甘姜苓术汤加减。

常用药：干姜、桂枝、甘草、牛膝、茯苓、白术、杜仲、桑寄生、续断。

加减：寒邪偏盛，腰部冷痛，拘急不舒，可

加熟附片、细辛；若湿邪偏胜，腰痛重着，苔厚腻，可加苍术、薏苡仁；年高体弱或久病不愈，肝肾虚损，气血亏虚，而兼见腰膝酸软无力、脉沉弱等症，宜独活寄生汤加附子。

2. 湿热腰痛

主症：腰部疼痛，重着而热，暑湿阴雨天气症状加重，活动后或可减轻，身体困重，小便短赤，苔黄腻，脉濡数或弦数。

证机概要：湿热壅遏，经气不畅，筋脉失舒。

治法：清热利湿，舒筋止痛。

代表方：四妙丸加减。

常用药：苍术、黄柏、薏苡仁、木瓜、络石藤、川牛膝。

加减：小便短赤不利，舌质红，脉弦数，加栀子、萆薢、泽泻、木通以助清利湿热；湿热蕴久，耗伤阴津，腰痛，伴咽干，手足心热，治当清利湿热为主，佐以滋补肾阴，酌加生地黄、女贞子、旱莲草。选用药物要注意滋阴而不恋湿。

3. 瘀血腰痛

主症：腰痛如刺，痛有定处，痛处拒按，日轻夜重，轻者俯仰不便，重则不能转侧，舌质暗紫，或有瘀斑，脉涩。部分病人有跌仆闪挫病史。

证机概要：瘀血阻滞，经脉痹阻，不通则痛。

治法：活血化瘀，通络止痛。

代表方：身痛逐瘀汤加减。

常用药：当归、川芎、桃仁、红花、䗪虫、香附、没药、五灵脂、地龙、牛膝。

加减：兼有风湿者，肢体困重，阴雨天加重，加独活、秦艽、金毛狗脊；腰痛日久肾虚者，兼见腰膝酸软无力，眩晕，耳鸣，小便频数，加桑寄生、杜仲、续断、熟地黄；腰痛引胁，胸胁胀痛不适，加柴胡、郁金；有跌仆、扭伤、挫闪病史，加乳香、青皮行气活血止痛；瘀血明显，腰痛入夜更甚，加全蝎、蜈蚣、白花蛇等虫类药以通络止痛。

4. 肾虚腰痛

（1）肾阴虚

主症：腰部隐隐作痛，酸软无力，缠绵不愈，心烦少寐，口燥咽干，面色潮红，手足心热，舌红少苔，脉弦细数。

证机概要：肾阴不足，不能濡养腰脊。

治法：滋补肾阴，濡养筋脉。

代表方：左归丸加减。

常用药：熟地黄、枸杞子、山萸肉、山药、龟甲胶、菟丝子、鹿角胶、牛膝。

加减：肾阴不足，常有相火偏亢，可酌情选用知柏地黄丸或大补阴丸加减化裁；虚劳腰痛，日久不愈，阴阳俱虚，阴虚内热者，可选用杜仲丸。

（2）肾阳虚

主症：腰部隐隐作痛，酸软无力，缠绵不愈，局部发凉，喜温喜按，遇劳更甚，卧则减轻，常反复发作，少腹拘急，面色㿠白，肢冷畏寒，舌质淡，脉沉细无力。

证机概要：肾阳不足，不能温煦筋脉。

治法：补肾壮阳，温煦经脉。

代表方：右归丸加减。

常用药：肉桂、附子、鹿角胶、杜仲、菟丝子、熟地黄、山药、山萸肉、枸杞子。

加减：肾虚及脾，脾气亏虚，证见腰痛乏力，食少便溏，甚或脏器下垂，应补肾为主，佐以健脾益气，升举清阳，加黄芪、党参、升麻、柴胡、白术。

如无明显阴阳偏盛者，可服用青娥丸，补肾治腰痛；房劳过度而致肾虚腰痛者，可用血肉有情之品调理，如河车大造丸、补髓丹等。

活血化瘀药可用于腰痛的不同证型，但疾病不同的阶段，所选取的药物和用量应有别。初发急性期，常选用小剂量的当归、川芎，养血和血，温通血脉；病情相对缓解期，可加重活血化瘀药物的剂量与作用；腰痛日久，屡次复发者，可活血化瘀配合搜风通络的药物，如桃仁、红花、三七、莪术、虻虫、水蛭、蜂房、全蝎、蜈蚣等。

第三十三节 乳 癖

乳癖是乳腺组织的既非炎症也非肿瘤的良性增生性疾病，相当于西医的乳腺增生病。其特点是单侧或双侧乳房疼痛并出现肿块，乳痛和肿块与月经周期及情志变化密切相关。乳房肿块大小不等，形态不一，边界不清，质地不硬，活动度好。本病好发于 25～45 岁的中青年妇女，其发病率占乳房疾病的 75%，是临床上最常见的乳房疾病。研究显示，本病有一定的癌变危险，尤其对伴有乳癌家族史的患者，更应引起重视。

一、病因病机

1. 由于情志不遂，忧郁不解，久郁伤肝，或受到精神刺激，急躁恼怒，可导致肝气郁结，气机阻滞，蕴结于乳房胃络，乳络经脉阻塞不通，不通则痛，而引起乳房疼痛；肝气郁久化热，热灼津液为痰，气滞痰凝血瘀即可形成乳房肿块。

2. 因冲任失调，使气血瘀滞，或阳虚痰湿内结，经脉阻塞，而致乳房结块、疼痛、月经不调。

二、诊断要点

1. 临床表现

好发病年龄在 25～45 岁。城市妇女的发病率高于农村妇女。社会经济地位高或受教育程度高、月经初潮年龄早、低经产状况、初次怀孕年龄大、未授乳和绝经迟的妇女为本病的高发人群。

乳房疼痛以胀痛为主，也有刺痛或牵拉痛。疼痛常在月经前加剧，经后疼痛减轻，或疼痛随情绪波动而变化，痛甚者不可触碰，行走或活动时也有乳痛。乳痛主要以乳房肿块处为甚，常涉及胸胁部或肩背部。有些患者还可伴有乳头疼痛和作痒，乳痛重者影响工作或生活。

乳房肿块可发生于单侧或双侧，大多位于乳房的外上象限，也可见于其他象限。肿块的质地中等或质硬不坚，表面光滑或呈颗粒状，活动度好，大多伴有压痛。肿块的大小不一，一般直径在 1～2cm，大者可超过 3cm。肿块的形态常可分为以下数种类型。

（1）片块型　肿块呈厚薄不等的片块状，圆盘状或长圆形，数目不一，质地中等或有韧性，边界清，活动度良好。

（2）结节型　肿块呈扁平或串珠状结节，形态不规则，边界欠清，质地中等或偏硬，活动度好。亦可见肿块呈米粒或砂粒样结节。

（3）混合型　有结节、条索、片块、砂粒样等多种形态肿块混合存在者。

（4）弥漫型　肿块分布超过乳房三个象限以上者。

乳房肿块可于经前期增大变硬，经后稍见缩小变软。个别患者还可伴有乳头溢液，溢液呈白色或黄绿色，或呈浆液状。

乳房疼痛和乳房肿块可同时出现，也可先后出现，或以乳痛为主，或以乳房肿块为主。患者还常伴有月经失调、心烦易怒等症状。

2. 辅助检查

乳房钼靶 X 线摄片、超声波检查及红外线热图像有助于诊断与鉴别诊断。对于肿块较硬或较大者，可考虑做组织病理学检查。

三、鉴别诊断

1. 乳岩

常无意中发现肿块，多无疼痛，逐渐长大，肿块质地坚硬如石，表面高低不平，边缘不整齐，常与皮肤粘连，活动度差，患侧淋巴结可肿大，后期溃破呈菜花样。

2. 乳核

多见于 20～25 岁女性，乳房肿块形如丸卵，质地坚实，表面光滑，边界清楚，活动度好，病程进展缓慢。

四、辨证论治

（一）论治方法

止痛与消块是治疗本病之要点。根据患者的年龄、病程，结合全身和局部症状进行辨证论治。对于长期服药而肿块不消反而增大，且质地较硬，边缘不清，疑有恶变者，应手术切除。

（二）分证治疗

1. 内治

（1）肝郁痰凝证

证候：多见于青壮年妇女。乳房肿块随喜怒消长，伴有胸闷胁胀，善郁易怒，失眠多梦，心烦口苦。苔薄黄，脉弦滑。

治法：疏肝解郁，化痰散结。

方药：逍遥蒌贝散加减。常用药物如柴胡、

郁金、当归、白芍、茯苓、白术、瓜蒌、半夏、制南星。

乳房胀痛明显加延胡索、川楝子、八月札；伴心烦易怒者加山栀、牡丹皮、黄芩。

（2）冲任失调证

证候：多见于中年妇女。乳房肿块月经前加重，经后缓减，伴有腰酸乏力，神疲倦怠，月经失调，量少色淡，或闭经。舌淡，苔白，脉沉细。

治法：调摄冲任。

方药：二仙汤合四物汤加减。常用药物如仙灵脾、当归、白芍、巴戟肉、肉苁蓉、制香附、郁金、天冬、贝母、知母。

肿块质地较硬者加生牡蛎、山慈菇、地鳖虫；乳房肿块呈囊性感者加白芥子、昆布、瓜蒌。

2. 外治

中药局部外敷于乳房肿块外，多为辅助疗法，如用阳和解凝膏掺黑退消或桂麝散盖贴，或以生白附子或鲜蟾蜍皮外敷，或用大黄粉以醋调敷。对外用药过敏者忌用。

五、预防与调护

1. 应保持心情舒畅，情绪稳定。
2. 应适当控制脂肪类食物的摄入。
3. 及时治疗月经失调等妇科疾患和其他内分泌疾病。
4. 对发病高危人群要重视定期检查。

第三十四节 湿疮

湿疮是一种过敏性炎症性皮肤病，相当于西医的湿疹。其特点是：具有对称分布，多形损害，剧烈瘙痒，倾向湿润，反复发作，易成慢性等。根据病程，可分为急性、亚急性、慢性三类。急性以丘疱疹为主，有渗出倾向；慢性以苔藓样变为主，易反复发作。本病男女老幼皆可发病，但以先天禀赋不耐者为多，无明显季节性，但冬季常复发。根据皮损形态不同，名称各异。如浸淫全身，滋水较多者，称为浸淫疮；以丘疹为主者，称为血风疮或粟疮。根据发病部位的不同，其名称也不同。如发于耳部者，称为旋耳疮；

发于手部者，称为病疮；发于阴囊部者，称为肾囊风；发于脐部者，称为脐疮；发于肘膝弯曲部者，称为四弯风；发于乳头者，称为乳头风。

一、病因病机

由于禀赋不耐，饮食失节，或过食辛辣刺激荤腥动风之物，脾胃受损，失其健运，湿热内生，又兼外受风邪，内外两邪相搏，风湿热邪浸淫肌肤所致。急性者以湿热为主；亚急性者多与脾虚湿恋有关；慢性者则多病久耗伤阴血，血虚风燥，乃致肌肤甲错。发于小腿者则常由经脉弛缓，青筋暴露，气血运行不畅，湿热蕴阻，肤失濡养所致。《医宗金鉴·血风疮》指出："此证由肝脾二经湿热，外受风邪，袭于皮肤，郁于肺经，致遍身生疮。形如粟米，瘙痒无度，抓破时津脂水浸淫成片，令人烦躁、口渴、瘙痒，日轻夜甚。"指出本病的发生与心、肺、肝、脾四经的病变有密切的关系。

二、诊断要点

1. 急性湿疮

相当于西医急性湿疹。

本病起病较快，皮损常为对称性、原发性和多形性（常有红斑、潮红、丘疹、丘疱疹、水疱、脓疱、流滋、结痂并存）。可发于身体的任何部位，亦可泛发全身，但常以头面、耳后、手足、阴囊、外阴、肛门等，多成对称分布。病变常为片状或弥漫性，无明显边界。皮损为多数密集的粟粒大小的丘疹、丘疱疹，基底潮红，由于搔抓，丘疹、丘疱疹或水疱顶端抓破后流滋、糜烂及结痂，皮损中心较重，外周有散在丘疹、红斑、丘疱疹，故边界不清。如不转化为慢性，1～2个月脱去痂皮而愈。自觉瘙痒剧烈，搔抓、肥皂热水烫洗、饮酒、食辛辣发物均可使皮损加重，瘙痒加剧，重者影响睡眠。搔抓染毒多致糜烂、渗液、化脓，并可发疖、臖核等。

2. 亚急性湿疮

相当于西医亚急性湿疹。

常由急性湿疮未能及时治疗，或处理失当，致病程迁延所致，亦可初发即呈亚急性湿疮。皮损较急性湿疮轻，以丘疹、结痂、鳞屑为主，仅有少量水疱及轻度糜烂。自觉剧烈瘙痒，夜间尤甚。

3. 慢性湿疮

相当于西医慢性湿疹。

常由急性和亚急性湿疮处理不当，长期不愈，或反复发作而成。部分病人一开始即表现为慢性湿疮的症状。

皮损多局限于某一部位，如小腿、手足、肘窝、腘窝、外阴、肛门等处。表现为皮肤肥厚粗糙，触之较硬，色暗红或紫褐色，皮纹显著或呈苔藓样变。皮损表面常附有鳞屑伴抓痕、血痂、色素沉着，部分皮损可出现新的丘疹或水疱，抓破后有少量流滋。发生于手足及关节部位者，常易出现皲裂，自觉疼痛影响活动。患者自觉瘙痒，呈阵发性，夜间或精神紧张、饮酒、食辛辣发物时瘙痒加剧。病程较长，反复发作，时轻时重。

湿疮由于病因和性质有所不同，好发某些特部位，临床表现可有一定的特异性。常见特定部位的湿疮有以下几种：

（1）耳部湿疮 又称旋耳疮。多发生在耳后皱襞处，也可见耳轮上部及外耳道，皮损表现为红斑、流滋、结痂及皲裂，有时带脂溢性，常两侧对称。

（2）头部湿疮 多由染发、生发、洗发剂等刺激引起。呈弥漫性，甚至累及整个头皮，可有脓性流滋，覆以或多或少的黄痂，痂多时可将头发黏结成团，或化脓染毒，发生臭味，甚至可使头发脱落。

（3）面部湿疮 常见于额部、眉部、耳前等处。皮损为淡色或微红的红斑，其上有或多或少的鳞屑，常对称，自觉瘙痒。由于面部要经常洗擦，或应用化妆品刺激，病情易反复发作。

（4）乳房湿疮 主要见于女性。损害局限于乳头，表现为潮湿、糜烂、流滋，上覆以鳞屑，或结黄色痂皮，反复发作，可出现皲裂、疼痛，自觉瘙痒，一般不化脓。

（5）脐部湿疮 皮损为位于脐窝的鲜红或暗红色斑片，或有糜烂、流滋、结痂，皮损边界清楚，不累及外周正常皮肤，常有臭味，自觉瘙痒，病程较长。

（6）手部湿疮 由于手是暴露部位，接触致病因素机会较多，故手部湿疮极为常见。好发于手背及指端掌面，可蔓延至手背和手腕部，皮损形态多样，边界不清，表现为潮红、糜烂、流滋、结痂。至慢性时，皮肤肥厚粗糙。因手指经常活动而皲裂，病程较长，顽固难愈。

（7）阴囊湿疮 为湿疮中常见的一种。局限于阴囊皮肤，有时可延至肛周甚至阴茎部。有潮湿型和干燥型两种：前者表现为整个阴囊肿胀、潮红、轻度糜烂、流滋、结痂，日久皮肤肥厚，皮色发亮，色素加深；后者潮红、肿胀不如前者，皮肤浸润变厚，呈灰色，上覆鳞屑，且有裂隙，经常搔抓则有不规则色素消失，瘙痒剧烈，夜间更甚，常影响睡眠和工作。

（8）小腿湿疮 好发于小腿下1/3内侧，常伴有青筋暴露，皮损呈局限性暗红色，弥漫密集丘疹、丘疱疹，糜烂、流滋，日久皮肤变厚，色素沉着。常伴发小腿溃疡。部分患者，皮损中心色素减退，可形成继发性白癜风。

（9）钱币状湿疮 是湿疮的一种特殊类型，因其皮损似钱币状而得名。常见于冬季，与皮肤干燥同时发生。皮损好发于手足背、四肢伸侧、肩、臀、乳房等处。皮损为红色小丘疹或丘疱疹，密集而成钱币状，滋水较多。慢性者，皮肤肥厚，表面有结痂及鳞屑，皮损的周围散发丘疹、水疱，常呈"卫星状"。自觉瘙痒剧烈，反复发作，不易治愈。

三、鉴别诊断

1. 接触性皮炎

主要与急性湿疮鉴别。接触性皮炎常有明确的接触史，皮损常限于接触部位，皮疹较单一，有水肿、水疱，境界清楚，去除病因后较快痊愈，不再接触即不复发。

2. 牛皮癣

与慢性湿疮相鉴别。本病好发于颈侧、肘、尾骶部，常不对称，有典型的苔藓样变，皮损倾向干燥，无多形性损害。

四、辨证论治

（一）论治方法

本病以清热利湿止痒为主要治法。急性者，

以清热利湿为主，慢性以养血润肤为主。外治宜用温和的药物，以免加重病情。

（二）分证治疗

1. 内治

（1）湿热蕴肤证

证候：发病快，病程短，皮损有潮红、丘疱疹，灼热瘙痒无休，抓破渗液流脂水；伴心烦口渴，身热不扬，大便干，小便短赤；舌红，苔薄白或黄，脉滑或数。

治法：清热利湿止痒。

方药：龙胆泻肝汤合萆薢渗湿汤加减。常用药物如龙胆草、栀子、黄芩、黄柏、薏苡仁、萆薢、车前草、牡丹皮、茯苓皮、苍术、苦参、生甘草。

水疱多，破后流滋多者，加土茯苓、鱼腥草；瘙痒重者，加紫荆皮、地肤子、白鲜皮；热盛者，加黄连解毒汤。

（2）脾虚湿蕴证

证候：发病较缓，皮损潮红，丘疹，或丘疱疹少，瘙痒，抓后糜烂渗出，可见鳞屑；伴纳少，腹胀便溏，易疲乏；舌淡胖，苔白腻，脉濡缓。

治法：健脾利湿止痒。

方药：除湿胃苓汤加减。常用药物如苍术、白术、猪苓、茯苓、山药、生薏苡仁、车前草、泽泻、徐长卿、防风、厚朴、茵陈、陈皮等。

胃纳不香者，加藿香、佩兰；剧痒，滋水多者，加滑石、苦参；胸闷不舒者，加柴胡、枳壳。

（3）血虚风燥证

证候：病程久，反复发作，皮损色暗或色素沉着，或皮损粗糙肥厚，剧痒难忍，遇热或肥皂水烫洗后瘙痒加重；伴有口干不欲饮，纳差，腹胀；舌淡，苔白，脉弦细。

治法：养血润肤，祛风止痒。

方药：当归饮子或四物消风饮加丹参、鸡血藤、乌梢蛇。常用药物如当归、白芍、川芎、生地黄、白蒺藜、防风、荆芥穗、何首乌、白鲜皮、黄芪、蝉蜕等。

瘙痒不能入眠者，加珍珠母（先煎）、夜交藤、酸枣仁；皮损粗糙、肥厚严重者，加丹参、鸡血藤、干地龙；口渴咽干者，加玄参、麦冬、石斛。

2. 外治

（1）急性湿疮 初起仅有潮红、丘疹，或少数水疱而无渗液时，外治宜清热安抚，避免刺激，可选用清热止痒的中药苦参、黄柏、地肤子、荆芥等煎汤湿敷，或10%黄柏溶液、炉甘石洗剂外搽。若水疱糜烂、渗出明显时，外治宜收敛、消炎，促进表皮恢复，可选用黄柏、生地榆、马齿苋、野菊花等煎汤，或10%黄柏溶液、三黄洗剂等湿敷，或2%～3%硼酸水冷敷，再用青黛散麻油调搽。急性湿疮后期滋水减少时，外治宜保护皮损，避免刺激，促进角质新生，清除残余炎症，可选黄连软膏、青黛膏外搽。

（2）亚急性湿疮 外治原则为消炎、止痒、干燥、收敛，选用青黛膏、3%黑豆馏油、5%黑豆馏油软膏外搽。

（3）慢性湿疮 外治原则以止痒，抑制表皮细胞增生，促进真皮炎症浸润吸收为主，可选用各种软膏剂、乳剂，根据瘙痒及皮肤肥厚程度加入不同浓度的止痒剂、角质促成和溶解剂，一般可外搽5%硫黄软膏、5%～10%复方松馏油软膏、10%～20%黑豆馏油软膏。

五、预防与调护

1. 急性湿疮，忌用热水烫洗，忌用肥皂等刺激物洗患处。

2. 湿疮患者，应避免搔抓，以防感染。

3. 湿疮患者应忌食辛辣及鱼虾、鸡、鹅、牛、羊肉等发物，亦应忌食香菜、韭菜、芹菜、姜、葱、蒜等辛香之品。

4. 急性湿疮或慢性湿疮急性发作期间，应暂缓预防注射各种疫苗。

第三十五节 痔

痔是直肠末端黏膜下和肛管皮下的静脉丛发生扩大曲张所形成的柔软静脉团，是临床常见病、多发病，故民间有"十人九痔"之说。本病好发于 20 岁以上的成年人，儿童很少发生。根据发病部位的不同，分为内痔、外痔和混合痔。

1. 内痔

内痔是指肛门齿状线以上，直肠末端黏膜下的痔内静脉丛扩大曲张和充血所形成的柔软静脉团。是肛门直肠病中最常见的疾病。好发于截石位的 3、7、11 点处，又称为母痔区，其余部位发生的内痔，均称为子痔。其特点是便血，痔核脱出，肛门不适感。

2. 外痔

外痔是指发生于齿状线以下，是由痔外静脉丛扩大曲张或痔外静脉丛破裂或反复发炎纤维增生而成的疾病。其表面被皮肤覆盖，不易出血。其特点是自觉肛门坠胀、疼痛，有异物感。由于临床症状和病理特点及其过程的不同，可分为静脉曲张性外痔、血栓性外痔和结缔组织外痔等。

（1）结缔组织外痔　是指急慢性炎症的反复刺激，使肛门缘皱襞的皮肤发生结缔组织增生、肥大，痔内无曲张的静脉丛。包括哨兵痔、赘皮外痔。肛门异物感为其主要症状。

（2）静脉曲张性外痔　是齿状线以下的痔外静脉丛发生扩大曲张，在肛缘形成的柔软团块。以肛门坠胀不适为主要症状。

（3）血栓性外痔　是指痔外静脉破裂出血，血积皮下而形成的血凝块。其特点是肛门部突然剧烈疼痛，并有暗紫色血块。好发于膀胱截石位的 3、9 点处。

3. 混合痔

混合痔是指同一方位的，内外痔静脉丛曲张，相互沟通吻合，使内痔部分和外痔部分形成一整体者。多发于截石位 3、7、11 点处，以 11 点处最为多见。兼有内痔、外痔的双重症状。

一、病因病机

内痔的发生，主要是由于先天性静脉壁薄弱，兼因饮食不节、过食辛辣醇酒厚味，燥热内生，下迫大肠，以及久坐久蹲、负重远行、便秘努责、妇女生育过多、腹腔癥瘕，致血行不畅，血液瘀积，热与血相搏，则气血纵横，筋脉交错，结滞不散而成。

结缔组织外痔是由于肛门裂伤、内痔反复脱垂或产育努力，导致邪毒外侵，湿热下注，使局部气血运行不畅，筋脉阻滞，瘀结不散，日久结为皮赘。

静脉曲张性外痔多因 Ⅱ、Ⅲ 期内痔反复脱出，或经产、负重努力，腹压增加致筋脉横解，瘀结不散而成。

血栓性外痔是由于排便努挣或用负重致肛缘痔外静脉破裂，离经之血瘀积皮下而成。

二、诊断要点

（一）内痔

1. 临床症状

（1）便血　是内痔最常见的早期症状。初起多为无痛性便血，血色鲜红，不与粪便相混。可表现为手纸带血、滴血、喷射状出血，便后出血停止。出血呈间歇性。饮酒、疲劳、过食辛辣食物、便秘等诱因，常使症状加重。出血严重者可出现继发性贫血。

（2）脱出　随着痔核增大，排便时可脱出肛门外。若不及时回纳，可致内痔嵌顿。

（3）肛周潮湿、瘙痒　痔核反复脱出，肛门括约肌松弛，常有分泌物溢于肛门外，故感肛门潮湿；分泌物长期刺激肛周皮肤，易发湿疹、瘙痒不适。

（4）疼痛　脱出的内痔发生嵌顿，引起水肿、血栓形成、糜烂坏死，可有剧烈疼痛。

（5）便秘　患者常因出血而人为地控制排便，造成习惯性便秘，干燥粪便又极易擦伤痔核表面黏膜而出血，形成恶性循环。

2. 专科检查

指诊检查可触及柔软、表面光滑、无压痛的黏膜隆起，肛门镜下可见齿线上黏膜有半球状隆起，色暗紫或深红，表面可有糜烂或出血点。

3. 分期

Ⅰ期：痔核较小，不脱出，以便血为主。

Ⅱ期：痔核较大，大便时可脱出肛外，便后自行回纳，便血或多或少。

Ⅲ期：痔核更大，大便时痔核脱出肛外，甚者行走、咳嗽、喷嚏、站立时痔核脱出，不能自行回纳，须用手推或平卧、热敷后才能回纳，便血不多或不出血。

Ⅳ期：痔核脱出，未能及时回纳，嵌顿于外，因充血、水肿和血栓形成，以致肿痛、糜烂和坏死，即嵌顿性内痔。

（二）外痔

1. 静脉曲张性外痔

发生在肛管或肛缘皮下，局部有椭圆形或长形肿物，触之柔软。便时或下蹲等致腹压增加时，肿物增大，并呈暗紫色，按之较硬，便后或按摩后肿物缩小变软。一般不疼痛，仅觉肛门部坠胀不适。若便后肿物不缩小，可致周围组织水肿而引起疼痛。有静脉曲张外痔的患者，多伴有内痔。

2. 血栓性外痔

肛门部突然剧烈疼痛，肛缘皮下有一触痛性肿物，排便、坐下、行走甚至咳嗽等动作均可使疼痛加剧。检查时在肛缘皮肤表面有一暗紫色圆形硬结节，界限清楚，触按痛剧。有时经3～5天血块自行吸收，疼痛缓解而自愈。

3. 结缔组织外痔

肛门边缘处赘生皮瓣，逐渐增大，质地柔软，一般无疼痛，不出血，仅觉肛门有异物感，常因染毒而肿胀，自觉疼痛，肿胀消失后，赘皮依然存在。若发生于截石位6、12点处的外痔，常由肛裂引起，又称哨兵痔或裂痔；若发于3、7、11点处的外痔，多伴有内痔；赘皮呈环形或形如花冠状的，多见于经产妇。

（三）混合痔

内痔与外痔相连，无明显分界，括约肌间沟消失。用力排便或负重等致腹压增加，可一并扩大隆起。内痔部分较大者，常可脱出肛门外。

三、鉴别诊断

1. 直肠息肉

多见儿童，脱出息肉一般为单个。头圆而有长蒂，表面光滑，质较痔核稍硬，活动度大，容易出血，但多无射血、滴血现象。

2. 肛乳头肥大

呈锥形或鼓槌状，灰白色，表面为上皮，一般无便血，常有疼痛或肛门坠胀，过度肥大者，便后可脱出肛门外。

3. 脱肛

直肠黏膜或直肠环状脱出，有螺旋状皱折，表面光滑，无静脉曲张，一般不出血，脱出后有黏液分泌。

4. 直肠癌

多见于中、老年人，粪便中混有脓血、黏液、腐臭的分泌物，便意频数，里急后重，晚期大便变细。指检常可触及菜花状肿物，或凹凸不平溃疡，质地坚硬，不能推动，触之易出血。

5. 下消化道出血

溃疡性结肠炎、克罗恩病、直肠血管瘤、憩室病、家族性息肉病等，常有不同程度的便血，需做乙状结肠镜、纤维结肠镜检查或X线钡剂灌肠造影才能鉴别。

6. 肛裂

便鲜血，量较少，肛门疼痛剧烈，呈周期性，多伴有便秘，局部检查可见6点或12点处肛管有梭形裂口。

四、辨证论治

（一）论治方法

内治法多适用于Ⅰ、Ⅱ期内痔，或内痔嵌顿继发感染，或年老体弱，或兼有其他严重慢性疾病，不宜手术治疗者。对于症状明显，保守治疗无效者，应采取手术治疗。

（二）分证治疗

1. 内治

（1）风热肠燥证

证候：大便带血，滴血或喷射状出血，血色鲜红，大便秘结，或有肛门瘙痒，舌质红，苔薄黄，脉数。

治法：清热凉血祛风。

方药：凉血地黄汤加减。常用药物如生地黄、黄连、白芍、地榆、槐角、当归、升麻、天花粉、黄芩、荆芥、枳壳等。

大便秘结者，加当归、麻仁、大黄。

（2）湿热下注证

证候：便血色鲜，量较多，肛内肿物外脱，

可自行回纳，肛门灼热，重坠不适，苔黄腻，脉弦数。

治法：清热利湿止血

方药：脏连丸加减。常用药物如猪大肠、黄连。

出血多者，加地榆炭、仙鹤草；灼热较甚者，加白头翁、秦艽等。

（3）气滞血瘀证

证候：肛内肿物脱出，甚或嵌顿，肛管紧缩，坠胀疼痛，甚则内有血栓形成，肛缘水肿，触痛明显，舌质红，苔白，脉弦细涩。

治法：清热利湿，行气活血。

方药：止痛如神汤加减。常用药物如当归、黄柏、桃仁、槟榔、皂角、苍术、秦艽、防风、泽泻、大黄等。

肿物紫暗明显者，加红花、丹皮；肿物淡红光亮者，加龙胆草、木通等。

（4）脾虚气陷证

证候：肛门松弛，内痔脱出不能自行回纳，需用手法还纳，便血色鲜或淡，伴头晕气短，面色少华，神疲自汗，纳少便溏等，舌淡，苔薄白，脉细弱。

治法：补中益气，升阳举陷。

方药：补中益气汤加减。常用药物如人参、黄芪、升麻、柴胡、白术、当归、陈皮、炙甘草等。

血虚者合四物汤；大便干者，加肉苁蓉、火麻仁。

2. 外治

适用于各期内痔及内痔嵌顿肿痛等。

（1）熏洗法 以药物加水煮沸，先熏后洗，或用毛巾蘸药液做湿热敷，具有活血止痛、收敛消肿等作用，常用五倍子汤、苦参汤等。

（2）外敷法 将药物敷于患处，具有消肿止痛、收敛止血、祛腐生肌等作用。应根据不同症状选用油膏、散剂，如消痔膏、五倍子散。

（3）塞药法 将药物制成栓剂，塞入肛内，具有消肿、止痛、止血等作用，如痔疮栓。

（4）枯痔法 即以药物如枯痔散、灰皂散敷于Ⅱ、Ⅲ期能脱出肛外的内痔痔核的表面，具有

强度腐蚀作用，能使痔核干枯坏死，达到痔核脱落痊愈的目的。此法目前已少采用。

五、预防与调护

1. 养成每天定时排便的良好习惯，防止便秘，蹲厕时间不宜过长，以免肛门部淤血。

2. 注意饮食调和，多喝开水，多食蔬菜，少食辛辣食物。

3. 避免久坐久立，进行适当的活动或定时做肛门括约肌运动。

4. 发生内痔应及时治疗，防止进一步发展。

第三十六节 肠 痈

肠痈是指发生于肠道的痈肿，属内痈范畴。肠痈病名最早见于《素问·厥论》："少阳厥逆……发肠痈"。《金匮要略》总结了肠痈辨证论治的基本规律，推出了大黄牡丹皮汤等有效方剂，至今仍在应用。本病的特点是转移性右下腹疼痛，伴恶心、呕吐、发热，右下腹局限性压痛或拒按。西医学的急性阑尾炎、回肠末端憩室炎、克罗恩病等均属肠痈范畴，其中以急性阑尾炎最为常见。肠痈可发生于任何年龄，以青壮年为多，男性多于女性。占外科住院病人的 10% ~ 15%，居外科急腹症的首位。

一、病因病机

1. 饮食不节

暴饮暴食，嗜食生冷油腻，损伤脾胃，导致肠道功能失调，糟粕积滞，湿热内生，积结肠道而成痈。

2. 饱食后急剧奔走或跌仆损伤

饱食后急剧奔走或跌仆损伤，致气血瘀滞，肠道运化失司，败血浊气壅遏而成痈。

3. 寒温不节

寒温不节，外邪侵入肠中，经络受阻，郁久化热成痈。

4. 情志所伤

郁怒伤肝，肝失疏泄，忧思伤脾，气机不畅，肠内痞塞，食积痰凝，瘀结化热而成痈。

上述因素，均可损伤肠胃，导致肠道传化失

司，糟粕停滞，气滞血瘀，瘀久化热，热胜肉腐而成痈肿。

二、诊断要点

1. 临床表现

（1）初期 腹痛多起于脐周或上腹部，数小时后，腹痛转移并固定在右下腹部，疼痛呈持续性、进行性加重。70%～80%的病人有转移性右下腹痛的特点，但也有一部分病例发病开始即出现右下腹痛。右下腹压痛是本病常见的重要体征，压痛点通常在麦氏点（右髂前上棘与脐连线上的中、外三分之一交界处），可随阑尾位置变异而改变，但压痛点始终在一个固定的位置上。两侧足三里、上巨虚穴附近（阑尾穴）可有压痛点。一般可伴有轻度发热、恶心、纳减、舌苔白腻、脉弦滑或弦紧等。

（2）酿脓期 若病情发展，渐至化脓，则腹痛加剧，右下腹明显压痛、反跳痛，局限性腹皮挛急，或右下腹可触及包块，壮热不退，恶心呕吐，纳呆，口渴，便秘或腹泻，舌红苔黄腻，脉弦数或滑数。

（3）溃脓期 腹痛扩展至全腹，腹皮挛急，全腹压痛、反跳痛，恶心呕吐，大便秘结或似痢不爽，壮热自汗，口干唇燥，舌质红或绛，苔黄糙，脉洪数或细数等。

（4）变症 ①慢性肠痈：本病初期腹痛较轻，身无寒热或微热，病情发展缓慢，苔白腻，脉迟紧，或有反复发作病史，为寒湿夹瘀血凝结所致。②腹部包块：本病发病4～5天后，身热不退，腹痛不减，右下腹出现压痛性包块（阑尾周围脓肿），或在腹部其他部位出现压痛性包块（肠间隙、膈下或盆腔脓肿），为湿热瘀结，热毒结聚而成。③湿热黄疸：本病发病过程中，可出现寒战高热，肝大和压痛，黄疸（门静脉炎），延误治疗可发展为肝痈。④内外瘘形成：腹腔脓肿形成后若治疗不当，部分病例脓肿可向小肠或大肠内穿溃，亦可向膀胱、阴道或腹壁穿破，形成各种内瘘或外瘘，脓液从瘘管排出。

2. 实验室和其他辅助检查

血常规检查，初期，多数患者白细胞计数及中性粒细胞比例增高，在酿脓期和溃脓期，白细胞计数常升至18×10^9/L以上。盲肠后位阑尾炎可刺激右侧输尿管，尿中可出现少量红细胞和白细胞。诊断性腹腔穿刺检查和B型超声检查对诊断有一定帮助。脓液细菌培养及药敏试验有助于确定致病菌种类，可有针对性地选择抗生素。

三、鉴别诊断

1. 胃、十二指肠溃疡穿孔

穿孔后溢液可沿升结肠旁沟流至右下腹部，很似急性阑尾炎的转移性腹痛。病人既往多有溃疡病史，突发上腹剧痛，迅速蔓延至全腹，除右下腹压痛外，上腹仍具疼痛和压痛，腹肌板状强直，肠鸣音消失，可出现休克。多有肝浊音界消失，X线透视或摄片多有腹腔游离气体。如诊断有困难，可行诊断性腹腔穿刺检查。

2. 右侧输尿管结石

腹痛多在右下腹，为突发性绞痛，并向外生殖器部放射，腹痛剧烈但体征不明显。肾区叩痛，尿液检查有较多红细胞。B型超声检查表现为特殊结石声影和肾积水等。X线摄片约90%在输尿管走行部位可显示结石影。

3. 妇产科疾病

（1）宫外孕破裂 常有急性失血症状和下腹疼痛症状，有停经史，妇科检查阴道内有血液，阴道后穹隆穿刺有血等。

（2）卵巢滤泡或黄体破裂 临床表现与宫外孕破裂相似。

（3）卵巢囊肿扭转 腹痛突然而剧烈，盆腔检查可发现右侧囊性肿物。

（4）急性输卵管炎 腹部检查时压痛部位较阑尾炎部位低，且左右两侧均有压痛，白带增多或有脓性分泌物，分泌物涂片检查可见革兰阴性双球菌。

此外，有时还需与急性胃肠炎、右侧肺炎和胸膜炎、急性胆囊炎、急性肠系膜淋巴结炎等疾病进行鉴别。

四、辨证论治

（一）论治方法

六腑以通为用，通腑泻热是治疗肠痈的关

键，及早应用清热解毒、活血化瘀法可以缩短疗程。初期（急性单纯性阑尾炎）、酿脓期轻证（轻型急性化脓性阑尾炎）及右下腹出现包块者（阑尾周围脓肿），采用中药治疗效果较好。反复发作或病情严重者，应及时采取手术和中西医结合治疗。

（二）分证治疗

1. 内治

（1）瘀滞证

证候：转移性右下腹痛，呈持续性、进行性加剧，右下腹局限性压痛或拒按，伴恶心纳差，可有轻度发热，苔白腻，脉弦滑或弦紧。

治法：行气活血，通腑泻热。

方药：大黄牡丹汤合红藤煎剂加减。常用药物如大黄、芒硝、桃仁、牡丹皮、冬瓜仁、红藤、延胡索、乳香、没药等。

气滞重者，加青皮、枳实、厚朴；瘀血重者，加丹参、赤芍；恶心加姜半夏、竹茹。

（2）湿热证

证候：腹痛加剧，右下腹或全腹压痛、反跳痛，腹皮挛急，右下腹可摸及包块，壮热，纳呆，恶心呕吐，便秘或腹泻；舌红，苔黄腻，脉弦数或滑数。

治法：通腑泻热，解毒利湿透脓。

方药：复方大柴胡汤加减。常用药物如柴胡、黄芩、枳壳、川楝子、大黄、延胡索、白芍、蒲公英、木香、丹参、甘草。

湿重者，加藿香、佩兰、薏苡仁；热甚者，加黄芩、黄连、蒲公英、生石膏；右下腹有包块者，加炮山甲、皂刺。

（3）热毒证

证候：腹痛剧烈，全腹压痛、反跳痛，腹皮挛急，高热不退，或恶寒发热，时时汗出，烦渴，恶心呕吐，腹胀，便秘或似痢不爽；舌红绛而干，苔黄厚干燥或黄糙，脉洪数或细数。

治法：通腑排脓，养阴清热。

方药：大黄牡丹汤合透脓散加减。常用药物如大黄、牡丹皮、桃仁、冬瓜仁、芒硝、当归、皂角刺、穿山甲、川芎、黄芪、生甘草等。

腹胀，加厚朴、青皮；腹痛剧烈，加延胡索、广木香；口干舌燥，加生地黄、玄参、石斛、天花粉。

2. 外治

无论脓已成或未成，均可选用金黄散、玉露散或双柏散，用水或蜜调成糊状，外敷右下腹；或用消炎散加黄酒或加醋调敷。阑尾周围脓肿形成后，可先行脓肿穿刺抽脓，注入抗生素（2~3天抽脓1次），用金黄膏或玉露膏外敷。

采用通里攻下、清热解毒等中药，如大黄牡丹汤、复方大柴胡汤等煎剂150~200mL，直肠内缓慢滴入（滴入管插入肛门内15cm以上，药液30分钟左右滴完），使药液直达下段肠腔，加速吸收，以达到通腑泻热排毒的目的。

五、预防与调护

1. 避免饮食不节和食后剧烈运动，养成规律性排便习惯。驱除肠道内寄生虫，预防肠道感染。

2. 初期、酿脓期肠痈（急性单纯性、轻度化脓性阑尾炎和阑尾周围脓肿），可根据食欲情况给予清淡软食或半流食，并发腹膜炎者应根据病情给予流质饮食或禁食。

3. 除初期肠痈（急性单纯性阑尾炎）外，一般应卧床休息，对并发腹膜炎及阑尾周围脓肿的病人，采取有效的半卧位，防止过早下床活动，以免病情反复。

4. 本病复发率很高，为了防止复发，一般主张在临床症状和体征消失后，继续坚持服用中药7~14天，可明显降低复发率。

第三十七节 崩 漏

崩漏是指经血非时暴下不止或淋沥不尽，前者称崩中，后者称漏下，由于崩与漏二者常相互转化，故概称崩漏。

一般突然出血，来势急，出血量多的叫崩；淋沥下血，来势缓，出血量少的叫漏。崩漏是月经周期、经期、经量严重紊乱的月经病。

西医学的功能失调性子宫出血可参照本病治疗和处理。

一、病因病机

(一) 病因

崩漏的病因较为复杂，常见有血热、肾虚、脾虚、血瘀四个方面。

1. 血热

素体阳盛，或情志不遂，肝郁化火，或感受热邪，或过食辛辣助阳之品，火热内盛，热伤冲任，迫血妄行，非时而下，遂致崩漏。

2. 肾虚

先天肾气不足，绝经期肾气渐衰，或早婚多产，房事不节，损伤肾气；若耗伤精血，则肾阴虚损，阴虚内热，迫血妄行，以致经血非时而下；或命门火衰，肾阳虚损，封藏失职，冲任不固，不能制约经血，而致崩漏。

3. 脾虚

忧思过度，劳倦伤脾，脾气亏虚，统摄无权，冲任失固，不能约制经血而成崩漏。

4. 血瘀

七情内伤，气滞血瘀，或感受寒热之邪，寒凝或热灼致瘀，瘀阻冲任，血不循经，非时而下，发为崩漏。

(二) 病机

崩漏的主要病机是冲任损伤，不能制约经血。崩漏为经乱之甚，其发病常相互兼加。如肝郁化火之实热，既有火热扰血、迫经妄行的病机，又有肝失疏泄、血海蓄溢失常的病机。如肝郁脾虚，或肝肾亏虚，又有脾失统摄、肾失封藏而致冲任不固的病机夹杂其中。

二、诊断要点

1. 病史

(1) 既往多有月经先期、经期延长、月经过多等病史。

(2) 年龄、孕产史、目前采取的避孕措施、使用性激素类药物等情况。

(3) 肝病、血液病、高血压以及甲状腺、肾上腺、脑垂体病史。

2. 症状

月经不按周期而妄行，出血量多如崩，或量少淋沥漏下不止。或停经数月骤然暴下，继而淋沥不断，或淋沥量少数月又突然暴下如注。

3. 检查

(1) 妇科检查 出血来自宫腔。无器质性病变及妊娠迹象。

(2) 辅助检查

1) B超检查：排除妊娠、生殖器官肿瘤或赘生物等。

2) 血液检查：可见血红蛋白偏低，无血液病。

3) 卵巢功能测定：基础体温呈单相型。

4) 诊断性刮宫：病理检查，排除子宫内膜恶性病变。

三、鉴别诊断

崩漏为月经的周期、经期及经量发生严重紊乱的疾病。表现为周期、经期紊乱，或暴下不止，或淋沥不断。

1. 月经先期及月经先后无定期

月经周期异常，经期和经量无明显异常表现。

2. 经期延长

仅为经期的延长，月经周期和经量无明显异常表现。

3. 月经过多

月经量明显增多，能自行停止，周期和经期无异常。

四、辨证论治

(一) 辨证要点

崩漏辨证首先要根据出血的期、量、色、质辨明血证的属性，以分清寒热虚实。一般经血非时崩下，量多势急，继而淋沥不止，色淡，质稀，多属虚；经血非时暴下，血色鲜红或深红，质地稠黏，多属实热；淋沥漏下，血色紫红，质稠，多属虚热；经来无期，时来时止，时多时少，或久漏不止，色暗夹血块，多属瘀滞。出血急骤多属气虚或血热，淋沥不断多属虚热或血瘀。

一般而言，崩漏虚证多而实证少，热证多而寒证少。即便是热证亦是虚热为多，但发病初期可为实热，失血伤阴即转为虚热。

（二）论治方法

崩漏的治疗原则应根据其病情缓急和出血时间长短的不同，本着"急则治其标，缓则治其本"的原则，灵活掌握"塞流、澄源、复旧"三法。

1. 塞流

即是止血。暴崩之际，急当止血防脱，首选补气摄血法，如用生脉散。若见四肢厥逆、脉微欲绝等阳微欲脱之证，则用参附汤回阳救逆，固脱止血。艾灸百会、大敦、隐白穴。

2. 澄源

即正本清源，根据不同证型辨证论治。切忌不问缘由，概投寒凉或温补之剂，专事止涩，致犯"虚虚实实"之戒。

3. 复旧

即固本善后，调理恢复。但复旧并非全在补血，而应及时地调补肝肾、补益心脾以资血之源，安血之室，调经固本。视其病势，于善后方中寓治本之法。调经治本，其本在肾，故总宜填补肾精，补益肾气，固冲调经，使本固血充，则周期可望恢复正常。

总之，临证治疗崩漏一定要分清病情轻重缓急、病程长短和出血量多少，遵循"塞流、澄源、复旧"三大法则分阶段、分步骤进行。但三法又不可截然分开，往往塞流需结合澄源，澄源应结合复旧。出血量多势急阶段以治标为主，应塞流止血为先；量少势缓时以治本为要，应塞流结合澄源；血止以后还应继续澄源固本，善后复旧，以恢复冲任气血蓄溢之周期和胞宫定期藏泻之规律，达到彻底治愈之目的。

（三）分证治疗

1. 出血期治疗

出血期治疗以塞流为主，结合澄源。

（1）血热证

1）虚热证

证候：经血非时而下，量少淋沥，血色鲜红而质稠，心烦潮热，小便黄少，或大便干燥，舌质红，苔少，脉细数。

治法：养阴清热，固冲止血。

方药：上下相资汤。

如暴崩下血者，加仙鹤草、乌贼骨；淋沥不断者，加茜草、三七；心烦少寐者，加炒枣仁、柏子仁；烘热汗出，眩晕耳鸣者，加龟甲、龙骨。

2）实热证

证候：经血非时暴下，或淋沥不净又时而增多，血色深红或鲜红，质稠，或有血块，唇红目赤，烦热口渴，或大便干结，小便黄，舌红，苔黄，脉滑数。

治法：清热凉血，止血调经。

方药：清热固经汤加减。

因外感热邪或过服辛燥助阳之品酿成实热崩漏，症见暴崩、发热、口渴、苔黄、脉洪大有力者，加贯众炭、蒲公英、马齿苋；实热耗气伤阴，出现气阴两虚证者，合生脉散加沙参；如实热已除，血减少而未止者，当根据证候变化塞流佐以澄源，随证遣方中酌加仙鹤草、茜草、益母草。

（2）肾虚证

1）肾阴虚证

证候：经乱无期，出血淋沥不净或量多，色鲜红，质稠，头晕耳鸣，腰膝酸软，或心烦，舌质偏红，苔少，脉细数。

治法：滋肾益阴，止血调经。

方药：左归丸去牛膝，合二至丸，或滋阴固气汤。

如咽干、眩晕者，加玄参、牡蛎、夏枯草；心烦、眠差者，加五味子、柏子仁、夜交藤。

2）肾阳虚证

证候：经来无期，出血量多或淋沥不尽，色淡质清，畏寒肢冷，面色晦暗，腰腿酸软，小便清长，舌质淡，苔薄白，脉沉细。

治法：温肾固冲，止血调经。

方药：右归丸加黄芪、党参、三七。

因肉桂宣通血脉而辛温行血，出血期宜去之。

3）肾气虚证

证候：青春期少女或围绝经期妇女，出血量多势急如崩，或淋沥日久，色淡红或暗红，质清稀，面色晦暗，眼眶暗，小腹空坠，腰膝酸软，舌淡暗，苔白润，脉沉细。

治法：补肾益气，固冲止血。

方药：加减苁蓉菟丝子丸加党参、黄芪、阿胶。

（3）脾虚证

证候：经血非时而至，崩中暴下继而淋沥，血色淡而质薄，气短神疲，面色㿠白，或面浮肢肿，手足不温，舌质淡，苔薄白，脉弱或沉细。

治法：补气升阳，止血调经。

方药：举元煎合安冲汤加炮姜炭。

久崩不止，症见头昏、乏力、心悸、失眠者，酌加制首乌、桑寄生、五味子；崩中量多者，加山茱萸、仙鹤草、血余炭敛阴止血。

（4）血瘀证

证候：经血非时而下，时下时止，或淋沥不净，色紫黑有块，或有小腹疼痛，舌质紫暗，苔薄白，脉涩或细弦。

治法：活血化瘀，止血调经。

方药：桃红四物汤加三七粉、茜草炭、炒蒲黄。

少腹冷痛，经色黯黑夹块，为寒凝血瘀，加艾叶炭、炮姜炭；血多者，暂去当归、红花，加乌贼骨、仙鹤草、血余炭；口干苦，血色红而量多，苔薄黄者，为瘀久化热，加炒地榆、贯仲炭、夏枯草。

2. 血止后治疗

血止后治疗以复旧为主，结合澄源。

（1）辨证求因、治本调经　一般说来，可在血止后根据患者不同年龄运用中药调整月经周期、促进卵泡发育成熟并排卵，多以调补肝肾佐以理气和血之法，方用大补元煎合寿胎丸、二至丸加减；通过B超监测卵泡发育接近成熟时，佐以活血通络之品，如茺蔚子、红花、路路通、鸡血藤、丹参等，同时酌加巴戟天、肉苁蓉、补骨脂等温补肾阳。如基础体温上升，说明已排卵，此时当温肾暖宫、调肝养血，以维持黄体功能，方用加减苁蓉菟丝子丸化裁。

（2）中药周期疗法　经后期着重补肾调肝养血，促进卵泡发育成熟；经间期着重助阳活血，促进阴阳转化，诱发排卵；经前期着重补肾助阳养肝，维持黄体功能；经行之际，着重活血调

经，根据经量多少随证用药。一般连续治疗3~6个周期，可望逐渐建立正常月经周期，并恢复排卵。

五、预防与调护

1. 预防

（1）重视经期卫生，尽量避免或减少宫腔手术。

（2）早期治疗月经过多、经期延长、月经先期等月经病，以防发展成崩漏。

2. 调护

（1）注重个人卫生，预防感染。

（2）调理饮食，增加营养。

（3）劳逸结合，调畅情志。

第三十八节　痛　经

妇女正值经期或行经前后，出现周期性小腹疼痛，或痛引腰骶，甚至剧痛昏厥者，称为痛经，亦称"经行腹痛"。

痛经可分为原发性痛经和继发性痛经。原发性痛经又称功能性痛经，是指生殖器官无器质性病变者，以青少年女性多见；继发性痛经是指由于盆腔器质性疾病引起的痛经，常见于育龄期妇女。

一、病因病机

（一）病因

痛经发病有情志所伤、起居不慎或六淫为害等不同病因，并与素体及经期、经期前后特殊的生理环境有关。

1. 气滞血瘀

素多抑郁，经期或经期前后复伤于情志，肝气更为怫郁，郁则气滞，气滞则血亦瘀滞，血海气机不利，经血运行不畅，发为痛经。

2. 寒凝血瘀

多因经期冒雨、涉水、游泳，或经水临行贪食生冷，内伤于寒，或过于贪凉，或生活环境潮湿，风冷寒湿客于冲任、胞中，以致经血凝滞不畅；或素禀阳虚，阴寒内盛，冲任虚寒，致使经水运行迟滞，使血滞不行，留聚而痛。

3. 湿热瘀阻

素有湿热内蕴，流注冲任，阻滞气血；或于经期、产后而感湿热之邪，稽留于冲任，或蕴结于胞中，湿热与经血相搏结，故发为痛经。

4. 气血虚弱

脾胃素弱，化源不足，或大病久病，气血俱虚，冲任气血虚少，或行经以后，血海空虚，冲任、胞脉失于濡养，兼之气虚血滞，无力流通，因而发生痛经。

5. 肾气亏虚

多因禀赋素弱，肝肾本虚，或因多产房劳，损及肝肾，精亏血少，冲任不足，胞脉失养，行经之后，精血更虚，冲任、胞宫失于濡养，而致痛经。

（二）病机

痛经病位在冲任、胞宫，变化在气血，表现为痛症。病机关键为经期前后冲任二脉气血的生理变化急骤，精血素亏，经期冲任、胞宫失于濡养致"不荣则痛"，或邪气内伏，经期冲任、胞宫气血运行不畅致"不通则痛"。

其所以随月经周期发作，是与经期冲任气血变化有关。非行经期间，冲任气血平和，致病因素尚未能引起冲任、胞宫气血瘀滞或不足，故不发生疼痛。而在经期或经期前后，由于血海满盈而泄溢，气血变化急骤，致病因素乘时而作，便可发生痛经。临床上常见有气滞血瘀、寒凝胞中、湿热下注、气血虚弱、肝肾虚损等证候。也有因子宫发育不良或畸形，或子宫位置异常等而发生痛经的。

二、诊断要点

1. 病史

伴随月经周期规律性发作的小腹疼痛病史，或有经量异常、不孕、放置宫内节育器、盆腔炎等病史。

2. 症状

腹痛多发生在经前1～2天，可呈阵发性剧痛，严重者可放射到腰骶部、肛门、阴道、股内侧，甚至可见面色苍白、出冷汗、手足发凉等晕厥之象。但无论疼痛程度如何，一般不伴腹肌紧

张或反跳痛。也有少数于经血将净或经净后1～2天始觉腹痛或腰腹痛者。

3. 妇科检查

功能性痛经者，妇科检查多无明显病变，部分患者可有子宫体过度屈曲，宫颈口狭窄。子宫内膜异位症者多有痛性结节，子宫粘连、活动受限，或伴有卵巢囊肿；子宫腺肌病者子宫多呈均匀性增大，经期检查时子宫压痛明显；慢性盆腔炎者有盆腔炎症的征象。

4. 其他检查

盆腔B超检查对子宫内膜异位症、子宫腺肌病、慢性盆腔炎的诊断有帮助，必要时行腹腔镜检查。

三、鉴别诊断

1. 异位妊娠破裂

异位妊娠破裂多有停经史和早孕反应，妊娠试验阳性；妇科检查时，宫颈有抬举痛，腹腔内出血较多时，子宫有漂浮感；盆腔B超检查常可见子宫腔以外有孕囊或包块存在；后穹隆穿刺或腹腔穿刺阳性；内出血严重时，患者可出现休克表现，血红蛋白下降。痛经虽可出现剧烈的小腹痛，但无上述妊娠征象。

2. 胎动不安

胎动不安也有停经史或早孕反应，妊娠试验阳性；在少量阴道流血和轻微小腹疼痛的同时，可伴有腰酸和小腹下坠感；妇科检查时，子宫体增大如停经月份，宫体变软，盆腔B超可见宫腔内有孕囊和胚芽，或见胎心搏动。痛经无停经史和妊娠反应，妇科检查及盆腔B超检查也无妊娠现象。

四、辨证论治

（一）辨证要点

痛经辨证首先当识别疼痛的性质。根据疼痛发生的时间、性质、部位以及疼痛的程度，结合月经期、量、色、质及兼症、舌脉，并根据素体情况等辨其寒热虚实。一般痛在经前、经期多属实；痛在经后多属虚。疼痛剧烈据按多属实；隐隐作痛，喜揉喜按多属虚。得热痛减多为寒，得热痛增多为热；痛甚于胀，血块排出则疼痛减

轻，或刺痛者，多为血瘀；胀甚于痛者多为气滞。绞痛、冷痛者属寒；灼痛者属热。痛在两侧少腹病多在肝，痛连腰际病多在肾。

（二）论治方法

痛经的治疗原则，以调理冲任气血为主。又须根据不同的证候，或行气，或活血，或散寒，或清热，或补虚，或泻实。治法分两步：月经期止血止痛以治标，平时辨证求因而治本。同时，又宜结合素体情况，或调肝，或益肾，或扶脾，使之气顺血和，冲任流通，经血畅行则痛可愈。至于子宫发育不良、畸形或位置过度屈曲等所致的痛经，又当根据不同情况选择治疗方法。

（三）分证治疗

1. 气滞血瘀证

证候：每于经前一二日或月经期小腹胀痛，拒按，或伴胸胁、乳房作胀，或经量小，或经行不畅，经色紫黯有块，血块排除后痛减，经净疼痛消失，舌紫暗或有瘀点，脉弦或弦滑。

治法：理气化瘀止痛。

方药：膈下逐瘀汤加减。

若兼口苦苔黄，月经持续时间延长，经色紫黯，经质稠黏，加栀子、夏枯草、益母草；若兼前后二阴坠胀，加附子、柴胡；若肝郁伐脾，症见胸闷、食少者，加炒白术、茯苓、陈皮；若痛甚而见恶心呕吐，上方加吴茱萸、黄连、生姜。

2. 寒凝血瘀证

证候：经期或经后小腹冷痛，喜按，得热则舒，经量少，经色黯淡，腰腿疲软，小便清长，脉沉，苔白润。

治法：温经暖宫，化瘀止痛。

方药：少腹逐瘀汤加减。

若手足不温，面色青白，舌质淡嫩，宜去麦冬、阿胶；痛甚而厥，症见手足不温或冷汗淋漓，加附子。

3. 湿热瘀阻证

证候：经前小腹疼痛拒按，有灼热感，或伴腰骶胀痛，或平时少腹时痛，经来疼痛加剧，低热起伏，经色黯红，质稠有块，带下黄稠，小便短黄，舌红苔黄而腻，脉弦数或濡数。

治法：清热除湿，化瘀止痛。

方药：清热调血汤加红藤、败酱草、薏苡仁。

4. 气血虚弱证

证候：经后一二日或经期小腹隐隐作痛，或小腹及阴部空坠，喜揉按，月经量少色淡质薄，或神疲乏力，或面色不华，或纳少便溏，舌质淡，脉细弱。

治法：益气补血止痛。

方药：圣愈汤去熟地黄，加白芍、香附、延胡索。

血虚肝郁，症见胁痛乳胀，小腹胀痛，上方加川楝子、柴胡、小茴香、台乌药；血虚甚，症见头晕、心悸、眠差者，加鸡血藤、大枣、酸枣仁；兼肾虚，症见腰腿酸软者，加菟丝子、续断、桑寄生。

5. 肾气亏虚证

证候：经行后一二日内小腹绵绵作痛，腰部酸胀，经色黯淡，量少，质稀薄，或有潮热，或耳鸣，脉细弱，苔薄白或薄黄。

治法：补肾益气止痛。

方药：益肾调经汤加减。

痛及腰骶，加续断、杜仲；兼少腹两侧或两胁胀痛，加川楝子、延胡索。

五、预防与调护

1. 预防

（1）注重经期、产后卫生。

（2）经期不宜游泳、涉水。

2. 调护

（1）经期保暖，避免受寒。

（2）经期忌食寒凉生冷，或刺激性食物。

（3）经期保持精神愉快，使气机畅达，经血流畅。

（4）经期不可过用寒凉或滋腻的药物。

第三十九节 绝经前后诸证

妇女在绝经期前后，出现一些与绝经有关的症状，如眩晕耳鸣，烘热汗出，心悸失眠，烦躁易怒，潮热，或面目、下肢浮肿，纳呆，便溏，或月经紊乱，情志不宁等，称为绝经前后诸证，亦称经断前后诸证。这些症状往往轻重不一，参差出现，持续时间或长或短，短者一年半载，长者迁延数年，甚者可影响生活和工作。

一、病因病机

（一）病因

本病以肾虚为主，因偏于阴虚或偏于阳虚或阴阳两虚而出现不同证候，并可累及心、肝、脾。

1. 肾阴虚

天癸渐竭，肾阴不足。素体阴虚，或数脱于血，多产房劳者，可出现肾阴亏虚，阳失潜藏之证。若肾水不能上济心火，可致心肾不交；又肾阴不足以涵养肝木，或情志不畅，郁结化热，灼烧真阴，可致肝肾阴虚，肝阳上亢。

2. 肾阳虚

绝经之期肾气渐衰，若素体阳虚，或过用寒凉及过度贪凉取冷，导致肾阳虚惫。若命门火衰而不能温煦脾阳，或劳倦过度，耗损脾阳，也可出现脾肾阳虚之候。

3. 肾阴阳俱虚

肾藏元阴而寓元阳，阴损及阳，或阳损及阴，真阴真阳不足，不能濡养、温煦脏腑，或激发、推动机体的正常生理活动，而致诸症丛生。

（二）病机

本病以肾虚为本。肾的阴阳平衡失调，影响到心、肝、脾脏，从而发生一系列的病理变化，出现诸多证候。因妇女一生经、孕、产、乳，数伤于血，易处于"阴常不足，阳常有余"的状态，而且经断前后，肾气虚衰，天癸先竭，所以临床以肾阴虚居多。由于体质或阴阳转化等因素，亦可变化为肾阳虚，或阴阳两虚，并由于诸种因素，常可兼夹气郁、瘀血、痰湿等复杂病机。

二、诊断要点

1. 病史

45~55 岁的妇女，出现月经紊乱或停闭；或 40 岁前卵巢功能早退；或有手术切除双侧卵巢及其他因素损伤双侧卵巢功能病史。

2. 症状

月经紊乱或停闭，随之出现烘热汗出、烦躁易怒、潮热面红、眩晕耳鸣、心悸失眠、腰背酸楚、面浮肢肿、皮肤蚁行样感、情志不宁等症状。

3. 检查

（1）妇科检查　子宫大小尚正常或偏小。

（2）辅助检查

血清激素检查：FSH、LH 增高，E_2 水平降低，典型者呈现二高（高 FSH、LH）一低（低 E_2）的内分泌改变。绝经后 E_2 水平周期性变化消失。

阴道脱落细胞涂片检查：雌激素水平不同程度地低落。

三、鉴别诊断

1. 眩晕、心悸、水肿

本病症状表现可与某些内科病如眩晕、心悸、水肿等相类似，要注意鉴别。

2. 癥瘕

可能出现月经过多或经断复来，或有下腹疼痛，浮肿，或带下五色，气味臭秽，或身体骤然明显消瘦等症状。

四、辨证论治

（一）辨证要点

本病以肾虚为本，临床上常分为肾阴虚、肾阳虚、肾阴阳俱虚辨治。

（二）论治方法

绝经前后诸证以肾虚为本，治疗上应注重滋肾益阴，佐以扶阳，调养冲任，充养天癸，平调肾中阴阳。清热不宜过于苦寒，祛寒不宜过于温燥，更不可妄用攻伐，以免犯虚虚之戒。并注意有无心肝郁火、脾虚、痰湿、瘀血之兼夹证而综合施治。

（三）分证治疗

1. 肾阴虚

证候：头晕耳鸣，头部面颊阵发性烘热、汗出，五心烦热，腰膝酸痛，或月经先期或先后不定，经色鲜红，量或多或少，或皮肤干燥瘙痒，口干，大便干结，尿少色黄，舌红少苔，脉细数。

治法：滋养肾阴，佐以潜阳。

方药：左归饮加制首乌、龟甲。

若肝肾阴虚，肝阳上亢，而兼烦躁易怒、胁痛口苦、失眠多梦者，宜滋肾柔肝，育阴潜阳，方用二至丸加龟甲、郁金。若因肾水不能上济心火，以致心肾不交，而见心悸怔忡、失眠多梦、健忘甚或情志失常者，宜滋肾宁心安神，可兼服补心丹。

2. 肾阳虚

证候：面色晦暗，精神萎靡，形寒肢冷，腰膝酸冷，纳呆腹胀，大便溏薄，或经行量多，或崩中暴下，色淡或黯，有块，面浮肢肿，夜尿多或尿频失禁，或带下清稀，舌淡或胖嫩，边有齿印，苔薄白，脉沉细无力。

治法：温肾扶阳佐以温中健脾。

方药：右归丸合理中丸。

3. 肾阴阳俱虚

证候：时而畏寒恶风，时而潮热汗出，腰酸乏力，头晕耳鸣，五心烦热，舌淡苔薄，脉沉细。

治法：补肾扶阳，滋肾养血。

方药：二仙汤加生龟甲、女贞子、补骨脂。

五、预防与调护

1. 预防

（1）定期行体格检查、妇科检查、防癌检查、内分泌学检查。

（2）若行手术，应尽量保留或不损伤无病变的卵巢组织。

（3）维持适度的性生活，调畅情志，防止心理早衰。

2. 调护

（1）适当锻炼，增强体质，调节阴阳气血。

（2）劳逸结合，生活规律，睡眠充足，避免过度疲劳和紧张。

（3）饮食应适当限制高脂、高糖类物质的摄入，注意进食新鲜水果蔬菜，及补充钙钾等矿物质。

第四十节　带下病

带下病是指带下量明显增多或减少，色、质、气味发生异常，或伴全身、局部症状者。

带下病包括带下过多、带下过少两种。

Ⅰ 带下过多

带下过多是指带下量明显增多，色、质、气味异常，或伴有全身或局部症状者。古代有"白沃""赤沃""赤白沃""白沥""赤白沥""下白物"等名称。

西医学的阴道炎、子宫颈炎、盆腔炎、妇科肿瘤等疾病引起的带下增多可参考本病治疗。

一、病因病机

（一）病因

主要病因是湿邪。湿邪有内外之别，外湿指外感之湿邪，内湿一般指脾虚失运所生之湿。

1. 脾虚

饮食不节，劳倦过度，思虑过多，情怀抑郁，肝气乘脾，损伤脾气，运化失常，水湿内停，聚而成湿，流注下焦，伤及任、带而为带下。

2. 肾虚

素体肾气不足，下元亏损，或房产多劳，伤及肾气，封藏失职，阴液滑脱而下。肾阴偏虚，相火偏旺，阴虚失守，任、带不固，火旺迫之，带下赤白。

3. 湿浊

经行产后，胞脉空虚，如因摄生不洁，或因久居阴湿之地，或因手术损伤，以致湿邪乘虚而入，蕴而化热，伤及任、带，发为带下。亦有肝经湿热下注，导致带下赤白者。

（二）病机

带下病系湿邪为患，而脾肾功能失常又是发病的内在条件，病位主要在前阴、胞宫。任脉损伤，带脉失约是带下病的核心机理。

二、诊断要点

1. 病史

有经期、产后余血未净之际，忽视卫生，不禁房事，或妇科手术感染邪毒病史。

2. 症状

带下量多；色白或淡黄，或赤白相兼，或黄

绿如脓，或混浊如米泔；质或清稀如水，或稠黏如脓，或如豆渣凝乳，或如泡沫状；气味无臭，或有臭气，或臭秽难闻；可伴有外阴、阴道灼热瘙痒，坠胀或疼痛等。

3. 检查

（1）妇科检查　可见各类阴道炎、宫颈炎、盆腔炎的炎症体征，也可发现肿瘤。

（2）实验室检查　急性或亚急性盆腔炎，检查白细胞计数增多。阴道炎患者阴道清洁度检查三度。阴道分泌物镜检可查到滴虫、真菌及其他特异性或非特异性病原体。

（3）B超检查　对排除盆腔炎症及盆腔肿瘤有意义。

三、鉴别诊断

1. 白浊

白浊是指尿道流出混浊如脓之物的一种疾患，而带下出自阴道。

2. 漏下

经血非时而下，量少淋沥不断者为漏下，易与赤带相混。赤带者月经正常，时而从阴道流出一种赤色黏液，似血非血，绵绵不断。

四、辨证论治

（一）辨证要点

带下辨证，首先在于辨别量、色、质、气味。一般来说，色深（黄、赤、青绿）、质黏稠、有臭秽者，多属实、属热；色淡（淡白、淡黄）、质稀或有腥气者，多属虚、属寒。临证时，结合全身症状，联系病史、产史等全面分析，正确辨证。

（二）论治方法

湿热者宜清、宜利；脾肾两虚者以调补脾肾为主。治脾宜升、宜燥，治肾宜补、宜涩。有些尚需配合外治，才能提高疗效。

（三）分证治疗

1. 脾虚

证候：带下色白或淡黄，质黏稠，无臭气，绵绵不断，面色㿠白或萎黄，四肢不温，精神疲惫，纳少便溏，两足浮肿，舌淡苔白或腻，脉缓弱。

治法：健脾益气，升阳除湿。

方药：完带汤加减。

若湿蕴化热者，症见带下黏稠色黄，方用易黄汤。

2. 肾虚

证候：白带清冷，量多，质稀薄，终日淋沥不断，腰痛如折，小腹有冷感，小便频数清长，夜间尤甚，大便溏薄，舌质淡，苔薄白，脉沉迟。

治法：温肾培元，固涩止带。

方药：内补丸加减。

便溏者，去肉苁蓉，加补骨脂、肉豆蔻。

3. 阴虚夹湿

证候：带下赤白，质稍黏无臭，阴部灼热，头目昏眩，或面部烘热，五心烦热，失眠多梦，便艰尿黄，舌红少苔，脉细略数。

治法：益肾滋阴，清热止带。

方药：知柏地黄汤加芡实、金樱子。

4. 湿热下注

证候：带下量多，色黄或黄白，质黏稠，有臭气，胸闷口腻，纳食较差，或小腹作痛，或带下色白质黏如豆腐渣状，阴痒，小便黄少，舌苔黄腻或厚，脉濡略数。

治法：清利湿热。

方药：止带方加减。

若肝经湿热下注，症见带多色黄，或黄绿，质黏或呈泡沫状，有臭气，阴部痒痛，头部昏痛，烦躁易怒，方用龙胆泻肝汤加减。

5. 热毒炽盛

证候：带下量多，或赤白相兼，或五色杂下，质黏腻，或如脓样，有臭气，或腐臭难闻，小腹作痛，烦热口干，头昏晕，午后尤甚，大便干结或臭秽，小便黄少，舌红，苔黄干，脉数。

治法：清热解毒。

方药：五味消毒饮加白花蛇舌草、椿根白皮、白术。

若脾胃虚弱，正气不足者，可加黄芪。

五、预防与调护

1. 预防

（1）保持外阴清洁干爽，勤换内裤；注意产后、经期卫生，禁止盆浴。

（2）经期勿冒雨涉水和久居阴湿之地，以免感受湿邪。

（3）做好计划生育工作，避免早婚多产，避免多次人工流产。

（4）定期进行妇科检查，发现病变及时治疗。

（5）进行妇科检查或手术操作时，应严格执行无菌操作，防止交叉感染。

2. 调护

（1）饮食清淡，不宜过食肥甘或辛辣之品，以免滋生湿热。

（2）对具有交叉感染的带下病，在治疗期间需禁止性生活，性伴侣应同时接受治疗。

（3）患病及经期禁止在公共游泳池游泳。

Ⅱ 带下过少

带下过少是指带下量明显减少，导致阴中干涩痒痛，甚至阴部萎缩。

本病与西医学的卵巢功能下降、手术切除卵巢后、盆腔放疗后、严重卵巢炎及席汉综合征、长期服用某些药物抑制卵巢功能等导致雌激素水平低落而引起的阴道分泌物减少相类似。

一、病因病机

（一）病因

带下过少，其发生原因有二：一是肾阴不足，阴精津液亏少，不能润泽阴户；二是瘀血内阻冲任，阴精津液不能运达阴户，均可导致带下过少。

1. 肝肾亏损

素体肾阴不足，或中年房事过度，或年老体弱，肾经亏损，或大病久病，精血耗伤，以致冲任精血不足，任脉之阴精津液亏少，不能润泽阴窍，而至带下过少。

2. 血枯瘀阻

素体抑郁，情志不遂，以致气滞血瘀，或经期产后，摄生不慎，感受寒热之邪，寒热与血搏结，瘀血内停，瘀阻冲任，阴精津液不能运达阴股，不能润泽阴窍，而至带下过少。

（二）病机

主要病机是阴液不足，不能润泽阴户。

二、诊断要点

1. 病史

有卵巢早衰、手术切除卵巢、盆腔放疗、盆腔炎症、反复流产史，有产后大出血或长期服用某些药物抑制卵巢功能等病史。

2. 症状

带下过少甚至全无，阴道干涩、痒痛，甚至阴部萎缩。或伴性欲低下，性交疼痛，烘热汗出，月经错后、稀发，经量偏少，闭经，不孕等。

3. 检查

（1）妇科检查 阴道黏膜皱折明显减少或消失，或阴道壁菲薄充血，分泌物极少，宫颈、宫体或有萎缩。

（2）实验室检查 性激素测定可见雌二醇（E_2）明显降低，促卵泡生成素、促黄体生成素升高。

（3）B超检查 可见双侧卵巢缺如或卵巢变小，或子宫内膜菲薄。

三、鉴别诊断

1. 产后虚劳

由于产后大出血、休克造成垂体前叶急性坏死，正常分泌功能受损而引起。临床表现为产后体质虚弱，面色苍白，无乳汁分泌，闭经，阴部萎缩，性欲减退，并有畏寒、头昏、贫血、毛发脱落等症状；FSH、LH明显降低，甲状腺功能降低，尿17-羟、17-酮皮质类固醇低于正常。

2. 脏躁

妇女精神忧郁，烦躁不宁，无故悲泣，哭笑无常，喜怒无定，呵欠频作，不能自控者，常伴有绝经期症状。实验室检查可有E_2下降，FSH、LH的升高，可因卵巢功能下降而出现带下过少，少数出现阴道干涩不适等症状。

四、辨证论治

（一）辨证要点

本病不外虚实二端，虚则肾阴亏损，常兼有头晕耳鸣，腰酸腿软，手足心热，烘热汗出，心烦少寐；实者血瘀津亏，常有小腹或少腹疼痛拒按，心烦易怒，胸肋乳房胀痛，或兼有寒热之象。

（二）论治方法

带下过少一病，虽有肝肾阴虚、血枯瘀阻之不同，其根本原因是阴血不足，治疗重在滋补肝肾之阴精，佐以养血、化瘀等。用药不可肆意攻伐及过用辛燥苦寒之品，以免耗津伤阴，犯虚虚之戒。

（三）分证治疗

1. 肝肾亏损证

证候：带下过少，甚至全无，阴部干涩灼痛，或伴阴痒，阴部萎缩，性交疼痛，头晕耳鸣，腰膝酸软，烘热汗出，烦热胸闷，夜寐不安，小便黄，大便干结，舌红少苔，脉细数或沉弦细。

治法：滋补肝肾，养精益血。

方药：左归丸加知母、肉苁蓉、紫河车、麦冬。

如阴虚阳亢，头痛甚者，加天麻、钩藤、石决明；心火偏盛者，加黄连、炒枣仁、青龙齿；皮肤瘙痒者，加蝉蜕、防风、白蒺藜；大便干结者，加生地黄、玄参、何首乌。

2. 血枯瘀阻证

证候：带下过少甚至全无，阴中干涩，阴痒，或面色无华，头晕眼花，神疲乏力，或经行腹痛，经色紫黯，有血块，肌肤甲错，或下腹有包块，舌质黯，边有齿痕、瘀斑，脉细涩。

治法：补血益精，活血化瘀。

方药：小营煎加丹参、桃仁、牛膝。

大便干结者，加胡麻仁、首乌；小腹疼痛明显者，加五灵脂、延胡索；下腹有包块者，加鸡血藤、三棱、莪术。

五、预防与调护

1. 预防

（1）及时治疗产后大出血，防治脑垂体缺血坏死。

（2）早诊断早治疗可能导致卵巢功能降低的原发病。

2. 调护

（1）调畅情志，保持良好心态。

（2）饮食有节。

第四十一节 胎漏、胎动不安

妊娠期阴道少量出血，时下时止，而无腰酸腹痛者，称为胎漏，亦称为"胞漏"或"漏胎"。

若妊娠期间仅有腰酸腹痛或下腹坠胀，或伴有少量阴道出血者，称为胎动不安。

胎漏与胎动不安常是堕胎、小产的先兆，西医学的先兆流产和先兆早产可参照本病辨证治疗。

一、病因病机

（一）病因

本病有母体和胎元两方面原因，常见有血热、肾虚、气血虚弱、血瘀四个方面。

1. 胎元方面

夫妇之精气不足，两精虽能结合，但胎元不固，以致发生胎漏、胎动不安。若因胎元有缺陷，胎多不能成实而易殒堕。

2. 母体方面

（1）肾虚　禀赋素弱，先天不足，肾气虚弱，或孕后不慎房事，损伤肾气，肾虚冲任不固，胎失所系，以致胎元不固，而成胎漏、胎动不安。

（2）气血虚弱　平素体弱血虚，或孕后脾胃受损，化源不足，或因故损伤气血，气虚不摄，血虚失养，胎气不固，以致胎漏、胎动不安。

（3）血热　素体阳虚，或七情郁结化热，或外感邪热，或阴虚生热，热扰冲任，损伤胎气，以致胎漏、胎动不安。

（4）跌仆伤胎　跌仆闪挫或劳力过度，损伤冲任，气血失和，以致伤动胎气。

（5）癥瘕伤胎　孕妇素有癥瘕之疾，瘀阻胞脉，孕后冲任气血失调，血不归经，胎失摄养，而致胎动不安。

（二）病机

本病主要机理是冲任气血失调，胎元不固。妊娠是胚胎寄生于母体子宫内生长发育和成熟的过程，母体和胎儿必须相互适应，否则会发生流产。胎元包括胎气、胎儿、胎盘三个方面。胎气、胎儿、胎盘任何一个方面出现问题，均可发生胎漏、胎动不安。临床影响冲任损伤、胎元不固的常见病机有肾虚、气血虚弱、血热、跌仆伤胎和癥瘕伤胎。

二、诊断要点

1. 病史

（1）有停经史，并可有早孕反应。

（2）常有孕后不节房事史，人工流产、自然流产史或宿有癥瘕史。

2. 症状

妊娠期间出现少量阴道出血，而无明显的腰酸、腹痛，脉滑，可诊断为胎漏；若妊娠出现腰酸、腹痛、下坠，或伴有少量阴道出血，脉滑，可诊断为胎动不安。

3. 检查

（1）妇科检查 子宫颈口未开，胎膜未破，子宫大小与停经月份相符合。

（2）辅助检查

1）尿妊娠试验：尿妊娠试验阳性。

2）B超检查：宫内妊娠、胎儿存活。

三、鉴别诊断

1. 胎漏是妊娠期阴道少量出血，时下时止，而无腰酸腹痛。

（1）激经 激经的出血是有规律的，孕后在相当于月经期时，有少量阴道流血，至孕3个月后自行停止，无损于胎儿的生长发育。

（2）胎死不下 胎死不下可伴阴道流血，孕中期不见小腹增大，胎动消失。妇科检查子宫小于妊娠月份，B超检查无胎心、胎动，或胎头不规则变形。

2. 胎动不安是妊娠期间仅有腰酸腹痛或下腹坠胀，或伴有少量阴道出血。

（1）妊娠腹痛 妊娠期发生小腹疼痛，并无腰酸，也无阴道流血。

（2）胎殒难留 阴道流血增多，腹痛加重，妇科检查子宫颈口已扩张，有时胚胎组织堵塞于子宫颈口，子宫与停经月份相符或略小。B超检查孕囊变形，或子宫壁与胎膜之间的暗区不断增大，胎囊进入宫颈管内，或无胎心搏动。

（3）异位妊娠 可有少量不规则阴道流血、下腹隐痛等症，其破裂时即伴有剧烈的下腹部撕裂样疼痛，多限于一侧，或伴有晕厥或休克。妇科检查、后穹隆穿刺术及B超检查有助于诊断。

（4）鬼胎 鬼胎常有不规则阴道流血，有时可大量出血，偶尔在血中发现水泡状物。子宫多大于正常妊娠子宫。B超检查可协助诊断。

四、辨证论治

（一）辨证要点

辨证时要根据阴道流血的量、色、质辨其虚与热。色淡红，质稀薄者，属气虚；色深红或鲜红，质稠者，属血热。

（二）论治方法

本病的治法以安胎为主，并根据不同的情况采用固肾、调气养血、清热等法，经过治疗，出血迅速控制，腹痛消失，多能继续妊娠。若出血量多，腰酸、腹痛加重，无胎心搏动，胎殒难留者，急当去胎益母，按堕胎、小产处理。

（三）分证治疗

1. 肾虚

证候：妊娠期，阴道少量下血，色淡暗，腰酸腹坠痛，或伴头晕耳鸣，小便频数，夜尿多甚至失禁，或曾屡次堕胎，舌淡苔白，脉沉滑尺弱。

治法：固肾安胎，佐以益气。

方药：寿胎丸加减。

若小便失禁者，再加益智仁、覆盆子。

2. 气血虚弱

证候：妊娠期，阴道少量流血，色淡红，质稀薄，或腰腹胀痛或坠胀，伴神疲肢倦，面色㿠白，心悸气短，舌正淡，苔薄白，脉细滑。

治法：补气养血，固肾安胎。

方药：胎元饮去当归，加黄芪、阿胶。

3. 血热

证候：妊娠期，阴道下血，色鲜红，或腰腹坠胀作痛，伴心烦不安，手心烦热，口干咽燥，或有潮热，小便短黄，大便秘结，舌质红，苔黄而干，脉滑数。

治法：滋阴清热，养血安胎。

方药：保阴煎加苎麻根。

下血较多者，加阿胶、旱莲草；腰酸者，加菟丝子、桑寄生。

4. 跌仆伤胎

证候：妊娠外伤，腰酸，腹胀坠，或阴道下血，舌正常，脉滑无力。

治法：补气和血，安胎。

方药：圣愈汤加菟丝子、桑寄生、续断。

若下血较多者，去当归、川芎，加艾叶炭、阿胶。

5. 癥瘕伤胎

证候：孕后阴道不时少量下血，色红或暗红，胸腹胀满，少腹拘急，甚则腰酸下坠，皮肤粗糙，口干不欲饮，舌暗红或边尖有瘀斑，苔白，脉沉弦或沉涩。

治法：祛瘀消癥，固冲安胎。

方药：桂枝茯苓丸加续断、杜仲。

久崩不止，症见头昏、乏力、心悸、失眠者，酌加制首乌、桑寄生、五味子；脘腹胀闷者，加黑荆芥、煨木香、炒枳壳；崩中量多者，加山茱萸、仙鹤草、血余炭。

五、预防与调护

1. 预防

（1）提倡婚前、孕前检查。

（2）孕后初期忌交合，以静养胎，调畅情怀，生活有节。

2. 调护

（1）发病后应及早安胎。

（2）注重围产期保健。

（3）合理饮食，增加营养。

（4）孕早期，尽量卧床休息，调畅情志。

第四十二节 肺炎喘嗽

肺炎喘嗽是小儿时期常见的一种肺系疾病，临床以发热、咳嗽、气促、鼻扇、痰鸣为主要临床特征，重者可见张口抬肩，呼吸困难，面色苍白，口唇青紫等症。

本病一年四季都可发生，但多见于冬春季节。任何年龄均可发病，以婴幼儿多发，年龄越小，发病率越高。本病若治疗及时得当，一般预后良好；婴幼儿体质虚弱者，常反复发作，迁延难愈；病情严重者可出现变证，甚至危及生命。

一、病因病机

本病的发病原因，外因为感受风邪，或由其他疾病传变而来；内因为小儿肺脏娇嫩，卫外不固。外感风邪由口鼻或皮毛而入，侵犯肺卫，致肺失清肃，闭郁不宣，化热炼津，炼液成痰，阻于气道，肃降无权，从而出现咳嗽、气促、痰壅、鼻扇、发热等肺气郁闭的证候，发为肺炎喘嗽。

肺炎喘嗽病变部位主要在肺，常累及脾，重者可内窜心肝。病机关键为肺气郁闭，痰热是其病理产物。

二、诊断要点

1. 起病急，有发热、咳嗽、气喘、鼻扇、痰鸣等症。

2. 肺部听诊可闻及中、细湿啰音。

3. 新生儿患肺炎时，常以不乳、精神萎靡、口吐白沫等症状为主，而无上述典型表现。

4. X线胸片可见小片状、斑片状阴影，或见不均匀的大片状阴影。

5. 血常规检查：细菌性肺炎，白细胞总数可升高，中性粒细胞增多。病毒性肺炎，白细胞总数正常或偏低。

6. 细菌培养、病毒学检查、肺炎支原体检测等，可获得相应的病原学诊断。

三、鉴别诊断

儿童哮喘：呈反复发作的咳嗽喘息，胸闷气短，喉间痰鸣，发作时双肺可闻及以呼气相为主的哮鸣音，呼气延长，支气管舒张剂有显著疗效。

四、辨证论治

（一）辨证要点

本病辨证，重在辨表里、寒热、虚实及痰重热重。

1. 初期病邪在表，需辨风寒风热

凡恶寒发热，无汗，咳嗽气急，痰多清稀，舌质不红，苔白，为风寒闭肺；若发热恶风，咳嗽气急，痰多黏稠或色黄，舌质红，苔薄白或黄，为风热闭肺。

2. 极期病邪入里，需辨痰重热重

痰重者咳嗽剧烈，气促鼻扇，喉间痰鸣，舌红苔白腻，脉滑。热重者高热不退，面赤唇红，便秘尿赤，舌红苔黄糙，脉洪大。

3. 后期辨气虚阴伤

病程较长者以虚证居多。低热盗汗，干咳无痰，舌红少津，苔花剥或苔少，为阴虚肺热；若面白少华，动则汗出，咳嗽无力，舌质淡，苔薄白，为肺脾气虚。

（二）论治方法

本病以宣肺开闭、化痰平喘为基本治法。若痰多壅盛者，宜降气涤痰；喘憋严重者，治以平喘利气；气滞血瘀者，佐以活血化痰；壮热炽盛，大便秘结者，佐以通腑泄热。病久肺脾气虚者，宜健脾补肺以扶正为主；阴虚肺燥，宜养阴润肺，化痰止咳。

（三）分证治疗

1. 风寒闭肺证

证候：恶寒发热，无汗，鼻塞流清涕，咳嗽气促，痰稀色白，舌淡红，苔薄白，脉浮紧，指纹浮红。

治法：辛温宣肺，化痰止咳。

方药：三拗汤加味。常用麻黄、苦杏仁、甘草、荆芥、防风、前胡、苏叶、桔梗等。

2. 风热闭肺证

证候：发热恶风，鼻塞流浊涕，咳嗽气促，痰稠色黄，咽红，舌质红，苔薄黄，脉浮数，指纹浮紫。

治法：辛凉宣肺，化痰止咳。

方药：银翘散合麻杏石甘汤加减。常用麻黄、苦杏仁、生石膏、甘草、金银花、连翘、薄荷、桔梗、牛蒡子、芦根等。

3. 痰热闭肺证

证候：壮热烦躁，咳嗽喘憋，气促鼻扇，喉间痰鸣，痰稠色黄，口唇紫绀，咽红肿，舌质红，苔黄，脉滑数，指纹紫滞、显于气关。

治法：清热涤痰，宣肺降逆。

方药：五虎汤合葶苈大枣泻肺汤加减。常用麻黄、苦杏仁、生石膏、甘草、葶苈子、桑白皮、紫苏子、前胡、黄芩、百部、海浮石等。

4. 毒热闭肺证

证候：壮热不退，咳嗽剧烈，气急喘憋，鼻翼扇动，鼻孔干燥，面赤唇红，烦躁口渴，或嗜睡，便秘，小便黄少，舌红少津，苔黄燥，脉滑数，指纹紫滞。

治法：清热解毒，泻肺开闭。

方药：黄连解毒汤合三拗汤加减。常用麻黄、苦杏仁、生石膏、甘草、黄芩、黄连、栀子、虎杖、浙贝母等。

5. 阴虚肺热证

证候：病程较长，低热盗汗，干咳少痰，面色潮红，手足心热，口干便秘，舌质红，苔少或花剥，脉细数，指纹淡紫。

治法：养阴清肺，润肺止咳。

方药：沙参麦冬汤加减。常用沙参、麦冬、玉竹、天花粉、桑白皮、款冬花、芦根等。

6. 肺脾气虚证

证候：久咳，咳痰无力，痰多，面白少华，神疲乏力，动则汗出，易感冒，纳呆便溏，舌质淡红，苔薄白，脉细无力，指纹淡红。

治法：补肺益气，健脾化痰。

方药：人参五味子汤加减。常用党参、白术、茯苓、五味子、麦冬、半夏、橘红、紫菀、甘草等。

五、预防与调护

1. 适当增加户外活动，加强锻炼，增强体质。

2. 保持室内清洁，空气流通，湿度适中，避免空气干燥，以利于痰液咳出。

3. 根据气温变化，随时增减衣服，避免着凉感冒。

4. 饮食宜清淡富有营养，多喂开水。

5. 保持呼吸道通畅，经常拍背翻身，以助于排痰。

第四十三节　小儿泄泻

泄泻是以大便次数增多，粪质稀薄或如水样为特征的一种小儿常见的脾胃系病。本病一年四季均可发生，以夏秋季节发病率为高。发病年龄以婴幼儿为主，其中 6 个月 ~ 2 岁的小儿发病率最高。本病轻者预后良好；重者伤津耗液，可导致气阴两伤，甚至阴竭阳脱的危证；若久泻迁延不愈，可导致疳证，或慢惊风。

一、病因病机

（一）病因

小儿泄泻发生的常见原因有感受外邪、伤于饮食、脾胃虚弱。

1. 感受外邪

小儿脏腑柔嫩，肌肤薄弱，冷暖不知自调，易为外邪侵袭，外感风、寒、热、暑诸邪常与湿邪相合，客于脾胃，困阻中焦，下注大肠，传化失职，而成泄泻。

2. 伤于饮食

小儿脾常不足，运化力弱，饮食不知自节，若调护失宜，乳哺不当，饮食失节或过食生冷瓜果或难以消化之食物，皆能损伤脾胃，脾伤则运化失职，清浊不分，并走大肠，发生泄泻。

3. 脾胃虚弱

小儿素体脾虚，或久病迁延不愈，或用药攻伐太过，皆使脾胃虚弱，胃弱则腐熟无能，脾虚则运化失职，不能分清别浊，水湿水谷合污而下，形成脾虚泄泻。

4. 脾肾阳虚

久病久泻，脾虚及肾，而致脾肾阳虚，命门火衰，脾失温煦，阴寒内盛，水谷不化，清浊不分，并走大肠，而致澄澈清冷、洞泄而下的脾肾阳虚泻。

5. 情志失调

肝郁乘脾，脾虚不能分清泌浊而致水谷不分，形成泄泻。

（二）病机

小儿泄泻的病位在脾胃，基本病机为脾虚湿盛。小儿脾胃薄弱，易于受损，若为外邪或饮食所伤，则运化功能失职，水谷不分，精微不布，清浊不分，水反为湿，谷反为滞，合污而下，而致泄泻。重症患儿，泻下过度，易于伤阴耗气，出现气阴两伤，甚则阴损及阳，导致阴竭阳脱的危重变证；若久泻不止，脾气虚弱，土虚木亢，肝旺而生内风，而致慢惊风；脾虚失运，生化乏源，气血亏虚，不能荣养脏腑肌肤，久则形成疳证。

二、诊断要点

1. 有乳食不节、饮食不洁及感受时邪的病史。

2. 大便次数增多，粪质稀薄。

3. 重症泄泻，可见小便短少，高热烦渴，神萎倦怠，皮肤干瘪，囟门凹陷，目眶下陷，啼哭无泪，口唇樱红，呼吸深长，腹胀等症。

4. 大便镜检可有脂肪球或少量白细胞、红细胞。

三、鉴别诊断

主要与痢疾（细菌性痢疾）相鉴别。痢疾大便为黏液脓血便，腹痛，里急后重。大便常规检查有脓细胞、红细胞和吞噬细胞；大便培养有痢疾杆菌生长。

四、辨证论治

（一）辨证要点

本病以八纲辨证为纲，主要是辨常证与变证。

1. 常证重在辨寒、热、虚、实

按起病急缓、病程短长分为暴泻、久泻，暴泻多属实，久泻多属虚或虚中夹实。风寒泻大便清稀多泡沫，臭气轻，腹痛重，伴外感风寒证候；湿热泻大便水样，泻下急迫，或见便下黏液，舌苔黄腻；伤食泻有饮食不节史，腹胀纳呆，大便稀薄酸臭，夹有未消化食物残渣，腹痛欲泻，泻后痛减；脾虚泻大便稀溏，色淡不臭，多于食后作泻，面色萎黄，神疲纳呆；脾肾阳虚泻为久泻不愈，大便清稀，完谷不化，形寒肢冷。

2. 变证重在辨阴、阳

泻下不止，精神不振，皮肤干燥，小便短少，前囟、眼眶凹陷，为气阴两伤证，属重症；

精神萎靡，尿少或无，四肢厥冷，脉细欲绝，为阴竭阳脱证，属危证。

（二）论治方法

泄泻治疗，以运脾化湿为基本治法。实证以祛邪为主，针对不同病因，分别给予祛风解表、清热利湿、消食导滞等法。虚证以扶正为主，根据脏腑虚损的不同，给予健脾益气、温补脾肾、固涩止泻等治疗。

（三）分证治疗

1. 风寒泻证

证候：大便清稀，夹有泡沫，臭气不甚，肠鸣腹痛，或伴恶寒发热，鼻流清涕，舌质淡，苔薄白，脉浮紧，指纹淡红。

治法：疏风散寒，化湿和中。

方药：藿香正气散加减。常用藿香、苏叶、白芷、半夏、茯苓、陈皮、苍术、厚朴、大腹皮、生姜、甘草。

2. 湿热泻证

证候：大便水样，泻下急迫，量多次频，气味秽臭，或见少许黏液，肛周红赤，发热，烦躁口渴，恶心呕吐，小便短黄，舌质红，苔黄腻，脉滑数，指纹紫。

治法：清肠解热，化湿止泻。

方药：葛根黄芩黄连汤加味。常用葛根、黄芩、黄连、马齿苋、白头翁、车前子等。

3. 伤食泻证

证候：大便稀溏，夹有乳凝块或未消化食物残渣，大便酸臭或如败卵，脘腹胀满，腹痛欲泻，泻后痛减，嗳气酸馊，或有呕吐，不思乳食，夜卧不安，舌苔厚腻，脉滑数，指纹滞。

治法：消食化滞，和胃止泻。

方药：保和丸加减。常用山楂、神曲、莱菔子、半夏、茯苓、陈皮、连翘、鸡内金、藿香等。

4. 脾虚泻证

证候：大便稀溏，色淡不臭，多于食后作泻，时轻时重，面色萎黄，食欲不振，神疲倦怠，舌淡苔白，脉细弱，指纹淡。

治法：健脾益气，助运止泻。

方药：参苓白术散加减。常用党参、白术、茯苓、山药、莲子肉、扁豆、薏苡仁、砂仁、桔梗、甘草等。

5. 脾肾阳虚泻证

证候：久泻不愈，大便清稀，澄澈清冷，完谷不化，或伴脱肛，形寒肢冷，面白无华，精神萎靡，舌淡苔白，脉细弱，指纹色淡。

治法：温补脾肾，固涩止泻。

方药：附子理中汤合四神丸加减。常用党参、白术、干姜、附子、吴茱萸、补骨脂、肉豆蔻、甘草等。

6. 肝郁脾虚证

证候：大便稀溏或水样，情绪紧张或抑郁恼怒时加重，泻后痛减。

治法：疏肝理气，运脾化湿。

方药：痛泻要方合四逆散加减。常用陈皮、白术、白芍、防风、柴胡、枳壳等。

五、其他疗法

（一）敷贴疗法

丁香 3g，吴茱萸 6g，干姜 10g，共研细末。每次 2～3g，用酒调成糊状，敷贴神阙穴，每日 1 次。用于风寒泻、脾虚泻、脾肾阳虚泻。

（二）推拿疗法

1. 推三关，摩腹，揉龟尾，推上七节骨。用于风寒泻。

2. 清补脾土，清大肠，退六腑，揉小天心。用于湿热泻。

3. 推板门，清大肠，补脾土，摩腹，推上七节骨。用于伤食泻。

4. 推三关，补脾土，补大肠，摩腹，推上七节骨，捏脊。用于脾虚泻、脾肾阳虚泻。

六、预防与调护

1. 注意饮食卫生，食品应新鲜、清洁，不吃变质食品，不要暴饮暴食。饭前、便后要洗手，餐具要卫生。

2. 提倡母乳喂养，避免在夏季及小儿有病时断奶，适时适量添加辅食，合理喂养，乳食勿过饱。

3. 注意气候变化，及时增减衣被，避免着凉或中暑。

4. 对吐泻严重及伤食泄泻患儿暂时禁食，随着病情好转，逐渐恢复进食少量易消化食物。初愈后忌食油腻、生冷及不易消化的食物。

5. 注意观察大便次数与性状改变，注意尿量、皮肤弹性、精神状态等情况的变化，及早发现泄泻变证。

第四十四节 厌食症

厌食症是小儿常见的脾胃病证，临床以较长时期食欲不振、见食不贪、食量减少为特征。各年龄儿童均可发病，以 1～6 岁为多见，城市儿童发病率较高。本病可发生于任何季节，但夏季暑湿当令之时，可使症状加重。患儿除食欲不振外，一般无特殊不适，预后良好。但长期不愈者，可使气血生化乏源，抗病能力下降，而易罹患他症，甚或日渐消瘦，转化为疳证。

一、病因病机

（一）病因

本病病因多与喂养不当、病后失调、先天禀赋不足、情志失调等有关。

1. 喂养不当

小儿脾常不足，乳食不知自节，若喂养不当，或添加辅食杂乱，或过食肥甘厚味之品，或过于溺爱，纵其所好，恣意零食、偏食、冷食，或饥饱无度；或滥服滋补之品，均可损伤脾胃，产生厌食。

2. 病后失调

小儿脏腑娇嫩，形气未充，若患他病，误用攻伐，或过用苦寒损脾伤阳，或过用温燥耗伤胃阴，或病后失于调养，均可使脾胃受纳运化失常，而致厌食。

3. 先天不足

胎禀不足，脾胃薄弱小儿，若后天失于调养，脾胃怯弱，则食欲欠佳，不思乳食。

4. 情志失调

小儿神气怯弱，易受惊恐。若暴受惊吓或打骂，或所欲不遂，或思念压抑，或环境改变等，均可致情志抑郁，肝气不疏，乘脾犯胃，形成厌食。

（二）病机

本病病位在脾胃。病机关键为脾运失健。脾主运化，胃司受纳，脾胃调和，则口能知五谷饮食之味；若脾胃失健，纳化失职，则造成厌食。

二、诊断要点

1. 有喂养不当、病后失调、先天不足或情志失调等病史。

2. 较长时间食欲不振，食量明显少于同龄正常儿童，可伴面色少华，形体偏瘦，但精神尚好，活动如常。

3. 除外其他外感、内伤疾病所致的厌食症状。

三、鉴别诊断

积滞：有伤乳伤食病史，除食欲不振、不思乳食外，还伴有脘腹胀满、嗳吐酸腐、大便酸臭等症。

四、辨证论治

（一）辨证要点

本病重在辨虚实。凡病程短，仅表现为纳呆食少，食而乏味，形体正常，精神如常，舌脉正常者，为实证；病程长，除食欲不振、食量减少外，尚伴面色少华，形体偏瘦，大便不调者，为虚证。其中面色少华或萎黄，大便稀溏，舌淡苔薄者，属脾胃气虚；伴大便干结，食少喜饮，舌红苔少或剥脱者，为脾胃阴虚。

（二）论治方法

本病以运脾开胃为基本治则。脾运失健者，治以运脾和胃为主；脾胃气虚者，治以健脾益气为先；若属脾胃阴虚，则施以养阴和胃之法。在药物治疗的同时应注意饮食调养，纠正不良的饮食习惯，方能取效。

（三）分证治疗

1. 脾失健运证

证候：食欲不振，食而乏味，食量减少，或伴胸脘胀满，大便不调，形体正常，精神如常，舌淡红，苔薄白或薄腻，脉和缓。

治法：运脾开胃。

方药：不换金正气散加减。常用苍术、厚朴、陈皮、藿香、半夏、枳壳、神曲、山楂、甘草等。

2. 脾胃气虚证

证候：不思进食，食量减少，面色少华，形体偏瘦，大便溏薄，夹不消化食物，舌质淡，苔薄白，脉缓无力或指纹淡红。

治法：健脾益气。

方药：异功散加减。常用党参、白术、茯苓、陈皮、佩兰、砂仁、神曲、鸡内金、甘草等。

3. 脾胃阴虚证

证候：不思进食，食少饮多，皮肤失润，大便偏干，小便短黄，或烦躁少寐，手足心热，舌红少津，苔少或花剥，脉细数。

治法：养阴和胃。

方药：益胃汤加减。常用沙参、麦冬、生地黄、玉竹、石斛、乌梅、白芍、山楂、炒麦芽等。

五、其他疗法

（一）推拿疗法

补脾经，揉板门，运内八卦，摩腹，揉足三里，捏脊。用于厌食各个证型。

（二）贴敷疗法

丁香、吴茱萸各20g，肉桂、木香各10g，白术30g，共研细末，每次3～5g，用酒调成糊状，敷贴神阙穴，每日1次，7天为一疗程。用于脾失健运、脾胃气虚证。

六、预防与调护

1. 合理喂养，做到"乳贵有时，食贵有节"，不偏食、挑食，不强迫进食，饮食定时适量，荤素搭配，少食肥甘厚味、生冷坚硬等不易消化食物。

2. 纠正不良饮食习惯，减少零食，饭前勿食糖果饮料，饭前及饭中避免大量饮水，夏季勿贪凉饮冷。

3. 遵照"胃以喜为补"的原则，先从小儿喜欢的食物着手，来诱导开胃，暂时不要考虑营养价值，待其食欲增进后，再按需要补给。

4. 注意生活起居，加强精神调护，保持良好情绪，饭菜多样化，讲究色香味，以促进食欲。

第四十五节　水　痘

水痘是由感受水痘时邪引起的急性出疹性时行疾病。临床以发热，皮肤黏膜分批出现斑丘疹、疱疹、结痂，各型皮疹同时存在为主要特征。本病一年四季均可发生，冬春季节多见，传染性很强，易在集体儿童机构中流行。任何年龄小儿皆可发病，6～9岁儿童多见。本病一般预后良好，愈后皮肤不留瘢痕。感染水痘后可获得持久免疫力，但以后可以发生带状疱疹。水痘疱疹结痂后病毒消失，故其传染期自发疹前24小时至结痂约10天。

一、病因病机

本病为感受水痘时邪所致。水痘时邪从口鼻而入，蕴郁肺脾。外邪袭肺，肺失宣发，则见发热、流涕、咳嗽；病邪深入，郁于脾胃，与湿相搏，外透肌肤，则致水痘布露。若邪毒炽盛，毒热内传气营，气分热盛，则见壮热烦躁、口渴；毒传营分，毒热夹湿外透肌表，则见水痘密集，疹色暗紫，疱浆混浊。

水痘病在肺脾两经。若邪毒炽盛，毒热化火，内陷心肝，可出现壮热不退、神昏、抽搐等邪毒内陷心肝之变证；若邪毒内犯，闭阻于肺，肺失宣肃，出现高热、咳嗽、气喘、鼻扇、口唇青紫等症，为邪毒闭肺之变证。

二、诊断要点

1. 多在冬春季节发病，患儿有水痘接触史。

2. 出疹前期，可有发热、流涕、咳嗽等肺卫表证。发热1～2天透发皮疹，于头、面、发际及全身其他部位出现红色斑丘疹，以躯干部较多，四肢部位较少，皮疹初为红色斑丘疹，很快变为疱疹，大小不等，内含水液，周围红晕，皮薄易破，有痒感，继而干燥结痂，然后痂盖脱落，不留瘢痕。

3. 皮疹分批出现，此起彼落，在同一时期，丘疹、疱疹、干痂往往同时并见。皮疹呈向心性分布，主要位于躯干，其次为头面部，四肢远端较少。口腔、咽颊部、眼结膜、外阴黏膜亦可见皮疹，且疱疹易破，形成溃疡。

4. 血常规检查白细胞总数正常或偏高，淋巴细胞相对增多。新鲜疱疹基底物检查，若见多核巨细胞和核内包涵体，可协助诊断。

三、鉴别诊断

1. 脓疱疮

好发于炎热夏季，一般无发热等全身症状，皮疹多见于头面部及肢体暴露部位，病初为疱疹，很快成为脓疱，疱液混浊，经搔抓脓液流溢蔓延而传播。

2. 手足口病

由感受手足口病时邪所致，多发生于夏秋季节，以5岁以下小儿多见，口腔黏膜出现散在疱疹，手、足和臀部出现斑丘疹、疱疹，呈离心性分布。

四、辨证论治

（一）辨证要点

本病辨证，重在辨卫分、气分、营分。根据全身及局部症状，凡痘疹小而稀疏，色红润，疱浆清亮，或伴有微热、流涕、咳嗽等症，为病在卫分；若水痘邪毒较重，痘疹大而密集，色赤紫，疱浆混浊，伴有高热、烦躁等症，为病在气分、营分。病重者易出现邪陷心肝、邪毒闭肺之变证。

（二）论治方法

本病以清热解毒利湿为基本原则。轻证属邪伤肺卫，治以疏风清热，利湿解毒；重症为邪炽气营，治以清气凉营，解毒渗湿。若出现邪陷心肝、邪毒闭肺的变证，当治以清热解毒、镇惊开窍、开肺化痰等法。

（三）分证治疗

1. 邪伤肺卫

证候：发热轻微，或无热，鼻塞流涕，咳嗽，起病后1~2天出皮疹，疹色红润，疱浆清亮，根盘红晕，皮疹瘙痒，分布稀疏，此起彼伏，以躯干为多，舌苔薄白，脉浮数或指纹淡紫。

治法：疏风清热，利湿解毒。

方药：银翘散加减。常用金银花、连翘、竹叶、薄荷、荆芥、牛蒡子、桔梗、芦根、车前子等。

2. 邪炽气营

证候：壮热不退，烦躁不安，口渴欲饮，面红目赤，皮疹分布较密，疹色紫暗，疱浆混浊，大便干结，小便短黄，舌红或绛，苔黄糙而干，脉数有力。

治法：清气凉营，解毒化湿。

方药：清胃解毒汤加减。常用升麻、黄连、黄芩、生石膏、牡丹皮、生地黄、紫草、赤芍、栀子、车前草等。

五、预防与调护

1. 预防

（1）水痘流行期间，易感儿童尽量避免去公共场所，也应避免接触带状疱疹患者。

（2）隔离水痘病儿至疱疹结痂为止。学校、托幼机构中已接触水痘的易感儿，应检疫3周。

（3）已被水痘病儿污染的被服及用具，应采用暴晒、煮沸、紫外线灯照射等措施进行消毒。

（4）应用肾上腺皮质激素、免疫抑制剂治疗的患儿，及免疫功能受损、恶性肿瘤患儿，在接触水痘72小时内可肌肉注射水痘-带状疱疹免疫球蛋白，以预防感染本病。

2. 调护

（1）保持室内空气流通、新鲜，注意避风寒，防止复感外邪。

（2）饮食宜清淡、易消化，多饮温开水。

（3）保持皮肤清洁，勤换内衣，剪短手指甲，或戴连指手套，避免抓破疱疹，防止继发感染。

（4）正在使用肾上腺皮质激素治疗期间的患儿，若发生水痘，应立即减量或停用。

第四十六节　肩关节脱位

肩关节脱位亦称肩肱关节脱位，古称"肩胛骨出""肩髆骨出臼"或"肩骨脱臼"，在大关节脱位中最多见，多发生于20~50岁的男性青壮年。

肩关节由肱骨头及肩胛盂构成。肱骨头大，

肩胛盂面积小且浅，只占肱骨头关节面的 1/3 ～ 1/4，骨性结构的稳定性较差，而肩关节囊松弛薄弱，前方尤为明显。这种结构为增大肩关节的活动度提供了良好的条件，但对关节的稳定性则是不利因素。

肩关节主要依靠关节囊、盂唇、盂肱韧带、喙肱韧带，以及肩袖肌群和跨关节的肌肉结构，维持其静态或动态的稳定性。若肩部的主要肌肉麻痹或部分肌肉受损，肌力下降，可破坏关节的相对稳定性而发生继发性关节脱位。

一、病因病机

（一）病因

直接暴力和间接暴力均可引起肩关节脱位。

1. 直接暴力

多因打击或冲撞等外力直接作用于肩关节而引起，但极少见。

2. 间接暴力

可分为传达暴力与杠杆作用力两种，临床最多见。

（二）脱位类型

根据肩关节脱位的时间长短和脱位次数的多少可分为：新鲜性、陈旧性和习惯性脱位三种。

根据脱位后肱骨头所在的部位可分为：前脱位、后脱位两种。前脱位又可分为喙突下、盂下、锁骨下脱位，其中以喙突下脱位最多见；后脱位临床罕见。

（三）病机

1. 直接暴力

（1）向后跌倒，肩外侧或后外侧着地，使肱骨头向前脱位。

（2）来自肩后方的冲击力，使肱骨头向前脱位。

2. 间接暴力

（1）传达暴力

1）患者侧向跌倒，上肢外展、外旋，手掌向下撑地，暴力由手掌沿肱骨纵轴向上传达到肱骨头，使肱骨头冲破较薄弱的肩关节囊前壁，向前滑出至喙突下间隙，形成喙突下脱位。

2）若暴力继续向上传达，肱骨头可被推至锁骨下部成为锁骨下前脱位。

3）若暴力继续向内传达，肱骨头可能撞及胸壁，由肋间隙或造成肋骨骨折后进入胸腔，形成胸腔内脱位。

（2）杠杆作用力

1）当上肢过度高举时，肱骨颈或肱骨大结节抵触于肩峰，构成杠杆的支点，使肱骨头向盂下滑脱，形成肩胛盂下脱位。

2）然后在肌肉的牵拉下后可滑至肩前，形成喙突下脱位。

二、诊断要点

（一）前脱位

1. 受伤后有其特殊的典型体征，局部疼痛、肿胀，肩部活动障碍。若伴有骨折，则疼痛、肿胀更甚。

2. 患者常以健手扶持患侧前臂，肩部失去正常圆钝平滑的曲线轮廓，形成"方肩"畸形。

3. 患肩呈弹性固定状态于外展约 30°位，试图做任何方向的活动都可引起疼痛加重。

4. 触诊肩峰下空虚，常可在喙突下、腋窝处或锁骨下触到脱位的肱骨头。

5. 搭肩试验（Duga's 征）阳性。

6. 肩关节正位、穿胸侧位 X 线片，可确定诊断及其脱位类型，并可明确是否合并有骨折。

（二）并发症

1. 肩袖损伤

肩关节本身因严重疼痛和功能障碍，常常混淆和掩盖了肩袖损伤的体征，因此对肩关节脱位在复位后，应详细检查肩外展功能。

2. 骨折

肱骨大结节撕脱性骨折（最为常见）、肱骨外科颈骨折、肩胛盂边缘骨折。

3. 肱二头肌长头肌腱滑脱

肌腱嵌顿于关节盂与肱骨头之间而妨碍脱位的复位。

4. 血管、神经损伤

偶见腋动脉或腋神经损伤。血管损伤后前臂及手部发冷和发绀，桡动脉搏动持续减弱或消失；神经损伤后三角肌瘫痪，肩部前外、后侧的皮肤感觉麻木或消失。

三、鉴别诊断

1. 肱骨外科颈骨折

两者患部均有疼痛、肿胀及功能障碍等表现，特别是合并骨折时，两者有诸多相同的临床表现。其主要鉴别要点是，脱位所特有的弹性固定、"方肩"畸形及肩峰下关节盂空虚等体征。

2. 冈上肌肌腱断裂

肩关节脱位在解除外固定后，患肩不能自主外展，但在帮助下，外展30°～60°后，患肩又可继续上举，这一特殊体征有助于其诊断。

四、辨证论治

（一）辨证要点

1. 新鲜的肩关节脱位，采用适当的手法复位，复位后必须予以妥善固定，使受伤的软组织、关节囊得以修复，防止因修复不良而日后形成习惯性脱位。

2. 合并大结节骨折、腋神经及血管受压，往往可随脱位复位，骨折亦随之复位，神经、血管受压解除。

3. 合并外科颈骨折，可先行手法复位，失败后可考虑切开复位内固定。

4. 陈旧性脱位，视具体情况，可先试行手法复位，失败后考虑手术治疗。

5. 习惯性脱位，可做关节囊紧缩术。

（二）论治方法

1. 手法复位

（1）手牵足蹬法　此法最为常用。

以右侧为例。患者仰卧，术者立于右侧，将右足掌抵住患者右侧腋窝部，同时双手握住患侧腕部，沿畸形方向做顺势牵引后，先将伤肩外展、外旋，再逐渐内收、内旋，闻及入臼声，即表明复位成功。

（2）牵引回旋法　此法适用于肌肉发达的患者，老年骨质疏松患者慎用此法，以免发生外科颈骨折。

以右肩前脱位为例。患者坐位或卧位，术者

右手握住患肢肘部，左手握住腕部，患肢屈肘90°位，先沿上臂畸形方向牵引，在维持牵引下外旋上臂至极限位，再内收上臂，使肘关节贴近胸壁，至肘接近体中线时，内旋上臂使患侧手掌搭于对侧肩上，即可复位。

（3）拔伸托入法　此法稳妥、安全、有效，对年老病人尤为适用。

患者取坐位，第一助手立于患者健侧肩后，两手斜形环抱固定患者做反牵引；第二助手一手握肘部，一手握腕上部，外展、外旋患肢，向外下方牵引，用力由轻而重，持续2～3分钟；术者立于患肩外侧，两手拇指压其肩峰，其余手指插入腋窝内，在助手对抗牵引下，术者将肱骨头向外上方钩托；同时第二助手逐渐将患肢向内收、内旋位牵拉，直至肱骨头有回纳感觉，复位即告完成。

（4）椅背复位法　此法是应用椅背作为杠杆支点整复肩关节脱位的方法，适用于肌力较弱的患者。

患者坐在靠背椅上，将患肢放在椅背外侧，腋肋紧靠椅背，用棉垫置于腋部，保护腋下血管、神经，一助手扶住患者和椅背，术者握住患肢，先外展、外旋牵引，再逐渐内收，并将患肢下垂，然后内旋屈肘，即可复位成功。

（5）悬吊复位法　此方法安全有效，适用于年老体弱患者。

患者俯卧床上，患肢悬垂于床旁，根据病人肌肉发达程度，在患肢腕部系布带并悬挂2～5kg重物，依其自然位牵引持续15分钟左右，多可自动复位。有时术者需内收患肩或以双手自腋窝向外上方轻推肱骨头，或轻旋转上臂，肱骨头即可复位。

2. 固定方法

（1）胸壁绷带固定　将患侧上臂保持在内收、内旋位，肘关节屈曲60°～90°，腋窝部可衬以软垫，前臂依附胸前，用绷带将上臂固定在胸壁上，前臂用颈腕带或三角巾悬吊于胸前。

（2）固定时间　一般为2～3周。

3. 药物治疗

（1）新鲜脱位

1）初期：宜活血祛瘀、消肿止痛，内服舒

筋活血汤、活血止痛汤等；外敷活血散、消肿止痛膏。

2）中期：肿痛减轻，宜服舒筋活血、强壮筋骨之剂，可内服壮筋养血汤、补肾壮筋汤等；外敷舒筋活络膏。

3）后期：体质虚弱者，可内服八珍汤、补中益气汤等；外洗方可选用苏木煎、上肢损伤洗方等，煎水熏洗患处，促进肩关节功能的恢复。

（2）习惯性脱位 应内服补肝肾、壮筋骨之剂，如补肾壮筋汤、健步虎潜丸等。

（3）合并骨折 按骨折三期辨证用药。

（4）合并神经损伤 应加强祛风通络，加用地龙、僵蚕、全蝎等。

（5）合并血管损伤 应加强活血祛瘀通络，可合用当归四逆汤加减。

五、预防与调护

1. 年老体弱者易并发肩周炎，故治疗过程中，应注意"动静结合"的治疗原则。

2. 复位后制动期间，即可行肘、腕、手的功能锻炼，以及上肢肌肉的舒缩活动。

3. 解除外固定后，逐渐开始肩关节各方向的主动锻炼，如内外运旋、弓步云手、手拉滑车、手指爬墙等，6周内禁止做强力外旋动作。禁止强力被动牵拉患肢，以防损伤软组织及并发骨折等。

第四十七节 颈椎病

颈椎病是指颈椎骨质增生、颈项韧带钙化、颈椎间盘萎缩退化等改变，刺激或压迫颈部神经、脊髓、血管而产生一系列症状和体征的综合征。

中医学中虽然没有颈椎病的提法，但其相关认识散见于"痹证""痿证""项强""眩晕"等病证。

一、病因病机

（一）病因

1. 内因

（1）肝肾不足、颈脊筋骨痿软是其发病的内因。

（2）多见于40岁以上的中老年患者。

2. 外因

（1）颈部外伤、劳损及外感风寒湿邪等是引起本病的外因。

（2）由于颈项部日常活动频繁，活动度较大，易受外伤，因而中年以后颈部常易发生劳损，如从事长期低头伏案工作的会计、誊写、缝纫、刺绣等职业者，或长期使用电脑者；或颈部受过外伤者。

（二）病机

由于年龄增长，肝肾不足，筋骨懈惰，引起椎间盘萎缩变性，弹力减小，向四周膨出，椎间隙变窄，继而出现椎体前后缘与钩椎关节的增生，小关节关系改变，椎体半脱位，椎间孔变窄，黄韧带肥厚、变性及项韧带钙化等一系列改变。椎体增生的骨赘，可引起周围膨出的椎间盘、后纵韧带、关节囊的充血、肿胀、纤维化、钙化等，共同形成混合性突出物。当此类劳损性改变影响到颈部的神经根、脊髓或主要血管时，即可发生一系列相关的颈椎病类型表现。

（三）分型

颈椎病的基本类型有颈型、神经根型、脊髓型、椎动脉型和交感神经型，若同时合并两种或两种以上类型者为混合型。

1. 颈型

亦称局部型。是最早期的颈椎病，以颈项肩背部疼痛为主要特征。不合并明显的神经根、脊髓、血管症状。

2. 神经根型

（1）亦称痹痛型，是各型中发病率最高、临床最为多见的一种，其主要表现为与脊神经根分布区相一致的感觉、运动障碍及反射变化。

（2）神经根症状的产生，是由于颈部韧带肥厚钙化、颈椎间盘退化、骨质增生等病变，导致椎间孔变窄、脊神经根受到压迫或刺激，即逐渐出现各种症状。

（3）第5~6颈椎及第6~7颈椎之间关节活动度较大，因而发病率较其余颈椎关节为高。

3. 脊髓型

（1）亦称瘫痪型，此型比较多见，且症状严重，以慢性进行性四肢瘫痪为其特征。

（2）病程多呈慢性进展，遇诱因后加重，由于损害的主要是脊髓，一旦延误诊治，常发展成为不可逆性改变。

（3）突出的椎间盘、骨赘、后纵韧带钙化及黄韧带肥厚，可造成椎管的继发性狭窄，若合并椎节不稳，更增加了对脊髓的刺激或压迫。

4. 椎动脉型

（1）亦称眩晕型，椎动脉第二段通过颈椎横突孔，在椎体旁走行，当钩椎关节增生时，可对椎动脉造成挤压和刺激，引起脑供血不足，产生头晕、头痛等症状。

（2）当颈椎退变、椎节不稳时，横突孔之间的相对位移加大，穿行其间的椎动脉受刺激机会较多，椎动脉本身可以发生扭曲，以引起脑的不同程度供血障碍。

5. 交感神经型

（1）颈椎间盘退变本身及其继发性改变，刺激交感神经而引起相关的症候群。

（2）交感神经症状，有交感神经兴奋症状和交感神经抑制症状。

二、诊断要点

（一）颈型

1. 症状

颈部肌肉痉挛，肌张力增高，颈项强直，活动受限。

2. 体征

颈项部有广泛压痛，压痛点多在斜方肌、冈上肌、菱形肌、大小圆肌等部位。可触及棘上韧带肿胀、压痛及棘突移位。颈椎间孔挤压试验和臂丛神经牵拉试验多为阴性。

3. 影像学检查

颈椎 X 线检查见颈椎生理曲度变直、反弓或成角，有轻度的骨质增生。

（二）神经根型

1. 症状

（1）大多患者逐渐感到颈部单侧局限性痛，颈根部呈电击样向肩、上臂、前臂乃至手指放射，且有麻木感，或以疼痛为主，或以麻木为主。

（2）疼痛呈酸痛、灼痛或电击样痛，颈部后伸、咳嗽甚至增加腹压时疼痛可加重。

（3）上肢沉重，酸软无力，持物易坠落。

（4）部分患者可有头晕、耳鸣、耳痛、握力减弱及肌肉萎缩，此类患者的颈部常无疼痛感觉。

2. 体征

（1）颈部活动受限、僵硬，颈椎横突尖前侧有放射性压痛，患侧肩胛骨内上部也常有压痛点，部分患者可摸到条索状硬结。

（2）受压神经根皮肤节段分布区感觉减退，腱反射异常，肌力减弱。颈 5 ~ 6 椎间病变时，刺激颈 6 神经根引起患侧拇指或拇、食指感觉减退；颈 6 ~ 7 椎间病变时，则刺激颈 7 神经根而引起示、中指感觉减退。

（3）臂丛神经牵拉试验阳性，颈椎间孔挤压试验阳性。

3. 影像学检查

X 线检查：颈椎正侧位、斜位或侧位过伸、过屈位片，可显示椎体增生，钩椎关节增生，椎间隙变窄，颈椎生理曲度减小、消失或反角，轻度滑脱，项韧带钙化和椎间孔变小等改变。

（三）脊髓型

1. 症状

（1）缓慢进行性双下肢麻木、发冷、疼痛，走路欠灵活、无力，打软腿，易绊倒，不能跨越障碍物。

（2）休息时症状缓解，紧张、劳累时加重，时缓时剧逐步加重。

（3）晚期下肢或四肢瘫痪，二便失禁或尿潴留。

2. 体征

（1）颈部活动受限不明显，上肢活动欠灵活。

（2）双侧脊髓传导束的感觉与运动障碍，即受压脊髓节段以下感觉障碍、肌张力增高、腱反射亢进、锥体束征阳性。

3. 影像学检查

（1）X 线检查　显示颈椎生理曲度改变，病变椎间隙狭窄，椎体后缘唇样骨赘，椎间孔变小。

（2）CT 检查　可见颈椎间盘变性，颈椎增生，椎管前后径缩小，脊髓受压等改变。

（3）MRI检查 可显示受压节段脊髓有信号改变，脊髓受压呈波浪样压迹。

（四）椎动脉型

1. 症状

（1）主要症见单侧颈枕部或枕顶部发作性头痛，视力减弱，耳鸣，听力下降，眩晕。

（2）可见眩晕猝倒发作。

2. 体征

（1）常因头部活动到某一位置时诱发或加重眩晕。

（2）头颈旋转时引起眩晕发作，是本病的最大特点。

3. 影像学检查

（1）椎动脉血流检测及椎动脉造影 可协助诊断，辨别椎动脉是否正常，有无压迫、迂曲、变细或阻滞。

（2）X线检查 可显示椎节不稳及钩椎关节侧方增生。

（五）交感神经型

1. 症状

（1）主要症见头痛或偏头痛，有时伴有恶心、呕吐，颈肩部酸困疼痛，上肢发凉发绀，视物模糊，眼窝胀痛，眼睑无力，瞳孔扩大或缩小，常有耳鸣、听力减退或消失。

（2）可有心前区持续性压迫痛或钻痛，心律不齐，心跳过速。

2. 体征

（1）头颈部转动时，症状可明显加重。

（2）压迫不稳定椎体的棘突，可诱发或加重交感神经症状。

三、鉴别诊断

1. 颈型颈椎病

应与落枕、颈肩背部肌筋膜炎等疾病鉴别。

2. 神经根型颈椎病

应与尺神经炎、胸廓出口综合征、腕管综合征等疾病鉴别。

3. 脊髓型颈椎病

应与脊髓肿瘤、脊髓空洞症等疾病鉴别。

4. 椎动脉型颈椎病

应除外眼源性、耳源性眩晕及脑部肿瘤等疾病。

5. 单纯交感神经型颈椎病

诊断较为困难，应注意与冠状动脉供血不足、神经官能症等疾病鉴别。

四、辨证论治

（一）辨证要点

颈椎病的治疗方法很多，根据其类型、病情轻重、病程长短以及患者的健康状况来进行选择。理筋整复手法是治疗颈椎病的主要方法，能使部分患者较快缓解症状，可配合药物、牵引、练功等治疗。颈椎病的手术治疗，仅适用于极少数经过严格的、正规的非手术治疗无效，且有明显的颈脊髓受压或有严重的神经根受压的临床表现者。

（二）论治方法

1. 理筋整复手法

先在颈项部用点压、拿捏、弹拨、滚法等舒筋活血、和络止痛的手法，放松紧张痉挛的肌肉。

然后用颈项旋扳法，患者取稍低坐位，术者站于患者的侧后，以同侧肘弯托住患者下颌，另一手托其后枕部，嘱患者颈部放松，术者将患者头部向头顶方向牵引，然后向本侧旋转，当接近限度时，再以适当的力量使其继续旋转5°~10°，可闻及轻微的关节弹响声，之后再行另一侧的旋扳。

此手法必须在颈部肌肉充分放松、始终保持头部的上提力量下进行旋扳，不可用暴力，旋扳手法若使用不当有一定危险，故宜慎用。

脊髓型颈椎病禁用，以免发生危险。

最后用放松手法，缓解治疗手法引起的疼痛不适感。

2. 药物治疗

治宜补肝肾、祛风寒、活络止痛，可内服补肾壮筋汤、补肾壮筋丸，或颈痛灵、颈复康、根痛平冲剂等中成药。麻木明显者，可内服全蝎粉，早晚各1.5g，开水调服。眩晕明显者，可服愈风宁心片，亦可静脉滴注丹参注射液。急性发作，颈臂痛较重者，治宜活血舒筋，可内服舒筋汤。

3. 牵引治疗

通常用枕颌带牵引法，枕颌牵引可以缓解肌肉痉挛、扩大椎间隙、流畅气血、减轻压迫刺激症状。患者可取坐位或仰卧位牵引，牵引姿势以头部略向前倾为宜。牵引重量可逐渐增大到 6 ~ 8kg，隔日或每日 1 次，每次 30 分钟。

4. 练功活动

做颈项前屈后伸、左右侧屈、左右旋转及前伸后缩等活动锻炼。还可以做体操、打太极拳、练健美操等运动锻炼。

五、预防与调护

1. 合理用枕，选择合适高度与硬度的枕头，保持良好的睡眠体位。

2. 长期伏案工作者，应注意经常做颈项部的功能活动，以避免颈项部长时间处于某一低头姿势而发生慢性劳损。

3. 急性发作期应注意休息，以静为主，以动为辅，也可用颈围或颈托固定 1 ~ 2 周。慢性期以活动锻炼为主。

4. 颈椎病病程较长，非手术治疗症状易反复，因此要注意心理调护，以科学的态度向患者做宣传和解释，帮助患者树立信心，配合治疗，早日康复。

第四十八节 腰椎间盘突出症

腰椎间盘突出症又称腰椎间盘纤维环破裂髓核突出症，是因腰椎间盘发生退行性变，在外力的作用下，使纤维环破裂、髓核突出，刺激或压迫神经根，而引起的以腰痛及下肢坐骨神经放射痛等症状为特征的腰腿痛疾患。

本病好发于 20 ~ 40 岁青壮年，男性多于女性。多数患者因腰扭伤或劳累而发病，少数可无明显外伤史，是临床最常见的腰腿痛疾患之一。

一、病因病机

（一）病因

1. 内因

（1）随着年龄的增长，以及在日常生活工作中，椎间盘不断遭受脊柱纵轴的挤压、牵拉和扭转等外力作用，使椎间盘不断发生退行性变，髓核含水量逐渐减少，失去弹性，继之使椎间隙变窄，周围韧带松弛或产生裂隙，形成腰椎间盘突出，这是其发病的重要内在因素。

（2）下腰部是全身应力的中点，负重及活动度大，损伤几率高，是腰椎间盘突出的好发部位，其中以腰 4、5 椎间盘发病率最高，腰 5、骶 1 椎间盘次之。

2. 外因

（1）多有不同程度的腰部急性外伤史或慢性损伤史，腰椎间盘突然或连续受到不平衡外力作用时，如弯腰提取重物时，姿势不当或准备欠充分的情况下搬动或抬举重物，或长时间弯腰后猛然伸腰，使椎间盘后部压力增加，甚至由于腰部的轻微扭动，如弯腰洗脸时、打喷嚏或咳嗽后，发生纤维环破裂，髓核向后侧或后外侧突出。

（2）少数患者无明显外伤史，只有受凉史而发病，多为纤维环过于薄弱，肝肾功能失调，风寒湿邪乘虚而入，腰部着凉后，引起腰肌痉挛，促使已有退行性变的椎间盘突出。

（二）病机

1. 引起腰腿痛的机理

（1）纤维环破裂时，突出的髓核压迫和挤压硬脊膜及神经根，是造成腰腿痛的根本原因。若未压迫神经根时，只有后纵韧带受刺激，则以腰痛为主；若突破后纵韧带而压迫神经根时，则以腿痛为主。

（2）坐骨神经由腰 4、5 和骶 1、2、3 五条神经根的前支组成，故腰 4、5 和腰 5 骶 1 的椎间盘突出，引起下肢坐骨神经痛。初起神经根受到激惹，出现该神经支配区的放射痛、感觉过敏、腱反射亢进等现象；日久突出的椎间盘与神经根、硬膜发生粘连，长期压迫神经根，导致部分神经功能障碍，出现支配区放射痛、感觉减退、腱反射减弱甚至消失等现象。

2. 椎间盘突出的类型

（1）侧突型 多数髓核向后侧方突出，单侧突出者出现同侧的下肢症状。

（2）两侧突型　髓核自后纵韧带两侧突出，则出现双下肢症状，多为一先一后，一轻一重，似有交替现象。

（3）中央型　髓核向后中部突出，巨大突出压迫马尾神经，出现马鞍区麻痹及双下肢症状。

二、诊断要点

（一）主要症状

腰痛和下肢坐骨神经放射痛，少数病例的起始症状是腿痛，而腰痛不甚明显。

腰腿疼痛可在咳嗽、打喷嚏、用力排便等腹腔内压升高时加剧，步行、弯腰、伸膝起坐等牵拉神经根的动作也使疼痛加剧，腰前屈活动受限，屈髋屈膝、卧床休息可使疼痛减轻。重者卧床不起，翻身极感困难。病程较长者，其下肢放射痛部位感觉麻木、冷感、无力。中央型突出压迫马尾神经，其症状为会阴部麻木、刺痛，二便功能障碍，阳痿或双下肢不全瘫痪。

（二）主要体征

1. 腰部畸形

腰肌紧张、痉挛，腰椎生理前凸减少或消失，甚至出现后凸畸形。有不同程度的脊柱侧弯，突出物压迫神经根内下方时（腋下型），脊柱向患侧弯曲，突出物压迫神经根外上方（肩上型），则脊柱向健侧弯曲。

2. 腰部压痛和叩痛

突出的椎间隙棘突旁有压痛和叩击痛，并沿患侧的大腿后侧向下放射至小腿外侧、足跟部或足背外侧。沿坐骨神经走行有压痛。

3. 腰部活动受限

急性发作时腰部活动可完全受限。绝大多数患者腰部伸屈和左右侧弯功能活动呈不对称性受限。

4. 皮肤感觉障碍

（1）受累神经根所支配区域的皮肤感觉异常，早期多为皮肤过敏，渐而出现麻木、刺痛及感觉减退。

（2）腰4、5椎间盘突出，压迫腰5神经根，引起小腿前外侧、足背前内侧和足底皮肤感觉异常。

（3）腰5、骶1椎间盘突出，压迫骶1神经根，引起小腿后外侧、足背外侧皮肤感觉异常。

（4）中央型突出，表现为马鞍区麻木，膀胱、肛门括约肌功能障碍。

5. 肌力减退或肌萎缩

（1）受压神经根所支配的肌肉可出现肌力减退、肌萎缩。

（2）腰5神经根受压，引起伸拇肌肌力减退。

（3）骶1神经根受压，引起踝跖屈和立位单腿翘足跟力减弱。

6. 腱反射减弱或消失

骶1神经根受压，引起跟腱反射减弱或消失。

7. 特殊检查阳性

直腿抬高试验阳性，加强试验阳性，屈颈试验阳性，仰卧挺腹试验阳性，颈静脉压迫试验阳性。

（三）影像学检查

1. X线检查

（1）正位片可显示腰椎侧凸，椎间隙变窄或左右不等，患侧间隙较宽；侧位片显示腰椎前凸消失，甚至反张后凸，椎间隙前后等宽或前窄后宽。椎体可见休默结节等改变，或有椎体缘唇样增生等退行性改变。

（2）X线平片的显示，必须与临床的体征定位相符合才有意义，主要排除骨病引起的腰骶神经痛，如结核、肿瘤等。

2. 脊髓造影检查

（1）髓核造影，能显示椎间盘突出的具体情况。

（2）蛛网膜下腔造影，可观察蛛网膜下腔充盈情况，能较准确地反映硬脊膜受压程度和受压部位，以及椎间盘突出的部位和程度。

（3）硬膜外造影，可显示硬脊膜外腔轮廓和神经根的走向，反映神经根受压的状况。

3. CT、MRI检查

可清晰地显示出椎管形态、髓核突出的解剖位置和硬膜囊、神经根受压的情况，可明确诊断。必要时可加以造影。

三、鉴别诊断

1. 腰椎椎管狭窄症

腰腿痛并有典型的间歇性跛行，卧床休息后症状可明显减轻或消失，腰部后伸受限，并引起小腿疼痛，其症状和体征往往不相一致。X 线片显示，椎体、小关节突增生肥大，椎间隙狭窄，椎板增厚，椎管前后径变小。

2. 腰椎结核

腰部疼痛，有时晚上痛醒，活动时加重，伴有乏力、消瘦、低热、盗汗等结核症状，腰肌痉挛，脊柱活动受限，可有后凸畸形和寒性脓肿。X 线片显示，椎间隙变窄，椎体边缘模糊不清，有骨质破坏，有寒性脓肿时可见腰肌阴影增宽。

3. 腰椎骨关节炎

腰部钝痛，劳累或阴雨天时加重，晨起时腰部僵硬，脊柱伸屈受限，稍活动后疼痛减轻，活动过多或劳累后疼痛加重。X 线片显示，椎间隙变窄，椎体边缘唇状增生。

4. 强直性脊柱炎

腰背部疼痛，不因休息而减轻，脊柱僵硬不灵活，脊柱各方向活动均受限，直至强直，可出现驼背畸形。X 线片显示，早期骶髂关节和小关节突间隙模糊，后期脊柱可呈竹节状改变。

5. 脊柱转移肿瘤

疼痛剧烈，夜间尤甚，有时可出现放射性疼痛，可见消瘦、贫血，血沉加快。X 线片显示，椎体破坏变扁，椎间隙尚完整。

四、辨证论治

（一）辨证要点

1. 对于急性期、症状重的患者，应绝对卧硬床休息 3 周。卧床休息可以减缓体重对病变椎间盘的压力，有利于由于髓核突出所引起的非特异性炎症反应的吸收和消散，从而减轻或消除对神经根的刺激或压迫。

2. 以手法治疗为主，配合牵引、药物、卧床及练功等方法，根据突出的类型、病情轻重、病程长短以及患者的健康状况来进行选择治疗，绝大多数患者经治疗后症状可缓解或完全消失。

3. 对病程时间长、反复发作、症状严重者，中央型突出压迫马尾神经者，合并椎管狭窄、神经根管狭窄者，经非手术治疗无效可改为手术治疗。

（二）论治方法

1. 理筋整复手法

（1）先用按摩、推压、擦法等手法

1）按摩法：患者俯卧，术者用两手拇指或掌部自上而下按摩脊柱两侧膀胱经，至患肢承扶处改用揉捏法，下抵殷门、委中、承山。

2）推压法：术者两手交叉，右手在上，左手在下，手掌向下用力推压脊柱，从胸椎推至骶椎。

3）擦法：从背、腰至臀腿部，着重于腰部，以缓解、调理腰臀部的肌肉痉挛。

（2）然后用脊柱推扳法　可调理关节间隙，松解神经根粘连，或使突出的椎间盘回纳。推扳手法要有步骤、有节奏地缓缓进行，绝对避免使用暴力，中央型突出不适宜用推扳法。

1）俯卧推髋扳肩：术者一手固定对侧髋部，另一手自对侧肩外上方缓缓扳起，使腰部后伸旋转到最大限度时，再适当推扳 1～3 次。另侧相同。

2）俯卧推腰扳腿：术者一手按住对侧患椎以上腰部，另一手自膝上方外侧将腿缓缓扳起，直到最大限度时，再适当推扳 1～3 次。另侧相同。

3）侧卧推髋扳肩：在上的下肢屈曲，贴床的下肢伸直，术者一手扶患者肩部，另一手同时推髋部向前，两手同时向相反方向用力斜扳，使腰部扭转，可闻及或感觉到"咔嗒"响声。换体位做另一侧。

4）侧卧推腰扳腿：术者一手按住患处，另一手自外侧握住膝部（或握踝上，使之屈膝），进行推腰扳腿，做腰髋过伸动作 1～3 次。换体位做另一侧。

（3）最后用牵抖法、滚摇法

1）牵抖法：患者俯卧，两手抓住床头，术者双手握住患者两踝，用力牵抖并上下抖动下肢,带动腰部,再行按摩下腰部。

2)滚摇法:患者仰卧,双髋膝屈曲,术者一手扶两踝,另一手扶双膝,将腰部旋转滚动1~2分钟。

以上手法可隔日 1 次,一个月为一个疗程。

2. 药物治疗

急性期或初期,治宜活血舒筋,方选舒筋活血汤加减。慢性期或病程久者,体质多虚,治宜补养肝肾、宜痹活络,方选补肾壮筋汤等。兼有风寒湿者,宜温经通络,方选大活络丹等。

3. 牵引治疗

主要采用骨盆牵引法,适用于初次发作或反复发作的急性期患者。

患者仰卧床上,在腰髋部缚好骨盆牵引带后,每侧各用 10~15kg 重量作牵引,并抬高床尾增加对抗牵引的力量。每日牵引 1 次,每次 30 分钟,10 次为一个疗程。

4. 练功活动

腰腿痛症状减轻后,应积极进行腰背肌的功能锻炼,可采用飞燕点水、五点支撑练功,经常后伸、旋转腰部,做直腿抬高或压腿等动作,以增强腰腿部肌力,有利于腰椎的平衡稳定。

五、预防与调护

1. 急性期应严格卧硬板床 3 周,手法治疗后亦应卧床休息,使损伤组织修复。

2. 疼痛减轻后,应注意加强腰背肌锻炼,以巩固疗效。

3. 久坐、久站时可用腰围保护腰部,避免腰部过度屈曲或劳累或受风寒。

4. 弯腰搬物姿势要正确,避免腰部扭伤。

5. 改善居住环境,做到饮食起居有节。

6. 注重心理调护,充分调动患者的治疗积极性。

第十章　西医常见疾病

急性上呼吸道感染

急性上呼吸道感染简称为上感，是指鼻腔、咽及喉部的急性炎症，常见的病原体以病毒为主，少数患者由细菌感染发病。急性上呼吸道感染可发生于任何年龄，易感者为机体免疫功能低下者，冬春季节易发。多数患者病情较轻，病程短，可自愈，预后良好。少数病情较重的患者可伴有严重的并发症。本病具有一定的传染性，是临床最常见的传染病之一，主要通过患者打喷嚏和携带病毒的飞沫经空气传播，也可经被污染的手及用具经接触传播。

一、病因与发病机制

急性上呼吸道感染约 80% 由病毒引起，常见的致病病毒包括鼻病毒、冠状病毒、腺病毒、流感及副流感病毒、呼吸道合胞病毒、埃可病毒、柯萨奇病毒等；少数患者由细菌致病，常见的细菌有流感嗜血杆菌、肺炎链球菌、葡萄球菌等。多数患者发病前有受凉、劳累、酗酒等，导致呼吸道局部及全身防御能力降低，病原体迅速大量繁殖而发病。

二、临床表现

急性上呼吸道感染的临床类型有普通感冒、急性病毒性咽喉炎、急性疱疹性咽峡炎、急性咽结膜炎、急性咽扁桃体炎等。临床类型不同，常见的病原体略有不同。

1. 普通感冒

普通感冒多由病毒感染引起，发病较急。主要表现为鼻部症状及咽干、咽痒、咳嗽等，可伴有咽痛、流泪、头痛、声音嘶哑等，较重的患者

可有发热。体征以鼻腔黏膜充血水肿、咽部充血多见。病程多在 1 周左右。

2. 急性病毒性咽喉炎

病原体以鼻病毒、腺病毒、副流感病毒、呼吸道合胞病毒常见，也可见肠病毒等。主要表现为咽喉部症状，少见咳嗽。急性喉炎多见于流感病毒、副流感病毒及腺病毒感染，表现为咽痒、声音嘶哑甚至讲话困难，部分患者有发热、咽痛、咳嗽，体征以咽部充血水肿、局部浅表淋巴结肿大、触痛为主。

3. 急性疱疹性咽峡炎

病原体以柯萨奇病毒 A 多见。主要表现有咽痛、发热，体征以咽部充血、局部黏膜表面有疱疹或浅表溃疡形成，周围有红晕为主。好发于夏季，儿童多见，一般病程为 1 周左右。

4. 急性咽结膜炎

病原体以腺病毒、柯萨奇病毒为主。主要表现有发热、咽痛，伴有畏光、流泪等，体征以眼结膜及咽部充血为主。好发于夏季，尤其游泳后，儿童多见，一般病程不超过 1 周。

5. 急性咽扁桃体炎

病原体以溶血性链球菌最常见，其他有流感嗜血杆菌、肺炎链球菌、葡萄球菌等。起病急，主要表现有咽痛、畏寒、发热，体温可高达 39℃以上，呈稽留热，主要体征为咽部充血，扁桃体肿大、充血，发病数小时后扁桃体表面可见脓性分泌物，多伴有颌下淋巴结肿大、触痛。

三、实验及其他检查

1. 血液一般检查

外周血白细胞计数多正常或偏低，淋巴细胞计数升高，提示为病毒感染；白细胞计数升高伴

中性粒细胞增多甚至出现核左移现象，提示为细菌感染。

2. 病原学检查

一般不需做病原学检查。如疑诊病毒感染，可进行免疫荧光法检查、血清学检查、病毒分离鉴定等确定类型；细菌感染可进行咽拭子细菌培养。

四、诊断与鉴别诊断

1. 诊断要点

（1）主要诊断依据来自于症状与体征，结合血液一般检查结果即可做出诊断。

（2）有咳嗽症状的患者应进行胸部 X 线检查排除下呼吸道感染。

（3）一般不需进行病因学诊断，需要时可通过病毒分离、病毒血清学检查或细菌培养，确定病原体。

2. 鉴别诊断

主要与疾病初期有类似感冒症状的疾病相鉴别，包括流行性感冒、急性气管 - 支气管炎、麻疹等急性传染病、过敏性鼻炎等。

（1）流行性感冒 ①病原体为流感病毒，可呈散发或小规模流行；②早期出现发热、咽痛等症状与上感相似，但鼻咽部症状较轻而全身症状重，多有高热、全身肌肉酸痛等；③免疫荧光学检查或快速血清 PCR 检查，最有助于鉴别诊断。

（2）急性气管 - 支气管炎 ①咳嗽、咳痰症状突出，而鼻咽部多症状较轻；②肺部听诊多有呼吸音异常，伴有外周血白细胞升高；③胸部 X 线的相应改变最有助于鉴别诊断。

五、治疗

治疗以加强一般治疗、结合对症治疗为主，注意防止合并细菌感染。急性期应注意与周围其他人适当隔离以防扩散。

（一）一般治疗

注意休息，多饮水，进食易消化的清淡饮食，保持室内空气流通。发热明显的患者应卧床休息，吸烟的患者应戒烟。

（二）对症治疗

鼻咽部症状严重的患者可应用伪麻黄碱，中等度以上发热的患者应给予解热镇痛药，大量出汗者注意补充水、电解质。

（三）抗生素治疗

1. 机体免疫功能正常的患者，如无发热，发病已超过 2 天者，一般不需要使用抗病毒药；有免疫功能缺陷者，应常规使用抗病毒药，常用利巴韦林、奥司他韦等，对流感病毒、副流感病毒、呼吸道合胞病毒等均有较强的抑制作用，可缩短病程。

2. 普通感冒无须使用抗菌药。伴有外周血白细胞升高等细菌感染证据者，可考虑使用青霉素类、一代头孢类或大环内酯类抗生素，一般口服给药。

（四）其他

通过辨证联合应用具有清热解毒、辛温解表、抗病毒作用的中药治疗，有助于缓解症状、缩短病程。

第二节 慢性阻塞性肺疾病

慢性阻塞性肺疾病（COPD）简称慢阻肺，是一种以持续存在的气流受限为特征的肺部疾病，气流受限多呈进行性发展，但可以预防及治疗。慢阻肺与慢性支气管炎及肺气肿关系密切，是慢性支气管炎合并阻塞性肺气肿后，出现气流受限的临床状态。慢阻肺是内科的常见病及多发病，严重影响患者的生活质量及劳动能力，患病率及死亡率较高。

一、病因与发病机制

慢阻肺是多重环境因素及机体自身因素长期互相作用的结果，发病机制有炎症、蛋白酶 - 抗蛋白酶失衡、氧化应激及自主神经功能失调、营养不良、气温变化等。主要病因有：

1. 吸烟

为最主要的环境发病因素。烟草高温燃烧时产生的复杂的化学物质如焦油、尼古丁等，对气道产生损伤及破坏。

2. 职业粉尘和化学物质

如烟雾、工业废气等。

3. 空气污染

室外大环境中的致病物质主要有二氧化硫、二氧化氮、氯气等，室内小环境的致病物质主要有二手烟、烹饪过程中产生的化学物质等。

4. 感染因素

为影响发病与病情发展的重要因素。病原体有病毒、细菌等。

5. 氧化应激

6. 其他

如自主神经功能失调、营养不良、气温变化等。

二、临床表现

1. 症状

起病缓慢，病程较长。

（1）慢性咳嗽　随病程发展可终身不愈，晨间咳嗽明显，夜间有阵咳或排痰。

（2）咳痰　一般为白色黏液或浆液泡沫状痰，偶可带血丝，清晨排痰较多。急性发作时痰量增多，可有脓性痰。

（3）气短及呼吸困难　为 COPD 的典型症状。早期仅在体力活动时出现，后逐渐加重，日常活动甚至休息时也有气短、呼吸困难，表现为呼气性呼吸困难。

（4）喘息和胸闷　病情Ⅲ级及以上的患者，或急性加重时，多出现喘息伴胸闷。

（5）其他　疾病晚期可出现体重下降、食欲减退等。

2. 体征

早期可无异常，随疾病进展出现慢性阻塞性肺气肿的体征。

（1）视诊　桶状胸，呼吸变浅、频率增快。

（2）触诊　双肺呼吸动度减弱，语颤减弱。

（3）叩诊　双肺叩诊呈过清音，肺下界和肝浊音界下移，心浊音界缩小。

（4）听诊　双肺呼吸音减弱，呼气延长，部分患者可闻及湿啰和（或）干啰音。

3. 并发症

（1）慢性呼吸衰竭是常见的并发症，多由肺部感染诱发。

（2）自发性气胸为急性并发症，用力或憋气

后突发一侧胸部撕裂样疼痛，随后出现呼吸困难加重、气急等，查体可见呼吸急促、口唇发绀及气胸征，胸部 X 线检查有助于诊断。

（3）慢性肺源性心脏病：是 COPD 的最终结局。

三、实验室及其他检查

1. 肺功能

判断气流受限的主要客观指标，对 COPD 诊断、严重度评估及判断疾病进展、预后及治疗效果等有重要意义。其中最有价值的指标是第一秒用力呼气容积（FEV_1），FEV_1 出现减少且 FEV_1/$FVC < 70\%$，是诊断 COPD 的必备条件。

2. 胸部 X 线

早期可无变化，疾病进展可出现肺纹理增粗、紊乱等非特异性改变及肺气肿改变。一般作为明确肺部并发症，排除其他肺部疾病的常规检查。

3. 胸部 CT

一般不作为常规检查，高分辨 CT 对复杂的病例的鉴别诊断有一定意义。

4. 动脉血气分析

用于明确是否发生呼吸衰竭、呼吸衰竭的类型及严重程度。

5. 其他

急性期应进行血液一般检查，必要时进行肺部感染的病原学检查。病情较重不能正常饮食的患者应检测血液生化。

四、诊断与鉴别诊断

1. 诊断要点

（1）有长期吸烟等高危因素史。

（2）有慢性咳痰伴气短、喘息、呼气性呼吸困难等症状及肺气肿体征。

（3）肺功能检查显示。

（4）不完全可逆的气流受限是诊断的必备条件，吸入支气管扩张剂后 FEV_1/$FVC < 70\%$。

（5）排除可以引起类似临床表现及肺功能改变的其他疾病如支气管哮喘、支气管扩张症等。

2. 临床分级

根据吸入支气管扩张剂后肺功能检测结果、

临床表现等，将COPD进行临床分级。

Ⅰ级（轻度）：$FEV_1/FVC < 70\%$，$FEV_1 \geq 80\%$预计值，有或无慢性咳嗽、咳痰症状。

Ⅱ级（中度）：$FEV_1/FVC < 70\%$，50%预计值$\leq FEV_1 < 80\%$预计值，有或无慢性咳嗽、咳痰症状。

Ⅲ级（重度）：$FEV_1/FVC < 70\%$，30%预计值$\leq FEV_1 < 50\%$预计值，有或无慢性咳嗽、咳痰症状。

Ⅳ级（极重度）：$FEV_1/FVC < 70\%$，$FEV_1 < 30\%$预计值，或$FEV_1 > 50\%$预计值但伴呼吸衰竭或心力衰竭。

3. 鉴别诊断

主要与支气管哮喘进行鉴别：①哮喘多年幼起病，有过敏史及家族史，一般呈发作性，具有春秋易发、昼轻夜重的特点，部分患者有明确的致敏源；②发作时喘息、呼吸困难症状具有可逆性，经治疗或不治疗可完全缓解，恢复到发作前状态；③发作时双肺满布哮鸣音为特征性体征，一般不出现湿啰音。

五、治疗

（一）稳定期治疗

1. 健康教育

劝导患者戒烟，脱离污染环境。

2. 应用支气管扩张剂

（1）β_2肾上腺素受体激动剂 短效药有沙丁胺醇气雾剂、特布他林气雾剂等；长效药有沙美特罗、福莫特罗等。

（2）抗胆碱能药 短效药有异丙托溴铵气雾剂；长效药有噻托溴铵等。

（3）茶碱类药 常用氨茶碱、茶碱缓释片或控释片等。

3. 祛痰治疗

应用盐酸氨溴索、N-乙酰半胱氨酸、羧甲司坦和稀化黏素等，主要用于痰液黏稠不易咳出者。

4. 应用糖皮质激素

长期规律吸入糖皮质激素适用于$FEV_1 < 50\%$预计值且有临床症状，以及反复加重的COPD患者。联合吸入糖皮质激素和长效β_2受体激动剂，可增加患者运动耐量，减少急性发作，提高生活质量。目前常用沙美特罗+氟替卡松、福莫特罗+布地奈德等。

5. 长期家庭氧疗

可提高患者生活质量及生存率，具体指征：①$PaO_2 \leq 55mmHg$或$SaO_2 \leq 88\%$，有或没有高碳酸血症。②$PaO_2\ 55 \sim 60mmHg$，或$SaO_2 < 89\%$，并有肺动脉高压、心力衰竭或红细胞增多症（红细胞比容$> 55\%$）。一般经鼻导管吸入给氧，氧流量$1.0 \sim 2.0L/min$，吸氧持续时间$10 \sim 15h/d$。氧疗目标：静息状态下$PaO_2 \geq 60mmHg$和（或）$SaO_2 > 90\%$。

（二）急性加重期治疗

1. 明确诱因，评估病情

明确急性加重的诱因（如肺部感染等），并进行病情严重程度评估，根据评估结果确定治疗单元。

2. 控制感染

细菌感染是导致COPD急性加重最常见的原因，故选用敏感抗生素是重要的治疗措施。应根据COPD严重程度及相应的细菌检查结果，结合当地常见致病菌类型、耐药流行趋势和药敏情况，尽早选用敏感抗生素。如对初始治疗反应欠佳，应及时根据细菌培养及药敏试验结果调整。常用阿莫西林/克拉维酸、头孢菌素、氟喹诺酮类，感染严重者考虑静脉使用三代头孢菌素。

3. 扩张支气管

急性加重期一般应用短效β_2受体激动剂，若效果不显著，加用抗胆碱能药物。对于病情严重的COPD患者，可考虑静脉滴注茶碱类药物。

4. 控制性氧疗

控制性氧疗为住院患者的基础治疗。采用鼻导管或文丘里面罩吸氧，一般吸入氧浓度控制在$28\% \sim 30\%$，无严重并发症患者，氧疗后易达到满意的氧合水平（$PaO_2 > 60mmHg$或$SaO_2 > 90\%$）。吸入氧浓度不宜过高，需注意可能发生潜在的二氧化碳潴留及呼吸性酸中毒。

5. 应用糖皮质激素

住院患者宜在应用支气管扩张剂基础上，口

服或静脉滴注糖皮质激素。

6. 应用祛痰药

应用盐酸氨溴索等。

7. 防治并发症

发生呼吸衰竭、心力衰竭等并发症的患者，积极给予相应治疗。

第三节 慢性肺源性心脏病

慢性肺源性心脏病简称为慢性肺心病，是指由慢性肺、胸廓疾病或肺血管病变引起肺循环阻力增加、肺动脉高压，进而引起右心室肥厚、扩大，甚至发生右心衰竭的一类心脏病，是呼吸系统的常见病。慢性肺心病的患病率存在地域差异，普查结果显示北方高于南方，农村高于城市，且随年龄增加而升高，吸烟者显著高于不吸烟者，无明显性别差异。

一、病因与发病机制

1. 病因

（1）慢性支气管－肺疾病 COPD 最多见，占 80% ~ 90%，其次为支气管哮喘、支气管扩张症等。

（2）胸廓运动障碍 严重的胸廓或脊柱畸形等。

（3）肺血管疾病 原发性肺动脉高压等。

（4）其他 神经肌肉疾病、睡眠呼吸暂停低通气综合征等。

2. 发病机制

病因不同则发病机制不完全相同，以低氧性肺动脉高压为常见。

（1）肺动脉高压的形成机制 ①功能性因素：包括长期缺氧、高碳酸血症，是肺动脉高压形成的主要因素；②形态学因素：有肺血管的慢性炎症性损伤及重构、毛细血管床减损、血栓形成等；③其他因素：有血容量增多和血液黏稠度增加等因素。其中长期缺氧与高碳酸血症导致肺血管收缩为主要机制。

（2）心脏病变和心力衰竭 肺动脉高压早期，右心室尚能代偿，舒张末期压基本正常。随

着病情进展，尤其在肺感染时，肺动脉高压持续存在且明显加重，右心室发生失代偿，心排血量下降，收缩终末期残余血量增加，舒张末期压增高，发生右心衰竭。

二、临床表现

（一）肺、心功能代偿期（缓解期）

1. 肺部原发疾病表现及急性呼吸道感染的表现

（1）COPD 等原发病的症状与体征。

（2）肺部听诊常有干、湿啰音。

2. 肺动脉高压和右心室肥大体征

（1）肺动脉瓣区 S_2 亢进。

（2）三尖瓣区出现收缩期杂音或剑突下触及心脏收缩期搏动。

（3）可出现颈静脉充盈、肝下缘肋下可触及以及下肢水肿。

（二）肺、心功能失代偿期（急性加重期）

多由急性呼吸道感染所诱发，除上述症状加重外，相继出现呼吸衰竭或（和）右心衰竭的临床表现。

1. 呼吸衰竭

（1）症状 主要症状是呼吸困难，伴有胸闷、心悸、体能下降等，严重者出现头晕、头痛、睡眠日夜颠倒，甚至幻觉、神志恍惚、谵妄、抽搐、昏迷等。

（2）体征 常见发绀、头面部水肿、心动过速、呼吸节律与频率改变，部分患者出现多汗、烦躁不安，严重者出现血压下降、精神错乱和昏迷等。

2. 心力衰竭

以右心衰竭为主。

（1）症状 心悸、呼吸困难及发绀进一步加重，上腹胀痛、食欲不振、恶心呕吐、少尿。

（2）体征 主要为体循环淤血的征象：颈静脉怒张，肝大伴有触痛，肝－颈静脉反流征阳性，下肢水肿等，重者可出现腹水。心脏检查可闻及三尖瓣区收缩期杂音，严重者出现舒张期奔马律，也可出现各种心律失常，以房性心律失常如频发房早、房性心动过速、心房颤动等多见。

病情严重者可发生休克。少数患者亦可出现急性肺水肿或全心衰竭。

（三）并发症

1. 肺性脑病

为首要死亡原因。

2. 酸碱平衡失调及电解质紊乱

为最常见并发症，其中以呼吸性酸中毒常见，合并感染时合并代谢性酸中毒，大量应用利尿剂可合并代谢性碱中毒。

3. 心律失常

房性心律失常如频发房早、房性心动过速、心房颤动等多见。

4. 休克

较为常见。

5. 消化道出血

出现粪便隐血试验阳性甚至黑便、呕血等。

6. 其他

肾衰竭、弥散性血管内凝血等。

三、实验室及其他检查

1. 胸部 X 线

除肺、胸原发疾病及急性肺部感染的征象外，尚有肺动脉高压征及右心室肥大。肺动脉高压的主要征象是右下肺动脉干扩张，其横径 $\geqslant$ 15mm；肺动脉段明显突出或其高度 $\geqslant$ 3mm；右心室肥大的征象是心界向左侧扩大。

2. 心电图

主要表现有肺动脉高压及右室肥大：肺型 P 波，电轴右偏，重度顺钟向转位，$R_{V_1} + S_{V_5} \geqslant$ 1.2mV，$R_{V_1} \geqslant 1.0$mV。

3. 超声心动图和肺动脉压力测定

肺动脉高压出现肺动脉内径增大，右心室肥大，右室内径增大（$\geqslant$ 20mm），右室流出道增宽（$\geqslant$ 30mm），右室前壁厚度增加；多普勒呈现三尖瓣反流，右室收缩压增高，肺动脉压力升高（压力超过 20mmHg）。

4. 动脉血气分析

合并呼吸衰竭时，$PaO_2 < 60$mmHg 伴有 $PaCO_2 > 50$mmHg。pH 值因机体对酸、碱代偿情况不同而异，可正常、降低或升高。

5. 血液检查

血液一般检查可见红细胞、血红蛋白升高。合并感染时，白细胞总数和中性粒细胞百分比升高。血液生化检查可明确是否有电解质紊乱以及肝肾功能状态等。

四、诊断与鉴别诊断

1. 诊断要点

（1）结合病史、体征及实验室检查，综合判断。

（2）在慢性肺 - 胸疾患的基础上，一旦获得肺动脉高压、右心室肥大或右心衰竭的症状、体征及辅助检查证据，排除其他引起右心病变的心脏病如风湿性心脏病、原发性心肌病等，即可诊断本病。

（3）出现呼吸困难、发绀、颈静脉怒张、肝大、下肢水肿等，提示为慢性肺心病急性加重期。

2. 鉴别诊断

（1）冠心病 ①两者均多见于中老年人，均可出现胸闷、呼吸困难等症状及心脏扩大、肝大、下肢水肿及发绀等体征，需加以鉴别；②冠心病多有心绞痛或心肌梗死史，以反复发作的胸闷、胸痛为主要症状，多以劳累、情绪激动为诱因；③心脏扩大以左心室肥大为主，病情加重时出现舒张期奔马律及心尖区收缩期杂音等；④X 线检查显示心左缘向左下扩大，心电图显示缺血型 ST - T 改变或出现异常 Q 波有助于鉴别诊断。

（2）心脏瓣膜病 ①心脏瓣膜病二尖瓣狭窄多有右心室扩大、右心衰竭等表现，患者多有风湿热病史或慢性心脏瓣膜病病史，发病无季节性，常以劳累、肺部感染为诱因；②心脏检查可见相应体征如心脏病理性杂音、异常心音、附加心音等；③心脏超声可见瓣膜结构异常，有助于鉴别诊断。

五、治疗

（一）急性加重期治疗

1. 治疗前准备

首先应明确急性加重的诱因、心肺功能状态、呼吸衰竭的类型及程度、有无右心衰竭、有无其他并发症及就诊前的用药情况。

2. 控制感染

关键性治疗措施。慢性肺心病并发的感染多为混合性感染，故应联合应用抗生素。一般可首选青霉素类、氨基糖苷类、氟喹诺酮类或头孢菌素类等。根据痰培养和药敏试验结果选用抗生素更合理。根据病情确定经口服还是经静脉用药。老年患者长期大剂量应用抗生素，应防止合并真菌感染。

3. 纠正呼吸衰竭

采取综合治疗措施，首先应解除支气管痉挛、祛痰止咳以通畅气道等，给予控制性氧疗，应用呼吸中枢兴奋剂，必要时施行机械通气等纠正低氧血症及高碳酸血症。

4. 纠正心力衰竭

慢性肺心病多为右心衰竭，首先应积极控制感染、改善呼吸功能，经治疗心功能无改善可考虑应用利尿剂，一般不需使用强心剂。较重的患者或经以上治疗无效者可适当应用强心剂，但应严格把握指征及用药原则。

应用强心剂的指征：①感染已控制，呼吸功能已改善，利尿剂不能取得良好疗效而反复水肿者；②合并室上性快速性心律失常者；③以右心衰竭为主要表现而无明显急性感染者；④出现急性左心衰竭者。

洋地黄类药物的应用原则：①应用常规剂量的1/2～2/3；②选用作用快、排泄快的强心剂；③不宜以心率减慢作为衡量强心药疗效的指征。

5. 抗凝治疗

应用低分子肝素，防止肺微小动脉原位血栓形成。

6. 应用糖皮质激素

在有效控制感染的情况下，短期应用大量糖皮质激素，可解除支气管痉挛、改善通气、减轻右心负荷，有利于缓解呼吸衰竭和心力衰竭。

7. 处理并发症

（1）肺性脑病　除上述治疗外，应注意纠正酸碱失衡和电解质紊乱；出现脑水肿表现时，快速静脉滴注甘露醇；出现兴奋、躁动时慎用镇静剂。

（2）心律失常　一般经常规治疗多可自行消失，如治疗后仍不能消失时，根据心律失常的类型选择适当的抗心律失常药或洋地黄治疗。

（3）其他　并发酸碱失衡和电解质紊乱、消化道出血、休克、肾衰竭等，积极给予相应治疗。

（二）缓解期治疗

1. 呼吸锻炼。通过腹式呼吸运动、缩唇呼吸等改善通气功能。

2. 增强机体免疫力。

3. 家庭长期氧疗。

第四节　支气管哮喘

支气管哮喘简称为哮喘，是由肥大细胞、嗜酸性粒细胞、淋巴细胞等多种炎症细胞介导的气道慢性炎症性疾病，常存在气道高反应性和广泛而可逆的气流受阻。临床以反复发作的喘息、呼气性呼吸困难、胸闷等为特征，具有春秋易发、昼轻夜重的特点。半数以上的患者于年幼时起病，并有家族史。

一、病因与发病机制

1. 病因

（1）遗传因素　哮喘是一种复杂的多基因遗传性疾病。

（2）环境因素　即哮喘的激发因素，包括室内及室外的变应原、职业性变应原、食物、药物等，部分非变应原因素如大气污染、吸烟、运动、胃－食管反流、心理因素等亦与哮喘发病有关。

2. 发病机制

发病机制尚未完全阐明，主要有以下几种学说：

（1）变态反应机制　主要为Ⅰ型（速发型）变态反应。

（2）气道炎症机制　是支气管哮喘最重要的发病机制，是导致气道高反应性及气道重构、阻塞的病理基础。

（3）神经调节机制　肾上腺素能神经兴奋性降低，胆碱能神经兴奋性增加。

二、临床表现

1. 症状

（1）典型表现 发作性伴哮鸣音的呼气性呼吸困难，其发作常与吸入外源性变应原有关，大多数有季节性，春秋易发且日轻夜重（下半夜和凌晨易发）。

（2）特殊类型的哮喘

①咳嗽变异性哮喘：以发作性胸闷或顽固性咳嗽为唯一的临床表现，无典型的喘息症状，易漏诊。

②运动性哮喘：部分患者尤其是青少年患者于运动时出现哮喘症状。

③药物诱发性哮喘：由某些药物如阿司匹林等诱发的哮喘，临床少见。

④胸闷变异性哮喘：胸闷为发作时的唯一症状，无典型的喘息症状，易漏诊。

⑤危重哮喘：严重哮喘发作，表现为极度呼吸困难、发绀、大汗淋漓、四肢湿冷、脉细数、两肺满布哮鸣音，或因支气管高度狭窄或被大量痰栓堵塞，肺部哮鸣音减弱或消失，病情危急，经一般治疗不能缓解，可导致呼吸衰竭甚至死亡。

2. 体征

典型的体征是发作时胸部呈过度充气状态，两肺可闻及弥漫性哮鸣音，以呼气相明显。严重发作者呈强迫端坐位，甚至出现发绀、心率增快、肺性奇脉、胸腹反常运动等。

三、实验室及其他检查

1. 血液一般检查

可有嗜酸性粒细胞增多，并发肺部感染者可有白细胞总数升高和中性粒细胞增多。

2. 痰液检查

涂片镜检可见大量嗜酸性粒细胞。

3. 肺功能检查

以 FEV_1 占预计值的百分率（$FEV_1\%$）最有意义，以最大呼气流速（PEF）的测定最为方便。PEF 测定值占预计值的百分率（PEF%）和 PEF 昼夜变异率是判断支气管哮喘病情严重程度的重要指标。必要时进行支气管激发试验或支气管舒张试验。①支气管激发试验：呼吸功能基本正常的患者，吸入组胺、醋甲胆碱或过敏源后 FEV_1 或 PEF 下降 >20% 者为阳性；②支气管舒张试验：通气功能低于正常的患者，吸入支气管舒张剂后 FEV_1 或 PEF 测定值增加 ≥12% 者为阳性。

4. 免疫学和过敏源检测

缓解期血清中特异性 IgE 和嗜酸性粒细胞阳离子蛋白（ECP）含量测定有助于诊断。皮肤变应原试验用于指导预防发作以及进行脱敏治疗。

5. 胸部 X 线检查

急性发作期两肺透光度增加，呈过度充气状态，非急性发作期多无明显改变。

6. 动脉血气分析

哮喘发作程度较轻，PaO_2 和 $PaCO_2$ 正常或轻度下降；中度哮喘发作，PaO_2 下降而 $PaCO_2$ 正常；重度哮喘发作，PaO_2 明显下降而 $PaCO_2$ 超过正常，并可出现呼吸性酸中毒和（或）代谢性酸中毒。

四、诊断与鉴别诊断

1. 诊断标准

（1）反复发作喘息、气急、胸闷或咳嗽，多与接触变应原、冷空气、物理性刺激、化学性刺激、病毒性上呼吸道感染、运动等有关。

（2）发作时在双肺可闻及散在或弥漫的以呼气相为主的哮鸣音，呼气相延长。

（3）上述症状可经治疗缓解或自行缓解。

（4）除外其他疾病所引起的喘息、气急、胸闷和咳嗽。

（5）临床表现不典型者（如无明显喘息或体征）应有下列三项中至少一项阳性：①支气管激发试验阳性；②支气管舒张试验阳性；③昼夜 PEF 变异率 ≥20%。

符合上述（1）~（4）条或（4）+（5）条者，即可诊断。

2. 临床分期

（1）急性发作期 指哮喘的症状突然出现或加重，伴有呼气流量显著下降，多因接触变应原、运动或治疗不当诱发。

（2）慢性持续期 无明显急性发作但有一定的喘息、胸闷症状。

3. 急性发作严重程度分级

根据症状、体征及必要的辅助检查将急性发作分为轻度、中度、重度及危重发作。

4. 哮喘控制水平分级

根据白天、夜间哮喘症状发生的频度、肺功能检查结果及用药情况等，将慢性持续期的哮喘患者分为控制、部分控制、未控制 3 个等级。

5. 鉴别诊断

（1）心源性哮喘 ①表现为气急、喘息、呼吸困难及咳嗽、咳痰、强迫端坐位、发绀、大汗淋漓等，与支气管哮喘发作表现相似，但多有高血压、冠心病、风心病等病史和体征，以肺部感染、劳累等为诱因；②典型痰液呈粉红色泡沫痰，两肺不仅可闻及散在哮鸣音，尚可闻及水泡音，伴左心界扩大，心率增快，心尖部可闻及奔马律；③影像学表现为以肺门为中心的蝶状或片状模糊阴影，心脏超声检查有助于鉴别诊断。

（2）慢性阻塞性肺疾病 ①多有慢性咳痰反复发作病史，寒冷季节病情加重，症状缓缓进展加重，常年有咳痰症状；②急性发作期肺部闻及散在哮鸣音伴湿啰音，经抗感染治疗后病情可好转；③胸部 X 线检查呈现肺纹理增多及肺气肿征，肺功能检查有助于鉴别诊断。

五、治疗

（一）治疗目标

长期控制症状，预防未来风险的发生，保证患者有正常或接近正常的生活、工作或学习状态。

（二）减少或避免接触危险因素

变应原或非变应原性激发因素明确的患者，使患者避免接触变应原，减少激发因素的出现，是防治哮喘最有效的方法。

（三）药物治疗

1. 治疗药物分类

治疗哮喘的药物分为控制性药物和缓解性药物两大类。控制性药物主要用于治疗哮喘的气道慢性炎症，达到临床控制的目的，一般需长期使用；缓解性药物可以迅速解除支气管痉挛，用于快速缓解哮喘症状，一般根据患者具体情况选择使用。

2. 常用药物

（1）β_2 受体激动剂 是缓解哮喘症状的首选药物。有短效 β_2 受体激动剂如沙丁胺醇、特布他林等；长效 β_2 受体激动剂包括长效－迟效 β_2 受体激动剂如沙美特罗气雾剂，长效－速效 β_2 受体激动剂如福莫特罗干粉吸入剂等。

（2）茶碱类药物 口服用于轻中度哮喘急性发作及维持治疗；缓释或控释片适合夜间发作的哮喘的治疗；静脉用药主要用于危重哮喘的治疗。

（3）抗胆碱药物 分为短效和长效两种，速效制剂有异丙托溴铵等，主要用于哮喘急性发作的治疗，多与 β_2 受体激动剂联合使用；长效制剂有噻托溴铵等，主要用于哮喘合并慢阻肺的长期治疗。

（4）糖皮质激素 是目前控制哮喘最有效的药物，有吸入、口服、静脉剂型。为减少大剂量糖皮质激素的不良反应，可与长效 β_2 受体激动剂、控释茶碱或白三烯受体拮抗剂等联合使用。吸入性糖皮质激素是哮喘长期治疗的首选药物，常用倍氯米松、布地奈德、氟替卡松等。口服制剂常用泼尼松等，主要用于吸入激素无效或需要加强治疗的患者。静脉剂型常用琥珀酸氢化可的松，主要用于严重哮喘发作的患者。

（5）白三烯调节剂 通过调节白三烯的生物活性而发挥抗炎作用，同时可舒张支气管平滑肌，是控制轻度哮喘的较好药物，尤其适用于阿司匹林性哮喘、运动性哮喘和伴有过敏性鼻炎的哮喘患者。常用孟鲁司特和扎鲁司特等。

（6）其他 如酮替芬、曲尼司特、肥大细胞膜稳定剂色甘酸钠、血栓烷 A_2 受体拮抗剂、抗 IgE 抗体等。

（四）分期治疗

1. 急性发作期治疗

目标是尽快缓解气道痉挛，纠正低氧血症，恢复原有肺功能，预防病情进一步恶化及再次急性发作，防治并发症。

（1）轻度发作 吸入短效 β_2 受体激动剂，效果不佳联合应用茶碱缓释片或短效抗胆碱药。

（2）中度发作 吸入短效 β_2 受体激动剂，联合应用短效抗胆碱药、糖皮质激素。必要时静脉应用茶碱类。

（3）重度及危重发作 ①持续吸入短效 β_2 受体激动剂，联合雾化吸入短效抗胆碱药、激素，静脉用茶碱类。②氧疗与辅助通气：使 PaO_2 >60mmHg。③纠正水、电解质及酸碱失衡：补液、纠正酸中毒（pH<7.2 时适当补碱）、纠正电解质紊乱。④控制感染：必要时静脉应用广谱抗生素。⑤机械通气：经上述治疗病情不缓解，出现呼吸肌疲劳、$PaCO_2 \geqslant 45mmHg$、意识改变者，应给予机械通气治疗。

2. 慢性持续期治疗

首先评估病情，做出分级诊断，按照分级治疗方案维持治疗，并及时进行升级及降级治疗，维持控制水平。进行哮喘的健康教育，根据情况采用特异性免疫治疗等。

第五节 肺 炎

肺炎是指包括终末气道、肺泡腔及肺间质等在内的肺实质的急性炎症，可由病原体、理化因素、免疫损伤、过敏因素及药物等所致。肺炎按解剖分为大叶性肺炎、小叶性肺炎及间质性肺炎。按病因分为：①感染性肺炎，以细菌感染最为常见，约占80%，其中以肺炎链球菌肺炎最常见，其他有病毒性肺炎、真菌性肺炎、非典型病原体肺炎等；②理化性肺炎，如放射性肺炎、化学性肺炎等；③变态反应性肺炎。按患病环境分为：①社区获得性肺炎，主要致病菌为肺炎链球菌、支原体等；②医院获得性肺炎，多发生于各种原发疾病的危重患者，革兰阴性杆菌感染率高，常为混合感染，耐药菌株多，治疗困难且病死率高。

Ⅰ 肺炎链球菌肺炎

一、病因与发病机制

1. 病因

肺炎球菌为革兰阳性球菌，菌体外有荚膜，荚膜多糖具有特异抗原性和致病力，根据其抗原性不同，可分为90个血清型。成人致病菌多属1~9及12型，其中以第3型毒力最强。

2. 发病机制

上呼吸道感染、受寒、疲劳、醉酒等，使呼吸道黏膜受损；年老、体弱、慢性心肺疾病、长期卧床者以及长期使用免疫抑制剂等，导致全身免疫功能低下，均易引起寄生在口及鼻咽部的肺炎链球菌进入下呼吸道，在肺泡内繁殖而发病。肺炎链球菌不产生毒素，荚膜为其主要致病物质，具有抗吞噬及侵袭作用，引起组织水肿及炎症浸润。

二、临床表现

多数起病急骤，常有淋雨受凉、劳累、上呼吸道感染等诱因，病程7~10天。

1. 症状

（1）寒战、高热 典型病例以突发寒战起病，继之出现高热，体温可高达39~40℃，呈稽留热，常伴头痛、全身肌肉酸痛，食欲不振。

（2）咳嗽、咳痰 初期为刺激性干咳，继而咳白色黏痰，1~2天后咳出黏液血性或铁锈色痰，进入消散期痰量增多，痰黄而稀薄。

（3）胸痛 常呈针刺样，随咳嗽或深呼吸而加剧，可放射至肩或腹部。

（4）呼吸困难 出现呼吸快而浅，伴气促、喘息等。

（5）其他 少数患者有恶心、呕吐、腹胀或腹泻等胃肠道症状。严重感染者可出现神志模糊、烦躁、嗜睡、谵妄、昏迷等。

2. 体征

（1）一般检查 急性热病容，呼吸浅速，面颊绯红，皮肤灼热，部分有鼻翼扇动、口唇单纯疱疹等。

（2）肺部体征 肺实变期患侧呼吸运动减弱、触觉语颤增强、叩诊呈浊音、听诊呼吸音减低或消失，并可出现支气管呼吸音。消散期可闻及湿啰音。重症患者有肠胀气，上腹部压痛，多与炎症累及膈、胸膜有关。少数重症患者可出现休克，多见于老年患者。

3. 并发症

老年患者易发生感染性休克。其他并发症有胸膜炎、脓胸、心肌炎、脑膜炎、关节炎等。

三、实验室及其他检查

1. 血液一般检查

血白细胞计数升高，多在（10～20）×10^9/L，中性粒细胞多超过0.8，可伴有核左移现象或细胞内可见中毒颗粒。年老体弱、酗酒、免疫功能低下者白细胞计数可不增高，但中性粒细胞的百分比升高。

2. 病原学检查

痰直接涂片可见革兰染色阳性、带荚膜的球菌，可初步做出病原学诊断。痰培养24～48小时可以确定病原体。PCR检测及荧光标记抗体检测，可提高病原学诊断率。对病情危重者，应在使用抗生素前作血培养。

3. 胸部X线

病理分期不同表现不同，早期仅见肺纹理增粗、紊乱；肺实变期呈肺叶、肺段分布的密度均匀阴影，并在实变阴影中可见支气管气道征，肋膈角可有少量胸腔积液征；消散期显示实变阴影密度逐渐减低，呈散在的大小不等的片状阴影。多数病例起病3～4周后炎症影才能完全消散，老年患者病灶消散较慢，亦可呈机化性肺炎。

四、诊断与鉴别诊断

1. 诊断要点

（1）突发寒战起病，继之出现高热，呈稽留热，初为刺激性干咳，继而咳白色黏痰或铁锈色痰，查体有急性热病容及肺实变体征，消散期可闻及湿啰音。

（2）结合胸部X线检查呈肺叶、肺段分布的密度均匀阴影，可做出初步诊断。

（3）对于临床表现不典型者，确诊有赖于病原菌检测。

2. 鉴别诊断

（1）肺结核　急性结核性肺炎（干酪性肺炎）临床表现与肺炎链球菌肺炎相似，X线亦有肺实变改变，应加以鉴别。①肺结核常有低热、乏力、消瘦等结核中毒症状；②痰中可找到结核

菌；③X线胸片显示病变多在肺尖或锁骨上下，密度不均，且可形成空洞和肺内播散；④一般抗感染治疗无效，抗结核治疗有效。

（2）肺癌　①起病缓慢，常有刺激性咳嗽和少量咯血，无明显全身中毒症状；②血白细胞计数轻度升高；③X线胸片呈局灶性边缘不规则的高密度影；④痰细胞学检查或肺组织活检可确诊。

（3）急性肺脓肿　①早期临床表现与肺炎链球菌肺炎相似，但随病程进展，咳出大量脓臭痰；②无以肺叶为范围的肺实变体征；③X线检查可见脓腔及液平面形成。

五、治疗

（一）一般治疗

卧床休息，多饮水，给予易消化食物。高热、食欲不振者应静脉补液，注意补充足够蛋白质、热量及维生素。监测呼吸、脉搏、血压等，防止休克发生。

（二）抗生素治疗

一经确诊立即应用抗生素治疗。首选青霉素G，用药途径及剂量视病情轻重及有无并发症而定。对青霉素过敏者，可选用氟喹诺酮类、头孢菌素等。多重耐药菌株感染者可用万古霉素、替考拉宁。疗程一般为5～7天，或在退热后3天由静脉用药改为口服，维持数日。

（三）对症治疗

1. 高热者采用物理降温，如有气急、发绀者应予氧疗。

2. 咳嗽、咳痰不易者可给予溴己新口服。

3. 剧烈胸痛者，可热敷或应用少量镇痛药如可待因等。

（四）感染性休克的处理

1. 一般处理，如平卧、吸氧、监测生命体征等。

2. 补充血容量是抢救感染性休克的重要措施。

3. 纠正水、电解质和酸碱平衡紊乱，主要是纠正代谢性酸中毒。

4. 应用糖皮质激素。

5. 血管活性药物一般不作首选，根据病情应用多巴胺、间羟胺等。

6. 控制感染，加大抗生素用量，必要时选用二、三代头孢菌素或联合用药。

7. 防治心肾功能不全及其他并发症。

Ⅱ 肺炎支原体肺炎

一、病因与发病机制

肺炎支原体肺炎是由肺炎支原体引起的呼吸道和肺部的急性炎症，常同时有咽炎及支气管炎，约占各种原因引起的肺炎的10%。肺炎支原体是介于细菌和病毒之间、兼性厌氧、能独立生活的最小微生物，主要通过呼吸道传播。健康人吸入患者咳嗽、打喷嚏时喷出的口、鼻分泌物而感染，可呈现散发呼吸道感染或小流行。支原体肺炎多发于儿童及青少年，婴儿的间质性肺炎亦应考虑本病的可能。肺炎支原体的致病性可能与患者对病原体或其代谢产物的过敏反应有关，支原体吸附于患者呼吸道上皮细胞的表面，抑制纤毛运动，并破坏上皮细胞。

二、临床表现

1. 症状

①肺炎支原体肺炎潜伏期为2～3周，通常起病较缓慢。②症状主要有乏力、咽痛、头痛、咳嗽、发热、食欲不振、腹泻、肌痛、耳痛等。③咳嗽多为阵发性刺激性呛咳，咳少量黏液痰。④发热可持续2～3周，体温恢复正常后可仍有咳嗽为其临床特征。⑤偶伴有胸骨后疼痛。⑥肺外表现有皮炎（斑丘疹和多形红斑）等，较常见。

2. 体征

①咽部充血，儿童患者偶可并发鼓膜炎或中耳炎，伴颈部淋巴结肿大。②胸部体检与肺部病变程度常不相称，一般症状突出但肺部可无明显体征。

三、实验室及其他检查

1. 血液一般检查

白细胞总数正常或略增高，以中性粒细胞增多为主。

2. X 线胸片

呈现肺部多形态的浸润影，呈节段性分布，以肺下野为多见，可从肺门附近向外伸展，病变影经3～4周后多可自行消散，部分患者可伴有少量胸腔积液。

3. 血清学检查

多数患者起病2周后冷凝集试验呈阳性，滴度大于1∶32，如果滴度逐步升高，具有更好的诊断价值。血清支原体IgM抗体测定有助于进一步确诊。

4. 病原体检测

直接检测呼吸道标本中肺炎支原体抗体，可用于早期快速诊断。

四、诊断与鉴别诊断

1. 诊断要点

（1）症状 具有重要的诊断价值。多见于儿童及青少年，起病较缓慢，逐渐出现乏力、咽痛、咳嗽，发热伴头痛、肌痛、耳痛等，咳嗽呈阵发性刺激性呛咳，痰量较少，体温恢复正常后仍有咳嗽，伴有斑丘疹和多形红斑等肺外表现。具有体征较少与症状不平行的特点。

（2）X 线 表现为多形态呈节段性分布的浸润影。

（3）血清学检查 冷凝集试验呈阳性，血清抗体滴度逐步升高。

2. 鉴别诊断

主要与病毒性肺炎鉴别：①病毒性肺炎是由上呼吸道病毒感染向下蔓延导致的肺炎，好发于冬春病毒性疾病流行的季节，可呈暴发或散发流行；②起病较急，发热、肌肉酸痛等全身症状较重，婴幼儿及老年人易发生重症肺炎；③肺部阳性体征不明显；④外周血无显著白细胞增多及中性分类升高；⑤X线胸片出现肺纹理增多及毛玻璃样阴影；⑥病原学检查最有助于鉴别诊断。

五、治疗

肺炎支原体肺炎具有自限性，多数病例不经治疗可自愈。早期使用适当的抗生素可缓解症状、缩短病程。

1. 应用抗生素

首选大环内酯类抗生素，常用红霉素、罗红霉素或阿奇霉素等。其他如氟喹诺酮类抗生素左氧氟沙星、加替沙星和莫西沙星等也常用于肺炎支原体肺炎的治疗。疗程一般 2~3 周。

2. 对症治疗

对剧烈呛咳者，咳痰不多时可适当给予镇咳药。

3. 一般治疗

注意休息，加强营养，高热及食欲不振者注意维持水、电解质平衡。

第六节 肺结核

肺结核是由结核杆菌引起的慢性呼吸道传染病，主要经呼吸道传播，排菌的肺结核患者是重要的传染源，也可通过消化道传染，经皮肤、泌尿生殖道传染现已很少见。在传染性疾病中，结核病已成为成年人的首要死因。全国每年因结核病死亡的人数为其他各种传染病死亡人数总和的 2 倍，是全国十大死亡病因之一。

一、病因与发病机制

1. 病因

结核菌属于分枝杆菌，生长缓慢，一般增殖一代需 15~20 小时，形成可见菌落需 4~6 周。因涂片染色具有抗酸性又称抗酸杆菌。对人具有致病性的结核杆菌主要是人型菌，牛型菌感染较少见，牛型结核菌可经饮用未消毒的带菌牛乳引起肠道结核感染。

结核病灶中常有不同生长速度的结核菌。代谢旺盛不断繁殖的结核菌（A 群）致病力强，传染性大，也易被抗结核药物杀灭；在吞噬细胞内酸性环境中受抑制的结核菌（B 群）和偶尔繁殖菌（C 群）只对部分抗结核药敏感，常为日后复发的根源；休眠菌（D 群），一般耐药，可逐渐被吞噬细胞所消灭。

2. 结核杆菌的致病性

（1）致病的物质 主要是其菌体成分，包括：①类脂质：能引起单核细胞、上皮样细胞及淋巴细胞浸润而形成结核结节；磷脂可增强菌体蛋白的致敏作用，使结核病变发生干酪样坏死；②蛋白质：是结核菌素的主要成分，能引起强烈变态反应；③多糖体：是引起特异性免疫反应的抗原物质的主要成分。

（2）人体的反应性 结核杆菌侵入体内，无论发病与否均产生免疫反应与变态反应。免疫反应对人体起保护作用，而变态反应则常造成组织破坏，但对细菌也不利。免疫反应与变态反应常同时存在。

1）免疫反应：人体对结核菌的自然免疫力是非特异性免疫。接种卡介苗或经过结核菌感染后所获得的免疫力具有特异性，能将入侵的结核菌杀死或包围，制止其扩散，使病灶愈合。获得性免疫强于自然免疫，但二者对结核病的保护作用都是相对的。人体感染结核菌后由于免疫的存在而不发病，称为结核感染。反之，当机体免疫力低下时，易感染而发病，或引起原已稳定的病灶重新活动。结核病的免疫主要是细胞免疫，表现在淋巴细胞的致敏和吞噬细胞功能的增强。

2）变态反应：结核菌侵入人体后 4~8 周，机体组织对结核菌及其代谢产物所发生的敏感反应称为变态反应。若反应强烈引起组织细胞损伤，呈现局部炎性渗出，甚至干酪坏死。

3）初感染与再感染：称为 Koch 现象，即机体对结核杆菌再感染与初感染表现出不同反应的现象。肺部首次感染结核杆菌后，无特异性免疫，人体反应性较低，局部反应轻微，细菌被吞噬细胞携至肺门淋巴结，并可全身播散，此时若机体免疫力低下，可能发展成为原发性肺结核。但对于已受过轻度结核感染或已接种卡介苗的人，机体已具备特异性免疫，再感染后，一般不引起局部淋巴结肿大，亦不发生全身播散，而再感染局部常发生强烈的组织反应，呈现渗出性病灶，甚至干酪样坏死、液化而形成空洞。

二、临床表现

1. 症状

（1）全身症状 常见长期午后低热、盗汗、乏力、全身不适，伴食欲减退、消瘦。女性可出现月经失调或闭经。

（2）呼吸系统症状 慢性咳嗽，多为干咳或咳少量白色黏痰，继发感染后可有脓性痰。部分患者有不同程度的咯血。可有胸痛，多呈隐痛或刺痛。病变范围较大时可出现呼吸困难。

2. 体征

（1）早期可无异常体征，随病情进展出现肺部体征。

（2）患侧呼吸运动减弱；锁骨上、下或肩胛间区叩诊呈浊音；听诊呼吸音减低，或闻及支气管肺泡呼吸音、小水泡音等。

（3）全身体征主要有慢性病容，营养不良与消瘦等。

三、实验室及其他检查

1. 结核菌检查

结核菌检查是确诊肺结核最特异性的方法。应用痰涂片法、集菌法、痰培养法、聚合酶链反应等查找结核杆菌。痰中找到结核菌是确诊肺结核的重要依据，并提示患者具有传染性，痰菌由阳性转为阴性是判断肺结核疗效的主要根据。

2. X 线检查

胸部 X 线平片检查是早期发现肺结核的重要方法，并可进行临床分型、治疗后病情随访等。常见 X 线征象有渗出性、干酪样、空洞、纤维钙化等。胸部 CT 检查对发现微小或隐蔽的病变，了解病变范围，尤其是对病变性质鉴别有重要意义。

3. 结核菌素（PPD）试验

广泛用于分枝杆菌的检查，对肺结核的诊断有参考意义。皮内注射 0.1mL（5IU）PPD 后 48~72 小时测量皮肤硬结直径，结果判断：硬结 ≥5mm 者为阳性。临床意义判读：①试验阳性：提示曾有过结核感染，目前并不一定患病。如 3 岁以下的幼儿呈强阳性反应，则提示为新近感染的活动性结核病，应予以治疗。②试验阴性：提示没有结核菌感染；或感染在 4~8 周内机体变态反应尚未充分建立。患者应用糖皮质激素后、营养不良、老年人、合并有淋巴细胞系统免疫缺

陷病（如淋巴瘤、艾滋病等）、各种危重患者及应用抗肿瘤药者或严重结核病，已患病但试验可呈阴性。结果阴性者可在 1 周后再用 5IU 皮试，若仍为阴性，多可除外结核菌感染。

四、诊断与鉴别诊断

1. 诊断程序

（1）临床可疑病例筛查 主要可疑表现有：①咳嗽、咳痰 ≥2 周伴咯血；②午后低热、乏力、盗汗、月经失调或闭经；③有肺结核接触史或肺外结核病史。排查方法主要是痰结核菌检查及 X 线检查。

（2）诊断肺结核 对 X 线有疑似病变者，通过多途径检查明确病变性质，是否为结核病变，当前难以确定者，观察 2 周后复查。

（3）判断是否活动期 确诊者应明确有无活动性，以决定是否治疗，一般根据 X 线表现进行判断。

（4）判断是否为排菌者 目的是明确是否为传染源，根据痰结核菌检查结合 X 线表现进行判断。

（5）明确是初治还是复治 详细询问病史尤其是抗结核药物治疗史。

（6）判断是否耐药 根据药物治疗史结合药敏试验判断。

2. 诊断要点

（1）根据病史尤其是结核病史及结核病接触史，结合体征、胸部 X 线检查及痰结核菌检查综合做出诊断。

（2）X 线检查是早期发现肺结核、确定肺结核临床类型、考核疗效及了解病灶活动性的重要依据。痰结核菌检查是确诊肺结核、考核疗效、确定患者是否为传染源及病灶活动性的主要依据。PPD 试验仅具有参考诊断价值。

3. 结核病分类

（1）原发型肺结核 是指初次感染结核菌而发病的肺结核，多见于少年儿童。

（2）血行播散型肺结核 包括急性（急性粟粒型）、亚急性、慢性血行播散型肺结核。

（3）继发型肺结核 成年人多见，病程长。

包括浸润性肺结核、空洞性肺结核、结核球、干酪性肺炎、纤维空洞性肺结核。

（4）结核性胸膜炎　多见于青壮年，结核杆菌感染胸膜或过敏反应所致，包括干性胸膜炎、渗出性胸膜炎及结核性脓胸。

（5）其他肺外结核　一般按照感染部位或脏器命名，如肾结核、肠结核、骨关节结核等。

（6）菌阴肺结核　是指3次痰涂片及1次痰培养均为阴性的肺结核。

4. 肺结核的记录方式　按结核病的分类、病变部位、范围、痰菌情况、化疗史书写。

举例：原发型肺结核右中涂（－）初治

继发型肺结核双上涂（＋）复治

5. 鉴别诊断

（1）肺癌　肺癌表现为干咳、痰中带血、胸痛及消瘦等，X线检查可见肺部阴影与肺结核相似，需加以鉴别。①病史不同，肺癌多有长期吸烟史，肺结核可有结核病史或接触史。②肺癌多见于40岁以上患者，男性居多，肺结核可见于任何年龄。③痰结核菌检查、细胞学检查、胸部CT检查及纤支镜检查有助于鉴别诊断。

（2）肺炎　均为肺部感染性炎症的表现，需加以鉴别。①主要与继发型肺结核鉴别。②肺炎起病急，寒战、高热，咳痰明显，而肺结核起病较缓，急性感染的全身表现不突出，早期咳痰较少。③肺炎多伴有外周血白细胞显著升高，胸片表现为片状或斑片状阴影，肺结核白细胞多轻度升高，肺部X线表现具有多样性、特征性。④痰结核菌检查有助于鉴别诊断。⑤肺炎一般抗生素治疗多有效，肺结核需用敏感的抗结核药物治疗方可见效。

五、治疗

（一）化学药物治疗原则

早期、规律、全程、适量、联合。治疗过程包括强化治疗和巩固治疗两个阶段。

（二）常用抗结核药

常用抗结核药分为杀菌剂和抑菌剂两大类。

1. 一线杀菌剂

包括异烟肼、利福平、链霉素、吡嗪酰胺等。其中链霉素和吡嗪酰胺为半杀菌剂，链霉素在偏碱性环境中可发挥最大的杀菌效果，对细胞内的结核杆菌无效；吡嗪酰胺可渗入吞噬细胞内，在偏酸性环境中具有杀菌作用。

2. 二线抑菌剂

包括乙胺丁醇、对氨基水杨酸钠、卷曲霉素、氨硫脲、卡那霉素等。

3. 抗结核新药

包括利福布汀、左氧氟沙星、环丙沙星等。

（三）标准化疗方案

1. 初治活动性肺结核

根据患者具体情况及监控服药的条件，选择每日给药方案或间歇给药方案。①每日给药方案：强化期异烟肼、利福平、吡嗪酰胺和乙胺丁醇，每日顿服×2个月＋巩固期异烟肼、利福平，每日顿服×4个月（可简写为2HRZE/4HR）。②间歇给药方案：强化期异烟肼、利福平、吡嗪酰胺和乙胺丁醇，隔日1次或每周3次×2个月＋巩固期异烟肼、利福平，隔日1次或每周3次×4个月（可简写为$2H_3R_3Z_3E_3/4H_3R_3$）。

2. 复治涂阳肺结核

应进行药物敏感性试验，敏感患者按常规方案进行治疗，耐药患者应用耐药方案治疗。药物敏感患者常规复治方案：①每日给药方案：强化期异烟肼、利福平、吡嗪酰胺、链霉素和乙胺丁醇，每日顿服×2个月＋巩固期异烟肼、利福平和乙胺丁醇，每日顿服×（6～10）个月。巩固期治疗至4个月时查痰菌，如仍未转阴，继续延长治疗至6～10个月（可简写为2HRZSE/6～10HRE）。②间歇给药方案：强化期异烟肼、利福平、吡嗪酰胺、链霉素和乙胺丁醇，隔日1次或每周3次×2个月＋巩固期异烟肼、利福平和乙胺丁醇，隔日1次或每周3次×（6～10）个月（可简写为$2H_3R_3Z_3S_3E_3/6～10H_3R_3E_3$）。

（四）对症治疗

1. 毒性症状

中毒症状较重如干酪性肺炎、急性粟粒型肺结核、结核性脑膜炎及有大量胸腔积液的结核性胸膜炎患者，可在使用有效抗结核药的同时适当应用糖皮质激素，待毒性症状缓解后剂量递减，至 4 ~ 8 周停药。

2. 咯血

小量咯血需安静休息，消除紧张情绪，适当应用氨基己酸、卡巴克洛等止血药。大量咯血者应取患侧卧位，轻轻将气管内积血咯出，同时给垂体后叶素 5 ~ 10U 缓慢静脉注射，然后将垂体后叶素加入液体静滴维持。高血压、冠心病、心力衰竭患者及孕妇禁用。大咯血者除上述处理外，可少量输血。咯血不止考虑支气管动脉破裂出血者，经支气管动脉栓塞止血。

（五）结核病预防性化疗

结核病高危人群包括 HIV 感染者、涂阳肺结核患者的密切接触者、未经治疗的肺部硬化纤维病灶、矽肺、糖尿病、长期应用糖皮质激素或免疫抑制剂者、吸毒者、营养不良、少年儿童 PPD 试验局部硬结 ≥15mm 者等，应给予预防性化疗。常用异烟肼 300mg/d，顿服，疗程 6 ~ 9 个月，或常规剂量异烟肼 + 利福平，每日顿服，疗程 3 个月。

（六）结核病控制策略

1. 医务人员或经培训的家庭督导员直接监督、全程督导化学治疗。

2. 医疗预防机构专人负责及时、准确、完整地报告疫情。

3. 对确诊病例进行登记，长期随访。

4. 新生儿规范进行卡介苗接种。

5. 高危人群预防性化疗。

第七节 慢性呼吸衰竭

慢性呼吸衰竭是各种原因引起的肺通气和（或）换气功能严重障碍，以致在静息状态下亦不能维持足够的气体交换，导致机体缺氧伴或不伴二氧化碳潴留，从而引起一系列生理功能和代谢紊乱的临床综合征。明确诊断有赖于动脉血气分析，表现为在海平面正常大气压、静息状态、呼吸空气条件下，动脉血氧分压（PaO_2）低于 60mmHg，或伴有二氧化碳分压（$PaCO_2$）高于 50mmHg，并排除心内解剖分流和原发性心排血量降低等因素，即为呼吸衰竭。

呼吸衰竭按血气分析分为两类：

（1） I 型 缺氧而无二氧化碳潴留（PaO_2 < 60mmHg，$PaCO_2$ 正常或降低）。见于换气功能障碍（通气/血流比例失调、弥散功能损害和肺动 - 静脉样分流）的疾病，如严重肺部感染性疾病、急性肺栓塞等。

（2） II 型 缺氧伴二氧化碳潴留（PaO_2 < 60mmHg，$PaCO_2$ > 50mmHg）。见于肺泡通气不足的疾病，如慢性阻塞性肺疾病等。

一、病因与发病机制

1. 病因

（1）支气管 - 肺疾病 为主要病因，常见于 COPD、重症肺结核、肺间质纤维化、肺尘埃沉着症等。

（2）胸廓和神经肌肉病变 如胸部手术、外伤、广泛胸膜增厚、胸廓畸形、脊髓侧索硬化症等。

2. 发病机制

（1）肺通气不足 见于慢性阻塞性肺病，严重胸膜、胸廓疾病，肺间质纤维化及神经肌肉疾病等，常导致缺氧伴二氧化碳潴留。

（2）通气/血流比例失调 通气/血流比例失调通常导致缺氧，一般无二氧化碳潴留。

（3）肺动 - 静脉样分流 由于肺泡萎陷、肺不张、肺水肿、严重肺炎等，肺泡丧失通气但血流仍存在，使静脉血未进行气体交换直接流入肺静脉造成缺氧。

（4）弥散障碍 由于广泛肺实质病变、严重肺气肿、肺不张等使弥散面积减少，以及肺间质纤维化、肺水肿等使弥散膜增厚，气体弥散功能障碍，以缺氧为主。

（5）耗氧量增加 寒战、高热、呼吸困难等均可增加机体耗氧量，耗氧量增加使肺泡氧分压降低，同时伴有通气功能障碍，则出现严重的低氧血症。耗氧量增加是加重缺氧的常见原因之一。

二、临床表现

除原发病表现外，主要为呼吸困难、发绀及

神经精神症状。

1. 原发病表现

有原发病的表现。

2. 缺氧表现

（1）呼吸困难是最早出现的症状。

（2）发绀是缺氧严重的表现。

（3）精神神经症状常见注意力不集中、智力及定向力障碍，缺氧加重时可出现烦躁、恍惚，甚至昏迷。

（4）循环系统表现为早期血压升高、心动过速、严重者血压下降、心动过缓和心律失常。

（5）消化道表现有上消化道出血、黄疸等。

（6）泌尿系统表现有部分出现蛋白尿、氮质血症。

3. 二氧化碳潴留表现

（1）早期出现睡眠习惯改变，昼睡夜醒。严重时可有抽搐、昏迷等二氧化碳麻痹现象，称为肺性脑病。

（2）早期血压升高，呼吸、心率增快，严重者血压下降甚至发生休克等。

三、实验室及其他检查

1. 动脉血气分析

（1）典型的动脉血气改变是 $PaO_2 < 60mmHg$，可伴或不伴 $PaCO_2 > 50mmHg$，以伴有 $PaCO_2 > 50mmHg$ 的 Ⅱ 型呼衰为常见。

（2）pH 改变不如 $PaCO_2$ 改变明显，当 $PaCO_2$ 增高伴有 pH > 7.35 时，称为代偿性呼吸性酸中毒，如 pH < 7.35 则称为失代偿性呼吸性酸中毒。

（3）呼吸性酸中毒合并代谢性酸中毒见于低氧血症、血容量不足、心排血量减少和周围循环障碍、肾功能损害等，在呼酸的基础上可并发代谢性酸中毒。

（4）呼吸性酸中毒合并代谢性碱中毒常见于慢性呼吸性酸中毒的治疗过程中，由于机械通气不当或由于补充碱性药物过量，导致代谢性碱中毒。

2. X 线检查

用于进一步明确原发病，了解肺部感染情况，随访治疗效果等。

四、诊断与鉴别诊断

1. 诊断要点

（1）有慢性支气管 – 肺疾患如 COPD、重症肺结核、肺间质纤维化等导致呼吸功能障碍的原发疾病史。

（2）有缺氧和二氧化碳潴留的临床表现如呼吸困难、发绀、精神神经症状等。

（3）动脉血气分析 $PaO_2 < 60mmHg$，或伴有 $PaCO_2 > 50mmHg$，即可确立诊断。

2. 鉴别诊断

应注意与急性呼吸衰竭进行鉴别，两者的鉴别诊断重点是病史及原有呼吸功能状态。①急性呼吸衰竭原有呼吸功能正常，无慢性支气管 – 肺疾病史，常由急性病因如严重急性肺部感染、急性呼吸道阻塞性病变、危重哮喘、急性肺水肿、肺血管疾病及外伤所致；②除呼吸困难表现外，伴有多脏器功能性障碍；③以 Ⅰ 型呼吸衰竭多见。

五、治疗

（一）治疗原则

保持呼吸道通畅，纠正缺氧、二氧化碳潴留和代谢紊乱。积极处理原发病，去除诱因。维持心、脑、肾等重要脏器的功能，防治并发症。

（二）治疗措施

1. 保持气道通畅

治疗呼吸衰竭的首要措施是使呼吸道保持通畅。①给予祛痰药以降低痰液黏度。②应用支气管扩张剂解除支气管痉挛，必要时用糖皮质激素缓解支气管痉挛。③若痰液黏稠难以咳出，导致气道阻塞不易解除时，应及时建立人工气道，吸出呼吸道分泌物，保持气道通畅。

2. 氧疗

COPD 是导致慢性呼吸衰竭的最常见病因，以 Ⅱ 型呼吸衰竭为主，应采取控制性氧疗，氧疗原则为低浓度（<35%）持续给氧，一般吸入低浓度氧时，$PaCO_2$ 的上升与 PaO_2 的上升比值不超过 17/21，即 PaO_2 上升 21mmHg，则 $PaCO_2$ 上升不超过 17mmHg。

氧疗方法：常用鼻导管或鼻塞吸氧，吸入氧流量的计算方法：吸入氧浓度（%）= 21 + 4 × 吸入氧流量（L/min）。通常每分钟吸氧 1 ~ 2L 时，其吸入氧浓度为 25% ~ 29%。合理的氧疗应使 PaO_2 达到 60mmHg 以上，或 SaO_2 达到 90% 以上，而无 $PaCO_2$ 的明显上升。

3. 增加通气量

这是解除二氧化碳潴留的主要治疗措施。①合理应用呼吸兴奋剂。②合理应用机械通气：对于严重呼衰患者，机械通气是抢救患者生命的重要措施。机械通气可增加通气量，提供适当的氧浓度，并在一定程度上改善换气功能，并减少呼吸功的消耗。

4. 纠正酸碱失衡和电解质紊乱

（1）呼吸性酸中毒　主要治疗方法是改善通气，解除二氧化碳潴留。

（2）呼吸性酸中毒合并代谢性酸中毒　除纠正二氧化碳潴留和改善缺氧外，当 pH < 7.20 时应适当补充 5% 碳酸氢钠。

（3）呼吸性酸中毒合并代谢性碱中毒　应针对引起碱中毒的原因进行处理，如纠正低钾血症，避免通气过度等。

5. 防治感染

呼吸道感染为常见诱因，应根据痰菌培养及药敏试验，选择有效抗菌药物控制感染。

6. 治疗并发症

（1）肺性脑病　除以上各种综合治疗外，严密监测病情变化及动脉血气分析，对有明显脑水肿的患者应采取脱水治疗，常用甘露醇、山梨醇等。

（2）上消化道出血　可适当应用质子泵抑制剂预防上消化道出血。如出现呕血或柏油样便，静脉滴注质子泵抑制剂等，可根据病情需要进行输血治疗。

第八节　心力衰竭

心力衰竭是由于各种器质性或功能性心脏疾病导致心脏收缩或（和）舒张功能障碍，心排血量降低，不能满足全身组织代谢需要的临床综合征。心力衰竭按发展速度快慢分为急性和慢性心力衰竭；按发生部位分为左心、右心和全心衰竭；按收缩及舒张功能障碍分为收缩性心力衰竭和舒张性心力衰竭。其中以慢性收缩性左心衰竭最常见。

慢性心衰起病缓慢，为器质性心脏病患者不可避免的结局，是大多数心血管疾病的最终归宿与最主要的死亡原因，其 5 年存活率与恶性肿瘤相似，表明慢性心衰是严重的临床问题。

[病因与发病机制]

（一）基本病因

1. 原发性心肌损害

（1）缺血性心肌损害　冠心病是最常见的原因之一。

（2）心肌炎和心肌病　病毒性心肌炎及原发性扩张型心肌病最为常见。

（3）心肌代谢障碍性疾病　糖尿病心肌病最为常见。

2. 心脏负荷过重

（1）压力负荷过重　见于高血压、主动脉瓣狭窄、肺动脉高压、肺动脉瓣狭窄等左、右心室收缩期阻力增加的疾病。

（2）容量负荷过重　①心脏瓣膜关闭不全如二尖瓣关闭不全、主动脉瓣关闭不全等；②左、右心或动静脉分流性先天性心血管病如室间隔缺损、动脉导管未闭等。

（二）诱因

1. 感染为最主要、最常见诱因，尤其是肺部感染。

2. 心律失常。常见心房颤动等快速性心律失常及严重的缓慢性心律失常。

3. 血容量增加。静脉输入液体过多、过快等。

4. 过度体力活动或情绪激动，如劳累、妊娠后期及分娩过程、暴怒等。

5. 治疗不当。以洋地黄类强心剂应用不当为常见。

6. 原有心脏病变加重或并发其他疾病。

Ⅰ 慢性心力衰竭

一、临床表现

（一）左心衰竭

以肺淤血及心排血量降低的表现为主，症状多明显，但体征不具特征性。

1. 症状

以肺淤血及心排血量降低、组织灌注不足的表现为主。

（1）肺淤血症状

1）呼吸困难：呼吸困难的程度及表现与心力衰竭程度有关。①劳力性呼吸困难：呼吸困难发生在重体力活动时，休息后可缓解；②夜间阵发性呼吸困难：与平卧睡眠后回心血量增加、副交感神经张力增加、膈肌抬高、肺活量减少有关；③端坐呼吸；④急性肺水肿（心源性哮喘）：是呼吸困难最严重的状态。

2）咳嗽、咳痰、咯血。

（2）组织灌注不足的症状　体能下降、乏力、疲倦、记忆力减退、焦虑、失眠、尿量减少等。

2. 体征

（1）肺部体征　随着病情由轻到重，肺部湿啰音可从局限于肺底部发展到全肺。病情严重出现心源性哮喘时，可闻及散在哮鸣音。

（2）心脏体征　心脏轻度扩大、心率加快、心音低钝、P_2 亢进、心尖区可闻及舒张期奔马律和（或）收缩期杂音，可触及交替脉等。

（二）右心衰竭

以体循环淤血的表现为主，临床体征显著但症状不具特异性。

1. 症状

以消化道及肝脏淤血症状为主，表现为食欲不振、腹胀、上腹隐痛等，伴有夜尿增多、轻度气喘等。

2. 体征

（1）水肿　身体低垂部位压陷性水肿，多由脚踝部开始，逐渐向上进展，午后加重。

（2）颈静脉充盈　颈静脉搏动增强、充盈甚至怒张。

（3）肝脏肿大　肝脏淤血性肿大伴压痛，肝－颈静脉反流征阳性。

（4）心脏体征　可出现三尖瓣关闭不全的反流性杂音。

（5）发绀。

（6）胸水和（或）腹水。

二、实验室及其他检查

1. 常规实验室检查

包括血液一般检查、尿常规、血液生化等，用于了解基本病情及感染、水及电解质平衡、肝肾功能情况。

2. 利钠肽（BNP）检测

用于心力衰竭的诊断、病情管理、临床事件风险预测等。BNP < 100pg/mL，不支持心衰的诊断；BNP > 400pg/mL，支持心衰的诊断。

3. X 线检查

确诊左心衰竭肺淤血的主要依据。①心影增大。②肺纹理增粗，早期主要表现为肺门血管影增强。③急性肺泡性肺水肿时肺门呈蝴蝶状，肺野可见大片融合的阴影。肺间质水肿，可见 Kerley B 线为慢性肺淤血特征性表现。

4. 超声心动图

诊断心力衰竭最有价值的器械检查。①收缩功能：左心室收缩分数（LVEF）≤50% 为收缩期心力衰竭的诊断标准；②舒张功能：E/A 比值降低。

5. 心电图

可有左、右心室肥厚，V_1 导联 P 液终末电势（$PtfV_1$）≤ -0.04mm·s。

6. 其他

（1）放射性核素检查：有助于判断心室腔大小，反映 EF 值及舒张功能等。

（2）心脏磁共振检查：因其精确度高及可重复性好，已成为评价心室容积、肿瘤、室壁运动的金标准。缺点是费用高。

（3）有创性血流动力学检查。

三、诊断与鉴别诊断

1. 诊断要点

（1）首先应有明确其原发心脏病的诊断，是诊断心力衰竭的前提。

（2）具有心力衰竭的症状与体征：左心衰竭以呼吸困难等症状为主，右心衰竭以颈静脉怒张、肝大、水肿等体征为主，是诊断心衰的重要依据。

（3）实验室及超声心动图检查等有心力衰竭的相关改变为客观证据。

2. 心功能评价

（1）NYHA 心功能分级　目前通用的是美国纽约心脏病学会（NYHA）提出的分级方法，其主要是根据患者自觉的活动能力划分为 4 级：

Ⅰ级：患者有心脏病但活动不受限制，平时一般活动不引起疲乏、心悸、呼吸困难或心绞痛。为心功能代偿期。

Ⅱ级：心脏病患者的体力活动受到轻度限制，休息时无自觉症状，但平时一般活动下可出现疲乏、心悸、呼吸困难或心绞痛发作等。

Ⅲ级：心脏病患者的体力活动明显受限，小于平时一般活动即可引起上述症状。

Ⅳ级：心脏病患者不能从事任何体力活动。休息状态下即有心力衰竭的症状，体力活动后显著加重。

（2）6 分钟步行试验　测定 6 分钟步行距离，判断心力衰竭程度：6 分钟步行距离 < 150m，为重度心衰；150～450m 为中度心衰；> 450m 为轻度心衰。

3. 心力衰竭分期

（1）前心衰阶段　有心力衰竭高危因素，包括高血压、冠心病、糖尿病、肥胖、代谢综合征等，心脏结构及功能尚无异常，也无心力衰竭的症状与体征。

（2）前临床心衰阶段　无心衰的症状与体征，已出现心脏结构异常改变如左心室肥厚等。

（3）临床心衰阶段　既有心脏的结构异常，既往或目前已有心衰的症状与体征。

（4）难治性终末期心衰阶段　经规范化内科治疗，休息时仍有症状，伴有心源性恶病质，需反复住院治疗。

4. 鉴别诊断

主要与支气管哮喘鉴别。支气管哮喘呈发作性呼吸困难，伴双肺哮鸣音、发绀、大汗淋漓、心动过速等与心力衰竭相似。主要鉴别点：①多见于青少年，有过敏史；②发作时出现呼气性呼吸困难伴双肺弥漫而响亮的哮鸣音，一般无舒张期奔马律、心脏杂音等体征；③发作将要缓解时咳出白色黏痰；④支气管扩张剂治疗有效；⑤血浆 BNP 水平及超声心动图等有重要的鉴别意义。

四、治疗

（一）治疗原则和目标

防止和延缓心衰的发生及发展；缓解临床症状；提高运动耐量，改善生活质量；改善长期预后，降低病死率与住院率。

（二）治疗措施

1. 病因治疗

（1）治疗原发病　如冠心病、心肌炎、心肌病等。

（2）消除诱因　如有效控制肺部感染等。

2. 一般治疗

（1）生活方式及体重管理　指导合理饮食，以限盐为主。

（2）休息　急性期及病情不稳定者应卧床休息。

3. 药物治疗

（1）利尿剂　是治疗心力衰竭缓解症状的最基本药物，常用：①噻嗪类利尿剂；②襻利尿剂；③保钾利尿剂。

（2）肾素－血管紧张素－醛固酮系统抑制剂
①血管紧张素转换酶抑制剂（ACEI）：阻断心肌、小血管的重塑，维护心肌功能，延缓病情进展。②血管紧张素受体阻滞剂（ARB）：作用与ACEI 相同。③醛固酮受体拮抗剂：抑制心血管的重构、改善慢性心力衰竭的远期预后。

（3）β受体阻滞剂　可对抗交感神经激活，阻断心肌重塑，长期应用可延缓病情进展，降低复发的住院率，降低猝死率。

（4）正性肌力药

1）洋地黄类药物：可明显改善症状，降低住院率，提高运动耐量及生活质量，对生存率无明显改善。常用地高辛、毛花苷 C 等。洋地黄的适应证：在利尿剂、ACEI 和 β 受体阻滞剂治疗过程中，持续有心衰症状的患者，考虑加用地高辛。如同时伴有心房颤动是更强的应用指征。洋地黄中毒及其处理：①低血钾、肾功能不全以及与其他药物的相互作用是引起洋地黄中毒的常见临床原因。②洋地黄中毒最重要的反应是各类心律失常及加重心力衰竭，胃肠道反应如恶心、呕吐等，以及中枢神经的症状如视力模糊、黄视、倦怠等。③发生洋地黄中毒后应立即停药，对症处理。

2）肾上腺素能受体兴奋剂：常用多巴胺及多巴酚丁胺。

3）磷酸二酯酶抑制剂：短时应用可改善症状，仅用于难治性心衰等。

（5）血管扩张药物　适用于中、重度慢性心力衰竭。常用：①小静脉扩张剂如硝酸酯类药；②小动脉扩张剂如酚妥拉明等；③同时扩张动、静脉药如硝普钠等。

4. 非药物治疗

（1）心脏再同步化治疗。

（2）左心室辅助装置。

（3）心脏移植。

（4）细胞替代治疗。

Ⅱ 急性心力衰竭

一、临床表现

急性心力衰竭起病急，为临床急危重症。临床分为急性左心衰竭、急性右心衰竭及非心源性急性心衰。临床上急性左心衰竭常见，临床表现以急性肺水肿表现为主。

1. 突发严重呼吸困难，呼吸频率常超过 30 次/分。

2. 强迫坐位、面色灰白、发绀、大汗、烦躁不安，病情严重者常神志模糊。

3. 频繁咳嗽，咳粉红色泡沫状痰。

4. 发病初始血压可一过性升高，随后出现血压下降甚至发生休克。

5. 听诊两肺满布湿啰音和哮鸣音，第一心音低钝，可闻及舒张期奔马律及 P_2 亢进。

二、诊断与鉴别诊断

1. 诊断要点

根据病史、典型症状与体征，一般不难做出诊断。

2. 严重程度分级

Killip 分级主要用于急性心肌梗死基础上发生的急性心力衰竭。

Ⅰ级：无心力衰竭的症状与体征。

Ⅱ级：有心力衰竭的症状与体征，肺部可闻及湿啰音面积不超过 50%，可闻及舒张期奔马律，胸片可见肺淤血。

Ⅲ级：有严重的心力衰竭的症状与体征，严重肺水肿，肺部可闻及湿啰音面积超过 50%。

Ⅳ级：心源性休克。

3. 鉴别诊断

突发的显著的呼吸困难应与支气管哮喘鉴别；发生心源性休克时应与其他原因所致的休克鉴别。

三、治疗

（一）一般治疗

1. 患者半卧位或坐位，双下肢下垂，以减少静脉回流从而减轻心脏负荷。

2. 鼻导管高流量吸氧。

3. 快速开通静脉通路，进行心电及经皮血氧饱和度监测。

4. 镇静：吗啡缓慢静脉注射。

5. 快速利尿：呋塞米静脉注射。

6. 解除支气管痉挛：氨茶碱静脉注射。

（二）应用血管扩张药

1. 硝酸甘油静脉滴注

可扩张小静脉，减轻心脏前负荷。

2. 硝普钠静脉滴注

可同时扩张小动脉及小静脉，小剂量开始应用，根据血压逐步增加剂量。

（三）应用正性肌力药

1. 洋地黄制剂

最适合用于快速室率性心房颤动合并急性左心衰的患者，常用毛花苷 C 缓慢静脉注射。

2. 肾上腺素能受体兴奋剂

多巴酚丁胺短期应用，主要目的是缓解症状；多巴胺小剂量可降低外周血管阻力，扩张肾动脉、冠状动脉和脑血管，中等剂量可增加心肌收缩力和心输出量。

（四）机械辅助治疗

危重患者可实施主动脉内球囊反搏（IABP）和应用临时心肺辅助系统。

（五）病因治疗

适时进行基本病因的治疗，并去除诱因。

第九节 心律失常

心律失常是指心脏冲动的频率、节律、起源部位、传导速度或激动次序的异常。

正常情况下，心脏的冲动由窦房结维持，心率为60~100次/分。心脏冲动起源异常、冲动传导异常导致心律、心率异常，称为心律失常。心律失常为器质性心脏病的常见并发症，并可为死亡原因。心律失常可为病理性，也可无病理意义。

[发病机制]

1. 冲动形成的异常

自主神经系统兴奋性改变或其内在病变，导致不适当的冲动发放。心房、心室与希氏束－普肯耶纤维在动作电位后产生除极活动的振幅增高并达到阈值，引起反复激动，构成快速性心律失常。

2. 冲动传导的异常

折返是快速性心律失常的最常见发生机制。

Ⅰ 过早搏动

过早搏动简称早搏，是指窦房结以外（心房、心室、房室交界区）的异位起搏点提前发出激动所致的心脏搏动，是最常见的心律失常之一。根据异位起搏点的不同分为房性过早搏动、房室交界性过早搏动及室性过早搏动。

一、病因

1. 生理因素

如情绪激动、剧烈活动、焦虑、饮浓茶或咖啡、饮酒等，以室性过早搏动多见。

2. 器质性心脏病

冠心病、心肌病、心肌炎、风心病、二尖瓣脱垂等，可导致频发室性过早搏动或房性过早搏动。

3. 药物过量中毒

如洋地黄、奎尼丁、三环类抗抑郁药等。

4. 电解质紊乱

如血钾紊乱、血钙紊乱等。

5. 其他

机体缺血、缺氧，代谢性酸中毒，及麻醉、手术等。

二、临床表现

1. 症状

偶发过早搏动患者可无症状或仅有心悸、心跳暂停感，频发过早搏动可有头晕、乏力，甚至发生晕厥，器质性心脏病患者可诱发或加重心绞痛、低血压或心力衰竭。

2. 体征

心脏听诊早搏的第一心音增强，第二心音减弱或消失，之后有较长的停歇。早搏的桡动脉搏动减弱或消失。

三、心电图诊断

1. 房性过早搏动

（1）提前出现的 P′ 波与窦性 P 波形态各异，P－R 间期≥0.12s。

（2）提前出现的 QRS 波群形态通常正常。

（3）代偿间歇常不完全。

2. 房室交界性过早搏动

（1）提前出现的室上性 QRS 波群，其前面无相关的 P 波。

（2）有逆行 P′ 波，可在 QRS 波群之前、之中或之后，若逆行 P′ 波出现在 QRS 波群之前，P′－R 间期 <0.12s。

（3）QRS 波群形态正常。

（4）代偿间歇多完全。

3. 室性过早搏动

（1）提前出现的 QRS 波群前无相关 P 波。

（2）提前出现的 QRS 波群宽大畸形，时限大于 0.12s，T 波的方向与 QRS 波群的主波方向相反。

（3）代偿间歇完全。

四、治疗

1. 首先明确原有心脏病变的程度，早搏的出现是否影响心功能，有无发展成严重心律失常的可能性，以决定是否需要抗心律失常药物治疗，以及治疗方法、治疗终点。

2. 无器质性心脏病的过早搏动，无症状者一般无须药物治疗，症状明显者可给予镇静剂和β受体阻滞剂等。

3. 频繁发作，症状明显或伴有器质性心脏病的过早搏动，应予以治疗。

（1）积极治疗原发病及诱因。

（2）抗心律失常药物治疗：①房性和交界性早搏可选用Ia类、Ic类、Ⅱ类和Ⅳ类抗心律失常药。②室性早搏多选用Ⅰ类和Ⅲ类抗心律失常药。③洋地黄中毒所致的室性早搏，应立即停用洋地黄，给予苯妥英钠、氯化钾等治疗。

（3）心动过缓基础上出现的室性早搏，宜给予阿托品、山莨菪碱等。

Ⅱ 心房颤动

心房颤动是指心房肌发生的每分钟350～600次且不规则、不协调的乱颤，简称为房颤，是仅次于过早搏动的常见的心律失常。随着年龄的增加，房颤的发病率升高。房颤分为首诊房颤（首次发现或首次发作）、阵发性房颤（发作时间超过48小时但不超过7天的房颤，可自行终止）、持续性房颤（发作持续时间超过7天的房颤）、长期持续性房颤（持续时间超过1年的房颤）和永久性房颤（持续时间超过1年，不能转复为窦性心律的房颤），不同类型其治疗措施不同。

一、病因

1. 正常人在情绪激动、手术后、运动或大量饮酒时。

2. 心脏和肺部疾病患者，如心脏瓣膜病、冠心病、肺心病、心力衰竭等。

3. 甲状腺功能亢进症等。

4. 急性缺氧、高碳酸血症、血流动力学紊乱等病理因素。

5. 孤立性房颤见于无原发心脏病者，多见于中青年。

二、临床表现

1. 症状

常有心悸、头晕、胸闷等。房颤时若心室率≥150次/分时，可发生心绞痛与心力衰竭。部分患者可发生体循环栓塞，常见脑栓塞、肠系膜动脉栓塞、肢体动脉栓塞、脾动脉栓塞等，出现相应的临床表现。

2. 体征

心脏听诊第一心音强度不等，心律绝对不规则，可发生脉搏短绌。

三、心电图诊断

1. P波消失，代之以一系列大小不等、形状不同、节律完全不规则的房颤波（f波），频率为350～600次/分。

2. 心室率绝对不规则，心室率通常在100～160次/分。

3. QRS波群形态正常，伴室内差异性传导时则增宽变形。

四、治疗

1. 病因治疗

积极治疗原发疾病，消除诱因。

2. 抗凝治疗

心脏瓣膜病基础上发生的房颤，应常规进行华法林抗凝治疗；非心脏瓣膜病患者，先进行栓塞危险分层，高危患者应给予华法林抗凝治疗。

3. 转复心律

有复律条件的患者应进行转复窦性心律治疗，常用药物复律、电复律或导管消融治疗。转复窦性心律后应服用胺碘酮维持治疗。

4. 控制心室率

适用于老年患者，常用药物有β受体阻滞剂、钙通道阻滞剂及地高辛。无器质性心脏病的房颤患者，静息心室率为60～80次/分，中等运动量时心室率为90～115次/分；合并器质性心脏病的房颤患者，应根据患者具体情况设定目标心室率。

第十节　高血压病

高血压是以动脉血压持续升高为特征的进行性"心血管综合征"，常伴有其他危险因素、靶器官损害或临床疾患，需要进行综合干预。高血压分为原发性与继发性高血压，原发性高血压即高血压病，占高血压的95%以上，血压升高的病因尚未完全明了，是与遗传有关，属多基因遗传性疾病，最终致心、脑、肾及动脉血管损害的循环系统疾病；继发性高血压又称为症状性高血压，占高血压的5%以下，血压升高是某些疾病的临床表现（症状之一），有明确而独立的病因。

一、病因与发病机制

1. 病因

原发性高血压的病因有遗传因素与环境因素两个方面。

（1）遗传因素　包括主要基因显性遗传与多基因关联遗传两种方式。

（2）环境因素

1）饮食因素：高钠、低钾膳食。

2）超重和肥胖：身体脂肪含量与血压水平呈正相关。

3）饮酒：高血压患病率随饮酒量增加而升高。

4）精神紧张：长期从事高度精神紧张工作的人群高血压患病率增加。

5）其他：缺乏体力活动、呼吸睡眠暂停综合征、药物影响等。

2. 发病机制

动脉血压取决于心排出量和体循环周围血管阻力，其发病的主要机制有：

（1）神经机制　大脑皮层下神经中枢功能紊乱，导致神经递质释放及活性异常，释放儿茶酚胺、神经肽Y、血管加压素、脑啡肽、脑钠肽等增多，以及中枢肾素－血管紧张素－醛固酮系统（RAAS）激活，最终导致交感神经系统兴奋，血压升高。

（2）肾脏机制　肾性水钠潴留，血容量增加，引起血压升高。

（3）激素机制　RAAS激活，导致血管紧张素Ⅱ分泌增多，直接收缩外周小动脉，并促进醛固酮分泌，增加血容量，从而升高血压。

（4）血管机制　细胞膜离子转运异常，激活平滑肌细胞兴奋－收缩耦联，血管阻力增高。血管内皮细胞功能受损，内皮素和血栓素A_2释放增加，导致血管收缩。

（5）胰岛素抵抗　血浆胰岛素水平升高，增加交感神经兴奋及水钠潴留。

二、临床表现

1. 症状

（1）一般症状　常见有头昏、头痛、颈项板紧、疲劳、心悸、烦躁易怒等，多数症状可自行缓解。

（2）受累器官症状　①脑：脑出血和脑梗死是高血压最主要的并发症。前者多在情绪激动、用力情况下出现，表现为剧烈头痛、恶心呕吐、偏瘫、意识障碍等；后者多在安静状态或睡眠中出现，多表现为三偏综合征或伴运动性失语，轻者仅表现为短暂脑缺血发作。②心脏：可出现心功能不全表现，并发冠心病可出现心绞痛、心肌梗死表现。③肾脏：早期可出现多尿、夜尿增多，继而出现肾功能不全，尿量减少，最终导致肾衰竭。④眼：眼底血管受累出现视力进行性减退。

2. 体征

体征较少，重点检查项目有周围血管搏动、血管杂音、心脏杂音等。常出现血管杂音的部位是颈部、背部两侧肋脊角、上腹部脐两侧、腰部肋脊处。心音异常及心脏杂音包括主动脉瓣区第二心音亢进、收缩期杂音或收缩早期喀喇音。

3. 并发症

（1）高血压急症　①高血压危象：血压急剧上升，影响重要脏器血供，出现头痛、烦躁、眩晕、恶心呕吐、心悸、气急及视力模糊等症状，伴有痉挛动脉相应靶器官的缺血症状如心绞痛。②高血压脑病：血压升高突破脑血流自动调节范围，脑组织血流灌注过多引起脑水肿，出现剧烈头痛、呕吐、精神错乱、意识障碍甚至昏迷，局灶性或全身抽搐。

（2）急性脑血管病 包括脑出血、脑血栓形成、腔隙性脑梗死、短暂性脑缺血发作等。

（3）心力衰竭

（4）冠心病

（5）慢性肾衰竭

（6）主动脉夹层

三、实验室及其他检查

（一）基本项目

1. 血液生化

包括血糖、血脂四项、尿酸、尿素氮、肌酐、血钾等。部分患者伴有血脂紊乱或血糖、血尿酸异常。重度高血压及晚期患者多伴有肾功能异常。

2. 血液一般检查

主要了解血细胞比容。

3. 尿常规

可有少量蛋白、红细胞，偶有透明管型和颗粒管型。

4. 心电图检查

可出现左室肥厚。

（二）推荐项目

1. 血液检查

餐后 2 小时血糖及血胰岛素水平、血同型半胱氨酸等，部分患者升高。

2. 尿蛋白定量

并发肾损害时多有升高。

3. 眼底检查

可出现血管病变及视网膜病变。眼底动脉变细、反光增强、交叉压迫及动静脉比例降低；视网膜病变有出血，渗出，视盘水肿等。

4. 胸部 X 线检查

可见主动脉迂曲延长，其升部、弓部或降部可扩张。

5. 超声心动图

可见主动脉内径增大、左房扩大、左室肥厚。

6. 动态血压监测

可测定白昼与夜间各时间段血压的平均值和离散度。

7. 颈动脉超声检查

内膜中层厚度（IMT）增加或伴有动脉粥样硬化斑块形成。

（三）选择项目

主要用于排除继发性高血压，一般进行血浆肾素活性、血及尿液皮质醇水平、肾上腺及肾动脉超声检查等。

四、诊断与鉴别诊断

1. 诊断步骤

第一步进行非同日三次测量血压，在未使用降压药物的情况下，收缩压≥140mmHg 和（或）舒张压≥90mmHg，即可诊断为高血压。若收缩压≥140mmHg 和舒张压＜90mmHg 为单纯性收缩期高血压。第二步进行基本项目及选择项目检查，排除继发性高血压。第三步进行推荐项目检测，评估靶器官情况，进行危险分层。

2. 血压定义及水平分类

见表 10-1。

表 10-1 血压水平的定义和分类（2010 中国高血压防治指南）

分类	收缩压（mmHg）		舒张压（mmHg）
正常血压	＜120	和	＜80
正常高值	120～139	和（或）	80～89
高血压：	≥140	和（或）	≥90
1 级高血压（轻度）	140～159	和（或）	90～99
2 级高血压（中度）	160～179	和（或）	100～109
3 级高血压（重度）	≥180	和（或）	≥110
单纯收缩期高血压	≥140	和	＜90

3. 高血压的危险分层

见表 10 – 2。

表 10 – 2 高血压患者心血管风险水平分层（2010 中国高血压防治指南）

其他危险因素和病史	血压（mmHg）		
	1 级高血压 收缩压 140～159 和（或）舒张压 90～99	2 级高血压 收缩压 160～179 和（或）舒张压 100～109	3 级高血压 收缩压≥180 和（或）舒张压≥110
无	低危	中危	高危
1～2 个其他危险因素	中危	中危	很高危
≥3 个其他危险因素，或靶器官损害	高危	高危	很高危
临床并发症或合并糖尿病	很高危	很高危	很高危

4. 鉴别诊断

原发性高血压主要与可引起继发性高血压的疾病鉴别。

（1）**肾实质疾病** ①多有急、慢性肾小球肾炎、慢性肾盂肾炎、肾病综合征或糖尿病肾病病史，血压的升高在原发病发病之后；②多数患者在血压升高之前已出现尿常规、肾功能、肾脏超声等检测项目的异常；③单纯降压治疗效果不佳。

（2）**肾血管疾病** ①肾血管性高血压患者常起病急、血压显著增高；②上腹部或肾区可闻及血管性杂音；③静脉肾盂造影、肾动脉多普勒、肾动脉造影、放射性核素肾图等可明确诊断。

（3）**嗜铬细胞瘤** ①血压升高呈发作性，血压升高的同时多伴有显著的交感神经兴奋的表现如剧烈头痛、出汗、恶心、呕吐、心悸、面色苍白、乏力等，持续数分钟至数天不等，发作间歇血压正常；②血和尿儿茶酚胺及其代谢产物的测定、酚妥拉明试验、胰高血糖素激发试验等有助于诊断。

（4）**原发性醛固酮增多症** ①血压升高伴有多尿、夜尿增多和尿比重下降，口渴，发作性肌无力、手足搐搦，血钾降低伴血钠升高等特征性表现；②实验室检查血和尿醛固酮升高有助于鉴别诊断。

五、治疗

（一）治疗原则与目标

在患者能耐受的情况下，逐步降压使血压达标。①一般高血压患者，应将血压降至 140/90mmHg（收缩压/舒张压）以下；②65 岁及以上的老年人的收缩压应控制在 150mmHg 以下，如能耐受还可进一步降低；③伴有肾脏疾病、糖尿病或病情稳定的冠心病的高血压患者治疗宜个体化，一般可以将血压降至 130/80mmHg 以下；④脑卒中后的高血压患者一般血压目标为＜140/90mmHg；⑤处于急性期的冠心病或脑卒中患者，应按照相关指南进行血压管理；⑥舒张压低于 60mmHg 的冠心病患者，应在密切监测血压的情况下逐渐实现降压达标。

（二）非药物治疗

适用于所有高血压患者，以生活方式干预为主，包括减少钠盐摄入、增加钾盐摄入；控制体重；戒烟限酒；体育运动；减轻精神压力，保持心理平衡等。

（三）药物治疗

1. 降压药治疗原则

（1）**小剂量** 小剂量开始，根据需要，逐步增加剂量。

（2）**优先选择长效制剂** 使用每日 1 次给药而有持续 24 小时降压作用的长效药物，以有效控制夜间血压与晨峰血压。

（3）**联合用药** 增加降压效果，减少不良反应。

（4）**个体化** 根据患者具体情况、耐受性及个人意愿或长期承受能力，选择适合患者的降压药物。

2. 常用降压药物分类

（1）利尿剂　有噻嗪类、襻利尿剂和保钾利尿剂三类。常用噻嗪类有氢氯噻嗪和氯噻酮、吲哒帕胺等。

（2）β受体阻滞剂　用于轻、中度高血压，尤其是静息心率较快（＞80次/分）或合并心绞痛及心肌梗死后患者。常用药物有美托洛尔、阿替洛尔、倍他洛尔等。

（3）钙通道阻滞剂（CCB）　又称钙拮抗剂，分为二氢吡啶类和非二氢吡啶类，前者有氨氯地平、非洛地平、硝苯地平等，后者有维拉帕米和地尔硫䓬。可用于各种程度高血压，尤其老年人高血压或合并稳定型心绞痛时。周围血管疾病、糖尿病及合并肾脏损害的患者均可用。应优先选择使用长效制剂，如氨氯地平、拉西地平、维拉帕米缓释片等。

（4）血管紧张素转换酶抑制剂（ACEI）降压起效缓慢，逐渐增强，在3~4周时达最大作用；特别适用于伴有心力衰竭、心肌梗死后、糖耐量异常或糖尿病肾病的高血压患者。常用依那普利、贝那普利、福辛普利等。妊娠、肾动脉狭窄、肾功能衰竭（血肌酐＞265μmol/L）者禁用。

（5）血管紧张素Ⅱ受体阻滞剂（ARB）　降压作用起效缓慢，但持久而平稳。常用氯沙坦、缬沙坦、厄贝沙坦、替米沙坦、坎地沙坦和奥美沙坦等。

除以上5类降压药物外，还有一些降压药物，包括交感神经抑制剂如利舍平、可乐定等；直接血管扩张剂如肼屈嗪等。目前临床应用复方制剂明显增多，可提高药物作用协同性及患者的依从性，常用氨氯地平缬沙坦片、厄贝沙坦氢氯噻嗪片等。

3. 降压药物治疗方案

（1）无并发症患者　可以单独或者联合使用噻嗪类利尿剂、β受体阻滞剂、CCB、ACEI和ARB，治疗应从小剂量开始，逐步递增剂量。

（2）2级高血压（＞160/100mmHg）　在治疗开始时就应采用两种降压药物联合治疗，有利于血压在相对较短的时间内达到目标值，减少不良反应。合理的降压药联合治疗方案：利尿剂与ACEI或ARB；二氢吡啶类钙拮抗剂与β受体阻滞剂；钙拮抗剂与ACEI或ARB等。

（3）三种降压药合理的联合治疗方案　除有禁忌证外必须包含利尿剂。

第十一节　冠状动脉粥样硬化性心脏病

冠状动脉粥样硬化性心脏病，是指冠状动脉粥样硬化引起管腔狭窄或闭塞，导致心肌缺血、缺氧而引起的心脏病，它和冠状动脉功能性改变（痉挛）心脏病一起，统称冠状动脉性心脏病，简称为冠心病，亦称为缺血性心脏病。绝大多数冠心病为冠脉粥样硬化所致，少数由冠脉功能性改变（痉挛）引起。冠心病是动脉粥样硬化导致器官病变的最常见类型，好发于40岁以上中老年人，男性多于女性，脑力劳动者较多。

冠心病的临床分型，近年有较大的变化。以往沿用的是1979年世界卫生组织关于缺血性心脏病的分型，将之分为5型：隐匿型冠心病、心绞痛、心肌梗死、缺血性心肌病型冠心病、心源性猝死。近年将本病分为急性冠脉综合征和慢性冠脉病两大类。急性冠脉综合征包括不稳定型心绞痛、非ST段抬高型心肌梗死、ST段抬高型心肌梗死及冠心病猝死；慢性冠脉病包括稳定型心绞痛、冠脉正常的心绞痛（如X综合征）、无症状性心肌缺血和缺血性心力衰竭（缺血性心肌病）。

［病因］

冠心病是多种易患因素共同作用的结果，易患因素包括：

1. 年龄：多见于40岁以上的中、老年人。

2. 性别：男性发病率高于女性。

3. 血脂异常：脂质代谢异常是最重要的危险因素。

4. 高血压。

5. 吸烟。

6. 糖尿病和糖耐量异常：糖尿病患者发病率较非糖尿病者高出数倍。

7. 其他危险因素：肥胖、缺乏体力活动、高热量高脂肪饮食、遗传及性格因素等。

Ⅰ 慢性冠状动脉病

一、发病机制

1. 心肌缺血的机制

冠状动脉粥样硬化病变导致冠脉管腔狭窄，供血量减少并相对固定，在此基础上，因心脏负荷突然增加而需血量增多，超过冠状动脉供血的代偿能力，或冠脉痉挛、心排血量急骤减少，冠脉供血量显著下降，或上述因素同时存在，引起心肌急剧、暂时缺血缺氧而发生心绞痛。

2. 胸痛的机制

心肌缺血，无氧代谢增加，缺血局部心肌酸性代谢产物等致痛物质增多，刺激心脏交感神经末梢，从而产生疼痛。

二、临床表现

1. 典型心绞痛发作

（1）诱因　常由增加心肌氧耗的因素如体力劳动、情绪激动、饱食、寒冷、心动过速等诱发，胸痛发生于诱因出现的当时。

（2）部位　在胸骨体上段或中段之后，可放射至肩、左臂内侧甚至达无名指和小指，边界模糊，范围约一个手掌大小。

（3）性质　常为压迫感、紧缩感、压榨感，多伴有濒死感。

（4）持续时间　多短暂，3～5分钟，很少超过15分钟。

（5）缓解方式　去除诱因和（或）舌下含服硝酸甘油等可迅速缓解。

2. 不典型心绞痛

不典型心绞痛是指典型心绞痛的5个特点中某些表现不典型的心绞痛，一般出现胸痛部位、疼痛性质的不典型表现。疼痛感可出现在下颌至上腹部的任何部位，或没有痛感仅有显著的胸闷感。

3. 体征

发作时常有心率增快、血压升高、皮肤湿冷、出汗等。有时可出现第四心音或第三心音奔马律；一过性心尖部收缩期杂音，第二心音分裂及交替脉等。

三、实验室及其他检查

1. 心电图检查

约有半数心绞痛患者在未发作时 ECG 正常，部分患者心绞痛发作时，可出现相应导联 ST 段水平型下移和（或）T 波倒置；运动负荷试验、动态心电图在心绞痛发作时的 ECG 记录，可见以 R 波为主的导联中 ST 段呈水平型下移和（或）T 波倒置；变异型心绞痛发作时则相关导联出现 ST 段呈弓背向上抬高，发作后数分钟内逐渐恢复。

2. X 线检查

多无异常或见心影增大。

3. 放射性核素检查

多采用^{201}铊心肌显像或兼做负荷试验，可检出静息时心肌无缺血的患者。

4. 冠状动脉造影

对冠心病具有确诊的价值。

5. 多层螺旋 CT 或双源 CT 冠状动脉成像

用于判断冠状动脉管腔狭窄程度及管壁钙化情况，并可了解斑块分布范围及性质，具有较高的阴性预测价值。

6. 其他检查

超声心动图可探测到缺血区室壁运动异常。

四、诊断与鉴别诊断

1. 诊断要点

（1）根据典型心绞痛的发作特点，含用硝酸甘油后可短时间内缓解，结合年龄及存在的冠心病危险因素，应高度疑诊。

（2）心绞痛发作时有心电图 ST-T 改变，症状缓解后心电图异常逐渐恢复，除外其他原因所致的心绞痛，即可建立诊断。

（3）不典型患者必要时行选择性冠状动脉造影明确诊断。

2. 心绞痛严重度分级

根据加拿大心血管病学会（CCS）分级标准分为四级。

Ⅰ级：一般体力活动（如步行和登楼）不受

限，仅在强、快或持续用力时发生心绞痛。

Ⅱ级：一般体力活动轻度受限。快步、饭后、寒冷或刮风中、精神应激或醒后数小时内发作心绞痛。一般情况下平地步行 200m 以上或登楼一层以上受限。

Ⅲ级：一般体力活动明显受限，一般情况下平地步行 200m，或登楼一层引起心绞痛。

Ⅳ级：轻微活动或休息时即可发生心绞痛。

3. 鉴别诊断

（1）急性心肌梗死　疼痛部位及性质与心绞痛相似，但两者的治疗及预后不同，应加以鉴别。①急性心肌梗死的胸痛多剧烈，持续时间多超过 30 分钟，甚至长达数小时；②伴有心肌坏死的全身表现如发热、心律失常、心力衰竭或（和）休克等；③含用硝酸甘油多不能缓解；④心电图面向梗死部位的导联 ST 段抬高，或同时有异常 Q 波；⑤外周血白细胞计数增高、红细胞沉降率增快，心肌坏死标记物增高。

（2）心脏神经症　发作性胸痛与心绞痛相似，但其属于功能性心脏病，应加以鉴别。①患者多为中年或更年期女性，常诉反复或持续性胸痛，但为短暂的刺痛或持久的隐痛；②胸痛部位多位于心尖部附近，或经常变动；③多伴有叹息样呼吸、心悸、疲乏、头昏、失眠及其他神经症的症状；④症状出现时多无明显心电图一过性改变。

（3）其他疾病引起的心绞痛　包括重度主动脉瓣狭窄或关闭不全、风湿性冠状动脉炎、梅毒性主动脉炎引起冠状动脉口狭窄或闭塞、肥厚型心肌病、X 综合征、心肌桥等病均可引起心绞痛，主要根据胸痛以外的临床表现及辅助检查进行鉴别诊断。

五、治疗

（一）治疗原则

改善冠状动脉的血供，降低心肌的耗氧，改善患者症状，提高生活质量，同时治疗动脉粥样硬化，预防急性心肌梗死及死亡。

（二）发作时治疗

1. 休息　发作时立刻休息。

2. 药物治疗　较重的发作，可使用作用较快的硝酸酯制剂。

（1）硝酸甘油　0.5mg 置于舌下含化，可重复使用。

（2）硝酸异山梨酯　5～10mg 舌下含化。

（三）缓解期的治疗

宜尽量避免各种已知的足以诱致心绞痛发作的因素。避免饱食，戒烟酒。调整日常生活与工作量；减轻精神负担；一般不需卧床休息，保持适当的体力活动，以不致发生疼痛症状为度。

1. 药物治疗

（1）改善心肌缺血，缓解临床症状的治疗使用作用持久的抗心绞痛药物，预防心绞痛发作，可单独、交替或联合应用抗心绞痛药物。

1）硝酸酯类：①硝酸异山梨酯：5～20mg，3 次/日，口服；缓释制剂药效可维持 12 小时，20mg，2 次/日。②单硝酸异山梨酯：是长效硝酸酯类药，20～40mg，2 次/日。

2）β 受体阻滞剂：适用于心绞痛伴有高血压及心率增快的患者。常用美托洛尔 25～50mg，2 次/日，缓释剂 23.75～47.5mg，1 次/日；比索洛尔 2.5～5mg，1 次/日；或用兼有 α 受体阻滞作用的卡维地洛 12.5～25mg，2 次/日等。

3）钙通道阻滞剂：常用氨氯地平 5mg，1 次/日；非洛地平 5mg，1～2 次/日；硝苯地平控释片 30mg，1 次/日；地尔硫草 30～60mg，3 次/日。

4）曲美他嗪：改善心肌氧的供需平衡而治疗心肌缺血，20mg，3 次/日。

（2）预防急性心肌梗死，改善远期预后的治疗

1）阿司匹林：抗血小板聚集，用于所有无用药禁忌证的患者。肠溶阿司匹林 75～100mg/日。

2）氯吡格雷：抗血小板的激活与聚集，主要用于冠脉内支架植入术后及不能使用阿司匹林的患者，75mg/日。

3）β 受体阻滞剂：长期使用可显著降低心血管事件及死亡。

4）他汀类：所有确诊的冠心病患者，无论有无血脂异常，均应使用他汀类药物。

5）ACEI 或 ARB：可降低冠心病患者的心血管死亡及非致死性心肌梗死的危险性。

2. 血运重建治疗

（1）经皮冠状动脉介入治疗：扩张病变时血管内径，从而改善心肌血供、缓解症状并减少心肌梗死发生。

（2）冠状动脉旁路移植术。

Ⅱ 急性 ST 段抬高型心肌梗死

一、发病机制

由于冠状动脉粥样硬化斑块不稳定，斑块破溃、粥样斑块内或其下发生出血，管腔内血栓形成，或粥样病变的血管持久地痉挛，致使冠状动脉血供中断，相应区域心肌严重而持久地缺血，发生心肌梗死（MI）。重体力活动、情绪过分激动、血压急剧升高等致心肌氧耗急剧增加，病变的冠脉不能代偿，以及休克、脱水、出血、外科手术或严重心律失常等导致心排血量骤减，冠脉供血急剧减少，从而发生心肌缺血性坏死。

二、临床表现

1. 先兆表现

50% 以上患者在发病前有先兆症状，以原有的稳定型心绞痛转为不稳定型心绞痛，或突然出现心绞痛发作等最常见。

2. 症状

（1）疼痛 胸痛为最早出现和最突出的症状，部位、性质与心绞痛相似，但程度更剧烈，持续时间更长，可达数小时至数天。多无诱发因素，休息和含服硝酸甘油多不能缓解。患者常有烦躁不安、出汗、恐惧、濒死感等伴随表现。

（2）心律失常 以室性心律失常多见。若表现为频发、多源性、成对出现的室性早搏，或呈短阵室性心动过速，且有 R on T 现象，常为心室颤动的先兆。

（3）低血压和休克 疼痛时可有血压下降，若疼痛缓解后收缩压仍低于 80mmHg，伴有烦躁不安、面色苍白、皮肤湿冷、脉细而快、大汗淋漓、尿量减少、神志迟钝甚至昏厥，应考虑发生了休克。

（4）心力衰竭 主要是急性左心衰竭，可在最初几天内发生，为梗死后心脏舒缩功能显著减弱及室壁运动不协调所致。

（5）胃肠道症状 疼痛时常有恶心呕吐、上腹胀痛和肠胀气等，部分患者出现呃逆。

（6）其他 坏死心肌组织吸收可引起发热、心悸等。

3. 体征

（1）心脏体征 心脏浊音界轻至中度增大；心率增快或减慢；心尖区第一心音减弱；可出现舒张期奔马律；二尖瓣乳头肌功能失调或断裂，出现心尖区粗糙的收缩期杂音或伴有收缩中晚期喀喇音。

（2）血压 早期可增高，随后均降低。

（3）其他 发生心律失常、休克或心力衰竭时，出现相关体征。

三、实验室及其他检查

1. 心电图

心电图进行性、动态性改变，有助于诊断、定部位、定范围、估计病情演变和预后。

（1）特征性改变 ①ST 段抬高反映心肌损伤；②病理性 Q 波反映心肌坏死；③T 波倒置反映心肌缺血。

（2）动态性改变 ①起病数小时内，无异常或出现异常高大两肢不对称的 T 波。②数小时后，ST 段明显抬高呈弓背向上并与直立的 T 波连接，形成单相曲线。数小时至 2 日内出现病理性 Q 波，同时 R 波减低。③ST 段抬高持续数日至 2 周左右，逐渐回到基线水平，T 波则变为平坦或倒置。④数周至数月后，T 波呈 V 形倒置，两肢对称，波谷尖锐，为慢性期改变。

（3）定部位和定范围 ST 段抬高型心肌梗死的定部位和定范围，可根据出现特征性心电图改变的导联判断，见表 10－3。

表 10-3 心肌梗死的心电图定位诊断

部位	特征性 ECG 改变的导联
前间壁	$V_1 \sim V_3$
局限前壁	$V_3 \sim V_5$
前侧壁	$V_5 \sim V_7$、I、aVL
广泛前壁	$V_1 \sim V_5$
下壁	II、III、aVF
下间壁	II、aVF、$V_1 \sim V_3$
下侧壁	II、III、aVF、$V_5 \sim V_7$
高侧壁	I、aVL
正后壁	$V_7 \sim V_8$
右室	$V_3R \sim V_7R$

2. 超声心动图

有助于了解心室壁的运动情况和左心室功能，诊断室壁瘤和乳头肌功能失调等。

3. 放射性核素检查

可显示梗死的部位和范围。

4. 实验室检查

（1）血液一般检查　起病 24～48 小时后外周血白细胞可增至（10～20）×10⁹/L，中性粒细胞增多，嗜酸性粒细胞减少或消失；红细胞沉降率增快。

（2）血心肌损伤标记物　心肌损伤标记物增高的水平与心肌梗死的范围及预后明显相关。①肌红蛋白，起病后 2 小时内升高，12 小时内达高峰，24～48 小时内恢复正常。②肌钙蛋白 I（cTnI）或 T（cTnT），起病 3～4 小时后升高，cTnI 于 11～24 小时达高峰，7～10 天降至正常，cTnT 于 24～48 小时达高峰，10～14 天降至正常。③肌酸激酶同工酶 CK－MB 在起病后 4 小时内增高，16～24 小时达高峰，3～4 天恢复正常，其增高的程度能较准确地反映梗死的范围，其高峰出现时间是否提前有助于判断溶栓治疗是否成功。

四、诊断与鉴别诊断

1. 诊断要点

（1）有冠心病病史及典型的急性心肌梗死的临床表现。

（2）有急性心肌梗死的典型的特征性及动态性 ECG 改变。

（3）心肌损伤标记物的升高符合急性心肌梗死的演变特点。

具备以上 3 条中的任意 2 条，即可确诊。

2. 鉴别诊断

（1）心绞痛　详见慢性冠状动脉病一节。

（2）急性心包炎　以急性胸痛伴发热及心电图 ST 段改变为特点，与急性心肌梗死相似，需加以鉴别。①胸痛与发热多同时出现，咳嗽、深呼吸及身体前倾时胸痛加剧；②早期即有心包摩擦音；③心电图除 aVR 外，其余导联均有 ST 段弓背向下的抬高伴 T 波倒置，无异常 Q 波；④心肌损伤标记物无明显升高。

（3）急性肺动脉栓塞　突发急性胸痛伴心电图异常改变与急性心肌梗死相似，需予以鉴别。①突发剧烈胸痛，气急、咳嗽症状明显，多伴有咯血及休克；②同时有右心负荷急剧增加的表现如发绀、右心室扩大、肺动脉瓣第二心音亢进、颈静脉怒张、肝大等；③典型的心电图为出现 S_I、Q_{III}、T_{III} 改变；④肺动脉造影可确诊。

（4）主动脉夹层　突发剧烈胸痛与急性心肌梗死相似，应慎重鉴别。①胸痛剧烈，以迅速达高峰，呈撕裂样剧痛为特征，常放射至背、腹、腰或下肢；②两上肢血压和脉搏有明显差别；③超声心动图及 MRI 可确诊诊断。

（5）其他　临床表现不典型的患者应与急腹症如急性胰腺炎、消化性溃疡穿孔、急性胆囊炎、胆石症等进行鉴别，病史、体格检查、心电图、心肌损伤标记物检测有助于鉴别诊断。

五、治疗

（一）治疗原则

1. 强调及早发现，及早住院，并加强院前处理。

2. 尽快恢复心肌的血液灌注以挽救濒死的心肌、防止梗死扩大，缩小心肌缺血范围。

3. 保护和维持心脏功能。

4. 及时处理严重心律失常、泵衰竭和各种并发症。

5. 防止猝死。

（二）监护和一般治疗

1. 休息

急性期卧床休息，保持环境安静。减少探视，防止不良刺激，解除焦虑。

2. 监护

在冠心病监护病房进行连续的心电图、血压、呼吸及氧饱和度的监测，备好除颤仪。

3. 护理

第1周完全卧床休息，加强护理，进食易消化的流质或半流质饮食，忌饱食。

4. 建立静脉通道

非常重要。

（三）有效解除疼痛

1. 哌替啶 50～100mg 肌肉注射或吗啡 5～10mg 皮下注射。

2. 硝酸甘油 0.3mg 或硝酸异山梨酯 5～10mg 舌下含用或静脉滴注。

（四）再灌注治疗

起病 3～6 小时最迟在 12 小时内，使闭塞的冠状动脉再通，恢复心肌再灌注，是减轻梗死后心肌重塑，改善预后的积极的治疗措施。

1. 介入治疗（PCI）

具备实施介入治疗条件的医院，在患者抵达急诊室明确诊断之后，边给予常规治疗和作术前准备，边将患者送到心导管室。

（1）直接 PCI 适应证：①ST 段抬高和新出现左束支传导阻滞的 MI；②ST 段抬高性 MI 并发心源性休克；③适合再灌注治疗而有溶栓治疗禁忌证者；④非 ST 段抬高性 MI，但梗死相关动脉严重狭窄，血流≤TIMI Ⅱ级。

（2）补救性 PCI 溶栓治疗后仍有明显胸痛，抬高的 ST 段无明显降低者，应尽快进行冠状动脉造影，如显示 TIMI 0～Ⅱ级血流，宜立即施行补救性 PCI。

（3）溶栓治疗再通者的 PCI 溶栓治疗成功的患者，如无缺血复发表现，可在 7～10 天后行冠状动脉造影。

2. 溶栓疗法

无条件实施介入治疗或因患者就诊延误、转送患者到可施行介入治疗的单位将会错过再灌注时机时，如无禁忌证，应立即在接诊患者后 30 分钟内行溶栓治疗。

（1）适应证 ①两个或两个以上相邻导联 ST 段抬高，起病时间 < 12 小时，患者年龄 < 75 岁。②ST 段显著抬高的 MI 患者年龄 > 75 岁，经慎重权衡利弊仍可考虑。③ST 段抬高性 MI，发病时间已达 12～24 小时，但如仍有进行性缺血性胸痛，广泛 ST 段抬高者也可考虑。

（2）禁忌证 ①既往发生过出血性脑卒中，1 年内发生过缺血性脑卒中或脑血管事件；②颅内肿瘤；③近期有活动性内脏出血；④未排除主动脉夹层；⑤入院时严重且未控制的高血压（> 180/110mmHg）或慢性严重高血压病史；⑥目前正在使用治疗剂量的抗凝药或已知有出血倾向；⑦近期（2～4 周）创伤史，包括头部外伤、创伤性心肺复苏或较长时间（> 10 分钟）的心肺复苏；⑧近期（< 3 周）外科大手术；⑨近期（< 2 周）曾有在不能压迫部位的大血管行穿刺术。

（3）溶栓药物 ①尿激酶 150 万～200 万 U 30 分钟内静脉滴注。②重组链激酶 150 万 U 静脉滴注。③重组组织型纤维蛋白溶酶原激活剂 100mg 静脉滴注。

（4）冠脉再通的判断 ①心电图抬高的 ST 段于 2 小时内回降 > 50%；②胸痛 2 小时内基本消失；③2 小时内出现再灌注性心律失常；④血清 CK－MB 酶峰值提前出现（14 小时内）。

3. 主动脉－冠状动脉旁路移植术

介入治疗失败或溶栓治疗无效且有手术指征者，宜争取在 6～8 小时内施行主动脉－冠状动脉旁路移植术。

（五）对症治疗

1. 消除心律失常

（1）心室颤动或持续多形性室性心动过速应尽快采用电复律。

（2）室性期前收缩或室性心动过速立即静脉注射利多卡因 50～100mg；室性心律失常反复出现可应用胺碘酮。

（3）窦性心动过缓可应用阿托品肌内或静脉注射。

（4）二度或三度房室传导阻滞伴有血流动力学障碍者，宜安装临时心脏起搏器。

（5）室上性快速心律失常药物治疗不能控制时，可考虑同步直流电复律。

2. 控制休克

（1）补充血容量。

（2）应用血管活性药物：补充血容量后血压仍不升，可应用多巴胺等。血压能维持而肺动脉楔压增高，心排血量低时，可应用硝普钠或硝酸甘油静脉滴注。

（3）其他措施：包括纠正酸中毒、避免脑缺血、保护肾功能，必要时应用洋地黄制剂等。

3. 治疗心力衰竭

以治疗急性左心衰竭为主。

（1）以应用吗啡（或哌替啶）和利尿剂为主。

（2）可选用血管扩张剂减轻左心室的负荷。

（3）应用短效血管紧张素转换酶抑制剂。

（4）梗死后24小时内宜尽量避免使用洋地黄制剂。

（六）并发症的处理

1. 并发栓塞时，用抗凝疗法。

2. 心室壁瘤如影响心功能或引起严重心律失常，宜手术治疗。

3. 心脏破裂和乳头肌功能严重失调者均应考虑手术治疗，但手术死亡率高。

（七）恢复期处理

如病情稳定，体力恢复，经 2～4 个月休息后，可酌情恢复部分或轻工作，以后部分患者可恢复全天工作，但应避免过重体力劳动或精神过度紧张。

第十二节 病毒性心肌炎

病毒性心肌炎是指各种病毒所引起的心肌急性或亚急性、慢性炎症，约占心肌炎的半数，可见于各年龄段，但以儿童及青少年多见，男性多于女性。病毒性心肌炎与扩张型心肌病关系密切。本病是儿童和健康成人猝死的重要原因。

一、病因与发病机制

1. 病因 主要为柯萨奇 A、B 组，其他有埃可病毒、脊髓灰质炎病毒、流感和 HIV 病毒等。少数见于腮腺炎病毒、风疹病毒、肝炎病毒和腺病毒等。

2. 发病机制

（1）病毒直接损伤作用 病毒直接进入心脏毛细血管侵入心肌，在心肌内繁殖。病毒可直接或间接通过毒素作用，造成心肌代谢紊乱，或侵犯血管影响心肌血供，引起心肌损害。

（2）免疫反应 病毒刺激机体产生的抗体与致敏 T 细胞对正常心肌细胞发生免疫反应。

二、临床表现

由于病情轻重不同，临床表现差异很大。轻症可无明显症状，重症常出现严重心律失常、心功能不全、心源性休克，甚至猝死。一般婴幼儿病情多较重，成年人病情多较轻。

1. 症状

（1）病毒感染的表现 约半数患者有于发病前 1～3 周有上呼吸道或消化道病毒感染的病史。患者多有发热（轻度或中度）、咽痛、咳嗽、全身不适、乏力等"感冒"样症状或恶心、呕吐、腹泻等肠道症状。若同时累及其他系统，可出现相应的表现。

（2）心脏受累的表现 病毒感染后 1～3 周，患者出现头晕、乏力、心悸、胸闷、心前区疼痛、呼吸困难及浮肿等。大多数患者以心律失常为主诉或首发症状，其中少数患者可发生 Adams - Stokes 综合征。极少数患者发生心力衰竭及心源性休克，甚至猝死。

2. 体征

（1）心动过速与发热程度不平衡，睡眠或休息时心率仍快无明显减缓。可出现多种心律失常，其中以早搏和房室传导阻滞最常见。心律失常是引起猝死的主要原因之一。

（2）心脏浊音界轻度扩大。

（3）心尖区第一心音减弱，心音可呈胎心律或钟摆律；可闻及第三心音奔马律。

（4）心尖区可闻收缩期吹风样杂音或舒张期杂音，杂音强度一般不超过 3 级，病情好转后杂音可消失。

（5）当炎症累及心包膜时可闻及心包摩擦音。

（6）重症患者可出现颈静脉怒张、肺部啰音、肝大、室性或房性奔马律、交替脉等心力衰竭的体征及血压下降、脉搏细速、四肢冰冷、尿少等心源性休克的体征。

三、实验室及其他检查

1. 血液一般检查

病程早期外周血白细胞数可增高，血沉加快。

2. 心肌损伤标记物

血清肌酸磷酸激酶、天冬氨酸转氨酶、乳酸脱氢酶可增高；血清肌钙蛋白 T 或肌钙蛋白 I 升高。

3. 血清抗体测定

急性期和恢复期前后 2 次测定血清病毒中和抗体或补体结合抗体效价，有 4 倍或以上升高；外周血检出肠道病毒核酸；血清中特异性 IgM 滴度超过 1∶32。

4. 心电图检查

常见异常表现有：①窦性心动过速；②ST 段压低，T 波低平或倒置，如合并心包炎可有 ST 段抬高；③各种心律失常如早搏（以室性早搏多见）、房室传导阻滞、束支传导阻滞、阵发性心动过速等，其中完全性房室传导阻滞或左束支传导阻滞多提示病变范围广泛；④低电压或 R 波降低、Q-T 间期延长、心室肥大，亦可出现坏死性 Q 波。

5. X 线检查

无症状或轻型病例心影多正常；弥漫性心肌炎或合并心包炎者，心影扩大，心脏搏动减弱，严重者可见肺淤血或肺水肿征象。

6. 超声心动图检查

显示左室壁弥漫或局限性收缩功能障碍、心室腔扩大、室间隔反常运动等。

7. 心内膜心肌活检

可见心肌炎性细胞浸润伴有心肌细胞坏死和（或）心肌细胞变性，心肌活检标本可分离出病毒或特异性病毒抗原，是确诊活动性心肌炎最有价值的方法。

8. 病毒分离

急性期从患者咽部、血液、粪便、心包或胸腔渗出液中可分离出病毒，是病毒感染的可靠依据。

四、诊断与鉴别诊断

1. 诊断要点

（1）发病前有病毒感染的病史。

（2）有相应的临床表现尤其是循环系统的临床表现。

（3）心电图、X 线、实验室等检查结果有心肌受损的证据。

（4）排除其他原因所致的心肌炎。

（5）确诊有赖于心内膜、心肌或心包组织内病毒、病毒抗原或病毒基因片断的检出。

2. 临床分型

（1）亚临床型　无自觉症状，ECG 发现 ST-T 改变或早搏。

（2）轻症自限型　病毒感染后 1~3 周，轻度不适，ECG 发现 ST-T 改变或早搏，CK-MB 一度升高，无心脏扩大、心力衰竭，1~2 个月后逐渐康复。

（3）隐匿进展型　一过性心肌炎数年后，心脏逐渐扩大，表现为扩张性心肌病。

（4）急性重症型　病毒感染后 1~2 周内出现心脏扩大、心力衰竭、严重心律失常及心源性休克。

（5）猝死型　常在运动中猝死。

3. 鉴别诊断

（1）风湿性心肌炎　①除具有心肌炎的表现外，多有近期链球菌感染史的证据（咽痛、抗"O"升高、咽拭阳性等）；②多为全心受累，杂音多较明显且较恒定；③常伴有风湿热的其他特征性表现如多发性关节炎、皮下结节、环行红斑等；④糖皮质激素与抗风湿制剂疗效明显。

（2）冠心病 ①多见于中老年人，慢性起病，有高血压、血脂异常、糖尿病等病史，无前驱性上呼吸道及肠道病毒感染的实验室证据；②有心肌缺血、心肌损伤或心肌坏死的证据；③反复发作心绞痛，对硝酸甘油反应良好；④冠状动脉造影具有确诊价值。

五、治疗

目前尚缺乏特效治疗方法，强调早期、综合治疗。

1. 一般治疗

应安静卧床休息，如有发热、胸痛、白细胞计数增高、心肌酶升高，或有心绞痛、心律失常等，应卧床休息 3 个月以上。心脏增大、严重心律失常或心力衰竭的重症患者，应休息半年至 1 年，直至心脏形态结构恢复，心衰被控制，心电图异常恢复。

2. 改善和促进心肌代谢

①三磷腺苷、辅酶 A、肌苷静脉滴注；②极化液或大剂量维生素 C、维生素 B_6 稀释后静脉滴注；③辅酶 Q_{10} 口服；④1,6-二磷酸果糖静脉滴注。

3. 应用糖皮质激素

目前不主张早期使用，对有严重毒血症状、心源性休克、难治性心衰、完全性房室传导阻滞或考虑有自身免疫反应的患者，可考虑使用。常用泼尼松或氢化可的松、地塞米松等，总疗程 4~6 周，有效后逐渐减量。

4. 应用抗生素

目前尚无广谱的抗病毒药物，可试用利巴韦林、金刚烷胺等。

5. 调节细胞免疫功能

可应用干扰素 α、胸腺素、免疫核糖核酸、转移因子等。

6. 治疗并发症

（1）控制心力衰竭 限制钠盐和液体摄入量，合理应用利尿剂、血管扩张剂、血管紧张素转换酶抑制剂，必要时应用洋地黄类药物，通常使用常规剂量的2/3~1/2，防止发生洋地黄中毒。

（2）纠正心律失常 对严重的心律失常，尤其是完全性房室传导阻滞，经短期糖皮质激素治疗后仍出现 Adams-Stokes 综合征发作者，应及时安装临时人工心脏起搏器。

（3）纠正休克

7. 中医药治疗

可给予清热解毒的中药如大青叶、板蓝根、金银花、连翘等，以及黄芪注射液、生脉注射液等，具有抗病毒、调节免疫功能、抗休克、保护心肌等作用。

第十三节 胃 炎

胃炎是指胃黏膜的炎症，发病率在消化系统疾病中居首位。因胃镜检查的广泛开展和幽门螺杆菌（Hp）的发现及深入研究，对胃炎的病因病机认识和治疗获得了很大的进展。按 1990 年悉尼分类法，胃炎可分为急性胃炎、慢性胃炎和特殊类型胃炎 3 种。本节主要介绍急慢性胃炎。

Ⅰ 急性胃炎

急性胃炎是指各种原因引起的胃黏膜的急性炎症，可局限于胃窦、胃体或弥漫分布于全胃。其中以充血、水肿等非特异性炎症为主要表现者称为急性单纯性胃炎；以糜烂、出血为主要表现者称为急性糜烂出血性胃炎。

一、病因和发病机制

急性胃炎常由一种或多种内源性或外源性因素引起。

1. 生物因素

包括细菌及病毒感染。常见细菌如沙门菌、嗜盐菌、葡萄球菌、致病性大肠杆菌等能侵袭胃黏膜并分泌毒素，造成胃黏膜的急性炎症。进食污染细菌或毒素引起胃黏膜炎症，并多伴有肠炎，又称为急性胃肠炎。幽门螺杆菌（Hp）感染也可引起急性胃炎。某些情况如严重疾病、胃部手术可以降低全身或局部抵抗力，诱发细菌感染，形成急性化脓性胃炎。对某种食物的过敏，可以诱发胃黏膜的过敏性炎症。近年来病毒感染引起本病者也不在少数。

2. 理化因素

许多物理或化学因素如过冷过热的食物、粗硬食物、异物、乙醇、咖啡、浓茶、尼古丁及一些刺激性调味品（辣椒、大蒜）等会损伤胃黏膜，诱发急性炎症。药物是诱发急性胃炎的最突出的化学因素，特别是非甾体抗炎药（NSAIDs）如阿司匹林、消炎痛等，可通过抑制环氧化酶活性，阻碍前列腺素的合成，从而削弱其对胃黏膜的保护作用；还可通过干扰胃黏膜上皮细胞能量代谢，使黏膜上皮细胞出现浊肿、坏死，H^+反弥散而致黏膜损伤。阿司匹林还能直接损伤胃黏膜上皮细胞，破坏黏膜屏障。铁剂、氯化钾、抗肿瘤药均可引起胃黏膜的浅表损伤。糖皮质激素则刺激胃蛋白酶和胃酸分泌，减少黏液分泌，抑制黏膜上皮细胞修复而损伤胃黏膜屏障。胆汁反流，所含的胆盐、磷脂酶和胰酶可造成胃黏膜的多发性糜烂，这种内源性化学因素引起的胃炎也称为胆汁反流性胃炎。

3. 应激

一些危重疾病如严重感染、颅内疾病、大手术、大面积烧伤、休克、脏器衰竭、精神创伤常使机体处于应激状态，胃黏膜因血管痉挛而缺血，黏液分泌下降，前列腺素合成不足，黏膜屏障破坏，H^+离子反渗导致黏膜糜烂、出血，甚至出现溃疡。

二、病理

急性单纯性胃炎多发于全胃或胃窦部黏膜，表现为黏膜水肿、充血、渗出，表面覆盖黏液及渗出物，可有点状出血或轻度糜烂，黏膜固有层见炎症细胞浸润。急性糜烂出血性胃炎常发于全胃部或胃底部，多由药物、应激等因素造成，表现为黏膜的多发性糜烂和浅表性溃疡，在黏膜层可见多发性局灶性出血，固有层可见水肿、炎症细胞浸润。化脓性炎症常引起黏膜坏死、脱落，甚至导致胃壁坏死、穿孔。

三、临床表现

急性胃炎多起病迅速，出现上腹部饱胀、疼痛、恶心、呕吐、食欲减退等症状。急性胃肠炎患者还表现有腹部绞痛、水样腹泻，严重者可伴

有发热、脱水，甚至休克的表现。体检可发现上腹压痛、肠鸣音亢进。急性糜烂出血性胃炎除上述表现外还可出现上消化道少量、间歇性出血，但多能自止；少数出血多者可见呕血和黑便。应激性胃炎主要表现为上消化道大出血。化脓性胃炎多继发于全身细菌感染，患者发热，呕出物呈脓性、含有坏死黏膜，此型胃炎临床中已少见。

四、诊断

据患者急性起病，上腹不适、疼痛，有饮食不当或服用药物或应激状态等诱因，一般可诊断急性胃炎。发病后 24 ~ 48 小时内胃镜检查，可明确诊断不同类型的胃炎。

五、治疗

首先应立即祛除病因，停用非甾体消炎药，给予流质或软食，严重呕吐者应禁食。腹痛明显应肌注阿托品解痉止痛，呕吐次数较多者可肌注甲氧氯普胺，并积极补液，纠正失水、电解质紊乱和酸碱平衡失调。细菌性胃炎或胃肠炎可予相应抗菌药治疗。糜烂性胃炎在驱除病因的同时，给予胃酸分泌抑制药和胃黏膜保护剂。胃出血者按上消化道出血原则止血治疗。

Ⅱ 慢性胃炎

慢性胃炎是指胃黏膜的慢性炎症，发病率高，且随年龄增长而增高。占接受胃镜检查的门诊病人的 80% ~ 90%。男性稍多于女性。但是对于慢性胃炎的诊断和病因认识直到胃镜的广泛应用及幽门螺杆菌的发现之后才获得了突破性进展。慢性胃炎的分类方法很多，我国 2000 年全国消化病会议提出新的临床分类方法，即分为浅表性、萎缩性和特殊类型胃炎三大类。

一、病因与发病机制

慢性胃炎的病因目前还未完全阐明，一般认为主要与幽门螺杆菌感染、自身免疫、胆汁反流（十二指肠液反流）及其他因素有关。

1. 幽门螺杆菌（Hp）感染

现在认为 Hp 感染是慢性胃炎最主要的病因。Hp 在慢性胃炎的检出率多达 80% 甚至 90%。Hp 可以造成黏膜上皮细胞的变性坏死及黏膜的炎症

反应。Hp 的抗原物质还能引起宿主对于黏膜的自身免疫反应。

2. 自身免疫反应

部分慢性胃炎患者血液中能检测到壁细胞抗体（PCA）和内因子抗体（IFA），说明慢性胃炎与自身免疫具有密切关系。

3. 十二指肠液反流

幽门括约肌松弛或胃部手术胃肠吻合后十二指肠液易发生反流，其中的胆汁和胰酶可以造成胃黏膜的损伤，产生炎症。

4. 其他因素

研究发现慢性胃炎还与遗传、年龄、吸烟、饮酒、饮食习惯等因素有关。

二、病理

病理变化主要发生于黏膜层，从浅表逐渐向深部扩展至腺区，随病程发展表现为黏膜炎症、萎缩、上皮化生等基本的病理过程。在疾病初期，慢性胃炎表现为浅表性黏膜炎症，胃小凹和胃黏膜固有层的表层甚至全黏膜层中有浆细胞、淋巴细胞的浸润，在胃炎活动期，还出现中性粒细胞的浸润，黏膜上皮则出现变形、脱落，黏膜组织水肿充血，而腺体基本保持完整。当炎症进一步加重向深部扩散，就会造成黏膜腺体的破坏、萎缩、消失，腺体数目减少，黏膜变薄，胃黏膜表现为萎缩，黏液分泌功能减退。

由于慢性炎症持续存在，胃黏膜发生不完全再生，胃腺逐渐转变成肠腺样，含杯状细胞，即肠腺化生。如果临界幽门的胃体部黏膜腺体转化为幽门腺的形态，称为假性幽门腺化生，可以使两种黏膜的交界上移。胃小凹增生的上皮和肠化上皮可发生异常，出现细胞形态或功能的异常，形成不典型增生。中、重度不典型增生被认为是癌前病变。

三、临床表现

目前我国临床上仍将慢性胃炎分为慢性浅表性和慢性萎缩性两类。可根据病变部位分为 A、B 两型。病变常局限于胃窦部，而胃体黏膜基本正常，称为胃窦胃炎，又称 B 型胃炎；少数病例炎症局限于胃体或胃底，称为胃体胃炎，又称 A型胃炎。慢性胃炎起病隐匿，症状多无特异性，如上腹痛、饱胀不适，以餐后明显；有时伴嗳气、反酸、恶心、呕吐，少数患者有上消化道少量出血的表现。慢性胃体炎可有厌食、体重减轻及贫血表现，恶性贫血患者尚有舌炎、四肢感觉异常等表现。

慢性胃炎除了上腹可有轻压痛外，一般无明显的腹部体征。

四、实验室及其他检查

1. 胃液分析

B 型胃炎胃酸分泌正常，有时降低或升高。A 型胃炎黏膜萎缩严重者，使壁细胞损伤、数目减少，胃酸分泌则减少，严重者胃酸缺如。

2. 血清学检查

慢性萎缩性胃体炎常表现为高胃泌素血症，90% 的病例抗壁细胞抗体阳性，约 75% 抗内因子抗体阳性。因为胃酸缺乏，G 细胞反馈性高分泌胃泌素；伴发恶性贫血时血清胃泌素水平可升高数倍至数十倍，维生素 B_{12} 水平则下降。萎缩性胃窦炎常表现胃泌素水平降低，约 30% 存在低滴度抗壁细胞抗体。

3. Hp 检测

检测 Hp 有助于慢性胃炎的分类诊断和选择治疗措施，^{13}C 或 ^{14}C 尿素呼气试验也具有很好的特异性和敏感性，非侵入性，易被病人接受，可用于筛选及治疗后复查。

4. 胃镜检查

胃镜检查是诊断慢性胃炎最可靠的方法。慢性胃炎的胃镜表现可分类为充血渗出性胃炎、平坦糜烂性胃炎、隆起糜烂性胃炎、萎缩性胃炎、出血性胃炎、反流性胃炎、皱襞增生性胃炎等7 种。

浅表性胃炎表现为黏膜充血与水肿混杂出现，镜下呈红白相间，以红为主，表面附着灰白色分泌物，可见局限性出血点和糜烂。萎缩性胃炎黏膜多苍白或灰白色，黏膜变薄，可透见黏膜下血管纹，皱襞细平，常见糜烂出血灶；局部可见颗粒状或结节状上皮增生。镜下黏膜活检有助于病变的病理分型和鉴别诊断。

5. X线检查

气钡双重造影下重度慢性胃炎可显示黏膜皱襞的变化，由于其特异性和敏感性均不如胃镜，已很少使用。

五、诊断与鉴别诊断

慢性胃炎无特异性临床表现，确诊依赖于胃镜和黏膜活检，Hp检查、免疫学检查有助于病因学分析。

消化性溃疡、胃癌、神经官能症、慢性胆囊炎都可以表现为上腹不适，胃镜和胆囊B超可以鉴别。

六、治疗

1. 一般措施

尽量避免刺激胃黏膜的食物，如烟酒、浓茶、咖啡等，多食水果、蔬菜，饮食规律，保持心情舒畅。

2. 抗菌治疗

对于Hp感染引起的慢性胃炎，尤其是活动性者，应采用联合用药方案予根除治疗。目前临床上的根除方案多以质子泵抑制剂或胶体铋剂为主，配合两种或三种抗菌药物如阿莫西林、甲硝唑、克拉霉素、呋喃唑酮，一个疗程1~2周。

3. 保护胃黏膜

氢氧化铝凝胶、复方氢氧化铝片、硫糖铝等保护胃黏膜不受NSAID和胆汁的侵害；A型胃炎不宜用抗酸药，对于低胃酸分泌的B型胃炎，不宜提倡摄入醋类酸性饮食，反而要应用抗酸药以减少H^+的反弥散。

4. 对症处理

胃肠动力药如多潘立酮或西沙必利对于腹胀、恶心、呕吐、腹痛具有明显的疗效；恶性贫血者应予维生素B_{12}注射。补充多种维生素及微量元素对于逆转黏膜肠化生和不典型增生有一定效果；出现重度不典型增生时宜手术治疗。

七、预防

良好的饮食卫生习惯和防治Hp感染是预防慢性胃炎的有效措施，慢性胃炎伴严重肠化生及不典型增生者应随时注意有无癌变。

第十四节 消化性溃疡

消化性溃疡是胃肠道黏膜被自身消化而形成的溃疡，可发生于食管、胃、十二指肠、胃-空肠吻合口附近等部位，以胃溃疡（GU）和十二指肠溃疡（DU）最为常见。男性多于女性。本病可发生于任何年龄段，十二指肠溃疡多见于青壮年，胃溃疡则多见于中老年。临床上十二指肠溃疡多于胃溃疡。

一、病因与发病机制

消化性溃疡的发生是由于对胃、十二指肠黏膜有损害作用的侵袭因素与黏膜自身防御、修复因素之间失去平衡的结果。其发生可以是由于防御、修复因素的减弱，或侵袭因素的增强，多数导致溃疡发生的病因往往同时影响上述两方面的因素，致溃疡发生的机制如下。

1. 幽门螺杆菌（Hp）感染

这是引起消化性溃疡的主要病因。Hp凭借其产生的氨及空泡毒素导致细胞损伤，诱发局部炎症和免疫反应，损害局部黏膜的防御和修复机制，同时Hp感染可增加胃泌素的分泌从而促进胃酸分泌增加，两方面的协同作用造成了胃十二指肠黏膜损害和溃疡形成。Hp对胃黏膜炎症发展的转归取决于Hp毒株及毒力、宿主个体差异和胃内微生态环境等多因素的综合结果。

2. 药物

长期服用肾上腺皮质激素、非甾体类抗炎药（NSAIDs）、氯吡格雷、化疗药、双膦酸盐等，均可导致溃疡的发生。尤其NSAID能直接穿过胃黏膜屏障，导致H^+反弥散，抑制环氧化酶活性，从而抑制内源性前列腺素的合成与分泌，是削弱胃黏膜保护机制的最常见的药物。

3. 神经精神因素

胃酸的分泌受神经、体液调节。精神刺激通过高级中枢的调节作用，影响胃肠分泌、胃肠黏膜供血及胃肠蠕动功能。长期精神紧张、焦虑、抑郁、恐惧者易发生溃疡。

4. 胃排空障碍

十二指肠－胃反流可导致胃黏膜损伤，胃排空延迟及食糜停留过久可持续刺激胃窦 C 细胞使之不断分泌促胃液素。

5. 其他因素

遗传、环境等因素也和消化性溃疡的发病有关。O 型血者十二指肠溃疡的患病率比其他血型高。吸烟、嗜酒、饮浓茶、过食辛辣食物、暴饮暴食及饮食不规律均可诱发溃疡。

二、病理

胃溃疡多发于胃角和胃窦小弯，十二指肠溃疡多发于球部。十二指肠溃疡直径多 <1.0cm，胃溃疡稍大。溃疡一般为单个，也可多个。典型的溃疡呈圆形或椭圆形。溃疡边缘光整，底部由肉芽组织构成，覆盖有灰白色或灰黄色纤维渗出物。活动性溃疡周围黏膜常有炎症水肿。溃疡浅者累及黏膜肌层，深者达肌层甚至浆膜层，溃破血管时引起出血，穿破浆膜层时引起穿孔。溃疡愈合时周围黏膜炎症、水肿消退，边缘上皮细胞增生覆盖溃疡面，其下的肉芽组织纤维转化，变为瘢痕，瘢痕收缩使周围黏膜皱襞向其集中。胃和十二指肠同时发生溃疡称为复合性溃疡。

三、临床表现

消化性溃疡的典型表现为慢性、周期性、节律性的上腹部疼痛，体征多不典型。少数患者可无症状，部分患者以出血、穿孔等并发症为首诊原因。

1. 症状

（1）上腹部疼痛　是本病的主要症状。常因精神刺激、过度疲劳、饮食不当、服用药物、气候变化等因素诱发或加重。疼痛位于上腹部，胃溃疡疼痛部位多位于中上腹部或偏左，十二指肠溃疡疼痛多位于中上腹部偏右侧。腹痛呈慢性过程，反复周期性发作，尤以十二指肠溃疡明显。疼痛发作期与缓解期交替，一般秋冬和冬春换季时易发病。腹痛呈节律性并与进食相关，十二指肠溃疡饥饿时疼痛，多在餐后 3 小时左右出现，进食后缓解，部分患者可有午夜痛；胃溃疡疼痛不甚规则，常在餐后 1 小时内发生，至下次餐前自行消失。腹痛的性质可为钝痛、灼痛、胀痛或饥饿痛。如疼痛剧烈且突然发生或加重，由上腹部迅速向全腹弥漫，应疑诊为急性穿孔。疼痛较重，向背部放射，经抗酸治疗不能缓解者，应考虑后壁慢性穿透性溃疡。

（2）其他症状　常有反酸、嗳气、恶心等消化道症状。少数患者可有失眠、多汗等全身症状。

2. 体征

溃疡活动期上腹部可有局限性轻压痛，缓解期无明显体征。并发幽门梗阻、急性穿孔、上消化道出血时，出现相应体征。

3. 特殊溃疡

（1）复合性溃疡　胃和十二指肠同时存在溃疡称为复合性溃疡，十二指肠溃疡常先于胃溃疡发生，男性多见，易并发幽门狭窄和上消化道出血。

（2）幽门管溃疡　发生于幽门孔 2cm 以内的溃疡称为幽门管溃疡，男性多见，一般呈高胃酸分泌，常缺乏典型的周期性和节律性疼痛而表现为餐后立即出现的中上腹剧烈疼痛，对药物治疗反应较差，呕吐较多见，较易发生幽门梗阻、出血和穿孔等并发症。

（3）球后溃疡　发生于十二指肠球部以下，多位于十二指肠乳头附近的溃疡，称为球后溃疡，夜间痛及背部放射痛常见，易并发出血，严重的炎症反应可导致胆总管引流障碍，出现梗阻性黄疸或引发急性胰腺炎。X 线及胃镜检查易漏诊。

（4）巨大溃疡　指直径大于 2cm 的溃疡。对药物治疗反应较差、愈合时间较慢，易发生慢性穿透或穿孔。胃的巨大溃疡注意与恶性溃疡鉴别。

（5）老年人溃疡　临床表现多不典型，疼痛多无规律，较易出现体重减轻和贫血。胃溃疡多位于胃体上部，溃疡常较大，易误诊为胃癌。由于 NSAID 在老年人使用较多，故老年人溃疡的发生趋势增加。

（6）无症状型溃疡　约 15% 消化性溃疡患者可无症状，而以出血、穿孔等并发症为首发症状，可经胃镜或 X 线钡餐检查偶然发现。可见于任何年龄，以老年人较多见；NSAID 引起的溃疡近半数无症状。

（7）难治性溃疡 十二指肠溃疡正规治疗 8 周或胃溃疡正规治疗 12 周后，经内镜检查确定未愈合的溃疡和（或）愈合缓慢、复发频繁的溃疡。

4. 并发症

（1）出血 出血是消化性溃疡最常见的并发症，消化性溃疡是上消化道出血最常见的病因（约占所有病因的 50%）。10% ~ 25% 的患者以上消化道出血为首发表现，十二指肠溃疡出血多于胃溃疡。溃疡侵蚀周围血管可引起不同程度的出血，轻者表现为黑便，重者发生呕血。

（2）穿孔 溃疡病灶向深部发展穿透浆膜层则并发穿孔，发生率十二指肠溃疡多于胃溃疡。穿孔发生后有以下后果：

1）溃疡破入游离腹腔致弥漫性腹膜炎：表现为突发的上腹部持续性剧烈疼痛，并迅速弥漫全腹，部分患者伴面色苍白、皮肤湿冷、脉细速等休克表现；查体腹部压痛、反跳痛、呈板状腹，肝浊音界缩小或消失，肠鸣音减弱或消失；腹部 X 线透视见膈下游离气体影，是诊断急性穿孔的重要依据。但无膈下游离气体并不能排除穿孔的存在。后壁穿孔或穿孔较小仅引起局限性腹膜炎时，称为亚急性穿孔，症状较急性穿孔轻而体征较局限，且易漏诊。

2）溃疡穿孔并受阻于邻近实质性器官如肝胰脾（穿透性溃疡或慢性穿孔）：发生较慢，可改变腹痛的规律，使之变得顽固而持续。最易穿透的器官为胰腺，可致血淀粉酶增高，腹痛放射至背部。

3）溃疡穿入空腔器官形成瘘管：十二指肠溃疡可穿破胆总管，胃溃疡可穿破入十二指肠或横结肠，可通过钡餐或 CT 检查确定。

（3）幽门梗阻 幽门梗阻多见于十二指肠溃疡及幽门管溃疡。溃疡活动期引起的幽门梗阻，随着炎症的好转而缓解，呈暂时性，称为功能性梗阻或内科梗阻；由溃疡瘢痕收缩或与周围组织粘连所致，非手术不能缓解，呈持久性者，称为

器质性梗阻或外科梗阻。呕吐是幽门梗阻的主要症状，吐后症状减轻，呕吐物含有发酵宿食，查体有胃型、胃蠕动波及震水音。X 线及胃镜检查可辅助诊断。

（4）癌变 胃溃疡的癌变率在 1% 以下，罕见十二指肠球部溃疡有癌变者。若胃溃疡患者年龄在 45 岁以上、疼痛的节律性消失、食欲减退、体重明显减轻、粪便隐血试验持续阳性、内科治疗效果较差者，应疑诊癌变的可能。

四、实验室及其他检查

1. 胃镜检查和黏膜活检

胃镜检查是确诊消化性溃疡首选的检查方法，可直接观察黏膜情况，确定病变的部位、大小、数目、表面状态、有无活动出血及其他合并疾病的存在，同时可以取活组织进行病理检查和 Hp 检测，是诊断消化性溃疡最有价值的检查方法。对合并出血者，还可进行内镜下止血治疗。

内镜下溃疡表现如前所述：

（1）活动期 病灶多呈圆形或椭圆形，溃疡基底部覆有白色或黄白色厚苔，周围黏膜充血、水肿。

（2）愈合期 溃疡缩小变浅，苔变薄，黏膜皱襞向溃疡集中。

（3）瘢痕期 基底部白苔消失，呈现红色瘢痕，最后转变为白色瘢痕。

2. X 线钡餐

X 线钡餐可观察胃的运动情况，适用于对胃镜检查有禁忌或不愿接受胃镜检查者。溃疡的 X 线征象有直接和间接两种：直接征象为龛影，对溃疡的诊断有确诊意义，在溃疡的周围尚可见到黏膜放射状皱缩及因组织炎症水肿而形成的环行透亮区（环堤）；间接征象有局部压痛、胃大弯侧痉挛性切迹、十二指肠球部激惹及变形，仅提示可能有溃疡。X 线钡餐检查的效果逊于胃镜。溃疡合并穿孔、活动性出血时禁行 X 线钡餐检查。

3. Hp 检测

幽门螺杆菌检测是消化性溃疡诊断的常规检查项目，因为有无幽门螺杆菌感染决定治疗方案

的选择。

（1）非侵入性方法　常用^{13}C或^{14}C尿素呼气试验，简单易行，不依赖胃镜，患者依从性好，特异性、敏感性高，为 Hp 检查的"金标准"方法之一，目前广泛用于临床。

（2）侵入性方法　需通过胃镜检查取胃黏膜活组织进行检测，主要包括快速尿素酶试验、胃黏膜组织学检查和幽门螺杆菌培养。其中胃黏膜组织切片染色镜检也是 Hp 检查的"金标准"方法之一。细菌培养主要用于科研。

4. 粪便隐血试验

主要用于确定溃疡有无活动及合并活动出血，并可作为疗效判断的指标。粪便隐血试验呈阳性，提示溃疡活动。粪便隐血持续阳性者，应排除癌变的可能。

5. 胃液分析和血清胃泌素测定

一般仅在疑有胃泌素瘤时作鉴别诊断之用。

五、诊断与鉴别诊断

1. 诊断要点

慢性病程、周期性发作的节律性上腹疼痛，且上腹痛可为进食或抗酸药所缓解的临床表现是诊断消化性溃疡的重要临床线索。X 线钡餐检查发现龛影提示溃疡。确诊有赖胃镜检查。

2. 鉴别诊断

消化性溃疡主要临床表现为慢性上腹痛，当仅有病史和体检资料时，需与其他有上腹痛症状的疾病相鉴别。虽然胃镜可以检出消化性溃疡，但对于溃疡愈合后仍有症状不缓解者，应注意是否有慢性肝胆胰腺疾病、慢性胃炎、功能性消化不良等与消化性溃疡共存。胃镜检查如见胃、十二指肠溃疡，应注意与引起胃十二指肠溃疡的少见特殊病因或以溃疡为主要表现的胃、十二指肠肿瘤鉴别。其中，与胃癌、胃泌素瘤的鉴别要点如下：

（1）胃癌　内镜或 X 线检查见到胃的溃疡，必须与癌性溃疡相鉴别。癌性溃疡的内镜特点为：①溃疡形状不规则，一般较大；②底凹凸不平、苔污秽；③边缘呈结节状隆起；④周围皱襞中断；⑤胃壁僵硬、蠕动减弱。部分癌性溃疡与良性溃疡鉴别较为困难，应常规在溃疡边缘取活检。但须注意，对于怀疑胃癌而一次活检阴性者，必须在短期内复查胃镜进行再次活检；即使内镜下诊断为良性溃疡且活检阴性，仍有漏诊胃癌的可能，因此对初诊为胃溃疡者，必须正规治疗 6~8 周后进行胃镜复查，胃镜复查溃疡缩小或愈合不是鉴别良、恶性溃疡的最终依据，必须重复活检加以证实。

（2）胃泌素瘤　亦称 Zollinger – Ellison 综合征，是由位于胰腺和十二指肠的促胃泌素瘤病理性地分泌大量胃泌素，刺激胃酸过度分泌，使上消化道经常处于高酸环境，导致严重、顽固的难治性溃疡，溃疡常为不典型部位（十二指肠降段、横段，甚或空肠近端）的多发性溃疡。此外，大量酸性胃液进入小肠，脂肪酶在酸性环境中失活，脂肪不能充分分解，吸收障碍而致腹泻。同时存在高胃酸分泌及高空腹血清胃泌素。肿瘤往往很小（ <1cm），生长缓慢，但最终将发展为恶性，CT 检查有助于诊断。

六、治疗

治疗的目：消除病因、解除症状、促进溃疡愈合、预防复发和避免并发症。

（一）一般治疗

生活规律，劳逸结合；合理饮食，少饮浓茶、咖啡、少食酸辣刺激性食物；戒烟酒；调节情绪，避免过度紧张；慎用 NSAIDs、肾上腺皮质激素等药物。

（二）药物治疗

主要包括根除 Hp、抑酸及保护胃黏膜。十二指肠溃疡的治疗重点在于根除 Hp 与抑制胃酸分泌，胃溃疡的治疗侧重于保护胃黏膜。

1. 抑制胃酸分泌

碱性抗酸药如氢氧化铝、氢氧化镁、碳酸氢钠等可中和胃酸，对缓解溃疡的疼痛症状有较好效果，但对促进溃疡愈合效果欠佳，故一般不单独用于治疗溃疡。目前常用抗胃酸分泌药：

（1）H_2 – 受体拮抗剂（H_2RA）　H_2RA 可选择性竞争结合壁细胞膜上的 H_2 受体，从而抑制胃酸分泌，是治疗消化性溃疡的主要药物之一，长期使用不良反应少。常用药物有西咪替丁、雷尼替丁、法莫替丁等。

（2）质子泵抑制剂（PPI） PPI作用于壁细胞胃酸分泌终末步骤中的关键酶 H^+ - K^+ - ATP酶（质子泵），使其不可逆失活，阻断壁细胞内的 H^+ 转移至胃腔，因此抑酸作用比 H_2RA 更强且作用持久，溃疡愈合率较高，因此特别适用于难治性溃疡或 NSAIDs 溃疡患者不能停用 NSAIDs 时的治疗。对根除 Hp 治疗，PPI 与抗生素的协同作用较 H_2RA 好，因此是根除 Hp 治疗方案中最常用的基础药物。常用药物如奥美拉唑、兰索拉唑、泮托拉唑、埃索美拉唑等。

表10-4 常用 H_2 受体拮抗剂

通用药名	规格	治疗剂量	维持剂量
法莫替丁	20mg	20mg，每日2次	20mg，每晚1次
尼扎替丁	150mg	150mg，每日2次	150mg，每日1次
雷尼替丁	150mg	150mg，每日2次	150mg，每晚1次

表10-5 常用的各种质子泵抑制剂

通用药名	规格	治疗剂量	维持剂量
埃索美拉唑	20、40mg	40mg，每日1次	20mg，每日1次
兰索拉唑	30mg	30mg，每日1次	30mg，每日1次
奥美拉唑	10、20mg	20mg，每日2次	20mg，每日1次
泮托拉唑	20mg	40mg，每日1次	20mg，每日1次
雷贝拉唑	10mg	20mg，每日1次	10mg，每日1次

2. 根除 Hp 的治疗

根除 Hp 不但可促进溃疡愈合，而且可预防溃疡复发，从而彻底治愈溃疡。对 Hp 相关性溃疡，均应抗 Hp 治疗。

根除 Hp 方案：①三联疗法：一种 PPI 或一种胶体铋剂联合克拉霉素、阿莫西林、甲硝唑（或替硝唑）3种抗菌药物中的2种，疗程为7天，可酌情延长至14天。②四联疗法：以铋剂为主的三联疗法加一种 PPI 组成。疗程为7～14天。三联疗法根治失败后，停用甲硝唑，改用呋喃唑酮或改用 PPI、铋剂联合2种抗生素的四联疗法。根除 Hp 治疗后至少4周应常规复查 Hp，以判断 Hp 是否已被根除，检查前至少需停服 PPI 或铋剂2周，以免出现假阴性结果。

3. 保护胃黏膜药物

胃黏膜保护药有硫糖铝、枸橼酸铋钾、米索前列醇等。

（1）枸橼酸铋钾 枸橼酸铋钾在胃酸作用下形成白色氧化铋沉淀，在溃疡面形成一种铋钛复合物保护膜，抑制胃蛋白膜活性，并兼有较强的抑制 Hp 作用。用法：每次0.3g（含铋110mg），每天4次，分别于三餐前半小时和晚餐后2小时服用。不良反应有黑舌、黑粪，少数有恶心、呕吐、腹泻、便秘。长期服用可因过量蓄积而引起神经毒性。

（2）米索前列醇 具有抑制胃酸分泌、增加胃十二指肠黏膜的黏液及碳酸氢盐分泌和增加黏膜血流等作用，主要用于 NSAIDs 溃疡的预防，腹泻是常见不良反应，因会引起子宫收缩故孕妇忌服。

（3）弱碱性抗酸剂 如氢氧化镁、铝碳酸氢镁、硫糖铝、氢氧化铝凝胶等可中和胃酸，短暂缓解溃疡疼痛，由于其能促进前列腺素合成，增加黏膜血流量、刺激胃黏膜分泌 HCO_3^- 和黏液，故此类药物目前更多被视为黏膜保护剂。

4. 药物治疗方案及疗程

为使溃疡愈合率超过90%，抑制胃酸药物疗程通常为4～6周（十二指肠溃疡）或8周（胃溃疡）。根除 Hp 所需的1～2周疗程可重叠在4～8周的抑酸疗程内，也可抑酸疗程结束后进行。

消化性溃疡愈合后，多数患者可以停药。但对反复溃疡复发、Hp 阴性及已去除其他危险因素的患者，可给予维持治疗，即服用维持剂量的 H_2 受体拮抗剂（H_2RA）或质子泵抑制剂（PPI），疗程因人而异，短者 3~6 个月，长者 1~2 年甚至更长时间。

（三）治疗并发症

并发急性上消化道出血、急性穿孔、幽门梗阻时，应及时明确诊断，并行积极治疗，无效者应考虑手术治疗。疑诊发生癌变者，应尽快明确诊断，实施治疗。

（四）外科治疗

外科治疗适用于：①大量或反复出血，经药物、胃镜及血管介入治疗无效者；②急性穿孔、慢性穿透性溃疡；③瘢痕性幽门梗阻；④胃溃疡癌变或癌变不能除外者；⑤内科治疗无效的顽固性溃疡。

第十五节　肝硬化

肝硬化是由一种或多种病因所引起的、病理上以肝组织弥漫性纤维化、再生结节和假小叶形成为组织学特征的进行性慢性肝病。临床起病隐匿，病程发展缓慢，以肝功能减退和门静脉高压为主要表现，晚期常出现多种并发症。肝硬化是各种慢性肝病发展的晚期阶段，为临床常见病，发病高峰年龄在 35~50 岁，男性多见，出现并发症时死亡率高。

一、病因

1. 病毒性肝炎

乙型肝炎病毒（HBV）感染是我国肝硬化的最常见病因，其次为丙型肝炎病毒（HCV）感染。病毒的持续存在是演变为肝硬化的主要原因。

2. 慢性酒精中毒

长期大量饮酒可导致肝细胞损害、脂肪沉积及肝脏纤维化，逐渐形成肝硬化，此为欧美国家肝硬化的最常见原因。

3. 长期胆汁淤积

任何原因导致肝内胆汁淤积或肝外胆道梗阻，长期胆汁淤积，可引起纤维化并发展为胆汁性肝硬化。包括原发性和继发性。

4. 肝脏循环障碍

慢性右心衰竭、慢性缩窄性心包炎、肝静脉闭塞综合征等均可使肝脏长期淤血、缺氧，最终形成淤血性肝硬化。

5. 药物或化学毒物

长期服用损伤肝脏的药物及接触四氯化碳、砷、甲基多巴、四环素等化学毒物可引起中毒性肝炎，最终可演变为肝硬化。

6. 免疫疾病

自身免疫性肝病如 AIH、PBC、PSC 可进展为肝硬化。

7. 寄生虫病

血吸虫、华支睾吸虫等感染。

8. 遗传和代谢疾病

由于遗传或先天性酶缺乏，致某些代谢产物沉积在肝脏，引起肝细胞坏死和结缔组织增生，如血色病、肝豆状核变性等，均可导致肝硬化。

9. 营养障碍

长期营养不足或不均衡，多种慢性疾病导致的消化不良、非酒精性脂肪性肝病也是肝硬化的常见病因。见于长期氨基酸缺乏、肥胖、糖尿病、高甘油三酯血症等。

10. 隐源性肝硬化

约 10% 的肝硬化病因未能明确，谓之隐源性肝硬化。

二、发病机制与病理

各种因素导致肝细胞损伤，发生变性坏死，进而肝细胞再生和纤维结缔组织增生，肝纤维化形成，最终发展为肝硬化。其病理演变过程包括以下 4 个方面：①致病因素使肝细胞广泛的变性、坏死、肝小叶的纤维支架塌陷；②残存的肝细胞不沿原支架排列再生，形成不规则结节状的肝细胞团（再生结节）；③各种细胞因子促进纤维化的产生，汇管区和肝包膜的纤维束向肝小叶中央静脉延伸扩展，形成纤维间隔；④纤维间隔包绕再生结节或将残留肝小叶重新分割，改建成为假小叶，形成肝硬化典型形态改变。

上述病理改变造成血管床缩小、闭塞和扭曲，血管受到再生结节挤压，肝内门静脉、肝静脉和肝动脉三者分支之间失去正常关系，并且出现交通吻合支等。肝脏血循环紊乱是形成门静脉高压的病理基础，且加重肝细胞缺血缺氧，促进肝硬化病变的进一步发展。

三、临床表现

本病起病隐匿，发展缓慢。患者相当长的时期内症状轻微，后期出现肝功能减退和门静脉高压症两大类表现。临床上根据肝硬化的病程分成肝功能代偿期和失代偿期，但两期界限很难截然分开。

（一）代偿期

多数患者症状轻微，表现乏力、食欲减退、腹部不适、恶心、上腹部隐痛、轻微腹泻等，症状多呈间歇性。查体示肝脏轻度肿大，质地偏硬，无或轻度压痛，脾轻度或中度肿大。肝功能检查多数正常或轻度异常。

（二）失代偿期

查体示肝脏缩小、质硬、边缘锐利，有结节感，症状明显，主要为以下两类：

1. 肝功能减退

（1）消化吸收不良　上腹饱胀不适、纳减、恶心呕吐、易腹泻，与门静脉高压致胃肠道淤血、消化吸收障碍及肠道菌群失调等有关。

（2）营养不良　一般情况较差，消瘦、乏力、精神萎靡、夜盲、浮肿、舌炎。

（3）黄疸　皮肤、巩膜黄染，尿色深黄，肝功能衰竭时黄疸持续加重。

（4）出血倾向和贫血　皮肤黏膜出血、贫血等，与肝脏合成凝血因子减少、脾功能亢进及毛细血管脆性增加等因素有关。

（5）内分泌失调　肝功能减退时对雌激素、醛固酮和抗利尿激素的灭活作用减弱，引起这些激素在体内蓄积。雌激素增多，致雄激素、糖皮质激素减少。雌、雄激素平衡失调，表现为男性睾丸萎缩、性欲减退、毛发脱落、乳房发育，女性月经失调、闭经、不孕等；出现肝掌、蜘蛛痣。糖皮质激素分泌减少，可见皮肤色素沉着，面部黝黑。醛固酮、抗利尿激素增多，导致钠、水潴留，引起腹水。

（6）低蛋白血症　肝脏合成蛋白减少，胶体渗透压降低，引起下肢浮肿及腹水。

（7）不规则低热　肝脏对致热因子灭活减少及继发感染等所致。

2. 门静脉高压症

（1）脾肿大　脾脏因长期淤血而肿大，可发生脾功能亢进，表现为外周血白细胞、红细胞和血小板减少。

（2）侧支循环建立和开放　为门静脉高压特征性改变，主要有：食管胃静脉曲张；腹壁和脐周静脉曲张；痔静脉曲张及腹膜后组织间隙静脉曲张。其中食管胃静脉曲张，常因食物的摩擦、反流到食管的胃液侵蚀、门静脉压力显著增高，引起破裂大出血。

（3）腹水　是肝硬化失代偿期最突出的体征之一。

（三）并发症

1. 急性上消化道出血

最常见，是主要死因。表现为呕血与黑便，大量出血可引起出血性休克，并诱发腹水和肝性脑病。

（1）食管胃底静脉曲张破裂出血　门静脉高压是导致曲张静脉出血的主要原因，诱因多为粗糙食物、胃酸侵蚀及腹内压增高等，表现为突发大量呕血或柏油样便，可伴失血性休克。

（2）消化性溃疡和急性出血性糜烂性胃炎　门静脉高压使胃黏膜静脉回流缓慢，代谢产物淤滞，屏障功能受损，黏膜糜烂、溃疡甚至出血。

（3）门静脉高压性胃病　门静脉高压时胃黏膜下的动－静脉交通支广泛开放，胃黏膜毛细血管扩张，广泛渗血，多表现为反复或持续少量呕血、黑便及难以纠正的贫血，少数出现上消化道大出血。

2. 肝性脑病

晚期肝硬化最严重的并发症，也是最常见的死亡原因之一。肝功能衰竭时，血氨等代谢产物未被肝脏解毒和清除，对中枢神经系统产生毒性作用，表现为神经、精神方面的异常。分为四期：前驱期、昏迷前期、昏睡期及昏迷期。

3. 原发性肝癌

4. 感染

患者抵抗力低下，门体静脉间侧支循环建立，增加了肠道病原微生物进入人体的机会，称为肠道细菌移居，故易并发各种感染如自发性腹膜炎、肺炎、胆道感染等。

自发性细菌性腹膜炎是终末期肝病患者的重要死亡原因之一。病原菌主要来自于肠道菌群，少数来自于泌尿道、呼吸道和软组织感染灶，多为革兰阴性杆菌。典型临床表现为发热、腹痛、腹部压痛、反跳痛，腹水增长迅速。严重者诱发肝性脑病、出现感染性休克等。

5. 其他

如肝肾综合征、电解质和酸碱平衡紊乱、肝肺综合征、门静脉血栓形成等。

四、实验室及其他检查

1. 肝功能检查

（1）血清白蛋白降低而球蛋白增高，白蛋白与球蛋白比例降低或倒置。

（2）血清 ALT 与 AST 增高。

（3）凝血酶原时间在代偿期多正常，失代偿期则有不同程度延长。

（4）重症者血清胆红素有不同程度增高。

（5）血清 III 型前胶原肽、透明质酸、层粘连蛋白等肝纤维化指标可显著增高。

2. 腹水检查

（1）一般为漏出液。

（2）并发自发性细菌性腹膜炎，则透明度降低，比重增高，利凡他试验阳性，白细胞及中性粒细胞增多。白细胞数 $>0.5 \times 10^9/L$，其中多形核白细胞（PMN）$>0.25 \times 10^9/L$ 为确认感染的重要指标。可培养出致病菌。

（3）腹水呈血性，应高度怀疑癌变，应做细胞学检查。

3. 免疫学检查

（1）血 IgG 升高。

（2）可出现非特异性自身抗体，如抗核抗

体、抗平滑肌抗体等。

（3）病因为病毒性肝炎者，乙型、丙型或丁型肝炎病毒标记物呈阳性。

（4）甲胎蛋白可增高，若 $>500\mu g/L$ 或持续升高，应疑合并原发性肝癌。

4. 超声检查

（1）测定肝脾大小、腹水及估计门脉高压。

（2）常规 B 超检查，有助于早期发现原发性肝癌。

（3）肝硬化时肝实质回声增强、不规则、不均匀，为弥漫性病变。

5. X 线检查

（1）食管静脉曲张时，食管吞钡 X 线检查显示虫蚀样或蚯蚓状充盈缺损以及纵行黏膜皱襞增宽。

（2）胃底静脉曲张时，吞钡检查可见菊花样充盈缺损。

6. 内镜检查

（1）胃镜可直接观察静脉曲张的程度与范围；并发上消化道出血时，可判明出血部位和病因，并进行止血治疗。

（2）腹腔镜能窥视肝外形、表面、色泽、边缘及脾等改变，在直视下还可做穿刺活组织检查，其诊断准确性优于盲目性肝穿。

7. 肝穿刺活检

肝穿刺活检是确诊代偿期肝硬化的唯一方法。若见有假小叶形成，可确诊。

五、诊断与鉴别诊断

1. 诊断要点

（1）早期肝硬化的诊断较为困难，对于病毒性肝炎、长期饮酒等患者，严密随访观察，必要时做肝活检以早期诊断。

（2）肝功能失代偿期的肝硬化，有肝功能损害和门脉高压的临床表现，结合实验室和其他检查能确诊。

2. 鉴别诊断

（1）肝大　与原发性肝癌、脂肪肝或血吸虫病等鉴别。

（2）脾肿大　与慢性粒细胞性白血病、特发性门脉高压症或疟疾等鉴别。

（3）腹水　与充血性心力衰竭、结核性腹膜炎、慢性肾小球肾炎或腹膜肿瘤等鉴别。

六、治疗

目前尚无有效方法。关键在于早期诊断，及时针对病因治疗，防止病程进展。对于代偿期患者，治疗旨在延缓肝功能失代偿，预防肝细胞肝癌；对失代偿期患者主要改善肝功能、治疗并发症，以减少或延缓肝移植需求。

（一）保护或改善肝功能

1. 病因治疗。

（1）抗病毒治疗：病毒性肝炎患者应根据病情进行抗 HBV 或抗 HCV 治疗，抑制病毒复制、改善肝功能，延缓进展。

（2）其他病因治疗。

2. 禁用或慎用损伤肝脏的药物。

3. 营养治疗，宜进高热量、高蛋白、足量维生素、低脂肪及易消化的食物。有腹水者，应低盐或无盐饮食。肝功能衰竭或有肝性脑病先兆应限制或禁食蛋白，避免进食粗糙、坚硬食物。

4. 保护肝细胞治疗。用于转氨酶及胆红素升高的肝硬化患者。

（1）促进胆汁排泄及保护肝细胞　如熊去氧胆酸等。

（2）其他保护肝细胞药物　如多烯磷脂酰胆碱、水飞蓟宾、还原型谷胱甘肽等。注意过多使用可加重肝脏负担。

（3）维生素类　维生素 B 族有防止脂肪肝和保护肝细胞的作用；维生素 C 有促进代谢和解毒的作用；维生素 E 有抗氧化和保护肝细胞作用；维生素 K 在有凝血障碍时可应用；慢性营养不良者，可适当补充维生素 B_{12} 和叶酸。

（二）门静脉高压症状及其并发症治疗

1. 腹水治疗

（1）限制钠盐摄入　一般每天钠盐摄入 500～800mg（氯化钠 1.2～2g）。

（2）利尿　轻度腹水患者首选螺内酯拮抗醛固酮，疗效不佳或腹水较多的患者，螺内酯和呋塞米联合应用（调节两者比例 100mg/40mg，使

血钾水平保持正常），应从小剂量开始，用药剂量以每天体重减轻不超过 0.5kg 为宜。利尿效果欠佳时酌情配合静脉输注白蛋白。利尿不宜过快，以免导致电解质紊乱，诱发肝性脑病、肝肾综合征等。

（3）提高血浆胶体渗透压　有利于肝功能恢复和腹水消退。常用人血白蛋白，也可用血浆，定期、少量、多次静脉滴注。

（4）经颈静脉肝内门体静脉分流术（TIPS）

原理是采用特殊的介入治疗器械，在 X 线透视导引下，经颈静脉入路，建立肝内的位于肝静脉及门静脉主要分支之间的人工分流通道，并以金属内支架维持其永久性通畅，降低门静脉高压，控制和预防食道胃底静脉曲张破裂出血，促进腹水吸收。

（5）放腹水疗法　仅限用于利尿剂治疗无效，或因腹水引起呼吸困难者，同时补充白蛋白。大量放腹水的主要并发症有严重水和电解质紊乱，诱发肝性脑病、肝肾综合征。

（6）自身腹水浓缩回输术　适用于低蛋白血症的大量腹水者，对利尿剂无反应的难治性腹水以及大量腹水需迅速消除者（如紧急手术前准备）。但感染性或癌性腹水、严重心肺功能不全、凝血功能明显障碍、有上消化道活动出血者不宜做此治疗。

（7）自发性细菌性腹膜炎（SBP）　一旦出现感染症状、体征和（或）腹水中性粒细胞 $>0.25 \times 10^9/L$，应立即经验性抗感染治疗，选择肝毒性小、主要针对革兰阴性杆菌兼顾革兰阳性球菌的抗生素，首选第三代头孢菌素。一旦培养出致病菌，则应根据药敏实验选择窄谱抗生素。首次细菌培养阴性者，在经验性治疗 48 小时后复查腹水 PMN，若其值下降超过 50%，提示治疗有效，继续使用原抗生素，反之，应该立即换用其他抗生素。抗生素疗程宜个体化，一般疗程不少于 14 天，达症状体征消失，腹水 PMN $<0.25 \times 10^9/L$，腹水细菌培养阴性。注意腹水细菌培养阳性可确诊 SBP，阴性却不可排除 SBP，而且细菌培养需要的周期长、阳性率低，尚不能满足快速诊断的临床需求。

2. 食管胃底静脉曲张出血

（1）对已有食管胃底静脉曲张尚未出血者预防出血的发生（一级预防）。

（2）对已发生食管胃底静脉曲张出血者预防再次出血（二级预防）。

3. 肝性脑病

目前尚无特效疗法，主要针对原发病特点，尽可能改善肝功能，确定并消除诱因，减少肠源性毒物的生成及吸收。

（1）去除诱因　如上消化道出血、感染，水、电解质和酸碱平衡失调，大量放腹水等。

（2）减少肠道氨的生成和吸收　①限制蛋白质摄入。②灌肠或导泻，清除肠内积食、积血或其他含氮物质，减少氨的产生和吸收，乳果糖可改变结肠内的 pH 值及肠道菌群并有渗透性导泻作用，对急性门体分流性脑病效果显著。③抗生素口服可抑制肠道细菌生长，抑制血氨的生成，和乳果糖合用有协同作用。

（3）降低血氨药物　①谷氨酸盐可与氨结合形成谷氨酰胺，从而降低血氨。常用谷氨酸钠、谷氨酸钾。②精氨酸可促进鸟氨酸循环而降低血氨，为酸性药物，适用于伴碱中毒者。③鸟氨酸、门冬氨酸、鸟氨酸－α－酮戊二酸均能促进体内的尿素合成而降低血氨。

（4）纠正氨基酸代谢紊乱　应用支链氨基酸有利于纠正氨基酸代谢不平衡，减少假神经递质形成，并有助于改善患者的氨平衡。

（5）人工肝　通过血浆置换、血液灌流等方法，清除血氨及其他毒性物质，对急慢性肝性脑病有一定疗效。

（6）其他对症治疗　纠正水、电解质和酸碱平衡失调，抗感染，防治脑水肿，保持呼吸道通畅等。

4. 其他并发症治疗

胆石症以内科保守治疗为主。各种感染一旦疑诊，应立即经验性抗感染治疗，抗生素选用应遵循广谱、足量、肝肾毒性小的原则，然后根据培养及药敏试验结果进行调整。门静脉血栓形成须抗凝、溶栓，必要时采用手术治疗。其他如纠正电解质和酸碱平衡紊乱，缓解肝肺综合征、肝肾综合征等，但后两者的明显改善需肝移植。

（三）手术治疗

包括治疗门静脉高压的各种分流、断流及限流术。经颈静脉肝内门体静脉分流术（TIPS）已成为有效延长患者生存期的治疗方法。对于终末期肝硬化，肝移植是公认有效的治疗方法。

（四）健康教育

1. 休息

代偿期患者应注意劳逸结合，可从事较轻工作，活动以不感到疲劳为原则。失代偿期患者宜卧床为主，平卧可减少患者能量消耗、代谢压力，改善肝脏血流量，有利于肝细胞的修复。

2. 饮食

以高热量、含维生素丰富和易消化的食物为宜。①肝硬化晚期，应予适量蛋白质、适量热量、多种维生素、易消化的清淡饮食，蛋白质以豆制品、牛奶、鸡蛋、鱼、瘦猪肉为主，给予新鲜水果和蔬菜，少量多餐，保证营养均衡摄入。②肝功能显著损害、血氨偏高或有肝性脑病先兆者，应限制或禁食蛋白质。③食管胃底静脉曲张者以软食为主，细嚼慢咽，避免进食坚硬、带刺、粗糙食物。④轻度腹水者给予含蛋白质、维生素丰富的低盐饮食，每日摄入的盐量不超过 3g；严重水肿时宜用无盐饮食并限制水的摄入，钠应限制在 500mg 左右，禁食含钠较多的食物，每日进水量限于 1000mL 左右；多吃含钾高的食物，如柑橘、生海带、干木耳、香蕉、苹果、番茄等，预防发生低血钾症。⑤多食蔬菜水果，调味忌辛辣，保持大便通畅，避免用力排便。

3. 酒精及药物

严格禁酒。尽量减少服用不必要或疗效不确切的药物及保健品，以减轻肝脏负担。慎用镇静、催眠药物。

4. 避免感染

保持良好个人卫生习惯，居室宜通风向阳，慎起居，避风寒。

5. 了解病情，积极配合

在家属配合下了解病情，以理智乐观的态度对待疾病。

6. 预防传染

乙型、丙型病毒性肝炎患者可与亲友共同进餐，但应注意预防血液途径的传染，如避免共用可能有创的生活用品如剃须刀，性生活时尽量使用安全套等。

第十六节 急性胰腺炎

急性胰腺炎是多种病因导致胰酶在胰腺内被激活后引起胰腺组织自身消化、水肿、出血甚至坏死的炎症反应。临床以急性上腹痛和血清淀粉酶、脂肪酶增高等为特点。病变程度轻重不等，轻者以胰腺水肿为主，病情常呈自限性，预后良好。少数重者胰腺出血坏死，常继发感染、腹膜炎、休克甚至多脏器功能障碍，病死率高。

一、病因

1. 胆道疾病

胆管炎症、结石、寄生虫、水肿、痉挛等病变使壶腹部发生梗阻，胆汁通过共同通道反流入胰管，激活胰酶原，从而引起胰腺炎。以胆石症为最多见。

2. 酗酒和暴饮暴食

酗酒暴食使得胰液分泌旺盛，而胰管引流不畅，造成胰液在胰胆管系统的压力增高，致使高浓度的蛋白酶排泄障碍，最后导致胰腺泡破裂而发病。

3. 胰管阻塞

胰管结石、狭窄、肿瘤（壶腹周围癌、胰腺癌）可致胰管阻塞和胰管内高压，引发胰腺腺泡破裂，胰液溢入胰实质而发生急性胰腺炎。

4. 十二指肠乳头附近病变

球后穿透溃疡、邻近十二指肠乳头的憩室炎等可直接累及胰腺。

5. 手术与创伤

腹腔手术特别是胰胆和胃手术、腹部钝挫伤等可能损伤胰腺，使胰腺管破裂、胰腺液外溢以及外伤后血运障碍，导致发生急性胰腺炎。内镜逆行胰胆管造影（ERCP）检查可导致十二指肠乳头水肿以及注射造影剂压力过大等也可引发本病。

6. 内分泌与代谢障碍

任何原因引起的高钙血症都可产生胰管钙化，增加胰液分泌、促进胰蛋白酶原激活。高甘油三酯血症（＞11.3mmol/L）与急性胰腺炎有病因学关联。可能与脂球微栓阻碍微循环以及胰酶分解甘油三酯致毒性脂肪酸损伤细胞有关。

7. 感染及全身炎症反应

如腮腺炎病毒、腺病毒、甲型肝炎病毒以及细菌性肺炎等感染。病毒或细菌是通过血液或淋巴进入胰腺组织，而引起胰腺炎。

8. 药物

如噻嗪类利尿剂、硫唑嘌呤、糖皮质激素、四环素、磺胺类等可增加胰液分泌或胰液黏稠度，导致胰小管梗阻、压力增高而使胰小管及腺泡破裂，引发胰腺炎。

9. 其他

高钙血症（如甲状腺旁腺瘤、维生素 D 过量）可引起胰管钙化，胰液引流不畅，同时高血钙可促使胰蛋白酶原激活；动脉粥样硬化等血管病变可致胰腺缺血性坏死，即"胰卒中"。

二、发病机制

正常情况下，胰腺存在多种保护机制：①胰腺分泌的多种消化酶以无活性的酶原形式存在，当胰液进入十二指肠内，在肠激酶的作用下，首先激活胰蛋白酶原为胰蛋白酶，后者再激活其他各种酶原而发挥各自作用。②胰蛋白酶原存在于弱酸性环境中以防止其在细胞内激活。③胰腺实质与胰管、胰管与十二指肠腔之间存在着正常的压力梯度，胰管内压力始终大于胆管内压力，以防止反流。④胰腺泡细胞内的酶原颗粒，因其中含有胰腺自身分泌的蛋白酶抑制因子（PSTI）可防止其在细胞内被提前激活。

病理情况下，上述病因单独或同时作用，使胰腺的防御机制遭到破坏，引起胰液分泌过度旺盛、胰液排泄障碍或胰腺血循环紊乱，致使各种消化酶在胰腺导管及细胞内被活化，活化的酶对胰腺组织自我消化而发生胰腺炎。若胰酶流入组织间，将使胰腺病变进一步加重并引起邻近脏器损害，发展则可致多器官损伤。胰蛋白酶激活其他胰酶，其中弹力蛋白酶可水解细胞外基质的弹力纤维，引起出血和血栓形成；胰脂肪酶水解各种脂质，产生对微血管有毒性的游离脂肪酸，导致脂质过氧化，引发胰腺及其周围脂肪坏死；磷脂酶 A_2 分解各种磷脂，破坏细胞膜的稳定性，增加血管通透性，引起胰腺实质和脂肪组织坏死；激肽释放酶产生缓激肽，使血管扩张、通透性增加，引起低血压、休克和水肿。此外胰酶的释放还可激活补体系统及凝血－纤溶系统，引起小血管内血栓形成，胰腺血循环障碍致胰腺出血、坏死。炎症过程中有多种因素参与，并以正反馈的方式相互作用，使炎症逐级放大，甚至向全身扩展，导致多器官炎性损伤及功能障碍。

三、病理

病理常把急性胰腺炎分为水肿型和出血坏死型两种。这种分类法固然可以说明其病理状况，但胰腺炎的病情发展不是静止的，随着胰管的梗阻程度，以及胰腺间质血管（动、静脉及淋巴管）的改变，其病理变化是在动态发展着。因此，以急性轻型胰腺炎和重型胰腺炎分类的方法，较适合于临床的应用。重型胰腺炎（如出血坏死型）临床十分重视，但轻型胰腺炎（如水肿型）可以发展为重型胰腺炎，亦不能忽视。

（一）急性胰腺炎

1. 急性水肿型

较多见。胰腺肿大、充血、水肿和炎性细胞浸润，可有轻微的局部坏死。

2. 急性出血坏死型

相对少见。胰腺内有脂肪组织坏死，呈灰白色或黄色斑块；出血严重者胰腺呈棕黑色并伴新鲜出血，坏死灶外周炎性细胞浸润。常见静脉炎和血栓。可并发胰腺脓肿和假性囊肿。

（二）重症急性胰腺炎

炎症波及全身，可有其他脏器如小肠、肝、肾、肺的炎症病理改变；由于胰腺的大量炎性渗出，常有胸水、腹水。

四、临床表现

1. 症状

（1）腹痛　本病的主要表现和首发症状。疼痛部位多在中上腹，多为突然起病的急性腹痛，常在饮酒和饱餐后发生，可为钝痛、刀割样痛、钻痛或绞痛，呈持续性，可有阵发性加剧，向左侧腰背部呈带状放射，取弯腰抱膝位可减轻疼痛，进食可加剧。水肿型腹痛 3～5 天即缓解。出血坏死型，腹部剧痛持续时间较长，可引起全腹痛。

（2）恶心、呕吐及腹胀　呕吐后腹痛并不减轻。出血坏死型同时有腹胀甚至出现麻痹性肠梗阻。

（3）发热　中度以上发热，持续 3～5 天，有继发感染，可呈弛张热。

（4）低血压或休克　仅见于出血坏死型胰腺炎，提示有大量胰腺组织坏死。

（5）水、电解质及酸碱平衡紊乱　多有轻重不等的脱水，呕吐频繁可有代谢性碱中毒。重症者可有明显脱水与代谢性酸中毒，伴血钾、血镁、血钙降低。

（6）其他　如急性呼吸衰竭或急性呼吸窘迫综合征（ARDS），患者突然发生进行性呼吸窘迫，过度换气、发绀、焦虑、出汗等，常规氧疗不能缓解；急性肾衰竭；心力衰竭与心律失常；胰性脑病表现为精神异常、定向力缺乏、精神错乱，伴有幻想、幻觉、躁狂状态等。

2. 体征

（1）轻症急性胰腺炎　腹部体征较轻，多数有上腹压痛，但常与主诉腹痛程度不相符，可有腹胀和肠鸣音减少，无肌紧张和反跳痛。

（2）重症急性胰腺炎　出现急性腹膜炎体征，腹肌紧张，全腹显著压痛和反跳痛。伴麻痹性肠梗阻而有明显腹胀者，肠鸣音弱或消失。可出现腹水征，腹水多呈血性。少数患者左侧或双侧肋腹部皮肤呈暗灰蓝色，称 Grey－Turner 征；脐周围皮肤青紫，称 Cullen 征，可出现黄疸。患者低血钙引起手足搐搦者，为预后不佳表现。

3. 并发症

（1）局部并发症　胰腺脓肿与假性囊肿，主要发生在出血坏死性胰腺炎。

（2）全身并发症　如 ARDS、急性肾衰、败血症、心律失常、心力衰竭、DIC 及肺炎等。

五、实验室及其他检查

1. 白细胞计数

白细胞及中性粒细胞增多，中性粒细胞核左移。

2. 血、尿淀粉酶测定

血清淀粉酶在起病后 6～12 小时开始升高，约 24 小时达到高峰，48 小时开始下降，持续 3～5 天，血清淀粉酶超过正常值 3 倍可确诊为本病。尿淀粉酶一般较血清淀粉酶晚 2 小时开始升高，下降较慢，持续 1～2 周。胰源性胸、腹水中淀粉酶含量明显高于血清。

3. 血清脂肪酶测定

血清脂肪酶常在起病后 24～72 小时开始上升，持续 7～10 天，对病后就诊较晚的急性胰腺炎患者有诊断价值，且特异性也较高。

4. 血清正铁白蛋白

当腹腔内出血时红细胞破坏释放血红素，经脂肪酸和弹力蛋白酶作用能变为正铁血红素，后者与白蛋白结合成正铁血白蛋白，重症胰腺炎起病时常为阳性。

5. 生化检查

①血糖：暂时性血糖升高系机体对本病的应激反应，如持久的空腹血糖高于 10mmol/L 则反映胰腺坏死，胰岛细胞受损严重。②血钙：急性胰腺炎常伴低钙血症，且血钙降低程度与病情严重度平行，若血钙 < 1.5mmol/L 则提示预后不良。③血清转氨酶、乳酸脱氢酶、胆红素等升高。④血清尿素、肌酐常有不同程度升高。

6. 腹部 B 超

可为常规初筛检查，用于初步判断胰腺组织的形态学变化。急性胰腺炎 B 超可见胰腺肿大，胰内及胰周围回声异常；对胰腺脓肿、假性囊肿有诊断意义，有助于判断有无胆道疾患及腹水。但易受胃肠道积气的影响。

7. 腹部 CT

对急性胰腺炎的严重程度、附近器官是否受累可提供帮助。对鉴别水肿型、坏死型病理改变也有较大价值。

8. 腹部平片

对排除其他急腹症，如内脏穿孔等有重要意义。"哨兵襻"和"结肠切割征"为胰腺炎的间接指征。

六、诊断与鉴别诊断

1. 诊断要点

凡有急性发作的剧烈而持续的上腹部疼痛、恶心、呕吐、发热及上腹部压痛，同时有血清和（或）尿淀粉酶显著升高，排除其他急腹症，即可诊断为急性胰腺炎。

若出现以下表现即应考虑为重症急性胰腺炎：①全腹剧痛及出现腹肌强直、腹膜刺激征；②烦躁不安、四肢厥冷、皮肤呈斑点状等休克症状；③腹腔诊断性穿刺有高淀粉酶活性的腹水；④肠鸣音显著降低、肠胀气等麻痹性肠梗阻表现；⑤Grey-Turner 征或 Cullen 征；⑥与病情不相适应的血尿淀粉酶突然下降；⑦正铁血白蛋白阳性；⑧血钙 < 2mmol/L；⑨血糖 > 11.2mmol/L（无糖尿病史）；⑩低氧血症及急性呼吸窘迫综合征；⑪胃肠道出血；⑫急性肾衰竭；⑬胰性脑病等。

2. 鉴别诊断

（1）消化性溃疡急性穿孔 有较典型的溃疡病史，腹痛突然加剧，腹肌紧张，肝浊音界消失，X 线透视见膈下有游离气体。血清淀粉酶不超过 500U/L。

（2）胆石症和急性胆囊炎 常有胆绞痛史，疼痛位于右上腹，常放射到右肩部，Murphy 征阳性，血及尿淀粉酶轻度升高。B 超及 X 线胆道造影可明确诊断。

（3）急性肠梗阻 腹痛为阵发性，多在脐周，腹胀，呕吐，肠鸣音亢进，有气过水声，无排气，可见肠型。腹部 X 线可见液气平面。

（4）急性心肌梗死 有冠心病史，突然发病，有时疼痛限于上腹部。心电图显示心肌梗死图像，血清心肌酶学升高。血、尿淀粉酶正常。

（5）其他 如异位妊娠破裂、尿毒症、肾绞痛、脾破裂等。

七、治疗

大多数急性水肿型胰腺炎经 3～5 天积极治疗常可治愈。出血坏死型胰腺炎必须采取综合性措施。

（一）内科治疗

1. 一般治疗

（1）监护，严密观察生命体征。

（2）积极补充血容量，维持水、电解质和酸碱平衡。

（3）重症急性胰腺炎应加强全身营养支持，通常早期采用全胃肠外营养，病情趋向缓解时尽早进行空肠插管实施肠内营养，以预防肠源性感染和肠道衰竭。

（4）解痉镇痛阿托品或山莨菪碱肌注，疼痛剧烈者同时加用哌替啶，不用吗啡。

2. 减少胰腺外分泌

（1）禁食及胃肠减压。

（2）抑酸治疗：H_2受体拮抗剂或质子泵抑制剂静脉给药，通过抑制胃酸而减少胰液分泌，同时防治应激性溃疡。

（3）生长抑素及其类似物：如奥曲肽，能抑制胰液及胰酶分泌。

3. 胰酶抑制剂

常用加贝酯、抑肽酶。适用于出血坏死型胰腺炎的早期。

4. 抗感染

常规使用抗菌药物，尤其对于胆源性胰腺炎或胰腺坏死组织继发感染者。应选择抗菌谱以革兰阴性杆菌和厌氧菌为主、脂溶性高、对胰腺有较好渗透性的抗生素。联合用药方案首推喹诺酮类联合甲硝唑或替硝唑，静脉滴注。第二、三代头孢菌素也可考虑使用。疗效不佳可改用亚胺培南。应注意防止真菌感染。

（二）外科治疗

手术适应证有：①诊断未明确，与其他急腹症如胃肠穿孔难于鉴别时；②出血坏死型胰腺炎经内科治疗无效；③胰腺大片坏死或并发脓肿、假囊肿、弥漫性腹膜炎、肠麻痹坏死时；④胆源性胰腺炎处于急性状态，需外科手术解除梗阻时。

（三）其他治疗

1. 内镜治疗

经纤维十二指肠镜 Oddis 括约肌切开术，可用于胆源性胰腺炎胆道紧急减压、引流和取出胆石梗阻，其疗效显著，并发症少。对于胰腺脓肿和假性囊肿，可采用内镜下内引流术。

2. 腹腔灌洗

对腹腔内有大量渗出者，可做腹腔灌洗，使腹腔内含有大量胰酶和毒素物质的液体稀释并排出体外，减轻对腹膜的刺激和感染，同时减少这些物质进入血液循环后对全身脏器的损害，降低多脏器衰竭的发生率。

3. 中医中药治疗

第十七节 慢性肾小球肾炎

慢性肾小球肾炎简称慢性肾炎，是以蛋白尿、血尿、高血压、水肿为基本临床表现，病情迁延，缓慢进展，可有不同程度的肾功能减退，最终将发展为慢性肾衰竭的一组肾小球疾病。

一、病因与发病机制

1. 病因

绝大多数病因尚不明确，部分与溶血性链球菌、乙型肝炎病毒等感染有关。仅有少数慢性肾炎是由急性肾炎发展所致（直接迁延或临床痊愈若干年后再发）。

2. 发病机制

本病发病的起始因素多为免疫介导炎症，导致病程慢性化的机制除免疫因素外，非免疫、非炎症机制起重要作用。

（1）免疫反应　包括体液免疫和细胞免疫。体液免疫在慢性肾炎发病机制中的作用已经得到公认。主要通过循环免疫复合物（CIC）及原位免疫复合物（IC）两种方式形成肾小球内免疫复合物，从而引发肾炎。细胞免疫主要由 T 细胞介导，其效应细胞主要为单核巨噬细胞。

（2）炎症反应　炎症介导系统由炎症细胞和炎症介质两大类组成。炎症细胞包括单核巨噬细胞、中性粒细胞、嗜酸性粒细胞及血小板、肾小球固有细胞等。炎症细胞可产生多种炎症介质，促进炎症病变的持续进展，导致肾小球硬化与小管间质的纤维化。炎症介质包括补体、凝血因子、蛋白酶、细胞因子、生物活性肽、活性氧等。炎症介质可以通过收缩或舒张血管影响肾脏血流动力学，作用于肾脏固有细胞，改变其生物学特性，引发炎症损伤及其硬化病变。炎症介质由炎症细胞产生，又可趋化、激活炎症细胞。各类炎症介质间相互促进或制约。

（3）非免疫机制的作用 在肾小球免疫损伤的基础上，非免疫机制参与并进一步损伤肾单位，导致病程的慢性化。如肾小球血流动力学改变致健存肾单位长期处于血流高灌注、高滤过和高跨膜压的"三高"状态，久之导致健存肾小球硬化；肾小球病变合并高血压、大量蛋白尿，以及肾功能不全时蛋白质和磷摄入不当，均可促进肾小球硬化。

二、病理

慢性肾炎为双肾弥漫性受损的肾小球病变，病理类型多样，常见的有系膜增生性肾小球肾炎（包括 IgA 和非 IgA 系膜增生性肾小球肾炎）、系膜毛细血管性肾小球肾炎、膜性肾病及局灶节段性肾小球硬化等。病变进展至后期，所有上述不同类型病理变化均可转化为程度不等的肾小球硬化，伴肾小管萎缩、肾间质纤维化。疾病晚期肾脏体积缩小、肾皮质变薄，病理类型均可转化为硬化性肾小球肾炎。慢性肾炎中 IgA 肾病是亚太地区最常见的类型。

三、临床表现

慢性肾小球肾炎可发生于任何年龄，但以中青年为主。临床表现呈多样性，以血尿、蛋白尿、高血压和水肿为基本临床表现，有急性发作的倾向，感染、过度疲劳为常见诱因。晚期表现为终末期肾衰竭的相应症状。

1. 血尿

多为镜下血尿。

2. 蛋白尿

尿蛋白多在 $1 \sim 3g/d$。

3. 水肿

以眼睑及脚踝部晨起水肿为特点，严重时可呈现全身性水肿。

4. 高血压

可为首发表现，突出表现为持续中等程度以上的高血压，严重时出现高血压脑病及高血压心脏病。

5. 其他

疾病加重可出现：①贫血，多为正红细胞正色素性贫血；②眼底出血、渗出、视盘水肿；③肾功能受损等。

四、实验室及其他检查

1. 尿常规检查

可为轻重不等的蛋白尿和（或）血尿，可见颗粒管型。

2. 尿蛋白分析

多表现为非选择性蛋白尿。

3. 尿红细胞相差显微镜和尿红细胞平均容积（MCV）检查

尿畸形红细胞 >80%，尿红细胞 MCV <75fL。

4. 肾功能

早期正常或轻度受损（Ccr 下降或轻度氮质血症），可持续数年至数十年；晚期出现血清肌酐升高、Ccr 下降。

5. 肾穿刺活检

如有条件且无禁忌证，或治疗效果欠佳且病情进展者应做肾穿刺病理检查。

6. 肾脏超声

双肾病变呈一致性，表现为肾实质回声增强、双肾体积缩小等。

五、诊断与鉴别诊断

1. 诊断要点

凡存在临床表现如血尿、蛋白尿、水肿和高血压者均应疑诊慢性肾炎。但确诊前需排除继发性肾小球疾病如系统性红斑狼疮、糖尿病、高血压肾病等。诊断困难时，应作肾穿刺病理学检查。

2. 鉴别诊断

（1）继发性肾小球疾病 首先需与狼疮性肾炎鉴别。系统性红斑狼疮多见于女性，可伴有发热、皮疹、关节炎等多系统受累表现，实验室检查血中可见狼疮细胞，抗双链 DNA 抗体、抗 Sm 抗体、抗核抗体阳性等，肾组织学检查有助于诊断。其他需鉴别的有过敏性紫癜性肾炎、糖尿病肾病、痛风肾、多发性骨髓瘤肾损害、肾淀粉样变等。

（2）原发性高血压继发肾损害 本病患者年龄较大，先有高血压后出现蛋白尿，尿蛋白定量多 <1.5g/d，罕见持续性血尿和红细胞管型，肾小管功能损害一般早于肾小球损害。肾穿刺病理检查有助鉴别。常有高血压的其他靶器官（心、脑）并发症。

（3）慢性肾盂肾炎 多见于女性，常有反复发作的泌尿系感染病史。多次尿沉渣镜检见白细胞、细菌，尿细菌培养异常，肾功能损害以肾小管功能损害为主，可有高氯性酸中毒，低磷性肾性骨病，而氮质血症和尿毒症较轻，且进展缓慢。静脉肾盂造影和核素检查如发现两侧肾脏损害不对称者，则更有助于诊断。

（4）其他原发性肾小球病

①无症状性肾小球源性血尿和（或）蛋白尿：隐匿性肾小球肾炎，尿蛋白 <1g/d，无水肿、高血压和肾功能减退。

②急性肾炎：好发于儿童和青少年，起病急，表现为血尿、蛋白尿、水肿、高血压、肾小球滤过率降低。前驱溶血性链球菌感染距肾炎 1~3 周、一过性补体 C_3 下降、自愈倾向，有助于鉴别。

六、治疗

主要治疗目的是防止或延缓肾功能进行性恶化、缓解临床症状及防治严重并发症。应采用综合防治措施。

（一）饮食治疗

根据肾功能受损程度给予优质低蛋白饮食，蛋白质摄入量 0.6~0.8g/（kg·d），以优质蛋白（牛奶、蛋、瘦肉等）为主，控制饮食中磷的摄入，适量增加碳水化合物的摄入量以保证机体代谢所需热量，防止负氮平衡。可使用必需氨基酸或α-酮酸。有高血压和水肿的慢性肾炎患者盐的摄入应 <3.0g/d，少食高脂饮食。

（二）控制高血压和保护肾功能

高血压是加速病情进展的重要危险因素。尿蛋白 <1.0g/d 时，血压控制在 130/80mmHg 以下。尿蛋白 ≥1.0g/d 者，血压控制在 <125/75mmHg。

1. ACEI 或 ARB

ACEI 或 ARB 除具有降低血压作用外，还有减少尿蛋白和延缓肾功能恶化的肾脏保护作用，且其减少蛋白尿不依赖于降压作用，为慢性肾炎治疗高血压和（或）减少尿蛋白的首选药物。通常要达到减少尿蛋白的目的，应用剂量常需高于常规的降压剂量。肾功能不全患者应用 ACEI 或 ARB 需注意肾功能及血钾的变化。GFR <30mL/min，血肌酐大于 264μmol/L（3mg/dL）时慎用。务必严密监测血肌酐、血钾，防止高血钾等副作用发生。

2. 钙拮抗剂

可有效控制血压，改善肾功能。不良反应主要有头痛、水肿、潮红等。

3. 其他

有 β 受体阻滞剂如美托洛尔、比索洛尔等。α受体阻滞剂如哌唑嗪，注意防止体位性低血压。

4. 利尿剂

慢性肾炎常有钠水潴留引起容量依赖性高血压，可选用噻嗪类利尿剂，如氢氯噻嗪。Ccr <30mL/min 时，噻嗪类无效或疗效差时，应改用襻利尿剂，但一般不宜过多、长久使用。

（三）抗凝和抗血小板解聚药物

慢性肾炎高凝状态明显者多见于易引起高凝状态的病理类型如膜性肾病、系膜毛细血管增生性肾炎。本类药物有一定的减轻肾脏病理损伤的作用，可延缓病变进展，部分患者可减少蛋白尿。常用双嘧达莫、肠溶阿司匹林、尿激酶、肝素等。

（四）糖皮质激素和细胞毒药物

鉴于慢性肾炎包括多种病理类型，故此类药物是否应用，宜区别对待，一般不做常规应用。如患者肾功能正常或仅轻度受损，肾脏体积正常，病理类型较轻（如轻度系膜增生性肾炎、早期膜性肾病等），尿蛋白较多者，如无禁忌证可试用。无效者逐步撤去。

（五）避免加重肾脏损害的因素

积极防治各种感染，避免劳累。禁用或慎用具有肾毒性的药物（如氨基糖苷类抗生素、含马兜铃酸中药等）等。受损肾脏对于缺血低灌注尤为敏感，如出现严重腹泻时应及时补液，避免血容量不足导致肾功能的急剧恶化。

（六）其他

积极纠正高脂血症、高血糖、高尿酸血症等。人工虫草制剂可辅助治疗。

七、预后

病情迁延，缓慢进展，最终发展至终末期肾衰竭。病情进展速度有较大的个体差异性。

第十八节 尿路感染

尿路感染是指各种病原微生物直接侵袭泌尿系统所致的感染性化脓性炎症，分为上尿路感染（主要为肾盂肾炎）和下尿路感染（主要为膀胱炎），以细菌性尿路感染最为常见，好发于女性。

一、病因与发病机制

1. 病因

各种病原微生物直接侵袭泌尿系统，最常见致病菌为革兰阴性杆菌，其中大肠埃希菌占门诊患者的80%～90%，住院尿路感染患者的50%；其次有副大肠杆菌、变形杆菌、克雷白杆菌、产气杆菌、产碱杆菌和铜绿假单胞菌等。5%～10%的尿路感染由革兰阳性细菌引起，主要是粪链球菌和葡萄球菌。

2. 发病机制

（1）感染途径 ①上行感染：为最主要的感染途径，病原菌由尿道经膀胱、输尿管上行至肾盂；②血行感染：细菌从体内的感染灶侵入血流，到达肾脏及尿路，多呈现双侧感染，金黄色葡萄球菌败血症患者常见血源性肾感染；③直接感染：邻近组织脏器感染性病变直接侵入泌尿系统；④淋巴道感染：极少见，因下腹部及盆腔脏器特别是升结肠与右肾的淋巴管相通，故盆腔器官炎症可能蔓延至肾脏。

（2）易感因素 ①尿路梗阻：为诱发尿路感染并使感染上行的最主要原因。梗阻可由尿路解剖或功能异常引起，包括尿路畸形、结石、肿瘤或神经源性膀胱等。②膀胱输尿管反流及其他尿路畸形和结构异常。③尿路器械使用。④代谢因素：糖尿病患者易患尿路感染、肾脓肿等，高尿酸血症、高钙血症或酸碱失衡，可使尿酸或钙质在肾脏沉积，易致尿路感染。⑤机体抗病能力降低。⑥其他因素：如妊娠、尿道口周围炎、重症肝病、晚期肿瘤、长期卧床等，均易发病。

3. 细菌的致病力

细菌黏附于尿道上皮细胞表面的能力在尿路感染的发病中起重要作用。如大肠杆菌的菌体抗原（O抗原）类型与其致病力有关。

二、临床表现

1. 症状

（1）膀胱炎 常见于年轻女性，主要表现为膀胱刺激征（即尿频、尿急、尿痛），尿液常混浊，并有异味，约30%出现血尿。一般无明显的全身感染症状，少数患者可有腰痛、低热等。血白细胞计数多不增高。

（2）急性肾盂肾炎 常发生于育龄妇女，临床表现有：①泌尿系统症状：膀胱刺激征、腰痛和（或）下腹部痛、肋脊角及输尿管点压痛、肾区压痛和叩击痛。腰痛程度不一，多为钝痛、酸痛。②全身感染症状：寒战、发热、头痛、恶心呕吐、食欲不振等，体温多在38～39℃，常伴有血白细胞计数升高和血沉增快。

（3）慢性肾盂肾炎 病程隐匿，以间歇性无症状细菌尿和间歇性尿急、尿频等下尿路感染症状为常见，可有间歇性低热。疾病后期肾小管功能受损，可出现多尿、夜尿增多、电解质紊乱、肾小管性酸中毒等，最终可致肾小球功能受损而导致肾衰竭。

2. 并发症

（1）肾乳头坏死 指肾乳头及其邻近肾髓质的缺血性坏死，是肾盂肾炎最严重的并发症，多见于严重肾盂肾炎伴糖尿病或尿路梗阻的患者。主要表现为寒战、高热、剧烈腰痛或腹痛、血尿等，若治疗不及时，可能并发败血症或导致急性肾功能衰竭。

（2）肾脓肿及肾周围脓肿 由严重肾盂肾炎直接扩展而来，占90%，致病菌多是革兰阴性杆菌，以大肠杆菌常见，多见于伴糖尿病、尿路结石患者。发病时除原有肾盂肾炎症状加重外，常出现明显的单侧腰痛和压痛，向健侧弯腰时，疼痛加剧。影像学检查有助于诊断。治疗宜用强有力抗菌药物，加强支持治疗，或切开引流。

（3）革兰阴性杆菌败血症　多见于复杂性尿路感染，尤其是长期留置导尿的患者。表现为突然寒战、高热，常引起休克，来势凶险，预后不良。

三、实验室及其他检查

1. 血常规

急性肾盂肾炎时，血白细胞及中性粒细胞常升高。

2. 尿常规

尿液含脓、血较多时外观混浊。尿沉渣镜检白细胞超过 5/HP，诊断意义较大；出现白细胞管型多提示为肾盂肾炎。部分患者尿沉渣镜检可有红细胞，少数出现肉眼血尿。尿蛋白含量多为 ± ~ +。

3. 尿细菌学检查

取清洁中段尿，必要时导尿或膀胱穿刺取标本，进行培养及药敏试验。如细菌定量培养菌落计数 $\geq 10^5/mL$，可确诊；如菌落计数为 $10^4 \sim 10^5/mL$，结果可疑；如 $<10^4/mL$，多为污染。

4. 亚硝酸盐还原试验

尿路感染时诊断敏感性、特异性均较高，可作为尿路感染的过筛试验。

5. 影像学检查

尿路 X 线（腹部平片和静脉肾盂造影）及 B 超检查的主要目的是及时发现引起尿路感染反复发作的易感因素如结石、梗阻、反流、畸形等。慢性肾盂肾炎可有两侧或一侧肾脏缩小、肾盂形态异常等改变。

6. 其他检查

慢性肾盂肾炎晚期出现肾小管功能减退，血尿素氮及血肌酐升高。尿沉渣中抗体包裹细菌阳性者多为肾盂肾炎。肾盂肾炎时尿酶排出量增多，尿 β_2 微球蛋白（$\beta_2 - MG$）升高，提示近端肾小管受损，支持上尿路感染。

四、诊断与鉴别诊断

1. 诊断要点

（1）急性膀胱炎　常以尿路刺激征为突出表现，一般少有发热、腰痛；尿白细胞增多，尿细菌培养阳性等即可确诊。

（2）急性肾盂肾炎　常有发热寒战等全身症状及明显腰痛、输尿管点压痛、肾区叩击痛等局部症状和体征，并伴有：①膀胱冲洗后尿培养阳性；②尿沉渣镜检见白细胞管型，除外间质性肾炎、狼疮性肾炎等；③尿 N - 乙酰 - β - D - 氨基葡萄糖苷酶（NAG）、$\beta_2 - MG$ 升高；④尿渗透压降低。

（3）慢性肾盂肾炎　诊断要点：①反复发作的尿路感染病史；②影像学显示肾外形凹凸不平，且双肾大小不等，或静脉肾盂造影见肾盂肾盏变形、缩窄；③合并持续性肾小管功能损害。

2. 鉴别诊断

（1）全身性感染疾病　注意尿路感染的局部症状，并作尿沉渣和细菌学检查，鉴别不难。

（2）肾结核　膀胱刺激征多较明显，晨尿结核杆菌培养可阳性，尿沉渣可找到抗酸杆菌，静脉肾盂造影可发现肾结核 X 线征象，部分患者可有肺、生殖器等肾外结核病灶。肾结核可与尿路感染并存，如经积极抗菌治疗后，仍有尿路感染症状或尿沉渣异常者，应考虑肾结核。

（3）尿道综合征　多见于中年妇女，仅有膀胱刺激征，而无脓尿及细菌尿，尿频较排尿不适更突出，有长期使用抗生素而无效的病史，口服地西泮有一定疗效。

（4）非淋球菌性尿道炎　由性接触传染的一种尿道炎，男性和女性症状有所不同，男性典型的症状是尿道瘙痒伴有不同程度的尿频、尿急、尿痛及排尿困难；女性多无症状。PCR 法可查到沙眼衣原体或解脲支原体 DNA，但有一定的假阳性率。

五、治疗

治疗原则：积极彻底进行抗菌治疗，消除诱发因素，防止复发。

（一）一般治疗

发热或症状明显时应卧床休息。宜多饮水以增加尿量，促进细菌和炎症分泌物的排泄。给予足够热量及维生素等。

（二）抗菌治疗

1. 急性膀胱炎

目前推荐短疗程（3 天）疗法：选用喹诺酮类、半合成青霉素、头孢类或磺胺类等抗生素中的一种，连用 3 天，治愈率达 90%，可显著降低复发率。

对无复杂因素存在的急性膀胱炎，可单用 1 种抗生素短程疗法。停药 7 天后需尿细菌定量培养，仍为阳性者，应继续给予 2 周抗生素治疗。对妊娠妇女、糖尿病患者和复杂性尿路感染者，应采用较长疗程抗生素治疗。

2. 急性肾盂肾炎

尿标本采集后立即进行治疗，一般首选对革兰阴性杆菌有效的抗生素，但应兼顾革兰阳性菌感染。72 小时无效者根据药敏结果调整用药。常用抗生素有喹诺酮类、半合成青霉素类、头孢类，病情较轻者可选口服制剂，若伴有严重全身中毒症状者应静脉给药，必要时联合用药。热退后连续用药 3 天改为口服，总疗程一般为 2 周。停药后第 2、6 周复查尿细菌定量培养，随后每月复查一次，随访中出现感染复发，应重新进行治疗。

3. 慢性肾盂肾炎

常为复杂性尿路感染，治疗的关键是去除易感因素。急性发作时，治疗同急性肾盂肾炎，复发者应根据病情和参考药敏试验结果制定治疗方案，疗程不少于 6 周。反复发作者给予长疗程低剂量抑菌疗法，即每晚临睡前排尿后服用小剂量抗生素 1 次，每 7~10 天更换药物一次，连用半年。

第十九节　慢性肾衰竭

慢性肾衰竭（CRF）是各种慢性肾脏疾病持续进展的共同结局，是肾单位严重破坏、肾实质毁损、缓慢进行性的肾功能减退以致衰竭，是以代谢产物潴留，水、电解质和酸碱平衡失调及全身各系统损害为表现的临床综合征。

各种原因引起的慢性肾脏结构和功能障碍病史≥3 个月，包括肾小球滤过率（GFR）正常和不正常的病理损伤、血液或尿液成分异常及影像学检查异常，或不明原因 GFR 下降（<60mL/min·1.73m²）超过 3 个月，称为慢性肾脏病（CKD）。

目前国际公认的慢性肾脏病分期依据美国肾脏病基金会制定的指南，根据 GFR 将慢性肾脏病分为 5 期（表 10-6）。

表 10-6　美国肾脏病基金会 K/DOQI 专家组对 CKD 分期建议

分期	特征	GFR [mL/（min·1.73m²）]
1	肾损伤 GFR 正常或增加	≥90
2	肾损伤 GFR 轻度下降	60~89
3	GFR 中度下降	30~59
4	GFR 重度下降	15~29
5	肾衰竭	<15

慢性肾衰竭（CRF）是指慢性肾脏病引起的 GFR 下降及与此相关的代谢紊乱和临床症状组成的综合征，代表慢性肾脏病中 GFR 下降至失代偿期的那一部分群体，主要为 CKD4~5 期。其终末期为终末期肾病（ESRD），又称为尿毒症。

一、病因与发病机制

1. 病因

各种原发性和继发性肾脏疾病进行性恶化，最后都可导致肾功能衰竭。我国慢性肾衰的病因，目前仍以原发性肾小球肾炎多见，其中以

IgA 肾病最常见，其次有糖尿病肾病、高血压肾小动脉硬化、狼疮性肾炎、肾小管间质病变（慢性肾盂肾炎、慢性尿酸性肾病、梗阻性肾病、药物性肾病等）、肾血管病变、遗传性肾病（如多囊肾、遗传性肾炎）等。

2. 发病机制

（1）肾功能进行性恶化的机制　各种免疫性或非免疫性的病因，引起肾脏损害，均可导致肾功能进行性恶化，直至终末期肾病。其发生机制尚未完全阐明，可能与以下因素有关：①肾小球高滤过；②肾小管高代谢；③肾组织上皮细胞表型转化的作用；④细胞因子和生长因子的作用；⑤其他：肾固有细胞凋亡增加、脂质代谢紊乱、醛固酮增多等。

（2）尿毒症症状的发生机制　①肾脏排泄和代谢功能下降，导致水、电解质和酸碱平衡失调，如水、钠潴留，高血压，代谢性酸中毒等；②尿毒症毒素的毒性作用；③肾脏的内分泌功能障碍，如促红细胞生成素（EPO）缺乏可致肾性贫血、骨化三醇〔1, 25 - (OH)$_2$D$_3$〕产生不足引起肾性骨病；④其他：如炎症持续状态、营养素（如必需氨基酸、微量元素等）缺乏等也可引起或加重尿毒症的症状。

二、临床表现

（一）水、电解质及酸碱平衡紊乱

1. 代谢性酸中毒

食欲不振、呕吐、乏力，反应迟钝，呼吸深大，甚至昏迷。酸中毒可加重高钾血症。

2. 水钠代谢紊乱

不同程度的皮下水肿和（或）体腔积液，也可出现低血压和休克。

3. 钾代谢紊乱

易出现或加重高钾血症，在无尿患者，更应警惕高钾血症的出现。高钾血症主要导致各种心律失常，特别是一些致死性心律失常如心脏停搏、心室颤动等；进食不足或伴随呕吐、腹泻时，应警惕低钾血症的发生。低钾血症主要表现为四肢软弱无力、软瘫、腱反射迟钝或消失，严重者出现呼吸困难，也易出现心律失常。

4. 钙磷代谢紊乱

主要表现为低钙血症和高磷血症，可诱发继发性甲状旁腺功能亢进和肾性骨营养不良（肾性骨病）。

5. 镁代谢紊乱

有轻度高镁血症，多无任何症状。

（二）各系统表现

1. 心血管系统

为最常见死亡原因。水钠潴留和肾素－血管紧张素－醛固酮系统活性增高可致血压升高，加重左心室负荷和心肌重构；高血压、容量负荷加重、贫血等可诱发心力衰竭；各种代谢废物的潴留、贫血、缺氧、低蛋白血症等可导致尿毒症性心肌病和心包病变；钙磷代谢紊乱会导致血管钙化及动脉粥样硬化。

2. 消化系统

食欲不振、恶心、呕吐常为首发症状，晚期口有尿臭味，部分患者因消化道炎症和溃疡，出现呕血、便血及腹泻等。由于进食少，吐泻可导致或加重水、电解质紊乱。

3. 神经系统

毒素蓄积，水、电解质和酸碱平衡紊乱等导致乏力、精神不振、记忆力下降、头痛、失眠、四肢发麻、肌痛、肌萎缩、情绪低落。晚期可出现构音困难、扑翼样震颤、多灶性肌痉挛、手足抽搐，进而意识模糊、昏迷。

4. 血液系统

肾脏分泌促红素减少为贫血的主要原因，同时血浆中出现红细胞生长抑制因子、红细胞寿命缩短、营养不良等也可加重贫血。晚期常因血小板功能异常，出现出血倾向表现。白细胞活性受抑制、淋巴细胞减少等导致免疫功能受损，易致感染。

5. 呼吸系统

体液过多、酸中毒可出现呼吸困难；严重酸中毒时出现深大呼吸。各种代谢废物潴留可导致胸膜炎等。

6. 其他

血甘油三酯升高，血浆白蛋白降低；钙磷代

谢异常及肾脏合成 1, 25 - (OH)$_2$D$_3$ 减少, 导致甲状旁腺功能亢进, 引起肾性骨病, 表现为骨痛、近端肌无力、骨折等; 骨外钙化导致皮肤瘙痒; 淀粉样物质沉着引起腕管综合征等。

三、实验室及其他检查

1. 血液检查

(1) 血尿素氮、血肌酐升高; 可合并低蛋白血症, 血浆白蛋白常 < 30g/L。

(2) 贫血显著, 血红蛋白常 < 80g/L, 为正红细胞性贫血。

(3) 酸中毒时, 二氧化碳结合力下降, 血气分析显示代谢性酸中毒 (pH < 7.35 和血 HCO$_3^-$ < 22mmol/L)。

(4) 低血钙、高血磷。

(5) 血钾紊乱等。

2. 尿液检查

(1) 尿蛋白量多少不等 (随原发病和尿量而定), 晚期因肾小球大部分已损坏, 尿蛋白反减少。

(2) 尿沉渣检查可有不等的红细胞、白细胞和颗粒管型。

(3) 尿渗透压降低, 甚至为等张尿。

3. 肾功能检查

(1) Ccr 和 GFR 下降。

(2) 肾小管浓缩稀释功能下降。

(3) 肾血流量及同位素肾图示肾功能受损。

4. 其他

X 线、B 超、CT 等检查, 肾脏体积常缩小。

四、诊断与鉴别诊断

1. 诊断要点

原有慢性肾脏病史, 出现厌食、恶心呕吐、腹泻、头痛、意识障碍, 肾功能检查有不同程度的减退, 应考虑本病。对因乏力、厌食、恶心、贫血、高血压等就诊者, 均应排除本病。

2. 鉴别诊断

(1) 与肾前性氮质血症的鉴别　由于肾前因素如有效血容量减少、心输出量减少、全身血管扩张等使有效循环血容量减少, 致肾血流量灌注不足引起的肾功能损害。当有效血容量补足 48 ~ 72 小时后, 肾脏血流灌注恢复正常, 肾功能即可恢复。

(2) 与急性肾损伤的鉴别　根据患者病史, 多数情况下鉴别并不困难。病史不详时可借助影像学检查 (如 B 超、CT 等) 或同位素肾图检查进行分析, 如双肾慢性缩小, 或肾图提示慢性病变, 则支持慢性肾衰竭的诊断。须注意, 慢性肾衰竭有时可出现急性加重或伴发急性肾损伤, 后者应按急性肾损伤原则处理, 及时去除急性肾损害因素后, 肾功能可有不同程度的恢复。

五、治疗

(一) 延缓病情进展

对于已有肾脏疾患或可能引起肾损害的疾患 (如糖尿病、高血压等) 进行及时有效治疗可防止慢性肾衰竭的发生; 对已有轻中度慢性肾衰竭的患者及时进行治疗, 可延缓慢性肾衰竭进展, 防止尿毒症的发生。基本原则: 积极治疗原发病、消除导致病情恶化的危险因子和保护残存肾功能。

1. 积极控制高血压

24 小时持续、有效地控制高血压, 对保护靶器官具有重要作用。未进行透析的患者目标血压为 (120 ~ 130) / (75 ~ 80) mmHg。需注意降压治疗的个体化, 防止过度降压的副作用。

2. 严格控制血糖

目标血糖为空腹 5.0 ~ 7.2mmol/L, 睡前 6.1 ~ 8.3mmol/L, 糖化血红蛋白 < 7%。

3. 控制蛋白尿

目标值为 < 0.5g/24h。

4. 营养疗法

在保证基本生理需要每天热量 30 ~ 40kcal/kg 的基础上, 控制蛋白质摄入量, 每日 0.6 ~ 0.8g/kg, 其中动物蛋白与植物蛋白各占 1/2。严格限制蛋白入量的患者 (每日 0.4 ~ 0.6g/kg) 可适当增加动物蛋白的摄入量, 可适当补充必需氨基酸和 (或) 酮酸。除蛋白质外, 碳水化合物与脂肪热量之比约为 3∶1。饮食应确保低磷、适当的钙。每日补充维生素以 B、C、E 及叶酸为主, 微量元素以铁、锌为主, 避免摄入铝。

5. ACEI 和 ARB 的应用

除良好的降压作用外, ACEI 和 ARB 还有其独特的减低肾小球高滤过、减轻蛋白尿的作用,同时抗氧化、减轻肾小球基底膜损害，减少系膜基质沉积。此外，还能减少心肌重塑，降低心血管事件的发生率。

6. 其他

戒烟，积极纠正贫血，应用他汀类纠正高脂血症，碱性药、大黄制剂、冬虫夏草制剂等减轻肾小管高代谢，吸附疗法、肠道透析等减少尿毒症毒素蓄积。活血化瘀药、抗氧化剂等可能有减轻肾小球硬化成肾间质纤维化的作用。

（二）慢性肾衰竭的药物治疗

1. 纠正水、电解质失衡和酸中毒

（1）纠正代谢性酸中毒　主要为口服碳酸氢钠。中、重度病人必要时可静脉输入，按血气分析或二氧化碳结合力检查结果调整用量。对有明显心功能衰竭的病人，输入速度宜慢，要防止碳酸氢钠输入总量过多，以免使心脏负荷加重。

（2）防治水、钠失衡　每日入水量应为前一日尿量再加500mL左右，如多汗、发热时酌情增加。适当限制钠摄入量，一般氯化钠的摄入量应不超过 $6 \sim 8g/d$。有明显水肿、高血压者，钠摄入量一般为 $2 \sim 3g/d$（氯化钠摄入量 $5 \sim 7g/d$）。可根据需要应用襻利尿剂（呋塞米、布美他尼等），噻嗪类利尿剂及保钾利尿剂对 CRF（Scr > $220\mu mol/L$）疗效甚差，不宜应用。对急性心功能衰竭严重肺水肿者应及时给予替代治疗。轻、中度低钠血症，一般不必积极处理，而应分析其不同原因。若血钠 < 130mmol/L 且有相应症状时，酌情谨慎补钠。对严重缺钠的低钠血症者，也应有步骤地逐渐纠正低钠状态。

（3）防治高钾血症　控制含钾食物、药物的摄入，避免输库存血，并可应用利尿剂增加排钾；轻度高钾者，可口服降血钾树脂，便秘时，可同服20%甘露醇；血钾 >6mmol/L 时，可采用以下方法：①静脉滴注碳酸氢钠以纠正酸中毒；②静脉或肌肉注射呋塞米或布美他尼；③应用10%葡萄糖酸钙10mL静注以对抗钾对心肌的毒性；④普通胰岛素加入 $5\% \sim 10\%$ 葡萄糖液中静滴，促使血浆与细胞外钾暂时移入细胞内，以降低血清钾；⑤紧急时应血透或腹透排钾。

2. 控制高血压

常需要降压药联合治疗，未进入透析阶段的患者血压应 < 130/80mmHg，维持性透析患者的目标血压 140/90mmHg。

3. 纠正贫血

用促红细胞生成素（EPO），每周 $80 \sim 120U/kg$ 皮下注射。纠正贫血的靶目标值为 Hb 达 110g/L，应经常检查血常规和网织红细胞。EPO 疗效不佳时，应排除缺铁、感染、慢性失血、纤维性骨炎、铝中毒等因素存在。

4. 低血钙、高血磷与肾性骨病的治疗

明显低钙血症与活性维生素 D_3 不足有关，可口服 $1, 25 - (OH)_2 D_3$ 以纠正低钙血症；严重甲状旁腺功能亢进者可用 $1, 25 - (OH)_2 D_3$ 冲击疗法，同时口服葡萄糖酸钙或碳酸钙，应严密监测血钙浓度。低血钙抽搐时静脉注射 10% 葡萄糖酸钙 $10 \sim 20mL$。GFR < 30mL/min 时，限制磷摄入，联合磷结合剂口服，首选碳酸钙；严重高磷血症（ > 2.26mmol/L）或钙磷乘积升高（ >65mg/dL）时，暂停使用钙剂，可短期改服氢氧化铝制剂。

5. 防治感染

预防各种病原体的感染。一旦发生感染，及时选择敏感抗生素治疗，需注意随 GFR 调整药物剂量；尽量选择肾毒性小的药物。

6. 高脂血症的治疗

积极治疗高脂血症，同一般高脂血症的治疗原则。

7. 吸附剂治疗

氧化淀粉、活性炭制剂口服后，能结合肠道内的尿素随粪便排出以降低 BUN。导泻疗法（口服大黄制剂、甘露醇）也可以增加肠道毒素的排泄。

8. 其他

（1）合并糖尿病者，应注意监测血糖变化，及时调整降糖药及胰岛素的用量。

（2）高尿酸血症主张尽量非药物治疗，如多饮水、低嘌呤饮食；血尿酸 >600μmol/L（女）或 780μmol/L（男）应给予降尿酸治疗，首选别嘌醇。

（3）皮肤瘙痒：控制高磷血症及加强透析，

可试用抗组胺药物。

（三）肾脏替代疗法

主要包括维持性血液透析、腹膜透析及肾移植。

透析治疗 CRF 的目的是：①延长患者生命；②有助于可逆急性加重因素的 CRF 患者度过危险期；③肾移植术前准备及肾移植后发生急、慢性排异反应治疗失败后的保证措施。

目前认为 Ccr 在 $10mL/(min \cdot 1.73m^2)$ 左右即可开始透析治疗，但因原发病不同而有所区别，如糖尿病肾病患者应更早透析。一般经饮食疗法、药物治疗等无效，肾衰竭继续发展，每日尿量 $<1000mL$ 者，参考以下指标进行透析治疗：①血肌酐 $\geqslant 707.2\mu mol/L$；②尿素氮 $\geqslant 28.6mmol/L$；③高钾血症；④代谢性酸中毒；⑤尿毒症症状；⑥水潴留（浮肿、血压升高、高容量性心力衰竭）；⑦并发贫血（红细胞压积 $<15\%$）、心包炎、高血压、消化道出血、肾性骨病、尿毒症脑病等。

血液透析可以部分替代肾脏功能，是目前应用广泛的尿毒症治疗方法之一，可显著改善患者的生活质量，延长其生存期。腹膜透析对尿毒症的疗效与血液透析相似，但在残存肾功能与心血管的保护方面优于血透，且费用也相对较低，二者临床上可互为补充。透析疗法仅可部分替代肾脏的排泄功能（对小分子溶质的清除，仅相当于正常肾脏的 $10\% \sim 15\%$），并不能替代肾脏的内分泌和代谢功能。肾移植是目前最佳的肾脏替代疗法，成功的肾移植能恢复正常的肾功能（包括代谢和内分泌功能）。

第二十节 缺铁性贫血

缺铁性贫血（IDA）是因体内铁储备耗竭，影响血红蛋白合成所引起的贫血，是贫血中最常见的类型。可发生于任何年龄，以育龄妇女及婴幼儿多见。

一、病因与发病机制

1. 铁的丢失过多

慢性失血是成人引起缺铁性贫血的最常见原因。消化道出血见于溃疡病、胃肠道恶性肿瘤、溃疡性结肠炎、痔、钩虫病等，可因消化道出血而致贫血；阵发性睡眠性血红蛋白尿、人工心脏瓣膜引起的机械性溶血、长期血尿等，均可因长期尿内失铁而致贫血；月经过多是育龄女性贫血最常见的原因。

2. 铁摄入量不足

长期素食或肉食匮乏可造成铁摄入不足。婴幼儿、儿童，尤其是早产儿、孪生儿或母亲原有贫血者，需铁量增加，妊娠和哺乳期妇女需铁量增加，上述人群若长期食物含铁不足，易引起缺铁性贫血。

3. 铁吸收不良

萎缩性胃炎和胃大部切除术后胃酸缺乏，或长期服用 H_2 受体拮抗剂或质子泵抑制剂，胃酸分泌受抑制，导致铁的吸收不良；胃空肠吻合导致食物不经十二指肠，影响铁的吸收；长期腹泻也可影响铁吸收。

二、临床表现

1. 症状

临床表现与贫血的程度和起病缓急有关。患者除有一般贫血症状外，尚有与组织缺铁和含铁酶活性降低有关的症状如行为异常、乏力、心悸、耳鸣、烦躁、易激动、注意力不集中等，儿童尤其多见。部分患者（尤其儿童）可有嗜食泥土、生米等异食癖。严重者可致黏膜组织变化，出现口炎、舌炎、萎缩性胃炎、皮肤干燥、毛发干枯脱落、指甲扁平脆薄易裂和反甲，甚至出现吞咽困难等。患者免疫功能下降，易发生细菌性感染。

2. 体征

体格检查可见皮肤黏膜苍白，睑结膜、口唇黏膜、甲床苍白；心脏体征有心动过速，心尖区收缩期杂音等。

三、实验室及其他检查

1. 血象

典型表现为小细胞低色素性贫血。$MCV < 80fL$，$MCHC < 32\%$。血片可见成熟红细胞淡染区扩大，体积偏小，大小不一。网织红细胞计数

正常或轻度升高。白细胞和血小板计数一般正常或轻度减少，部分患者血小板轻度升高。

2. 骨髓象

骨髓增生活跃，幼红细胞增生，中幼红细胞及晚幼红细胞比例增高。幼红细胞核染色质致密，胞质较少，血红蛋白形成不良，边缘不整齐。骨髓铁染色显示骨髓小粒可染铁消失，铁粒幼红细胞消失或显著减少。

3. 铁代谢测定

（1）血清铁及总铁结合力测定 血清铁浓度常 $<8.9\mu mol/L$，总铁结合力 $>64.4\mu mol/L$，转铁蛋白饱和度常降至15%以下。

（2）血清铁蛋白测定 血清铁蛋白 $<12\mu g/L$ 可作为缺铁依据。由于血清铁蛋白浓度稳定，与体内贮铁量的相关性好，可用于 IDA 早期诊断和人群铁缺乏症的筛检。

4. 红细胞游离原卟啉（FEP）测定

缺铁时血红素合成障碍，$FEP/Hb>4.5\mu g/gHb$ 有诊断意义。

四、诊断与鉴别诊断

1. 诊断步骤

包括两个方面：确立是否系缺铁引起的贫血和明确引起缺铁的病因。

2. 诊断依据

有明确的缺铁病因和临床表现；小细胞低色素性贫血；血清铁等铁代谢测定和 FEP 测定异常；骨髓铁染色阴性。上述实验指标中以骨髓可染铁及血清铁蛋白测定最有诊断意义。另外铁剂治疗试验也是确定本症方法之一。缺铁性贫血患者服用铁剂后，短时期网织红细胞计数明显升高，常于 5~10 天到达高峰，平均达 0.06~0.08，以后又下降，随后 Hb 上升。但如果患者同时存在慢性疾病，或胃肠吸收障碍，此种治疗反应可不明显。

3. 鉴别诊断

主要与低色素性贫血鉴别。

（1）珠蛋白生成障碍性贫血 有家族史，周围血片可见多量靶形细胞，血清铁蛋白及骨髓可染铁均增多，血红蛋白电泳常有异常。

（2）慢性病性贫血 血清铁降低，但总铁结合力正常或降低，血清铁蛋白正常或增高。常伴有肿瘤或感染性疾病。

（3）铁粒幼细胞性贫血 较罕见，多见于中年和老年人。血清铁增高，而总铁结合力降低，骨髓铁染色可见典型的环状铁粒幼细胞。

五、治疗

（一）病因治疗

尽可能明确病因，针对病因治疗。单纯铁剂治疗有可能使血象好转，但对原发病并无疗效。如不重视病因诊断及治疗，会延误病情，失去治愈的机会。

（二）铁剂治疗

1. 口服铁剂

口服铁剂是治疗缺铁性贫血的首选方法。常用硫酸亚铁、琥珀酸亚铁及富马酸亚铁等，进餐时或饭后吞服可减少胃肠道刺激，如仍有恶心、胃痛等则可剂量减半，再逐渐加至正常剂量。服药时忌茶、咖啡，以防铁被鞣酸沉淀而影响吸收。口服铁剂有效者，5~10天内网织红细胞升高，2 周后血红蛋白开始上升，一般 2 个月可恢复正常。贫血纠正后仍需继续治疗 3~6 个月以补充体内应有的贮存铁。如治疗 3 周无反应，应考虑诊断是否准确，是否按医嘱服药，有无活动性出血，有无铁吸收障碍等因素。

2. 注射铁剂

肌注铁剂应严格掌握适应证：①口服铁剂后有严重消化道反应不能耐受者；②口服铁剂不能奏效者，如脂肪泻、萎缩性胃炎等有胃肠道铁吸收障碍；③需要迅速纠正缺铁者，如妊娠后期贫血严重；④严重消化道疾患，口服铁剂可加剧原发病者；⑤不易控制的慢性出血，失铁量超过肠道所能吸收的铁量。常用注射铁剂有右旋糖酐铁，给药途径是臀部深位肌注。患者所需铁的总剂量应准确计算，不应超量以免引起急性铁中毒。

所需补充铁的总剂量（mg）= [150 - 患者血红蛋白含量（g/L）] ×体重（kg）×0.33。

六、预防

积极防治引起贫血的原发疾病如钩虫病、消化系统疾病、恶性肿瘤等；加强特殊人群饮食调理，如婴幼儿及时补给富含铁的副食；妊娠期、哺乳期女性额外补充适量铁剂。

第二十一节 再生障碍性贫血

再生障碍性贫血（AA）简称再障，是由多种病因引起的骨髓造血功能衰竭，临床呈全血细胞减少的一组综合征。我国发病以青壮年居多，男性多于女性。

一、病因与发病机制

1. 病因

约半数以上的再障患者原因不明，称为原发性再障；能查明原因者称为继发性再障，其发病与下列因素有关：

（1）药物及化学物质　药物及化学物质是诱发再障的首位病因。最常见的药物是氯霉素、抗肿瘤药和保泰松等解热镇痛药，其次是磺胺、有机砷及抗癫痫药，偶见西咪替丁、肼屈嗪、氯丙嗪及抗甲状腺药甲巯咪唑等。非药物性化学物质引起再障以苯及其衍生物为多见。杀虫剂、农药、染发剂等也可引起再障。

（2）电离辐射　各种电离辐射如X线、放射性核素等，达到一定的剂量均可抑制骨髓造血功能。

（3）生物因素　再障可以发生于病毒性肝炎之后，且病情较重。部分患者发病前有病毒性呼吸道感染病史，如腮腺炎、麻疹、流行性感冒等。各种严重感染也可能影响骨髓造血。

2. 发病机制

尚不完全清楚，目前有以下几种学说。

（1）造血干细胞缺陷　为再障的主要发病机制。患者骨髓祖细胞体外培养显示粒－巨噬细胞系祖细胞、红细胞系祖细胞均显著减少，造血干细胞在正常骨髓基质中增殖能力显著降低。

（2）造血微环境缺陷　骨髓微环境包括微环境基质以及造血的调节因素，再障患者基质细胞分泌造血因子的功能缺陷。

（3）免疫功能紊乱　部分患者T淋巴细胞亚群分布异常，辅助性T细胞/抑制性T细胞比例倒置。

（4）遗传因素　再障不是遗传性疾病，但具有某些HLA－Ⅱ类抗原患者对免疫抑制治疗的反应较好，某些患者对氯霉素及病毒具有易感性，均提示再障的发病可能与遗传因素有关。

二、临床表现

主要临床表现为进行性贫血、出血及感染。按病程经过可分为急性与慢性两型。

1. 急性再障

起病急，进展迅速，常以出血、感染和发热为主要首发表现。发病初期贫血常不明显，但进行性加重。几乎所有患者都有出血倾向，常见皮肤瘀斑、鼻出血、牙龈出血、消化道出血、血尿、妇女月经过多等，颅内出血发生率高，可致死亡。感染发热多为高热，常见皮肤、肺部和口腔感染等，可因败血症而死亡。急性型再障病程短，患者常在数月至1年内死亡。

2. 慢性再障

起病和进展缓慢，主要表现为乏力、心悸、头晕、面色苍白等贫血症状。出血较轻，内脏出血少见。感染发热一般为轻度，且易控制。病程较长，患者可以生存多年，若治疗恰当，可长期缓解以至痊愈。少数病例可转变为急性过程。

三、实验室及其他检查

1. 血象

呈全血细胞减少，但发病早期可先有一个或两个血细胞系列减少。为正常细胞正常色素性贫血。网织红细胞显著减少，少数慢性型网织红细胞百分数可轻度升高，但绝对值减少；中性粒细胞和单核细胞均减少，急性型减少显著；淋巴细胞的百分数增高但绝对值不增高；血小板计数减少，急性型常 $< 10.0 \times 10^9/L$。

2. 骨髓检查

急性型骨髓穿刺物中骨髓小粒很少，脂肪滴显著增多。骨髓有核细胞量少，幼红细胞、粒系细胞及巨核细胞均明显减少或无；淋巴细胞、浆细胞、组织嗜碱细胞等非造血细胞相对增多。慢性型者在骨髓再生不良部位，其骨髓象与急性型相似或稍轻；如抽取灶性增生部位的骨髓，则细胞数量减少不很明显，甚至幼红细胞可增多，但巨核细胞难见。

四、诊断与鉴别诊断

1. 诊断标准

（1）全血细胞减少，网织红细胞绝对值减少。

（2）一般无脾肿大。

（3）骨髓至少有一部位增生减低或重度减低（如增生活跃，须有巨核细胞明显减少），骨髓小粒成分中应见非造血细胞增多（有条件者应做骨髓活检）。

（4）能除外引起全血细胞减少的其他疾病。

（5）一般抗贫血药物治疗无效。

2. 不典型再障的诊断

需慎重，要进行动态观察，多次和多处骨髓穿刺，结合骨髓活检及核素扫描等综合诊断。

3. 重型再障的血象诊断标准

（1）网织红细胞 < 0.01，绝对值 < 15 × 10^9/L。

（2）中性粒细胞绝对值 < 0.5×10^9/L。

（3）血小板 < 20×10^9/L。急性型再障称重型再障 I 型，慢性再障恶化者称重型再障 II 型。

4. 鉴别诊断

再障须与阵发性睡眠性血红蛋白尿、骨髓增生异常综合征、低增生性急性白血病、其他原因引起的血小板减少或粒细胞减少如血小板减少性紫癜、粒细胞缺乏症、脾功能亢进、恶性组织细胞病等相鉴别。

五、治疗

（一）一般治疗

防止患者与任何对骨髓造血有毒性作用的物质接触。禁用对骨髓有抑制作用的药物。

（二）支持疗法

积极防治感染。出血者可适当应用糖皮质激素，严重出血尤其内脏出血，可输入浓集血小板。严重贫血患者可输入浓集红细胞，尽量少用全血，避免滥用或多次输血。

（三）免疫抑制剂

抗胸腺细胞球蛋白及抗淋巴细胞球蛋白是目前治疗急（重）型再障的主要药物，临床常联合应用环孢素、大剂量甲泼尼龙、丙种球蛋白等治疗重型再障。

（四）刺激骨髓造血

雄激素为治疗慢性再障的首选药物：①增加红细胞生成素（EPO）的产生，并加强造血干细胞对 EPO 的敏感性；②促进多能干细胞增殖和分化。常用制剂有丙酸睾酮、司坦唑（康力龙）及达那唑、十一酸睾酮（安雄）等。疗程至少 3 个月以上，如治疗半年以上无网织红细胞或血红蛋白上升趋势，确定为无效。药物不良反应有雄性化（以丙酸睾酮最明显），肝脏毒性反应（以司坦唑等较明显）等。

（五）异基因造血干细胞移植

用于急性型和重型再障，年龄 < 40 岁的患者，最好在未输血之前尽早进行。

（六）细胞因子

主要用于重型再障，可促进血象恢复，与免疫抑制剂联合应用可提高疗效。常用粒细胞集落刺激因子、粒 - 单细胞集落刺激因子及 EPO 等。

第二十二节 甲状腺功能亢进症

甲状腺功能亢进症，简称甲亢，系由多种病因导致甲状腺激素（TH）分泌过多引起甲状腺毒症（以神经、循环、消化等系统兴奋性增高和代谢亢进为主要表现）的一组临床综合征，以弥漫性毒性甲状腺肿（Graves 病）为最常见病因，占全部甲亢的 80% ~ 85%。临床表现除甲状腺肿大和高代谢症候群外，尚有突眼以及胫前黏液性水肿或指端粗厚等。

一、病因与发病机制

Graves 病（GD）为器官特异性自身免疫病。以遗传易感为背景，在环境因素的作用下，产生自身免疫反应，出现针对甲状腺细胞 TSH 受体的特异性自身抗体，不断刺激甲状腺细胞增生和甲状腺激素合成、分泌增加而致 Graves 病。

二、病理

1. 甲状腺

可呈不同程度弥漫性肿大，腺体内血管增生、充血，滤泡上皮细胞增生，滤泡间淋巴组织增生。

2. 眼

浸润性突眼者的球后结缔组织增生，脂肪细胞浸润，黏多糖和糖胺聚糖沉积，透明质酸增多，淋巴细胞及浆细胞浸润。眼肌纤维增粗，纹理模糊，透明变性，断裂破坏。

3. 胫前黏液性水肿

光镜下见黏蛋白样透明质酸沉积，肥大细胞、巨噬细胞和成纤维细胞浸润。

4. 其他

骨骼肌、心肌也有类似眼肌的改变，较轻。病久肝脏脂肪浸润、肝硬化。

三、临床表现

Graves 病的临床表现主要体现在高代谢综合征、甲状腺肿大、眼征三个方面。

1. 甲状腺毒症表现

（1）高代谢综合征 怕热多汗、皮肤潮湿、低热、多食善饥、体重锐减和疲乏无力。糖耐量减低或加重糖尿病；血总胆固醇降低。

（2）精神神经系统 神经过敏、多言好动、烦躁易怒、失眠不安、注意力不集中、记忆力减退、手和眼睑震颤、腱反射亢进，甚至幻想、躁狂症或精神分裂症。偶尔表现为寡言抑郁、淡漠。

（3）心血管系统 心悸、气短、胸闷等。体征有：①心动过速，常为窦性，休息和睡眠时心率仍快；②第一心音亢进，心尖区常有 2/6 级以下收缩期杂音；③收缩压升高、舒张压降低，脉压增大，可见周围血管征；④心脏肥大和心力衰竭；⑤心律失常，以心房颤动、房性早搏等房性心律失常多见。

（4）消化系统 食欲亢进，稀便、排便次数增加。

（5）肌肉骨骼系统 肌无力和肌肉萎缩。部分患者发生甲亢性肌病，呈进行性肌无力和肌肉萎缩，多见于近心端的肩胛和骨盆带肌群。少数可见指端粗厚、重症肌无力和骨质疏松。

（6）其他 女性患者出现月经减少或闭经，男性患者出现阳痿，偶有乳腺增生。外周血淋巴细胞增多，可伴血小板减少性紫癜。少数患者有典型的对称性黏液性水肿，局部皮肤增厚变粗，可伴继发感染和色素沉着。

2. 甲状腺肿大

甲状腺弥漫性、对称性肿大，质地表现不同，多柔软，无压痛，肿大的甲状腺随吞咽而上下移动。甲状腺上下极可触及震颤，闻及血管杂音，为甲状腺功能亢进征的特异性体征。

3. 眼征

有 25% ~ 50% 患者伴有眼征，部分可为单侧，按病变程度分为单纯性（良性、非浸润性）和浸润性（恶性）突眼两类。

（1）单纯性突眼 常无明显症状，仅有下列眼征：轻度突眼（一般不超过 19 ~ 20mm）、Stellwag 征（瞬目减少，睑裂增宽）、Graefe 征（双眼向下看时，上眼睑不能随眼球下落）、Joffroy 征（向上看时前额皮肤不能皱起）和 Mobius 征（两眼看近物时，眼球聚合不良）。

（2）浸润性突眼 自身免疫炎症引起眶内软组织肿胀、增生和眼肌明显病变所致。多见于成年男性，常有明显症状，如眼内异物感、眼部胀痛、畏光、流泪、复视及视力减退等。眼征较单纯性更明显，突眼度超过正常值上限 4mm，左右眼可不等（相差 >3mm）。严重者眼睑肿胀肥厚、闭合不全，结膜充血水肿，角膜溃疡或全眼球炎，甚至失明。

4. 特殊表现

（1）甲状腺危象 甲状腺危象是甲状腺毒症急性加重的综合征，多发生于较重的甲亢未予治疗或治疗不充分的患者。主要诱因有感染、手术、创伤、精神刺激及放射性碘治疗等。临床表现有：高热（体温 >39℃）、心率增快 >140 次/分、烦躁不安、大汗淋漓、厌食、恶心呕吐、腹泻，继而出现虚脱、休克、嗜睡或谵妄，甚至昏迷。部分可伴有心力衰竭、肺水肿，偶有黄疸。白细胞总数及中性粒细胞常升高。血 T_3、T_4 升高，TSH 显著降低，病情轻重与血 TH 水平可不平行。

（2）淡漠型甲亢　多见于老年人，起病隐匿，全身症状明显，以纳差、乏力、消瘦、淡漠为主要表现，易发生心绞痛、心力衰竭、房颤等，高代谢表现、甲状腺肿大及眼征不明显。

（3）亚临床甲亢　患者无自觉症状，血 T_3、T_4 正常，但 TSH 显著降低，部分患者可进展为临床型甲亢。

四、实验室及其他检查

1. 血清甲状腺激素测定

①TT_3 和 TT_4：TT_3 较 TT_4 更为灵敏，更能反映本病的程度与预后；②FT_3 和 FT_4：游离甲状腺激素是发挥生物效应的主要部分，且不受血中 TBG 浓度和结合力的影响，是诊断甲亢的首选指标。

2. TSH 测定

反映甲状腺功能最敏感的指标，也是反映下丘脑－垂体－甲状腺轴功能、鉴别原发性与继发性甲亢的敏感指标，尤其对亚临床型甲亢和甲减的诊断具有更重要意义。测定高敏 TSH（sTSH）灵敏度更高。

3. 甲状腺自身抗体测定

TSH 受体抗体（TRAb）阳性率 75%～96%，是鉴别甲亢病因、诊断 GD 的指标之一。TRAb 中的 TSH 受体抑制性抗体（TSBAb）更能反映自身抗体对甲状腺细胞的刺激功能。多数患者血中可检出甲状腺球蛋白抗体（TGAb）和（或）甲状腺过氧化物酶抗体（TPOAb），如长期持续阳性，且滴度较高则提示可能进展为自身免疫性甲减。

4. 甲状腺摄[131]碘率

主要用于甲状腺毒症病因鉴别：甲状腺功能亢进类型的甲状腺毒症[131]碘摄取率增高；非甲状腺功能亢进类型的甲状腺毒症[131]碘摄取率减低。

5. 其他检查

超声、CT、MRI 等有助于甲状腺、异位甲状腺肿和球后病变性质的诊断。放射性核素扫描有助于诊断甲状腺自主高功能腺瘤。

五、诊断与鉴别诊断

1. 甲亢的诊断

①高代谢症状和体征；②甲状腺肿大；③血清 TT_3、FT_3、TT_4、FT_4 增高，TSH 减低。具备以上三项诊断即可成立。

2. GD 的诊断

①甲亢诊断确立；②甲状腺弥漫性肿大（触诊和 B 超证实）；③眼球突出和其他浸润性眼征；④胫前黏液性水肿；⑤TRAb、TSAb 阳性；⑥TGAb、TPOAb 阳性。

①②项为诊断必备条件，少数病例可以无甲状腺肿大。③④⑤项虽为诊断的辅助条件，但是 GD 甲亢诊断的重要依据。⑥项虽非本病的致病性抗体，但提示本病的自身免疫病因。

3. 鉴别诊断

（1）亚急性甲状腺炎　发病与病毒感染有关。多有发热，短期内甲状腺肿大，触之坚硬而疼痛。白细胞正常或升高，血沉增高，摄[131]碘率下降，TGAb、TPOAb 正常或轻度升高。

（2）慢性淋巴细胞性甲状腺炎　发病与自身免疫有关。多见于中年女性，甲状腺弥漫肿大，尤其是峡部肿大更为明显，质较坚实。TGAb、TPOAb 阳性，且滴度较高。B 超显示甲状腺内部不均匀低密度回声，核素扫描显示甲状腺功能减低，甲状腺细针穿刺可见成堆淋巴细胞。本病常可逐渐发展成甲减。

六、治疗

（一）一般治疗

适当休息、避免精神紧张及过度劳累。补充足够热量和营养，减少碘摄入量，忌用含碘药物。精神紧张和失眠患者可酌用镇静剂。

（二）甲状腺功能亢进的治疗

1. 抗甲状腺药物

有硫脲类（如丙硫氧嘧啶）和咪唑类（如甲巯咪唑和卡比马唑）两类药物。适应证：①病情轻、中度患者；②甲状腺轻、中度肿大；③年龄＜20 岁；④孕妇、高龄或由于其他严重疾病不适宜手术者；⑤手术前和 [131] 碘治疗前的准备；⑥手术后复发且不适宜 [131] 碘治疗者。分为初治、减量和维持期 3 个阶段，疗程通常在 1.5～2.5 年或以上。不良反应有粒细胞减少、药疹和中毒性肝病。

停药的指征为：①肿大的甲状腺明显缩小；②所需的药物维持量小；③血 T_3、T_4、TSH 长期测定在正常范围内；④TSAb 或 TRAb 转阴。目前认为 ATD 维持治疗 18～24 个月可以停药。复发是指甲亢完全缓解，停药半年后又有反复者，多在停药后 1 年内发生。

2. 放射性 [131] 碘治疗

甲状腺能高度摄取和浓集碘，[131] 碘衰减时释出大量 β 射线（在组织内的射程约 2mm）可破坏甲状腺滤泡上皮而减少 TH 分泌。此法安全简便，费用低廉，临床治愈率高，复发率低。适应证：①成人 GD 伴甲状腺肿大 Ⅱ 度以上；②抗甲状腺药物治疗失败或过敏；③甲亢手术后复发；④甲状腺毒症心脏病或甲亢伴其他病因的心脏病；⑤甲亢合并白细胞和（或）血小板减少或全血细胞减少；⑥老年甲亢；⑦甲亢合并糖尿病；⑧毒性多结节性甲状腺肿；⑨自主功能性甲状腺结节合并甲亢。

禁忌证：妊娠和哺乳期妇女。主要并发症为甲状腺功能减退，发生甲减后均需用甲状腺素替代治疗。

3. 手术

适应证：①中、重度甲亢，长期服药无效，停药后复发或不愿长期服药者；②甲状腺显著肿大，压迫邻近器官；③胸骨后甲状腺肿伴甲亢者；④结节性甲状腺肿伴甲亢者。

禁忌证：①伴严重 Graves 眼病；②合并较重心、肝、肾疾病，不能耐受手术；③妊娠初 3 个月和第 6 个月以后。

4. 其他治疗

（1）β 受体阻滞剂适用于各类甲亢，但主要在药物治疗的初治期使用，可控制心动过速等临床症状。也用于甲状腺危象、[131] 碘治疗前后及手术前准备。常用比索洛尔、美托洛尔等。

（2）复方碘液仅适用于甲状腺危象及手术前准备。

（三）Graves 眼病的治疗

轻度 Graves 眼病病程一般呈自限性，治疗以局部治疗和控制甲亢为主。治疗包括：①畏光：戴有色眼镜；②角膜异物感：人工泪液；③保护角膜：夜间遮盖；④眶周水肿：抬高床头；⑤轻度复视：棱镜矫正；⑥戒烟；⑦有效控制甲亢等。

中、重度 Graves 眼病在上述治疗基础上根据具体情况强化治疗，包括：甲状腺制剂、免疫抑制剂、放射治疗和眶减压手术。

（四）甲状腺危象的治疗

积极治疗甲亢是预防危象发生的关键。抢救措施包括：①抑制 TH 合成：使用大量抗甲状腺药物，首选丙硫氧嘧啶；②抑制 TH 释放：抗甲状腺药物、复方碘溶液和碘化钠；③迅速阻滞儿茶酚胺释放，降低周围组织对甲状腺激素的反应性：如普萘洛尔；④肾上腺糖皮质激素：常用氢化可的松；⑤对症治疗：如降温、镇静、保护脏器功能、防治感染等；⑥其他：如血液透析、腹膜透析或血浆置换等。

第二十三节　糖尿病

糖尿病（DM）是由多种病因引起以慢性高血糖为特征的代谢异常综合征，基本病理生理改变是由于胰岛素绝对或相对不足，引起糖、蛋白质、脂肪和继发的水、电解质代谢紊乱。早期无症状，典型症状为多尿、多饮、多食、消瘦等。

分为 1 型糖尿病、2 型糖尿病、其他特殊类型糖尿病、妊娠期糖尿病（GDM）四类。

1. 1 型糖尿病、2 型糖尿病的临床特点及鉴别要点

见表 10-7。

2. 其他特殊类型糖尿病

按病因及发病机制分为 8 种亚型，包括 1985 年 WHO 分类标准中所有继发性糖尿病，同时也包括已经明确病因的类型，胰腺外分泌疾病、一系列内分泌疾病、药物或化学物质引起者实际上为继发性糖尿病。

3. 妊娠期糖尿病（GDM）

GDM 是在确定妊娠后，发现有各种程度的葡萄糖耐量减低（IGT）或明显的糖尿病。GDM 的临床重要性在于有效处理高危妊娠，从而降低许多与之有关的围生期疾病的患病率和病死率。大部分 GDM 妇女分娩后血糖恢复正常，但仍有日后发生糖尿病的高度危险性。

表 10-7　1 型糖尿病与 2 型糖尿病的鉴别要点

	1 型糖尿病	2 型糖尿病
年龄	多见于儿童和青少年	多见于中、老年
起病	急	多数缓慢
症状	明显	较轻或缺如
酮症酸中毒	易发生	少见
自身免疫性抗体	阳性率高	阴性
血浆胰岛素和 C 肽	低于正常	正常、高于正常或轻度降低
治疗原则	必须胰岛素治疗	基础治疗、口服降糖药，必要时用胰岛素

一、病因与发病机制

1. 1 型糖尿病

某些环境因素如病毒感染、化学物质、饮食因素等作用于遗传易感性个体，激活 T 淋巴细胞介导的一系列自身免疫反应，选择性引起胰岛 β 细胞破坏和功能衰竭，胰岛素分泌绝对缺乏导致 1 型糖尿病。

2. 2 型糖尿病

遗传因素在 2 型糖尿病比 1 型糖尿病更重要，胰岛素抵抗和胰岛 β 细胞胰岛素功能缺陷，联合环境因素，导致 2 型糖尿病。中心性肥胖、高热量饮食及缺乏体力活动是导致 2 型糖尿病最主要的环境因素。

二、临床表现

1. 无症状期

多数 2 型糖尿病患者先有肥胖、高血压、动脉硬化、高脂血症或心血管病，出现症状前数年已存在高胰岛素血症、胰岛素抵抗。糖耐量减低（IGT）和空腹血糖受损（IFG）被认为是糖尿病的前期状态。

2. 典型症状

糖尿病的典型表现常被描述为"三多一少"，即多尿、多饮、多食和体重减轻。1 型患者大多起病较快，病情较重，症状明显且严重。2 型患者多数起病缓慢，病情相对较轻，肥胖患者起病后也会体重减轻。

3. 其他症状

反应性低血糖可为首发表现；可有皮肤瘙痒，尤其是外阴瘙痒；视力模糊；女性月经失调，男性阳痿等。

4. 并发症

（1）急性并发症　酮症酸中毒、糖尿病高渗性非酮症昏迷、乳酸性酸中毒等。

（2）慢性并发症　主要有糖尿病肾脏病变、糖尿病视网膜病变、糖尿病性心脏病变、糖尿病性脑血管病变、糖尿病性神经病变（周围神经病变、自主神经病变）、糖尿病足和其他（如白内障、青光眼、视网膜黄斑病和虹膜睫状体病变、皮肤病变等）。

（3）感染　多为化脓性细菌感染、肺结核和真菌感染等。

三、实验室及其他检查

1. 尿糖

尿糖阳性为诊断的重要线索，但非诊断依据。

2. 血糖

血糖是诊断的主要依据，也是长期监控病情和判断疗效的主要指标。

3. 口服葡萄糖耐量试验（OGTT）

当血糖高于正常范围而又未达到糖尿病诊断

标准，须在清晨空腹做 OGTT。

4. 糖化血红蛋白 A₁（GHbA₁）测定

主要测定 $GHbA_{1c}$，可反映取血前 8 ~ 12 周的平均血糖状况，$GHbA_{1c} \geq 65g/L$ 有助于糖尿病的诊断。$GHbA_{1c}$ 还是监测糖尿病病情控制的重要指标，尤其是对于血糖波动较大的患者。

5. 血浆胰岛素、C 肽测定

反映胰岛 β 细胞的功能情况。1 型糖尿病者明显降低，2 型糖尿病可呈现高、正常及低的变化。

6. 自身免疫反应的标志性抗体

多数 1 型糖尿病患者在发现高血糖时，在血清中可出现一组胰岛细胞相关抗体，比较重要的有胰岛细胞胞浆抗体（ICA）、胰岛素自身抗体（IAA）、谷氨酸脱羧酶抗体（GAD - Ab）等。

7. 其他检查

血脂、腹部超声、眼底血管荧光造影、肌电图、运动神经传导速度及尿白蛋白排泄率等。

四、诊断与鉴别诊断

1. 诊断要点

有"三多一少"症状，原因不明的酸中毒、脱水、昏迷、休克，反复发作的皮肤疖或痈、真菌性阴道炎、结核病等，血脂异常、高血压、冠心病、脑卒中、肾病、视网膜病、周围神经炎、下肢坏疽以及代谢综合征，高危人群如空腹血糖受损、糖耐量减低、年龄 45 岁以上、肥胖、糖尿病或肥胖家族史等均为糖尿病的重要诊断线索。

糖尿病诊断以血糖异常升高为依据，应注意单纯空腹血糖正常不能排除糖尿病的诊断，应检测餐后血糖，必要时进行 OGTT。

表 10 - 8 糖代谢状态分类（WHO 1999）

糖代谢分类	静脉血浆葡萄糖（mmol/L）	
	空腹血糖	糖负荷后 2 小时血糖
正常血糖	<6.1	7.8
空腹血糖受损（IFG）	6.1 ~ 7.0	<7.8
糖耐量减低（IGT）	<7.0	7.8 ~ 11.1
糖尿病	≥7.0	≥11.1

注：IFG 和 IGT 统称为糖调节受损，也称糖尿病前期。

表 10 - 9 糖尿病的诊断标准（中国 2 型糖尿病防治指南 2013）

诊断标准	静脉血浆葡萄糖水平（mmol/L）
（1）糖尿病症状（多饮、多尿、多食、体重下降）加上随机血糖检测	≥11.1
或加上	
（2）空腹血糖检测	≥7.0
或加上	
（3）葡萄糖负荷后 2 小时血糖检测	≥11.1
无糖尿病症状者，需改日重复检查	

注：空腹状态指至少 8 小时没有进食热量；随机血糖指不考虑上次用餐时间，一天中任意时间的血糖，不能用来诊断空腹血糖受损或糖耐量异常。

2. 鉴别诊断

（1）肾性糖尿 因肾糖阈降低所致，虽尿糖阳性，但血糖及 OGTT 正常。

（2）继发性糖尿病 肢端肥大症、库欣综合征、嗜铬细胞瘤等表现有血糖高、糖耐量异常，但有相应的临床表现、血中相应激素水平增高以及影像学改变。

五、治疗

糖尿病强调早期、长期、个体化、积极而理性的治疗原则。

治疗目标：为纠正代谢紊乱，使血糖、血脂、血压降至正常或接近正常，消除症状、防止或延缓并发症，提高生活质量，延长寿命。2型糖尿病的控制目标见表10-10。

表10-10 中国2型糖尿病的控制目标

指标	目标值
血糖（mmol/L）*	
空腹	4.4~7.0
非空腹	10.0
糖化血红蛋白（g/L）	<70
血压（mmHg）	<140/80
总胆固醇（mmol/L）	<4.5
高密度脂蛋白胆固醇（mmol/L）	
男性	>1.0
女性	>1.3
甘油三酯（mmol/L）	<1.7
低密度脂蛋白胆固醇（mmol/L）	
未合并冠心病	<2.6
合并冠心病	<1.8
体质指数（kg/m²）	<24.0
尿白蛋白/肌酐比值[mg/mmol（mg/g）]	
男性	<2.5（22.0）
女性	<3.5（31.0）
尿白蛋白排泄率（μg/min（mg/d））	<20.0（30.0）
主动有氧活动（min/w）	≥150.0

*毛细血管血糖。

1. 健康教育 对患者和家属耐心宣教，使其了解糖尿病的基础知识和治疗控制要求，积极配合治疗并使疾病控制达标，有利于提高患者的自信心、依从性和自我管理能力。

2. 营养治疗 作为基础治疗，糖尿病及糖尿病前期患者均需接受个体化的医学营养治疗。部分轻症患者只需营养治疗即可达到理想或良好控制。关键是控制总热量的摄入，合理、均衡分配各种营养素，定量定时进餐，达到患者的代谢控制目标，并尽可能满足个人饮食喜好。

3. 运动治疗 运动锻炼可增加胰岛素的敏感性，有助于控制血糖，减轻体重，减少心血管危险因素。适用于病情相对稳定者，尤其是适合于肥胖的2型糖尿病患者。运动治疗应在医师指导下进行，运动前要进行必要的评估。

4. 口服降糖药物治疗

（1）双胍类 主要通过减少肝糖输出和改善外周胰岛素抵抗而降低血糖，是2型糖尿病患者控制高血糖的一线用药和药物联合中的基本用药。尤其是对于肥胖、伴血脂异常及高血压或高胰岛素血症的患者，可减轻体重，减少其心血管事件和死亡。单独应用不导致低血糖，但与胰岛素或胰岛素促泌剂联用，可增加低血糖发生风险。常用药物为盐酸二甲双胍，主要副作用为胃肠道反应，禁用于肾功能不全、严重缺氧患者。

（2）磺脲类 主要通过刺激胰岛B细胞分泌胰岛素，提高体内胰岛素水平而降低血糖。主要适用于：①经饮食与运动治疗未能良好控制的非肥胖2型糖尿病患者；②肥胖2型糖尿病患者应用双胍类血糖控制仍不满意，或因胃肠道反应不能耐受，可加用或改用磺脲类。常用有格列本脲、格列吡嗪、格列美脲、格列齐特、格列喹酮等。主要副作用为低血糖反应。

（3）噻唑烷二酮类（TZDS） 主要通过增强靶细胞对胰岛素作用的敏感性而降低血糖。适用于2型糖尿病患者，尤其是肥胖、胰岛素抵抗明显者。可单独使用，也可与磺脲类或胰岛素等联合应用。常用药物有罗格列酮、吡格列酮等。主要副作用为水肿和体重增加。

（4）格列奈类 为非磺脲类胰岛素促泌剂。主要通过刺激胰岛素早时相分泌而降低餐后血糖，适用于2型糖尿病早期餐后高血糖阶段或以餐后高血糖为主的患者。须在餐前即刻服用，可单独使用或与其他降糖药物联用（磺脲类除外）。常用药物有瑞格列奈、那格列奈等。主要副作用为低血糖和体重增加，但低血糖风险小于磺脲类，可用于肾功能不全患者。

（5）α-葡萄糖苷酶抑制剂 通过抑制碳水化合物在小肠的吸收而降低餐后血糖。适用于以碳水化合物为主要食物成分和餐后血糖升高的患者，须在进餐时服用。常用药物有阿卡波糖、伏格列波糖和米格列醇，常见副作用为腹胀、排气等胃肠道反应。

（6）二肽基肽酶-4（DPP-4）抑制剂 主

要通过抑制 DPP-4 而减少胰高糖素样肽-1（GLP-1）在体内的失活，使内源性 GLP-1 水平增高，GLP-1 以葡萄糖浓度依赖的方式增加胰岛素分泌，抑制胰高糖素分泌。常用药物有西格列汀、沙格列汀、维格列汀。

5. 胰高糖素样肽-1（GLP-1）受体激动剂

主要通过激动 GLP-1 受体而发挥降糖作用。GLP-1 以葡萄糖浓度依赖的方式增加胰岛素分泌，抑制胰高糖素分泌，并能延缓胃排空，抑制食欲，减少食量，有效降低血糖，显著降低体重，改善血压和甘油三酯。可单独应用或与其他口服降糖药物联合使用。常用药物有利拉鲁肽、艾塞那肽，需皮下注射。常见副作用为恶心呕吐等胃肠道症状。

6. 胰岛素治疗

胰岛素治疗是控制高血糖的重要措施，有时甚至是必不可少的手段。

（1）适应证　①1 型糖尿病维持生命所必需。②2 型糖尿病 β 细胞功能明显减退，经饮食、运动和口服降糖药治疗仍控制不佳者。③糖尿病酮症酸中毒、高渗性昏迷和乳酸性酸中毒伴高血糖时。④各种严重的糖尿病急性或慢性并发症。⑤围手术期、妊娠期。⑥某些特殊类型糖尿病。

（2）使用原则　应在综合治疗基础上进行。根据血糖水平、β 细胞功能缺陷程度、胰岛素抵抗程度、饮食和运动状况等，选择胰岛素剂型及剂量。一般从小剂量开始，用量、用法必须个体化，及时稳步调整剂量。

（3）不良反应　低血糖反应最常见，其他有过敏反应、局部反应（注射局部红肿、皮下脂肪萎缩或增生）、胰岛素水肿、视力模糊等。

7. 减重手术治疗　适用于伴有肥胖的 2 性糖尿病患者，应慎重评估，掌握适应证。通过腹腔镜操作的减肥手术最常用，并发症最少。

8. 慢性并发症治疗

（1）糖尿病肾病　严格控制血糖、血压，保护肾脏功能。应用 ACEI 或 ARB，除可降低血压外，还可减轻微量白蛋白尿，延缓肾衰竭的发生和发展。

（2）糖尿病视网膜病变　控制血糖、血压、血脂可预防或延缓糖尿病视网膜病变的发生和进展。常使用羟基苯磺酸钙、ACEI、ARB、胰激肽原酶等，必要时尽早应用激光光凝治疗，争取保存视力。

（3）糖尿病周围神经病变　①控制血糖、血压、血脂；②神经修复：甲基维生素 B_{12}、生长因子等；③抗氧化应激：α-硫辛酸；④改善微循环：前列地尔、西洛他唑、胰激肽原酶以及活血化瘀中药等；⑤改善代谢紊乱、神经营养及对症治疗等。

（4）糖尿病足　强调注意预防，防止外伤、感染，积极治疗下肢血管病变和末梢神经病变。

9. 胰腺移植和胰岛细胞移植

仅限于伴终末期肾病的 1 型糖尿病患者。

六、预防

糖尿病强调三级预防：

一级预防的对象是一般人群，目的是控制各种危险因素，降低糖尿病的发病率，又称为初级预防。一级预防措施包括：①健康教育；②预防和控制肥胖；③加强体育锻炼和体力活动；④提倡膳食平衡；⑤戒烟、限酒。

二级预防就是针对高危人群的预防，通过定期筛查尽量做到糖尿病的早发现、早诊断和早治疗，预防延缓糖尿病及其并发症的发生和进展。高危人群指：①年龄在 40 岁以上；②有糖尿病阳性家族史；③肥胖者；④曾患妊娠糖尿病的妇女；⑤娩出过巨大儿的妇女；⑥高血压者；⑦高血脂者。对 45 岁以上的人来说，应该每 3 年进行一次血糖检测，以早发现，早诊断，早治疗。对于肥胖或超重的人来说，每 1~2 年进行一次检测。

三级预防是针对糖尿病患者的预防措施，强调糖尿病的规范治疗和疾病管理，预防并发症的发生，提高生命质量，降低致残率、致死率。

附：糖尿病酮症酸中毒（DKA）

ADK 是由于糖尿病胰岛素重度缺乏及升糖激素不适当升高，引起糖、脂肪、蛋白质代谢紊乱，出现以高血糖、酮症、代谢性酸中毒和脱水为主要表现的严重急性并发症。

1. 病因

本症多发生在 1 型糖尿病，在一定诱因下 2 型糖尿病也可发生。常见的诱因有感染、停用或减用胰岛素、饮食失调、外伤、手术、麻醉、急性脑血管病、精神因素、妊娠与分娩等。

2. 临床表现

酮症早期"三多一少"、疲倦等症状加重。酸中毒时则出现食欲减退、恶心、呕吐、极度口渴、尿量增多、呼吸深快、呼气有烂苹果味。后期尿少、失水、眼眶下陷、皮肤黏膜干燥、血压下降、心率加快、四肢厥冷。晚期常有不同程度意识障碍，反射迟钝、消失，昏迷。

3. 辅助检查

尿糖及尿酮呈强阳性。血糖多为 16.7 ~ 33.3mmol/L，甚至更高。血酮体和血 β - 羟丁酸升高。二氧化碳结合力降低，失代偿后 pH < 7.35，BE 负值增大，阴离子间隙增大。血钠、血氯降低；初期血钾可正常或升高，治疗后钾可迅速下降。白细胞计数增高，常以中性粒细胞增多为主。

4. 诊断

"三多一少"症状加重，有恶心、厌食、酸中毒、脱水、休克、昏迷，尤其是呼吸有酮味（烂苹果味）、血压低而尿量多者，不论有无糖尿病病史，均应考虑本症的可能。如血糖升高、尿糖强阳性、尿酮体阳性即可确诊糖尿病酮症；如兼有血 pH、CO_2CP 下降及 BE 负值增大者即可诊断为 DKA。

5. 治疗

①立即补液为救治的关键性措施；②小剂量（短效）胰岛素治疗，一般 0.1U/（kg·h）持续应用；③纠正酸碱平衡失调，以纠正代谢性酸中毒为主；④充分补钾；⑤去除诱因和处理并发症。

第二十四节　痛　风

痛风是嘌呤代谢紊乱及（或）尿酸排泄减少所引起的一种晶体性关节炎，临床表现为高尿酸血症和尿酸盐结晶沉积所致的特征性急性关节炎、痛风石形成、痛风石性慢性关节炎，并可发生尿酸盐肾病、尿酸性尿路结石等，严重者可出现关节致残、肾功能不全。

一、病因及分类

痛风分为原发性和继发性两大类。在排除其他基础疾病的基础上，由于先天性嘌呤代谢障碍和（或）尿酸排泄减少所致的痛风称为原发性痛风；继发性痛风由其他疾病所致，如肾脏病、血液病，或由于服用某些药物、肿瘤放化疗等多种原因引起。原发性痛风有一定的家族遗传性，由遗传因素和环境因素共同致病，绝大多数发病原因不明。原发性痛风常与中心性肥胖、高脂血症、糖尿病、高血压以及心脑血管病伴发。

二、发生机制

血液或关节滑囊中的尿酸盐浓度达到饱和状态，在酸性条件下，出现尿酸盐结晶，沉积在骨关节、关节周围软组织、肌腱、肾脏，导致反应性关节炎和痛风石以及痛风性肾病。痛风的形成与尿酸的溶解度有关。影响溶解度的因素除尿酸盐浓度外，还与雌激素水平下降、尿酸与血浆蛋白结合减少、局部温度和 pH 值降低等有关。高尿酸血症为痛风发生的最重要的生化基础。

三、临床表现

原发性痛风 95% 为男性，初次发作年龄一般为 40 岁以后，但近年来有年轻化趋势；女性患者大多出现在绝经期后。按照痛风的自然病程可分为急性期、间歇期、慢性期。

1. 急性发作期

发病前可无任何先兆。诱发因素有饱餐饮酒、过度疲劳、紧张、关节局部损伤、手术、受冷受潮等。常在夜间发作的急性单关节炎通常是痛风的首发症状，60% ~ 70% 首发于第一跖趾关节，表现为凌晨关节痛而惊醒、进行性加重、剧痛如刀割样或咬噬样，关节局部发热、红肿及明显触痛，酷似急性感染，首次发作的关节炎多于数天或数周内自行缓解。可伴有全身表现，如发热、头痛、恶心、心悸、寒战并伴白细胞升高，血沉增快。

2. 间歇期

急性关节炎发作缓解后，一般仅有发作部位皮肤色素加深，呈暗红色或紫红色、脱屑、发痒，称为无症状间歇期。随着病情的进展间歇期逐渐缩短。每年发作次数增多，症状持续时间延长，以致不能完全缓解，且受累关节增多，甚至累及关节周围滑囊、肌腱、腱鞘等，症状渐趋不典型。

3. 慢性痛风石病变期

尿酸盐反复沉积使局部组织发生慢性异物样反应，沉积物周围被单核细胞、上皮细胞、巨噬细胞包绕，纤维组织增生形成结节，称为痛风石。痛风石多在起病10年后出现，是病程进入慢性的标志，典型部位在耳郭，也常见于足趾、手指、腕、踝、肘等关节周围，隆起于皮下，外观为大小不一的黄白色赘生物，表面菲薄，破溃后排出白色粉末状或糊状物，经久不愈。当痛风石发生于关节内，可造成关节软骨及骨质侵蚀破坏、增生、关节周围组织纤维化，出现持续关节肿痛、强直、畸形，甚至骨折，称为痛风石性慢性关节炎。

4. 肾脏病变

肾脏病理检查几乎均有损害，大约1/3患者在痛风病程中出现肾脏症状。

（1）尿酸盐肾病　尿酸盐结晶沉积于肾组织，特别是肾髓质和锥体部，可导致慢性间质性肾炎，使肾小管变形、萎缩、纤维化、硬化，进而累及肾小球血管床。表现为肾小管浓缩功能下降、夜尿增多、低比重尿、血尿、蛋白尿、腰痛、水肿、高血压，晚期肾功能不全等。

（2）尿酸性尿路结石　尿液中尿酸浓度增加并沉积形成尿路结石，可能出现于痛风关节炎发病之前。较小者呈沙砾状随尿排出，可无症状。较大者梗阻尿路，引起肾绞痛、血尿、肾盂肾炎、肾盂积水等。单纯尿酸结石X线常不显影，少部分与草酸钙、磷酸钙等混合可显示结石阴影。

（3）急性尿酸性肾病　多见于继发性高尿酸血症，主要见于肿瘤放疗化疗后，血、尿尿酸突然明显升高，大量尿酸结晶沉积于肾小管、集合管、肾盂、输尿管，造成广泛严重的尿路阻塞，表现为少尿、无尿、急性肾功能衰竭，尿中可见大量尿酸结晶和红细胞。

四、实验室及其他检查

1. 血尿酸测定

以尿酸酶法应用最广。血尿酸≥416μmol/L（7.0mg/dL）为高尿酸血症。由于血尿酸受多种因素影响，存在波动性，应反复测定。

2. 尿尿酸测定

低嘌呤饮食5天后，留取24小时尿，通过尿尿酸测定，可初步判定高尿酸血症的分型：①尿酸生成过多型，仅占少数；②尿酸排泄减少型；③同时存在生成增多和排泄减少两种缺陷。以上分型有助于降尿酸药物的选择。

3. 滑液及痛风石检查

急性关节炎期，行关节穿刺抽取滑液，在偏振光显微镜下，滑液中或白细胞内有负性双折光针状尿酸盐结晶，阳性率约为90%。穿刺或活检痛风石内容物，亦可发现同样形态的尿酸盐结晶。此项检查具有确诊意义，应视为痛风诊断的"金标准"。

4. X线检查

急性关节炎期可见关节周围软组织肿胀；慢性关节炎期可见关节间隙狭窄、关节面不规则、痛风石沉积，典型者骨质呈虫蚀样或穿凿样缺损、边缘呈尖锐的增生硬化，严重者出现脱位、骨折。

5. 其他

（1）超声检查　由于大多尿酸性尿路结石X线检查不显影，可行肾脏超声检查，亦可了解肾损害的程度。

（2）CT扫描　受累部位可见不均匀高密度斑点状痛风石影像。

（3）双能X线骨密度检查　可早期查得受损关节骨密度下降。

五、诊断与鉴别诊断

1. 诊断要点

主要依靠临床表现、血尿酸水平、查找尿酸盐结晶和影像学检查。

2. 鉴别诊断

（1）急性痛风性关节炎应与风湿热、丹毒、蜂窝织炎、化脓性关节炎、创伤性关节炎等相鉴别 主要诊断依据为具备下列1条：①滑液中的白细胞有吞噬尿酸盐结晶的现象；②关节腔积液穿刺或结节活检有大量尿酸盐结晶；③有反复发作的急性单关节炎和无症状间歇期、高尿酸血症及对秋水仙碱治疗有特效者。

（2）类风湿关节炎 多见于青中年女性；关节肿痛且好发于手指小关节和腕、踝、膝关节，伴明显晨僵、关节畸形僵硬；血尿酸正常，有高滴度的类风湿因子等；X线示关节面粗糙，间隙狭窄，甚至关节面融合。

（3）风湿性关节炎 多见于年轻女性；大关节游走性、对称性红肿热痛，无关节畸形，伴其他风湿活动表现（环形红斑、全心炎等）；血尿酸正常，有血沉增快、抗链"O"增高等风湿活动实验室表现；X线检查无关节畸形。

（4）非尿酸性尿路结石 胱氨酸结石X线下也不显影，含钙结石（如草酸钙、碳酸钙结石）X线显影易与痛风混合型尿路结石混淆，但均无血尿酸增高。

六、治疗

原发性痛风缺乏病因治疗，因此不能根治。治疗目标：①迅速控制痛风性关节炎的急性发作；②预防急性关节炎复发；③纠正高尿酸血症；④防治尿酸结石和肾脏损害。

（一）一般治疗

1. 饮食控制

应采用低热能膳食，避免高嘌呤食物（主要包括动物内脏、沙丁鱼、蛤、蚝等海味及浓肉汤，其次为鱼虾类、肉类、豌豆等），可食用各种谷类制品、水果、蔬菜、牛奶、奶制品、鸡蛋等。保持理想体重。严格戒饮各种酒类，每日饮水应在2000mL以上。

2. 避免诱因

避免暴食酗酒、受凉受潮、过度疲劳、精神紧张，穿鞋要舒适、防止关节损伤、慎用影响尿酸排泄的药物，如某些利尿剂、小剂量阿司匹林等。

3. 防治伴发疾病

同时治疗伴发的肥胖、高脂血症、糖尿病、高血压、心脑血管病等。

（二）急性痛风性关节炎的治疗

卧床休息、抬高患肢、避免负重。暂缓使用降尿酸药物，以免引起血尿酸波动，延长发作时间或引起转移性痛风。

1. 秋水仙碱

可抑制炎性细胞趋化，对制止炎症、止痛有特效。应及早使用，大部分患者于用药后24小时内疼痛可明显缓解，传统用法是口服给药0.5mg/h或1mg/2h，直至出现下列3个停药指标之一：①疼痛、炎症明显缓解；②出现恶心呕吐、腹泻等；③24小时总量达6mg。秋水仙碱治疗剂量与中毒剂量十分接近，除胃肠道反应外，可有白细胞减少、再生障碍性贫血、肝细胞损害、脱发等，有肝肾功能不全者慎用。

目前用药方案为秋水仙碱0.5mg，每天1～3次。

2. 非甾类抗炎药（NSAIDs）

通常开始使用足量，症状缓解后减量。最常见的副作用是胃肠道症状，也可能加重肾功能不全，影响血小板功能等。活动性消化道溃疡者禁用。

3. 糖皮质激素

通常用于秋水仙碱和非甾类抗炎药无效或不能耐受者。口服泼尼松每日20～30mg，3～4天后逐渐减量停服。长期使用易使血压、血糖升高。

（三）间歇期和慢性期的治疗

旨在控制血尿酸在正常水平，保护肾功能。降尿酸药物分为两类，一类是促尿酸排泄药，另一类是抑制尿酸生成药，二者均有肯定的疗效。为防止用药后血尿酸迅速降低诱发急性关节炎，应在急性发作缓解2周后从小剂量开始，逐渐加至治疗量，生效后改为维持量，长期服用，使血尿酸维持在327μmol/L（5.5mg/dL）以下。

1. 促尿酸排泄药

抑制近端肾小管对尿酸的重吸收，以利尿酸排泄。由于大多数痛风患者属于尿酸排泄减少型，因此，适用于肾功能正常或轻度异常（内生肌酐清除率＜30mL／min 时无效）者。无尿路结石及尿酸盐肾病患者可选用下列排尿酸药，但用药期间服用碱性药物，如碳酸氢钠 1～2g，每日 3 次，使尿 pH 保持在 6.2～6.5，并嘱大量饮水，增加尿量。常用药物：苯溴马隆，50mg，每日 1 次，渐增至 100mg，每日 1 次。其主要副作用为胃肠道反应如腹泻，偶见皮疹、过敏性结膜炎及粒细胞减少等。其他还有丙磺舒、磺吡酮，但相比较副作用较大。

2. 抑制尿酸生成药

能抑制黄嘌呤氧化酶，阻断黄嘌呤转化为尿酸，减少尿酸生成。用于尿酸产生过多型的高尿酸血症，或不宜使用促尿酸排泄药者，也可用于继发性痛风。

（1）别嘌醇 对黄嘌呤氧化确有很强抑制作用。100mg，每日 1 次，渐增至 100～200mg，每日 3 次。一日最大剂量 600mg。主要副作用：胃肠道反应、皮疹、药物热、骨髓抑制、肝肾功能损害等，可发生严重的超敏反应综合征，表现为高热、毒性上皮细胞坏死及剥脱性皮炎，进行性肝肾功能衰竭，甚至死亡。对于肾功能不全者，应减量使用。应定期检查肝肾功能、血尿常规等。

（2）非布司他 为黄嘌呤氧化酶抑制剂，但不抑制其他参与嘌呤和嘧啶合成代谢的酶，副作用相对较轻，主要为肝功异常、恶心、关节痛等。适用于痛风患者高尿酸血症的长期治疗，40～80mg，每日 1 次。

（四）肾脏病变的治疗

1. 碱性药物

降尿酸治疗同时应碱化尿液，促进尿酸溶解。碳酸氢钠片：口服，每次 0.5～2g，每日 3 次。应定期监测尿液 pH 值，使之保持在 6.2～6.5，同时保持尿量，这是预防和治疗痛风相关肾脏病变的必要措施。

2. 利尿剂

对于痛风性肾病，在使用利尿剂时应避免使用影响尿酸排泄的噻嗪类利尿剂、呋塞米、利尿酸等，可选择螺内酯（安体舒通）等。碳酸酐酶

抑制剂乙酰唑胺兼有利尿和碱化尿液作用，亦可选用。

3. 降压

可用血管紧张素转化酶抑制剂，避免使用减少肾脏血流量的 β 受体阻滞剂和钙拮抗剂；其他治疗同各种原因引起的慢性肾损害。

4. 尿酸性尿路结石

大部分可溶解并自行排出，体积大且固定者可体外碎石或手术治疗。

5. 急性尿酸性肾病

除使用别嘌醇积极降低血尿酸外，应按急性肾功能衰竭进行处理。对于慢性肾功能不全可行透析治疗，必要时可做肾移植。

（五）无症状高尿酸血症的治疗

对于血尿酸水平在 535μmol/L（9.0mg/dL）以下，无痛风家族史者一般无须用药治疗，但应控制饮食，避免诱因，并密切随访。如果伴发高血压病、糖尿病、高脂血症、心脑血管病等，应在治疗伴发病的同时，适当降低血尿酸。

（六）继发性痛风的治疗

除上述治疗外，还需积极治疗原发病。

第二十五节 类风湿关节炎

类风湿性关节炎是一种异质性、系统性，以侵蚀性、对称性多关节炎为主要表现的自身免疫性疾病。多发生于中年女性，男女之比为 1∶3。

一、病因与发病机制

1. 病因

本病为一种抗原驱动、T 细胞介导及与遗传相关的自身免疫病。

2. 发病机制

主要发病机制为免疫功能紊乱，滑膜关节组织的某些特殊成分或体内产生的内源性物质作为自身抗原，启动特异性免疫应答，导致相应的关节炎症状。

二、病理

基本病理改变为滑膜炎，急性期滑膜表现为

渗出性和细胞浸润性；进入慢性期，滑膜肥厚，形成绒毛样突起，突向关节腔内或侵入到软骨和软骨下骨质。绒毛又称血管翳，具有很强的破坏性，是导致关节破坏、畸形、功能障碍的病理基础。

三、临床表现

类风湿性关节炎可发生于任何年龄，80%发生于35～50岁。多以缓慢、隐匿方式发病。

（一）关节表现

1. 晨僵

见于95%以上患者，经夜间休息后，晨起时受累关节出现较长时间的僵硬、胶粘着样感觉，一般持续1小时以上。

2. 疼痛

出现最早的表现。最常出现的部位为腕、掌指关节、近端指间关节，其次是趾、膝、踝、肘、肩等关节。多呈对称性、持续性，但时轻时重。

3. 肿胀

呈对称性，以腕、掌指关节、近端指间关节、膝关节最常受累。

4. 关节畸形

多见于较晚期患者，常见的有手指关节的尺侧偏斜、鹅颈样畸形，纽扣花畸形等。

5. 关节功能障碍

分为四级：Ⅰ级：能照常进行日常生活和工作；Ⅱ级：能生活自理，并参加一定工作，但活动受限；Ⅲ级：仅能生活自理，不能参加工作和其他活动；Ⅳ级：生活不能自理。

（二）关节外表现

1. 类风湿结节

较特异的皮肤表现，多在关节的隆突部位及皮肤的受压部位，如上肢的鹰嘴突、腕部及下肢的踝部出现皮下小结，大小不一、质硬、无压痛、对称性分布。常提示疾病处于活动阶段。

2. 类风湿血管炎

重症患者可见出血性皮疹，指（趾）端坏疽、皮肤溃疡、巩膜炎等。

3. 肺

约30%患者可表现为肺间质病变、胸膜炎及肺结节样改变。

4. 心脏

可伴发心包炎、心肌炎和心内膜炎。超声心动图检查约30%患者有心包积液，但多无临床症状。

5. 神经系统

神经受累是患者出现神经系统病变的常见原因，最常受累的神经有正中神经、尺神经以及桡神经，表现复杂多样。

6. 其他

可伴有贫血，为正红细胞正色素性贫血；口干、眼干等干燥综合征表现。

四、实验室及其他检查

1. 血象

有轻度至中度贫血。活动期血小板可增高，白细胞总数及分类大多正常。

2. 炎性标记物

可判断类风湿关节炎活动程度。活动期血沉增快，C反应蛋白升高。

3. 自身抗体

（1）类风湿因子（RF）　常规检测为IgM型，阳性率为70%～80%，且其滴度与疾病的活动性和严重性成正比。

（2）抗角蛋白抗体谱　抗角蛋白抗体（AKA）、抗核周因子（APF）和抗环瓜氨酸肽抗体（CCP）等自身抗体，对RF的诊断有较高的特异性，有助于早期诊断。但敏感性不如RF。

4. 关节影像学检查

（1）X线摄片　对疾病的诊断、关节病变分期均很重要。首选双手指及腕关节摄片检查，骨损害的X线表现分为4期：Ⅰ期：可见关节周围软组织肿胀或关节端骨质疏松。Ⅱ期：可见关节间隙狭窄。Ⅲ期：可见关节面出现虫蚀样破坏。Ⅳ期：可见关节脱位或半脱位或关节强直（纤维性强直或骨性强直）。

（2）CT和MRI　CT有助于发现早期骨侵蚀和关节脱位等改变。MRI有助于发现关节内透明软骨、滑膜、肌腱、韧带和脊髓病变。

5. 关节滑液检查

滑液增多，微混浊，黏稠度降低，呈炎性特

点，滑液中白细胞升高。

6. 关节镜及针刺活检

关节镜对诊断及治疗均有价值，针刺活检操作简单、创伤小。

五、诊断与鉴别诊断

1. 诊断要点

按美国风湿病学会 1987 年修订的分类标准，共 7 项：①晨僵持续至少 1 小时（≥6 周）；②3 个或 3 个以上关节肿（≥6 周）；③腕关节或掌指关节或近端指间关节肿（≥6 周）；④对称性关节肿（≥6 周）；⑤类风湿皮下结节；⑥手和腕关节的 X 线片有关节端骨质疏松和关节间隙狭窄；⑦类风湿因子阳性（该滴度在正常的阳性率 <5%）。上述 7 项中，符合 4 项即可诊断。

2. 鉴别诊断

（1）骨关节炎　其特点：①发病年龄多在 50 岁以上；②主要累及膝、髋等负重关节和手指远端指间关节；③关节活动后疼痛加重，经休息后明显减轻；④血沉轻度增快，RF 阴性；⑤X 线显示关节边缘呈唇样骨质增生或骨疣形成。

（2）痛风性关节炎　其特点：①患者多为中年男性；②关节炎的好发部位为第一跖趾关节；③高尿酸血症；④关节附近或皮下可见痛风结节；⑤血清自身抗体阴性。

（3）强直性脊柱炎　其特点：①青年男性多见，起病缓慢；②主要侵犯骶髂关节及脊柱，或伴有下肢大关节的非对称性肿胀和疼痛；③X 线片可见骶髂关节侵蚀、破坏或融合；④90% ~ 95% 患者 HLA - B$_{27}$ 阳性而 RF 为阴性。⑤有家族发病倾向。

（4）系统性红斑狼疮　早期出现手部关节炎时，须与类风湿关节炎相鉴别。其特点：①X 线检查无关节骨质改变；②多为女性；③常伴有面部红斑等皮肤损害；④多数有肾损害或多脏器损害；⑤血清抗核抗体和抗双链 DNA 抗体显著增高。

六、治疗

治疗目的：控制病情，改善关节功能和预后。强调早期治疗、联合用药和个体化原则。

（一）一般治疗

加强患者教育，开展整体、规范的治疗。包括营养支持，适度休息，急性期关节制动，恢复期关节功能锻炼，配合适当物理治疗等。

（二）药物治疗

1. 非甾体抗炎药

有效缓解症状，但不能控制病情进展，不单独使用。常用布洛芬、萘普生和双氯芬酸。选择性 COX - 2 抑制剂有塞来昔布和依托考昔。

2. 抗风湿药及免疫抑制剂

起效缓慢，对疼痛的缓解作用较差，但能延缓或阻止关节的侵蚀及破坏。常用甲氨蝶呤、柳氮磺吡啶、来氟米特、抗疟药（如氯喹、羟氯喹）、青霉胺、金制剂和环孢素 A 等。

3. 糖皮质激素

适应证：①伴有血管炎等关节外表现的重症类风湿关节炎。②不能耐受非甾体抗炎药的患者作为"桥梁"治疗。③其他治疗方法效果不佳者。④伴局部激素治疗指征（如关节腔内注射）。治疗原则是小剂量、短疗程。使用激素必须同时应用抗风湿药。在激素治疗过程中，应补充钙剂和维生素 D。

4. 植物药制剂

有雷公藤总苷、白芍总苷和青藤碱等。

5. 生物制剂

包括肿瘤坏死因子（TNF）- α 拮抗剂、白细胞介素 - 1（IL - 1）和白细胞介素 - 6（IL - 6）拮抗剂、抗 CD20 单抗以及 T 细胞共刺激信号抑制剂等。

（三）外科治疗

急性期采用滑膜切除术，晚期患者关节畸形，失去功能者，可采用关节成形术或关节置换术。

第二十六节　脑梗死

脑梗死又称为缺血性脑卒中，是各种原因导致脑动脉血流中断，相应脑组织发生缺血性坏死，从而出现相应神经功能缺失的一组急性脑血管病。

一、病因与发病机制

1. 动脉血栓性脑梗死

动脉血栓性脑梗死是指脑动脉的主干或皮层支管腔狭窄或闭塞并形成血栓，导致脑组织血流中断，出现缺血、缺氧性坏死。最常见的病因是脑动脉粥样硬化，斑块破溃可穿通和破坏血管内膜，破溃处血小板聚集而形成血栓，加重管腔狭窄甚至闭塞，导致血管供血区的脑组织缺血、软化和坏死，产生脑局灶性症状。

2. 脑栓塞

脑栓塞是指来自身体各部位的栓子随血流进入脑动脉引起脑动脉阻塞，导致脑组织缺血、坏死。最常见的病因是心源性脑栓塞，以心脏瓣膜病二尖瓣狭窄伴房颤所形成的附壁血栓脱落及瓣膜病并发感染性心内膜炎的赘生物脱落多见。此外骨折、手术时的脂肪、寄生虫卵、癌细胞、肾病综合征高凝状态均可引起栓塞。

3. 腔隙性脑梗死

发生于大脑深部及脑干的缺血性微梗死灶，经吞噬细胞清除后形成腔隙。最主要的病因是高血压性小动脉硬化，约占脑梗死的20%。其他还有血流动力学和血液成分异常，各种类型小栓子阻塞和破坏小动脉；引起供血区形成小的梗死灶，其直径常<1.5cm。

二、临床表现

1. 一般表现

（1）动脉血栓性脑梗死　常在安静或睡眠中发病，起病较缓，症状在数小时或1~2天内发展达高峰。

（2）脑栓塞　可在数秒钟达高峰，且局灶性神经缺失症状与栓塞动脉的供血区的功能对应，具明显的定位症状和体征，可在24小时至3天内逐渐加重。脑梗死多数无头痛、呕吐、昏迷等全脑症状，少数起病即有昏迷、抽搐、类似脑出血，多为脑干梗死。

（3）腔隙性脑梗死　往往不引起症状。

2. 常见脑动脉闭塞的表现

（1）颈内动脉闭塞综合征　可有视力减退或失明、一过性黑蒙、Horner综合征；病变对侧偏瘫、皮质感觉障碍；优势半球受累可出现失语、失读、失写和失认。

（2）大脑中动脉　出现典型的"三偏征"，即病变对侧偏瘫、偏身感觉障碍和同向偏盲，优势半球病变伴失语。

（3）大脑前动脉　病变对侧中枢性面、舌瘫；下肢重于上肢的偏瘫；对侧足、小腿运动和感觉障碍；排尿障碍；可有强握、吸吮反射、精神障碍。

（4）大脑后动脉　对侧同向偏盲及丘脑综合征。优势半球受累，有失读、失写、失用及失认。

（5）椎－基底动脉　可突发眩晕、呕吐、共济失调。并迅速出现昏迷、面瘫、四肢瘫痪、去脑强直、眼球固定、瞳孔缩小、高热。可因呼吸、循环衰竭而死亡。

（6）小脑后下动脉或椎动脉　①延髓背外侧综合征：突发头晕、呕吐、眼震；同侧面部痛、温觉丧失，吞咽困难，共济失调，Horner征；对侧躯干痛温觉丧失；②中脑腹侧综合征：病侧动眼神经麻痹、对侧偏瘫；③脑桥腹外侧综合征：病侧外展神经和面神经麻痹，对侧偏瘫；④闭锁综合征：意识清楚，四肢瘫痪，不能说话和吞咽。

（7）小脑梗死　常有眩晕、恶心、呕吐、眼球震颤、共济失调。

（8）腔隙综合征　常见：①纯运动性轻偏瘫以同侧的面部、肩和腿完全或不完全的瘫痪为主，不伴有其他缺失体征，在脑卒中的任何时间无嗜睡；②纯感觉性卒中以偏侧感觉减退和（或）感觉异常为主要表现；③感觉运动性卒中出现偏身感觉障碍合并轻偏瘫；④共济失调性偏瘫可有同侧共济失调－脚轻瘫或构音障碍－手笨拙综合征。

3. 临床分型

（1）完全性卒中　发病后神经功能缺失症状较重、较完全，常有完全性瘫痪及昏迷，于数小时内（<6小时）达到高峰。

（2）进展性卒中　发病后神经功能缺失症状在48小时内逐渐进展或呈阶梯式加重。

（3）可逆性缺血性神经功能缺失　发病后神

经缺失症状较轻，持续 24 小时以上，但可于 3 周内恢复，不留后遗症。

三、实验室及其他检查

1. CT 检查

急性脑梗死通常在起病 24～48 小时后可见闭塞血管低密度病变区，并能发现周围水肿区，以及有无合并出血和脑疝。在 3～5 天内可见缺血性脑水肿高峰期，2～3 周后完全消退。

2. 磁共振（MRI）

早期发现大面积脑梗死，特别是脑干和小脑的病灶，以及腔隙梗死。

3. 脑脊液

应在 CT 或 MRI 检查后才考虑是否进行腰椎穿刺。有颅内压增高的患者应慎行腰椎穿刺。

4. 其他

数字减影血管造影（DSA）、经颅多普勒（TCD）、磁共振成像血管造影（MRA）对脑血管畸形、脑动脉瘤、脑血管狭窄和闭塞的部位有诊断意义。心电图、TCD 频谱图、超声心动图、胸部 X 线等检查有助于查明栓子来源。

四、诊断与鉴别诊断

1. 诊断要点

①有动脉硬化、高血压、糖尿病、心房颤动等病史。②常有 TIA 病史。③突然起病，出现局限性神经缺失症状，并持续 24 小时以上。神经系统症状和体征可用某一血管综合征解释。意识常清楚或轻度障碍，多无脑膜刺激征。④脑部 CT、MRI 检查可显示梗死部位和范围，并可排除脑出血、肿瘤和炎症性疾病。腔隙性梗死诊断需依据 CT 或 MRI 检查。

2. 鉴别诊断

（1）颅内占位病变　病程长，有进行性颅内压升高和局限性神经体征，造影可有脑血管移位，CT、MRI 可发现占位病灶。

（2）中枢性面瘫与周围性面瘫　脑卒中引起的面瘫为中枢性面瘫，表现病灶对侧眼裂以下面瘫，皱眉和闭眼动作正常，常伴舌瘫和偏瘫；周围性面瘫表现为同侧表情肌瘫痪、额纹减少或消失、眼睑闭合不全，无偏瘫。

五、治疗

1. 一般治疗

保持呼吸道通畅；控制血压、血糖；维持水、电解质平衡；预防感染。大面积脑梗死可选用 20% 甘露醇、呋塞米或白蛋白。

2. 溶栓治疗

目前尚不作为常规治疗方法。常用的溶栓药物有重组组织型纤溶酶原激活剂（rt－PA）和尿激酶（UK）。

3. 降纤治疗

脑梗死早期可选用降纤治疗，尤其适用于合并高纤维蛋白原血症患者。常用巴曲酶，应用中注意出血倾向。

4. 抗凝治疗

脑栓塞者，如无出血倾向，可考虑抗凝治疗。常用低分子肝素每天 1～2 次皮下注射。

5. 抗血小板聚集药物

常用阿司匹林、氯吡格雷等。

6. 神经保护剂

可减少细胞损伤、加强溶栓效果，改善脑代谢，常用胞磷胆碱等。

7. 减轻脑的缺血性损伤

亚低温（32～35℃）对脑缺血有保护作用；可选用口服尼莫地平作为神经保护剂。

8. 恢复期治疗

早期进行功能锻炼、预防复发、控制危险因素、针灸、理疗等。

第二十七节　脑出血

脑出血是指脑内血管破裂导致的脑实质内的出血。

一、病因与发病机制

1. 病因

脑出血最主要的病因是高血压性动脉硬化，还包括血液病、动脉瘤、脑血管畸形、脑动脉炎、脑肿瘤、抗凝或溶栓治疗等。

2. 高血压性脑出血的发病机制

长期高血压可引起脑内小动脉壁纤维素样坏

死或脂质透明变性，易形成微动脉夹层动脉瘤，当血压骤升时易破裂造成脑出血。脑出血血肿压迫周围组织和脑血液循环障碍、代谢紊乱、血管活性物质释放可引起脑血管痉挛，导致继发性脑水肿和脑缺血发生。脑出血后可因血肿量的不断增大、周围组织水肿及继发性脑水肿使颅内压不断升高，使脑组织移位，发生脑疝而致死。

二、临床表现

脑出血以 50 岁以上的高血压患者多见，通常在情绪激动和过度用力时急性起病。发病时血压明显升高，突然剧烈头痛、头晕、呕吐，意识障碍和神经缺失症状常在数分钟至数小时内达高峰。根据出血部位不同分为以下类型：

1. 壳核出血（内囊外侧型）

可出现典型的"三偏"征，即对侧偏瘫、对侧偏身感觉障碍和对侧同向偏盲。部分病例双眼向病灶侧凝视，称为同向偏视。出血量大可有意识障碍，病灶位于优势半球可有失语。

2. 丘脑出血（内囊内侧型）

"三偏"征，以感觉障碍明显。上、下肢瘫痪程度基本均等；眼球上视障碍，可凝视鼻尖，瞳孔缩小，光反射消失。

3. 桥脑出血

一侧桥脑少量出血，表现为交叉性瘫痪，两眼向病灶侧凝视麻痹。但多数累及两侧桥脑，出血破入第四脑室，迅速出现深度昏迷，双侧瞳孔针尖样缩小，四肢瘫痪和中枢性高热的特征性体征，并出现中枢性呼吸障碍和去脑强直，多于数天内死亡。

4. 小脑出血

常有眩晕、频繁呕吐，后枕剧痛，步履不稳，构音障碍，共济失调和眼球震颤而无瘫痪。重症者因血肿压迫脑干或破入第四脑室，迅速出现昏迷、中枢性呼吸困难，常因急性枕骨大孔疝死亡。

5. 脑叶出血

头痛、呕吐、脑膜刺激征及出血脑叶的定位症状。额叶可有对侧单肢瘫或偏身轻瘫、精神异常、摸索、强握；左颞叶可有感觉性失语、幻视、幻听；顶叶可有对侧单肢瘫或偏身感觉障碍、失用、空间构象障碍；枕叶为视野缺损。

三、实验室及其他检查

1. CT

头颅 CT 可显示血肿的部位和形态以及是否破入脑室。血肿灶为高密度影，边界清楚，血肿被吸收后显示为低密度影。对进展型脑出血病例进行动态观察，可显示血肿大小变化、血肿周围的低密度水肿带、脑组织移位和梗阻性脑积水，对脑出血的治疗有指导意义。

2. MRI

可明确部位、范围、脑水肿和脑室情况，除高磁场强度条件下，急性期脑出血不如 CT 敏感。但对脑干出血、脑血管畸形、脑肿瘤比 CT 敏感。

3. 其他

脑脊液检查压力增高，呈均匀血性；脑血管造影（DSA、MRA）可以除外动脉瘤、血管畸形。

四、诊断与鉴别诊断

1. 诊断要点

（1）多数为 50 岁以上高血压患者，在活动或情绪激动时突然发病。

（2）突然出现头痛、呕吐、意识障碍和偏瘫、失语等局灶性神经缺失症状，病程发展迅速。

（3）CT 检查可见脑内高密度区。

2. 鉴别诊断

本病应与其他脑血管病相鉴别，见表 10 – 11。昏迷患者缺乏脑局灶症状应与糖尿病、低血糖、药物中毒引起的昏迷鉴别。鉴别主要依据原发病病史，实验室检查及头颅 CT 检查。

五、治疗

1. 内科治疗

（1）一般治疗　保持安静，避免不必要搬动。确保气道通畅。建立静脉通道，保持营养和水、电解质平衡。注意纠正高血糖和高热。昏迷患者禁食 2~3 天后应酌情鼻饲营养。加强护理，防止感染和褥疮等。

表 10 - 11　常见脑卒中鉴别表

鉴别要点	动脉血栓性脑梗死	脑栓塞	脑出血	蛛网膜下腔出血
发病年龄	60 岁以上多见	青壮年多见	50 ~ 60 岁多见	不定
常见病因	动脉粥样硬化	心脏病、房颤	高血压及动脉粥样硬化	动脉瘤、血管畸形
起病状态	多于安静时、血压下降时	不定	活动、情绪激动、血压升高时	活动、激动时
起病速度	较缓（小时、天）	最急（秒、分）	急（分、小时）	急（分）
意识障碍	较少	少、短暂	常有，进行性加重	少、轻、谵妄
头痛、呕吐	少有	少有	常有	剧烈
偏瘫等	有	有	多有	多无
脑膜刺激征	无	无	偶有	明显
头颅 CT	脑内低密度灶	脑内低密度灶	脑内高密度灶	蛛网膜下腔高密度影
脑脊液	多正常	多正常	血性，压力高	均匀血性
DSA	可见阻塞的血管	可见阻塞的血管	可见破裂的血管	可见动静脉畸形或动脉瘤

（2）减轻脑水肿、降低颅内压　①适当控制液体输入，抬高床头（20°~30°），吸氧并控制躁动、疼痛；②气管插管、高流量给氧降低动脉血二氧化碳分压至 30 ~ 35mmHg；③依病情选择高渗脱水剂或白蛋白。一般不常规使用激素。

（3）控制血压　如血压显著升高（≥200/110mmHg），在降颅压同时可慎重平稳降血压治疗。血压过低者应升压治疗，以保护脑灌注压。

（4）亚低温治疗　具有脑保护作用。

（5）并发症的处理　控制抽搐，首选苯妥英钠或地西泮静脉注射，可重复使用。同时用长效抗癫痫药物。及时处理上消化道出血，注意预防肺部、泌尿道及皮肤感染等。

2. 外科治疗

脑出血后出现颅内高压和脑水肿并有明显占位效应者，外科清除血肿、制止出血是降低颅内压、挽救生命的重要手段。

第二十八节　病毒性肝炎

病毒性肝炎是由多种肝炎病毒引起的以肝脏炎症和坏死病变为主的一组传染病。临床上以乏力、食欲减退、肝区疼痛、肝大、肝功异常为主要表现，部分出现黄疸和发热，常见无症状感染。

一、病原学

1. 甲型肝炎病毒（HAV）

HAV 是一种 RNA 病毒，是直径 27 ~ 32nm 的球形颗粒，内含线型单股 RNA。HAV 具有 4 个主要多肽，即 VP1、VP2、VP3、VP4，其中 VP1 与 VP3 为构成病毒壳蛋白的主要抗原多肽，诱生中和抗体。

2. 乙型肝炎病毒（HBV）

HBV 是一种 DNA 病毒，属嗜肝 DNA 病毒科，是直径 42nm 的球形颗粒。又名 Dane 颗粒，有外壳和核心两部分。外壳含有表面抗原（HBsAg），核心直径 27nm，含有部分双链、部分单链的环状 DNA，DNA 聚合酶，核心抗原及 e 抗原。当 HBV 复制时，内源性 DNA 聚合酶修补短链，使之成为完整的双链结构，然后进行转录。HBV DNA 以随机的方式整合于肝细胞 DNA，与肝细胞癌的发生密切相关。HBV 基因变异性明显高于其他 DNA 病毒。

3. 丙型肝炎病毒（HCV）

HCV 是一种有脂质外壳的 RNA 病毒，直径 50 ~ 60nm。

4. 丁型肝炎病毒（HDV）

HDV 是一种缺陷的嗜肝单链 RNA 病毒，需要 HBV 的辅助才能进行复制，因此 HDV 与 HBV 同时或重叠感染。

5. 戊型肝炎病毒（HEV）

HEV为直径27～34nm的小RNA病毒，无包膜。

6. 庚型肝炎病毒（HGV）

HGV为单股正链RNA病毒。

二、流行病学

（一）传染源

1. 甲型肝炎

主要传染源是急性患者和隐性患者，病毒主要通过粪便排出体外。

2. 乙型肝炎

传染源是急、慢性患者和病毒携带者，病毒存在于患者的血液及各种体液（汗液、唾液、泪液、乳汁、阴道分泌物等）中。急性患者自发病前2～3个月即开始具有传染性，并持续于整个急性期。HBsAg（＋）的慢性患者和无症状携带者中凡伴有HBeAg（＋），或抗－HBc IgM（＋），或DNA聚合酶活性升高或血清中HBV DNA（＋）者均具有传染性。

3. 丙型肝炎

传染源是急、慢性患者和无症状病毒携带者。病毒存在于患者的血液及体液中。

4. 丁型肝炎

传染源是急、慢性患者和病毒携带者。

5. 戊型肝炎

传染源是急性及亚临床型患者，以潜伏末期和发病初期粪便的传染性最高。

（二）传播途径

HAV、HEV主要经肠道排出体外，通过污染的手、饮水、食物等经口感染，以日常生活接触为主要方式，通常引起散发性发病，如水源被污染或生食污染的水产品（贝类动物），可导致局部地区暴发流行。HBV通过血液和其他体液（汗液、唾液、尿液、乳汁、阴道分泌物、精液等）排出体外，主要传播途径：①输血及血制品以及使用污染的注射器或针刺等；②母婴垂直传播；③性接触传播。HCV传播途径与HBV相同而以输血及血制品传播为主。HDV的传播途径与HBV相同。

（三）人群易感性

人类对各型肝炎普遍易感，各种年龄均可发病。甲型肝炎发病年龄多在14岁以下。乙型肝炎在高发地区新感染者及急性发病者主要为儿童，成人患者则多为慢性迁延型及慢性活动型肝炎；在低发地区，由于易感者较多，可发生流行或暴发。丙型肝炎的发病以成人多见，常与输血与血制品、药瘾注射、血液透析等有关。丁型肝炎的易感者为HBsAg阳性的急、慢性肝炎及或无症状携带者。戊型肝炎各年龄普遍易感，主要为青壮年。各型肝炎之间无交叉免疫力，可重叠感染、混合感染。

三、发病机理

病毒性肝炎的发病机制目前未能充分阐明。

甲型肝炎病毒在肝细胞内复制的过程中仅引起肝细胞轻微损害，在机体出现一系列免疫应答（包括细胞免疫及体液免疫）后，肝脏出现明显病变，表现为肝细胞坏死和炎症反应。HAV被机体的免疫反应所清除，一般不发展为慢性肝炎、肝硬化或病毒性携带状态。

乙型肝炎病毒感染肝细胞并在其中复制，一般认为并不直接引起肝细胞病变，乙型肝炎的肝细胞损伤主要是通过机体一系列免疫应答所造成，其中以细胞免疫为主。表达在肝细胞膜上的HBV核心抗原（HBcAg）和肝特异性脂蛋白是主要的靶抗原，致敏T淋巴细胞的细胞毒效应是肝细胞损伤的主要机制，而抗体依赖的细胞毒作用及淋巴因子、单核因子等的综合效应也十分重要，尤其在慢性活动型肝炎的病理损伤机制中，而特异性T辅助细胞在慢性肝炎的持续性损伤中起重要作用。受染肝细胞被破坏以及HBV被保护性抗体（抗－HBs）所清除可导致感染终止。乙型肝炎的临床类型及转归与机体免疫反应的强弱及免疫调节功能是否正常密切相关。

丙型肝炎病毒（HCV）可能通过激活病毒特异性细胞毒性T细胞而引起肝损伤，也可能通过非特异性炎症细胞释放细胞因子而引起肝损伤。戊型肝炎的肝细胞损伤也主要是由免疫介导的。

丁型肝炎时，HDV只能在HBV阳性的机体内成长，HDV 对肝细胞具有直接致病性，HDV 与 HBV 重叠感染导致 HDV 大量复制，肝细胞损伤明显加重。

各型病毒性肝炎之间无交叉免疫。

四、病理

甲型、戊型肝炎以急性肝炎病变为主，乙型、丙型及丁型肝炎则可引起各型肝炎。

（一）急性肝炎

出现广泛肝细胞变性，以嗜酸性变和气球样变最常见。肝小叶内有散在的点状坏死、炎症细胞浸润，亦可有肝细胞再生。黄疸型肝炎的病理改变与无黄疸型者相似而较重，小叶内淤胆现象较明显。

（二）慢性肝炎

1. 轻度慢性肝炎

有轻度的肝细胞变性及坏死，伴以小叶内炎性细胞浸润。汇管区改变不明显。

2. 中度慢性肝炎

汇管区炎性细胞浸润明显，伴中度碎屑状坏死；小叶内肝细胞变性及坏死均较严重，可见融合性坏死或桥形坏死，纤维间隔形成，无假小叶形成。小叶结构大部保存。

3. 重度慢性活动肝炎

汇管区炎症重或伴重度碎屑状坏死，桥形坏死范围更广泛，可累及多数小叶并破坏小叶完整性，多数纤维间隔致小叶结构紊乱，或形成早期肝硬化。

（三）重型肝炎

1. 急性重型肝炎

广泛的肝细胞坏死呈大块性（坏死面积大于肝实质的 2/3）或亚大块性坏死，肝细胞消失，遗留细胞网支架，肝窦充血。有大量炎性细胞浸润。部分残存的网状结构中可见小胆管淤胆。亦有大灶性坏死伴严重的肝细胞肿胀。

2. 亚急性重型肝炎

肝细胞大片坏死和桥形坏死，又有肝细胞结节状再生，有明显的汇管区集中现象。残存的肝细胞增生成团，呈假小叶样结构。

3. 慢性重型肝炎

在慢性肝炎或肝硬化病变的基础上，有新鲜的大块或亚大块坏死。

（四）淤胆型肝炎

有轻度急性肝炎的组织学改变，伴以明显的肝内淤胆现象。毛细胆管及小胆管内有胆栓形成，肝细胞浆内亦可见到胆色素淤滞。小胆管周围有明显的炎性细胞浸润。

五、临床表现

各型肝炎的潜伏期长短不一。甲型肝炎为 2 ~ 6 周（平均 4 周）；乙型肝炎为 1 ~ 6 个月（一般约 3 个月）；丙型肝炎为 15 ~ 180 天（平均 50 天）；丁型肝炎 4 ~ 20 周；戊型肝炎 2 ~ 9 周。临床按病程长短、病情轻重、有无黄疸，分为以下各型。

（一）急性肝炎

1. 急性黄疸型肝炎

全病程 2 ~ 4 个月，可分为 3 个阶段。

（1）黄疸前期　多以发热起病，伴以全身乏力，食欲不振，厌油，恶心，甚或呕吐，常有上腹部不适、腹胀、便秘或腹泻，尿色逐渐加深，至本期末尿色呈浓茶样；少数病例可出现上呼吸道症状，或皮疹、关节痛等症状。肝脏可轻度肿大，伴有触痛及叩击痛。病程一般持续 5 ~ 7 天。

（2）黄疸期　尿色加深，巩膜及皮肤出现黄染，且逐日加深，多于数日至 2 周内达高峰，然后逐渐下降。黄疸明显时可出现皮肤瘙痒，大便颜色变浅，心动过缓等症状。肝肿大达肋缘下 1 ~ 3cm，有明显触痛及叩击痛，部分病例且有轻度脾肿大。肝功能改变明显。本期病程持续 2 ~ 6 周。

（3）恢复期　黄疸消退，精神及食欲好转。肿大的肝脾回缩，触痛及叩击痛消失。肝功能恢复正常。本期病程平均约 1 个月。

2. 急性无黄疸型肝炎

起病大多徐缓，临床症状较轻，仅有乏力、食欲不振、恶心、肝区痛和腹胀、溏便等症状，多无发热及黄疸。肝常肿大伴触痛及叩击痛；少数有脾肿大。肝功能改变主要是 ALT 升高。亦可无明显症状，仅在普查时被发现。多于 3 ~ 6 个月内逐渐恢复。部分乙型及丙型肝炎病例可发展为慢性肝炎。

（二）慢性肝炎

病程超过半年，或原有乙型、丙型、丁型肝炎或 HBsAg 携带史而因同一病原再次出现肝炎症状、体征及肝功异常者。

1. 慢性迁延型肝炎

急性肝炎病程达半年以上，仍有轻度乏力、食欲不振、腹胀、肝区痛等症状，多无黄疸。肝大伴有轻度触痛及叩击痛。肝功检查主要是 ALT 单项增高。病情延迁不愈或反复波动可达 1 年至数年，但病情一般较轻。

2. 慢性活动性肝炎

既往有肝炎史，目前有较明显的肝炎症状，如倦怠无力、食欲差、腹胀、溏便、肝区痛等，面色晦暗，一般健康情况较差，劳动力减退。肝大质较硬，伴有触痛及叩击痛，脾多肿大。可出现黄疸、蜘蛛痣、肝掌等。部分病例出现肝外器官损害，如慢性多发性关节炎、慢性肾小球肾炎、慢性溃疡性结肠炎、结节性多动脉炎、桥本甲状腺炎等。

（三）重型肝炎

1. 急性重型肝炎

亦称暴发型肝炎。急性黄疸型肝炎起病，消化道症状严重（厌食、恶心、频繁呕吐、鼓肠等）、极度乏力。病情在 10 日内迅速恶化，并出现下列症状：①黄疸迅速加深；②出血倾向明显；③肝脏迅速缩小，可有肝臭；④神经、精神症状，如性格改变、行为反常、嗜睡、烦躁不安等，可急骤发展为肝昏迷；⑤水肿、腹水及急性肾功不全。常因合并消化道出血、感染、急性肾衰竭而死亡。

2. 亚急性重型肝炎

临床表现与急性重症肝炎相似，但在起病 10 天后出现上述表现。本型病程可长达数月，易发展为坏死后肝硬化。

3. 慢性重型肝炎

在慢性活动性肝炎或肝硬化的病程中病情恶化，出现上述重型肝炎的临床表现。

（四）淤胆型肝炎

亦称毛细胆管型肝炎或胆汁淤积型肝炎。起病及临床表现类似急性黄疸型肝炎，但乏力及食欲减退等症状较轻，而黄疸重且持久，有皮肤瘙痒、粪便颜色变浅等梗阻性黄疸的表现。肝脏肿大。

六、实验室及其他检查

1. 血常规

白细胞总数正常或稍低，淋巴细胞相对增多。重症肝炎患者的白细胞总数及中性粒细胞均可增高。血小板在部分慢性肝炎病人中可减少。

2. 肝功能试验

（1）血清酶测定　常用者有丙氨酸转氨酶（ALT）及天门冬氨酸转氨酶（AST），血清转氨酶在肝炎潜伏期、发病初期及隐性感染者均可升高，故有助于早期诊断。肝损伤时血清胆红素上升，ALT 升高，但肝细胞广泛坏死后 ALT 可迅速下降，形成"胆酶分离"现象。血清碱性磷酸酶（ALP）的显著升高有利于梗阻性黄疸的诊断，有助于与肝细胞性黄疸鉴别。血清 γ - 谷胺酰转肽酶（γ - GT）在慢性活动性肝炎时明显升高，随病情好转逐渐降低。

（2）血清蛋白测定　血清白蛋白、α 球蛋白、β 球蛋白浓度降低，γ 球蛋白升高。

（3）血清胆红素代谢　胆红素定量试验和尿液检查胆红素、尿胆原及尿胆素均增加。

（4）凝血酶原时间　肝损害严重时凝血酶原时间延长。

（5）血氨　肝脏严重受损，对蛋白质代谢产物氨的转化能力明显减弱，血氨明显升高，由此可致肝性脑病。

3. 肝炎病毒标记物检测

（1）甲型肝炎　血清抗 - HAV IgM 阳性提示 HAV 现症感染，而 IgM 阴性、抗 - HAV IgG 阳性提示既往感染。现症患者粪便中可分离出 HAV 颗粒。

（2）乙型肝炎　HBsAg 阳性表明存在现症 HBV 感染，存在 S 基因突变时，HBsAg 可不表达。

HBsAb 阳性提示预防接种或既往感染产生了保护性抗体。HBeAg 阴性提示 HBV 感染并活动性复制，HBcAg 阳性提示 HBV 低水平复制，但前 C 区基因突变时也不表达，需依据 HBV－DNA 检测判定。HBcAb 阳性提示肝炎或慢性乙肝急性发作。

（3）丙型肝炎　常有赖排除甲型、乙型、戊型及其他病毒（CMV、EBV）而诊断，血清抗－HCV IgM 或（和）HCV RNA 阳性可确诊。

（4）丁型肝炎　血清学诊断有赖于血清抗－HDV IgM 阳性或 HDAg 或 HDV cDNA 阳性；肝细胞中 HDAg 阳性或 HDV cDNA 杂交阳性可确诊。

（5）戊型肝炎　确诊有赖于血清抗－HEV IgM 阳性或免疫电镜在粪便中见到 HEV 颗粒。

4. 肝穿刺病理检查　对各型肝炎的诊断有很大价值，对慢性肝炎的病原、病因、炎症活动度以及纤维化程度等均可有更深入的了解，有利于临床诊断和鉴别诊断。

5. 超声检查　在诊断肝硬化（特别是代偿期肝硬化）方面有重要价值，对监测重症肝炎病情发展、预后估计有重要意义。

七、诊断与鉴别诊断

（一）病毒性肝炎诊断标准

1. 疑似病例

（1）有肝炎接触史，或饮食不洁史（甲型肝炎）、输血或应用血制品史（乙、丙、丁型肝炎）。

（2）最近出现食欲减退，恶心，厌油，乏力，巩膜黄染，茶色尿，肝脏肿大，肝区痛等，不能除外其他疾病者。

（3）血清 ALT 反复升高而不能以其他原因解释者。

2. 确诊病例

病原学或血清学检测的阳性结果有助于确定诊断。

（二）临床诊断

1. 急性肝炎

一般急性黄疸型肝炎当出现黄疸后诊断较易，无黄疸者则应根据以下资料进行综合分析做出诊断：

（1）流行病学资料　半年内有与确诊的病毒性肝炎患者密切接触史；在病毒性肝炎流行区生活过，有水源、食物污染史；有接受输血或血制品史，或消毒不严格的注射、针刺、手术等。

（2）临床表现　近期出现持续数日以上的、无其他原因可解释的乏力、食欲减退、厌油、腹胀、溏便和肝区痛，查体肝脏肿大且有触痛，叩击痛，可伴脾脏轻度肿大。

（3）实验室检查　肝功能检查异常，病原学检查阳性。诊断不明时肝穿刺病理检查有较大价值。

2. 慢性肝炎

（1）慢性迁延型肝炎　有确诊或可疑急性肝炎的病史，病程超过半年仍有轻度症状，伴有血清 ALT 升高或并有其他肝功能轻度损害。或肝活体组织检查符合迁延型肝炎之诊断。

（2）慢性活动性肝炎　既往有肝炎史，或急性肝炎病程迁延超过半年，而目前有较明显的肝炎症状；肝大，质中等硬度以上可伴有蜘蛛痣、面色晦暗、肝掌及脾肿大；血清 ALT、血清胆红素长期或反复增高，伴有白蛋白减低，球蛋白升高，白、球蛋白比例异常；可出现自身抗体或肝外损害。或肝活体组织检查符合慢性肝炎的组织学改变。

3. 重型肝炎

凡急性、慢性肝炎或肝硬化患者出现高热、极度乏力、严重的消化道症状、黄疸进行性加深、出血倾向及神经精神症状，肝脏进行性缩小，肝细胞明显损害，凝血酶原时间明显延长者，均应考虑为重型肝炎。

4. 淤胆型肝炎

起病急，有持续 3 周以上的肝内梗阻性黄疸的症状及体征，肝炎症状较轻，肝脏肿大较明显，主要表现为梗阻性黄疸的实验室检查结果，并可除外其他肝内、外梗阻性黄疸者，可诊断为急性淤胆型肝炎。在慢性肝炎基础上出现上述表现者，可诊断为慢性淤胆型肝炎。

（三）病原学诊断

1. 甲型肝炎

（1）急性期血清抗－HAV IgM 阳性。

（2）急性早期的粪便免疫电镜查到 HAV 颗粒。

（3）急性早期粪便中查到 HAV Ag。

（4）血清或粪便中检出 HAV RNA。

2. 乙型肝炎

（1）现症 HBV 感染　具有以下任何一项即可作出诊断。①血清 HBsAg 阳性。②血清 HBV DNA 阳性或 HBV DNA 聚合酶阳性。③血清抗 - HBc IgM 阳性。④肝内 HBcAg 阳性和（或）HBsAg 阳性，或 HBV DNA 阳性。

（2）急性乙型肝炎　具有以下动态指标中之一项者即可诊断。①HBsAg 滴度由高到低，消失后抗 - HBs 阳转。②急性期血清抗 - HBc IgM 呈高滴度，而抗 - HBc IgG 阴性或低滴度。

（3）慢性乙型肝炎　临床符合慢性肝炎，且有现症 HBV 感染的一种以上阳性指标。

（4）慢性 HBsAg 携带者　无任何临床症状或体征，肝功能正常，血清 HBsAg 检查持续阳性达 6 个月以上者。

3. 丙型肝炎

血清抗 - HCV 或 HCV RNA 阳性者。

4. 丁型肝炎

与 HBV 同时或重叠感染。①血清中抗 - HD IgM 阳性，或抗 - HD 阳性，或 HDAg 阳性。②血清中 HDV RNA 阳性。③肝组织内 HDAg 阳性。

5. 戊型肝炎

急性期血清抗 - HEV IgM 阳性，或急性期粪便免疫电镜找到 HEV 颗粒，或急性期抗 - HEV 阴性而恢复期阳转者。

（四）鉴别诊断

1. 急性黄疸型肝炎

（1）黄疸前期　应与上呼吸道感染、传染性单核细胞增多症、风湿热及胃肠炎等相鉴别。

（2）黄疸期　应与其他可引起黄疸的疾病相鉴别，如药物性肝炎、钩端螺旋体病、传染性单核细胞增多症、胆囊炎、胆石症等。

2. 无黄疸型肝炎及慢性肝炎

应与可引起肝（脾）肿大及肝功损害的其他疾病相鉴别，如慢性血吸虫病、华支睾吸虫病、药物性或中毒性肝炎、脂肪肝等。

3. 慢性肝炎黄疸持续较久者

须与肝癌、胆管癌、胰头癌等相鉴别。

4. 重型肝炎

应与其他原因引起的严重肝损害，如药物中毒、暴发性脂肪肝等进行鉴别。此外，在急性重型肝炎临床黄疸尚不明显时，应注意与其他原因引起的消化道大出血、昏迷、神经精神症状相鉴别。

八、治疗

病毒性肝炎目前尚无可靠而满意的抗病毒药物治疗方法。一般采用综合疗法，以适当休息和合理营养为主，根据不同病情给予适当的药物辅助治疗，同时避免饮酒、使用肝毒性药物及其他对肝脏不利的因素。

（一）急性肝炎

以一般治疗及支持疗法为主。发病早期必须卧床休息，至症状明显减轻、黄疸消退、肝功能明显好转后，可逐渐增加活动量，以不引起疲劳及肝功能波动为度。发病早期宜清淡饮食，热量充足，富含蛋白质和维生素，适当补充维生素 C 和 B 族维生素等。若患者食欲不振，进食过少，可由静脉补充葡萄糖液及维生素 C。不强调高糖低脂饮食，不宜摄食过多。

急性肝炎多为自限性疾病，若能在早期得到及时休息，合理营养支持，多在 3~6 个月内临床治愈。除急性丙型肝炎外，一般急性肝炎不予抗病毒治疗。抗病毒可用干扰素或长效干扰素治疗 24 周，同时加用利巴韦林。

（二）慢性肝炎

1. 对症支持治疗

病情活动期应适当卧床休息，好转后应注意动静结合，避免过劳。营养应进高蛋白饮食，热量摄入不宜过高。护肝药物主要包括维生素类，如维生素 B 族、C、E、K 等，促进能量代谢的药物，如三磷腺苷、辅酶 A、肌苷；提高血清白蛋白、改善氨基酸代谢的药物，如复方支链氨基酸；促进解毒功能的药物，如葡醛内酯、还原型谷胱甘肽、维丙胺等。

2. 抗病毒药物治疗

（1）干扰素 能阻止病毒在宿主肝细胞内复制，且具有免疫调节作用。治疗慢性肝炎要求足量。长疗程干扰素治疗可提高疗效。副作用有发热、低血压、恶心、腹泻、肌痛乏力等，可在治疗初期出现，亦可发生暂时性脱发、粒细胞减少、血小板减少、贫血等，但停药后可迅速恢复。

（2）核苷类的药物 拉米夫定、阿德福韦酯、恩替卡韦、替比夫定等抑制病毒复制，有较强的抗病毒作用，对人体的毒性较低。

（三）重型肝炎

治疗应及早采取合理的综合措施，加强护理，密切观察病情变化，及时纠正各种严重紊乱，防止病情进一步恶化。

1. 一般治疗和支持疗法

严格卧床休息、精心护理，密切观察病情，防止继发感染。每日摄入热量维持在 67～134kJ/kg。饮食中的蛋白质含量应严格限制（低于20g/d），昏迷者禁食蛋白质。给予足量的维生素（E、C、B族、K）并予高渗葡萄糖溶液静脉滴注，其中可加能量合剂和胰岛素。入液量及糖量不可过多，以防发生低血钾及脑水肿。有条件可输入新鲜血浆、白蛋白或新鲜血。注意液体出入量平衡以及维持电解质和酸碱平衡。使用利尿剂时注意防止发生低钾血症及碱中毒。

2. 对症治疗

（1）出血的防治 给予维生素 K_1、凝血酶原复合物、血小板或新鲜血浆等。可用抑酸药物防止消化道出血。

（2）继发感染的防治 精心护理，诊疗操作尽可能做到无菌；注意观察有无腹膜炎、肺炎、尿路感染等征象；对使用皮质激素的患者，感染的临床表现常不明显，尤应提高警惕。一旦发生感染，应及早选用敏感的抗感染药予以控制，且注意药物须对肝、肾无毒性或影响较小。

（3）肝肾综合征的防治 注意避免各种诱发因素，如大量放腹水、过度利尿、消化道大出血导致引起的血容量降低，低钾血症，重度

黄疸，继发感染，播散性血管内凝血以及肾毒性药物的使用等。当出现少尿时，可静脉给予低分子右旋糖酐、白蛋白或血浆等以扩充容量，并可给予小剂量多巴胺静脉滴注以增进肾血流量。有条件者早期采用透析疗法。

（4）促使肝细胞再生的措施 胰高糖素－胰岛素（G－I）疗法、促肝细胞再生因子静脉滴注等。

（5）腹水的防治 静脉滴注白蛋白、新鲜血浆等以提高血清白蛋白水平；使用利尿剂时注意并用具有排钾（如氢氯噻嗪）和潴钾（如螺内酯、氨苯蝶啶）作用者，以避免引起电解质失调。

（6）肝性脑病的防治 ①预防和治疗氨中毒：包括减少氨由肠道吸收如限制蛋白质摄入量、禁用含氨药物以及降低血氨、减少尿素分解产氨的各种措施。②纠正氨基酸比例失衡：提高血中支链氨基酸、亮氨酸、异亮氨酸的比例，竞争性地减少芳香族氨基酸通过血脑屏障，可予复方支链氨基酸制剂静脉滴注。③抗假神经传导介质：如左旋多巴的使用，可促使患者苏醒。

3. 抗病毒药物

见慢性肝炎的治疗。

4. 人工肝支持疗法

如血液透析、血浆交换、肝脏移植、交叉循环可部分去除血液中的有害物质，代偿肝脏功能。

5. 肝移植

可用于符合条件的晚期肝硬化及肝衰竭患者。

（四）淤胆型肝炎

治疗的基本原则与普通肝炎相似，但是以消退黄疸为主要目的。常用药物：①熊去氧胆酸，能减轻乏力、腹泻、瘙痒等症状，减轻肝细胞炎症，改善肝功能，促进胆汁分泌，增加胆汁流量，促进黄疸消退。无明显毒副反应。②肾上腺皮质激素：具有非特异性消炎作用，能增加胆汁流量，促进胆汁排泄。

九、预后

1. 急性肝炎

预后大多良好。甲型及戊型肝炎患者大多数

能在 3 个月内恢复健康，但戊型肝炎少数可发展为重型肝炎；乙型肝炎 10%～15% 发展为慢性肝炎。丙型肝炎发展为慢性肝炎的比例更高，达 40%～50%。HDV 重叠感染于乙型肝炎者病情加重，且易发展为慢性肝炎、肝硬化、肝细胞性肝癌。

2. 慢性肝炎

慢性迁延型肝炎的预后较好，但其中少数可能发展为慢性活动型肝炎、肝硬化或肝癌。慢性活动型肝炎的预后较差，可发展为肝硬化或重型肝炎。

3. 重型肝炎

预后差，病死率高。存活者常发展为坏死后肝硬化。

4. 淤胆型肝炎

多数可逐渐自愈，很少转为慢性。有部分重症特别是慢性重症淤胆型肝炎，若黄疸持续不退甚至继续加深，可发展为胆汁性肝硬化。

5. 无症状 HBsAg 携带者

预后一般良好。但部分病例在长期后可能发展为肝硬化或肝癌。

十、预防

（一）控制传染源

1. 报告和登记

对疑似、确诊、住院、出院、死亡的肝炎病例均应分别按病原学进行传染病报告，专册登记和统计。

2. 隔离和消毒

各型急性肝炎患者的隔离期按各型病毒性肝炎的传染期而定。对患者的分泌物、排泄物、血液以及污染的医疗器械及物品均应进行消毒处理。

3. 对儿童接触者的管理

对急性甲型或戊型肝炎患者的儿童接触者应进行医学观察 45 天。

4. 献血员管理

献血员应在每次献血前进行体格检查，检测 ALT 及 HBsAg、抗-HCV，肝功能异常、HBsAg 阳性、抗-HCV 阳性者不得献血。

5. HBsAg 携带者的管理

加强随访，注意个人卫生和经期卫生，个人食具、刮刀修面用具、漱洗用品等应与健康人分开。应进一步检测 HBeAg、HBV DNA，阳性者不可从事饮食行业、饮用水卫生管理及托幼工作。

（二）切断传播途径

1. 加强饮食卫生管理、水源保护、环境卫生管理以及粪便无害化处理，提高个人卫生水平。

2. 加强各种医疗器械的消毒处理，使用一次性注射器，医疗器械实行一人一用一消毒。加强对血液及血液制品的管理，做好制品的 HBsAg 检测工作，阳性者不得出售和使用。非必要时不输血或血液制品。保护婴儿切断母婴传播是预防重点，对 HBsAg 阳性尤以 HBeAg 亦呈阳性的产妇所产婴儿，出生后须迅即注射乙型肝炎特异免疫球蛋白及（或）乙型肝炎疫苗。

（三）保护易感人群

1. 甲型肝炎

流行期间，易感人群（婴幼儿、儿童等）可接种甲型肝炎减毒活疫苗；注射人血丙种球蛋白和人胎盘血丙种球蛋白主要适用于接触甲型肝炎患者的易感儿童。

2. 乙型肝炎

（1）乙型肝炎高效价免疫球蛋白　主要用于母婴传播的阻断，应与乙型肝炎疫苗联合使用。亦可用于意外事故的被动免疫。

（2）基因重组乙肝疫苗　主要用于阻断母婴传播和新生儿预防，与乙型肝炎特异免疫球蛋白联合使用可提高保护率。亦可用于高危人群中易感者的预防。

第二十九节　乳腺增生病

乳腺增生病又称慢性囊性乳腺病、纤维囊性乳腺病，是指乳腺间质的良性增生。增生可发生于腺管周围，并伴有大小不等的囊肿形成。也可发生在腺管内，表现为上皮的乳头样增生，伴乳管囊性扩张。另一类型是小叶实质增生。本病是妇女的常见病之一，多发生于 30～50 岁妇女，临床特点是乳房胀痛、乳房肿块及乳头溢液。

一、病因病理

本病症状常与月经周期有密切关系，且患者多有较高的流产率。其发病与卵巢功能失调有关。可能是黄体酮的减少及雌激素的相对增多，二者比例失衡，使月经前的乳腺增生变化加剧，疼痛加重，时间延长，月经后的"复旧"也不完全，日久形成了乳腺增生病。其主要病理改变是导管、腺泡以及间质不同程度的增生。病理类型可分为乳痛症型（生理性的单纯性乳腺上皮增生症）、普通型腺病小叶增生症型、纤维腺病型、纤维化型和囊肿型（即囊肿性乳腺上皮增生症），各型之间的病理改变都有不同程度的移行。

二、临床表现

1. 症状

（1）乳房肿块

1）好发部位：好发于外上象限，也可局限于乳房的任何象限或分散于整个乳房。可出现于一侧或双侧乳房。

2）肿块性质：多发性，呈结节状，形态不规则，大小不等，质韧而不硬，与皮肤和深部组织之间无粘连，推之能移，但与周围组织分界并不清楚。肿块在月经来潮后可能有所缩小、变软。

3）腋窝淋巴结不肿大。少数乳内肿块发生恶变时，可迅速增大、变硬。

（2）乳房胀痛

1）疼痛程度：轻者不被患者所介意，重者可影响工作和生活，也有的为乳房刺痛或灼痛。疼痛有时可向同侧腋下或肩背部放射。

2）胀痛特点：具有周期性，常发生或加重于月经前期，部分患者缺乏周期性，但不能否定本病的存在。

（3）乳头溢液　有5%～15%的患者可有乳头溢液，多为单侧性、自溢性。

1）乳房内大小不等的结节状肿块实际上是一个个大小不同囊状扩张的乳管，乳头溢液即来自这些囊肿。若病变与大导管相通，或导管内有多发性乳头状增生及乳头状瘤病，常可出现乳头溢液。

2）溢液性质：多呈黄绿色、棕色或血性，偶为无色浆液。

（4）其他症状　常可伴有胸闷不舒，心烦易怒，失眠多梦，疲乏无力，腰膝酸软，经期紊乱，经量偏少等表现。

2. 体征

乳房内可扪及多个形态不规则的肿块，多呈片块状、条索状或颗粒状结节，也可各种形态混合存在。乳房脂肪较多的患者，其片块状肿块常扪摸不清，而在小乳房则可扪摸清楚。肿块为厚薄不等的片块状，表面一般平滑，但有的可扪及许多小结节，呈砂粒状隆起，大者可呈黄豆大小，质地中等，或软而有韧性。结节状肿块常为圆形、椭圆形或梭形，表面光滑或稍感毛糙，中等硬度。各种形态的肿块边界都不甚清楚，与皮肤及深部组织无粘连，推之能活动，多有压痛。

三、实验室及其他检查

1. X线钼靶摄片为边缘模糊不清的阴影或有条索状组织穿越其间。

2. B超为不均匀的低回声区以及无回声囊肿。

3. 切除（或切取）活检是最确切的诊断。

四、诊断与鉴别诊断

1. 诊断要点

（1）患者多为中青年妇女，常伴有月经不调。

（2）乳房胀痛，有周期性，常发生或加重于月经前期，经后可减轻或消失，也可随情志的变化而加重或减轻。

（3）双侧或单侧乳房内有肿块，常为多发性，呈数目不等、大小不一、形态不规则的结节状，质韧而不硬，推之能移，有压痛。

（4）部分病人可有乳头溢液，呈黄绿色、棕色或血性，少数为无色浆液。

（5）钼靶X线乳房摄片、B型超声波检查、分泌物涂片细胞学检查、活体组织病理切片检查等均有助于诊断。

2. 鉴别诊断

（1）乳房纤维腺瘤　多见于20～30岁妇女；多为单个发病，少数属多发性；肿块多为圆形或卵圆形，表面光滑，边缘清楚，质地坚韧，活动，常在检查时的手指下滑脱；生长缓慢。

（2）乳腺导管扩张症　常发生于45～52岁的中老年妇女；常在乳头、乳晕及其附近部位出现细小的结节，乳头常溢出棕黄色或血性分泌物，有时可挤出粉渣样分泌物。

（3）乳腺癌　本病早期应注意与乳腺囊性增生病的结节状肿块鉴别。乳腺癌早期的肿块多为单发性，质地坚硬，活动性差，无乳房胀痛；主要应依据活体组织病理切片检查进行鉴别。

五、治疗

（一）治疗思路

1. 本病为中青年女性的多发病，目前尚无确切有效的治疗方法。乳房胀痛严重，肿块较多、较大者，可酌情使用维生素E及激素类药物。

2. 少数患者可发生癌变，确诊后应密切观察、随访。疑有癌变可能的患者应及时手术治疗。

3. 治疗过程中还应疏导情志，并配合药物局部外敷、针灸、激光照射、磁疗等方法。

（二）治疗方法

1. 药物治疗

（1）维生素类药物　可每次口服维生素 B_6 与维生素 E，或口服维生素 A。

（2）激素类药物　对软化肿块、减轻疼痛有一定疗效。但应用激素治疗有可能进一步扰乱人体激素之间的细微平衡，不宜常规应用，仅在疼痛严重而影响工作或生活时才考虑应用。常可选用黄体酮、达那唑、丙酸睾酮等。

2. 手术治疗

对可疑病人应及时进行活体组织切片检查，如发现有癌变，应及时行乳癌根治手术。若病人有乳癌家族史，或切片检查发现上皮细胞增生活跃，宜及时施行单纯乳房切除手术。

第三十节　急性阑尾炎

急性阑尾炎可发生于任何年龄，青壮年多见，男性发病率高于女性。急性阑尾炎是外科最常见的疾病，居各类急腹症发病之首。本病的特点是：转移性右下腹疼痛，伴恶心、呕吐、发热、右下腹压痛等。

一、病因病理

1. 病因

急性阑尾炎的发病过程往往是复杂的，其发病有三种学说：

（1）阑尾腔梗阻学说　由于阑尾管腔细长，开口狭小，多种原因均易导致阑尾腔梗阻。

（2）细菌感染学说　阑尾炎的病理过程为细菌感染性炎症，致病菌多为各种革兰阴性杆菌及厌氧菌。机体抵抗能力低下时，阑尾腔内的细菌直接侵入损伤黏膜，或经过血液循环到达阑尾发生炎症。

（3）神经反射学说　阑尾炎的发病与神经系统的活动密切相关。神经调节失调导致消化道功能障碍，包括血液供应障碍和运动功能障碍，导致管腔梗阻加重，组织抵抗力减弱，为细菌感染创造了条件。

以上三种因素在急性阑尾炎的发病过程中可相继出现，并互相影响，互为因果。

2. 病理

急性阑尾炎在不同的发展阶段可出现不同的病理变化，可归纳为四种临床类型：

（1）急性单纯性阑尾炎　炎症局限于阑尾黏膜及黏膜下层，逐渐扩展至肌层、浆膜层。阑尾轻度肿胀，浆膜充血，有少量纤维素性渗出物。阑尾壁各层均有水肿和中性粒细胞浸润，黏膜上有小溃疡形成。

（2）化脓性阑尾炎（蜂窝织炎性阑尾炎）　炎症发展到阑尾壁全层，阑尾显著肿胀，浆膜充血严重，附着纤维素渗出物，并与周围组织或大网膜粘连，腹腔内有脓性渗出物。此时阑尾壁各层均有大量中性粒细胞浸润，壁内形成脓肿，黏膜坏死脱落或形成溃疡，腔内充满脓液。

（3）坏疽或穿孔性阑尾炎　阑尾壁全层坏死，变薄而失去组织弹性，局部呈暗紫色或黑色，可局限在一部分或累及整个阑尾，极易破溃穿孔，阑尾腔内脓液黑褐色而带有明显臭味，阑尾周围有脓性渗出。穿孔后感染扩散可引起弥散性腹膜炎或门静脉炎、败血症等。

（4）阑尾周围脓肿 化脓或坏疽的阑尾被大网膜或周围肠管粘连包裹，脓液局限于右下腹而形成阑尾周围脓肿或炎性肿块。

以上各型阑尾炎如能得到及时治疗，阑尾炎可在不同阶段上得到控制，趋向好转或痊愈。根据炎症的程度和范围不同，大致有如下转归：轻者痊愈后阑尾可不留解剖上的改变；重者阑尾病理程度变化较大，痊愈后可遗留无腔阑尾或阑尾被完全破坏吸收而自截；部分病人急性炎症消退后，可因阑尾腔狭窄、部分梗阻，或阑尾周围粘连、扭曲而管腔引流不畅，成为再发的基础。

二、临床表现

1. 症状

（1）转移性右下腹疼痛 有 70%～80% 的急性阑尾炎病人具有这种典型的腹痛，腹痛多起始于上腹部或脐周围，呈阵发性疼痛并逐渐加重，数小时甚至 1～2 天后疼痛转移至右下腹部。这种特点主要是由于早期炎症只侵犯阑尾黏膜及黏膜下层，刺激内脏神经而反射性引起脐上或脐周疼痛。当炎症波及阑尾浆膜时，刺激体神经所支配的壁腹膜而出现定位痛，引起阑尾所在的右下腹呈持续性疼痛，可阵发性加剧并逐渐加重。

腹痛的性质和程度与阑尾炎病理类型有一定的关系。单纯性阑尾炎多呈隐痛或钝痛，程度较轻；梗阻化脓性阑尾炎一般为阵发性剧痛或胀痛；坏疽性阑尾炎开始多为持续性跳痛，程度较重，而当阑尾坏疽后即变为持续性剧痛。

（2）胃肠道症状 发病初期常伴有恶心、呕吐，呕吐物多为食物，并多数伴有便秘、食欲减退。盆腔位阑尾炎刺激直肠可有腹泻和里急后重感。弥漫性腹膜炎时可出现麻痹性腹胀。

（3）全身症状 早期一般并不明显，体温正常或轻度升高，可有头晕、头痛、乏力、汗出、口干、尿黄、脉数等症状。当体温升高至 38～39℃，应注意到阑尾有化脓、坏疽穿孔的可能性。少数坏疽性阑尾炎或导致门静脉炎时，可有寒战高热，体温高达 40℃ 以上。

2. 体征

（1）压痛 右下腹局限性显著压痛是阑尾炎最重要的体征。压痛点通常在麦氏点，可随阑尾位置和阑尾尖端的部位发生变化，即使在早期，疼痛处于反射痛阶段时，阑尾处也可有局限性压痛。随着炎症的逐渐加重，压痛范围也随之扩大。

（2）反跳痛（Blumberg 征） 将手指放在右下腹阑尾部位或腹部其他象限，逐渐缓慢地压迫至深部，然后迅速抬手放松，如果患者感到该区腹内剧痛为反跳痛阳性。在化脓性阑尾炎时即可出现，为炎症波及壁腹膜的表现，可随炎症的加剧而加重。

（3）腹肌紧张 腹膜壁层受到刺激后可出现防御性腹肌紧张，其程度及范围大小是区别各型阑尾炎的重要依据。急性单纯性阑尾炎多无腹肌紧张，轻型化脓性阑尾炎可出现轻度腹肌紧张，严重化脓、坏疽穿孔性阑尾炎可出现显著腹肌紧张。

老人、小儿、孕妇、衰竭患者、肥胖及盲肠后位阑尾炎时，腹肌紧张可不明显。对触觉敏感的病人容易出现假性腹肌紧张，临床需反复做细致轻柔的检查，才能做出准确的判断。

（4）右下腹包块 当出现阑尾周围脓肿时，右下腹可触及痛性包块，边界不清且固定。

（5）定性定位 以下检查方法可协助进行阑尾炎的定性、定位诊断。

1）结肠充气试验（Rovsing 征）：一手按压左下腹降结肠，另一手沿结肠逆向挤压，出现右下腹疼痛为阳性，提示存在阑尾炎。

2）腰大肌试验（Psoas 征）：患者左侧卧位，医生用左手扶住患者右髋部，右手将右下肢向后过伸，出现右下腹疼痛为阳性，提示炎性阑尾贴近腰大肌，多见于盲肠后位阑尾炎。

3）闭孔内肌试验（Obturator 征）：患者仰卧，将右髋和右膝屈曲 90°，并内旋髋关节，以拉紧右侧闭孔内肌，出现右下腹疼痛为阳性，提示炎性阑尾位置较低，贴近闭孔内肌，为盆腔位阑尾炎。

4）直肠指诊：直肠右侧前上方触痛，提示

炎性阑尾位置较低。如有灼热、压痛、饱满或波动感，提示盆腔脓肿。

5）经穴触诊：阑尾穴压痛，尤以右侧明显而多见。60%～80%的急性阑尾炎患者会出现阑尾穴压痛。

三、实验室及其他检查

1. 血常规检查

多数患者白细胞升高，中性粒细胞比例不同程度升高。白细胞计数常在（10～15）×10^9/L之间，出现阑尾穿孔合并腹膜炎或门静脉炎时，白细胞计数可达20×10^9/L以上。

2. 尿常规

阑尾炎刺激输尿管、膀胱，部分患者尿中可出现少量红细胞与白细胞，应注意与泌尿系疾病相鉴别。

3. 其他辅助检查

钡灌肠、超声显像、CT 检查、放射性核素扫描等，对不典型的阑尾炎诊断有困难时可参考使用。

四、诊断与鉴别诊断

1. 诊断要点

根据转移性右下腹疼痛的病史，以及右下腹局限性压痛的典型阑尾炎的特点，一般即可做出诊断。症状不典型的阑尾炎，或异位阑尾炎的诊断有一定困难，应结合详细的病史、仔细的体格检查，并辅以化验及特殊检查，综合判断，以提高阑尾炎的诊断率。

2. 特殊类型急性阑尾炎

（1）小儿急性阑尾炎　发病率较成人低，多与上呼吸道感染、肠炎同时发生，病情较严重且进展较快。压痛范围一般较广而不局限，腹肌紧张不明显，易于出现阑尾穿孔及其他严重并发症。患者高热、恶心呕吐出现早而频繁，常可引起脱水与酸中毒。

（2）老年人急性阑尾炎　老年人对痛觉迟钝、反应性差，症状、体征通常不典型，转移性右下腹痛常不明显，腹膜刺激征多不显著。有时炎症较重，但白细胞计数、中性粒细胞比例仍在正常范围。阑尾坏疽穿孔和其他并发症的发生率都较高。由于临床表现和病理变化往往不相符合，容易延误诊治，尤应提高警惕。

（3）妊娠期急性阑尾炎　临床较常见。特点是随着妊娠的月数增加，阑尾压痛点不固定，压痛、腹肌紧张均不明显。穿孔后由于胀大子宫的影响，腹膜炎症不易局限，炎症刺激子宫可导致早产或流产。

（4）异位急性阑尾炎　症状、体征多不典型，有盲肠后、盆腔内、腹膜外、左下腹、肝下等不同部位的阑尾炎。

3. 鉴别诊断

（1）胃十二指肠溃疡穿孔　多有上消化道溃疡病史，突然出现上腹部剧烈疼痛并迅速波及全腹。部分病人穿孔后，胃肠液可沿升结肠旁沟流至右下腹，出现类似急性阑尾炎的转移性右下腹痛，可出现休克，腹膜刺激征明显，多有肝浊音界消失，肠鸣音消失。X 线检查：膈下游离气体。必要时可行诊断性腹腔穿刺。

（2）急性胃肠炎　多有饮食不洁史，临床表现与急性阑尾炎相似，腹部压痛部位不固定，肠鸣音亢进，无腹膜刺激征。大便常规检查：脓细胞、未消化食物。

（3）急性肠系膜淋巴结炎　腹痛常与上呼吸道感染并发，或腹痛前有头痛、发热、咽痛或其他部位淋巴结肿痛病史，早期即可有高热，白细胞数增高。腹痛和压痛相对较轻且较广泛，部位较阑尾点为高且接近内侧，在肠系膜区域内有时可触及肿大淋巴结。

（4）右肺下叶大叶性肺炎或右侧胸膜炎　右下腹反射性疼痛，常伴右侧胸痛及呼吸道症状。右下腹压痛和肌紧张，体温升高，腹部无固定性显著压痛点。胸部听诊可闻及啰音、摩擦音、呼吸音减弱等。胸部 X 线检查有鉴别意义。

（5）急性胆囊炎、胆石症　右上腹持续性疼痛，阵发性加剧，可伴有右肩部放射痛，部分病人可出现黄疸。高位阑尾炎时，腹痛位置较高，或胆囊位置较低时，腹痛点比正常降低。腹膜刺激征以右上腹为甚，墨菲（Murphy）征阳性，必要时可借助超声波和 X 线等检查。

（6）右侧输尿管结石　右侧腰腹部位突然出

现剧烈绞痛，向会阴部及大腿内侧放射。可伴有尿频、尿急、尿痛或肉眼血尿等症状，多无发热。腹部体征不明显，肾区叩击痛明显。X线片：可见阳性结石。

（7）异位妊娠破裂　有停经史。急性失血症状和下腹疼痛症状，妇科检查阴道内有血液，阴道后穹隆穿刺有血。

（8）急性附件炎　白带增多，或阴道有脓性分泌物。压痛部位以下腹两侧为主。阴道检查或肛门指诊有助于诊断。分泌物涂片检查：可见革兰阴性双球菌。盆腔B超有助于诊断。

（9）卵巢滤泡破裂　多出现在两次月经的中期，临床表现与异位妊娠相似，必要时行腹腔或阴道后穹隆穿刺。

（10）黄体破裂　多出现在月经中期后下次月经前14天以内，临床表现与异位妊娠相似，必要时行腹腔或阴道后穹隆穿刺。

五、治疗

急性阑尾炎的治疗一般可分为手术疗法和非手术疗法两类。原则上应强调以手术治疗为主，急性单纯性阑尾炎或阑尾周围脓肿者，可采用中药治疗。

1. 诊断明确的急性阑尾炎，尤其是老年人、小儿、妊娠期急性阑尾炎，一般主张及早手术治疗。主要方法为阑尾切除术，近年对急性单纯性阑尾炎、慢性阑尾炎开展了经腹腔镜阑尾切除术，可应用超声或CT准确定位穿刺点。

2. 腹腔渗液严重，或腹腔已有脓液的急性化脓性或坏疽性阑尾炎，应同时行腹腔引流。

3. 阑尾周围脓肿如有扩散趋势，可行脓肿切开引流。

4. 较大和脓液多的阑尾周围脓肿，除药物治疗外，可进行脓肿穿刺抽脓，或在合适的位置放入引流管，以减少脓肿的张力，改善血液循环，并能进行冲洗或局部应用抗生素，利于脓肿的消散吸收。

六、预防与调护

1. 卧床休息或半坐卧位。

2. 初期可根据食欲、病情，给予清淡饮食。

3. 养成良好的排便习惯，避免饮食不节及食后剧烈运动。

4. 非手术治疗症状消失后，仍需坚持服药。

第三十一节　胆石症

胆石症包括胆囊结石和胆管结石，常与胆道感染有关，其临床表现因结石部位不同和是否合并感染而存在差异，是外科常见病和多发病，其特点是胆囊结石发病率逐年上升，女性多于男性，胆固醇结石多于胆色素结石。

一、病因病理

1. 胆石分类和化学组成

根据胆石的构成成分比例不同可分为胆固醇结石、胆色素结石和混合结石三类。

（1）胆固醇结石　含胆固醇70%～90%，质地硬，外观呈白黄、灰黄或黄色，形状和大小不一，呈圆形或椭圆形，表面多光滑，剖面呈放射性条纹状。大者直径数厘米，小者如沙粒。多位于胆囊内，X线检查不显影。

（2）胆色素结石　分为黑色胆色素结石和棕色胆色素结石。前者呈黑色，形状不一，多位于胆囊内；后者外观呈棕色，可呈颗粒状或长条状等，多位于胆管内。

（3）混合结石　由胆红素、胆固醇和钙盐等多种成分混合而成，根据所含成分的比例不同可呈现不同的形状、颜色及剖面结构。

2. 病因

病因复杂。胆固醇结石和胆色素结石成因截然不同。

（1）胆固醇结石　均在胆囊内形成。目前认为胆固醇结石的形成原因为：

1）胆汁内胆固醇浓度过高，或胆汁酸盐和卵磷脂含量相对减少，不足以转运胆汁中的胆固醇。

2）胆汁中胆固醇成核过程异常，使溶解状态的胆固醇析出、成核。

3）胆囊切除后，胆固醇结石不再复发，说明胆囊在胆固醇结石形成中的重要性。研究表明，胆固醇结石病人的胆囊对胆汁内水、电解质吸收功能增加，使胆汁浓缩；胆囊黏膜分泌黏糖蛋白增加，促进成核过程；胆囊收缩运动减弱，使胆汁蓄积在胆囊内，提供胆固醇结石形成的时间和场所。

（2）胆色素结石　主要发生在肝内、外胆道。胆道感染和梗阻是胆色素结石形成的主要原因。值得注意的是，胆道蛔虫症是胆道感染的重要原因，蛔虫残体又可作为胆结石核心，在胆色素结石形成中起重要作用。

3. 病理

根据结石所在的部位及有无并发症的不同，其病理变化存在差异。肝外胆管结石的病理变化主要为合并感染的病理变化。肝内胆管结石的病理改变主要有胆管炎症、梗阻、扩张和肝实质的病理改变。这些病理特殊性改变常与感染有关。胆管炎症使胆管壁纤维化、增厚、萎缩造成胆管狭窄，导致胆道感染、结石形成和胆道梗阻。梗阻的近端明显扩张积存大量结石，结石形成、感染和梗阻造成相应的肝段、肝叶萎缩，甚至严重的纤维化。健康肝脏呈代偿性肥大，肝脏变形移位。大面积的肝纤维化可致肝功能障碍，发生胆汁性肝硬化，门静脉高压等并发症。胆道结石无并发感染对全身影响不大。如果涉及严重肝脏损害时可能出现一系列的严重并发症如休克、多脏器功能衰竭等。

二、临床表现

1. 胆囊结石

胆囊结石分为静止性结石和有症状结石，前者主要在体格检查、手术或尸体解剖时偶然发现。后者只有少数人出现，常表现为急性或慢性胆囊炎的临床表现。主要表现为胆绞痛。常见诱因为高脂肪饮食、暴饮暴食、过度疲劳等，伴有恶心、呕吐等消化系统症状。另外，有一部分病人只有上腹部钝痛。体格检查可有上腹部压痛及 Murphy 征阳性。

2. 肝外胆管结石

多数病人平时无症状或仅有上腹部不适，当结石造成胆管梗阻时，可出现腹痛或黄疸，如继发胆管炎时，可出现典型的夏柯（Charcot）三联征，即腹痛、寒战高热和黄疸的临床表现。体格检查：多数无阳性体征，发作时仅有剑突下和右上腹部深压痛，如合并有胆管炎时，可有不同程度的腹膜炎体征。并有肝区叩击痛，可触及肿大的胆囊，有触痛。

3. 肝内胆管结石

不合并感染时，主要表现为肝区持续性闷胀痛，如合并感染，可表现为急性胆管炎的临床表现，寒战、高热和腹痛及黄疸。一侧肝内胆管结石可无黄疸，出现黄疸多表示双侧肝内胆管受累。体格检查，一般无阳性体征，有时可能触及肝脏肿大或不对称的肝脏，肝区有压痛和叩击痛，有并发症时可出现相应的体征。

三、诊断与鉴别诊断

1. 诊断要点

（1）胆囊结石　有典型的胆绞痛病史，右上腹有轻度压痛，提示胆囊结石可能。影像学检查可确诊。B 超阳性率可高达 95%。

（2）肝外胆管结石　当出现典型的胆绞痛发作，伴有黄疸时，除考虑胆囊结石外，需考虑肝外胆管结石的可能，主要依据影像学检查。根据结石的部位和是否合并感染的不同，临床表现存在差异。结石位于肝总管则触不到胆囊，结石在胆总管，可触到肿大的胆囊。合并胆道感染时，有寒战、高热及右上腹和剑突下压痛，出现腹膜刺激征者较少。B 超可见到扩张的肝内、外胆管及结石影像。CT、MRI 和 ERCP 检查可有助于诊断。

（3）肝内胆管结石　其临床症状取决于结石的部位、范围、炎症轻重和梗阻程度。常有典型的胆石梗阻和急性胆管炎的病史。如不合并感染，常有肝区、胸背部的深在而持续性的疼痛。如肝内胆管结石脱落，成为继发肝外胆管结石，其临床症状和体征同肝外胆管结石的表现。肝区可有叩击痛，合并感染时，临床表现和体征同胆管炎，影像学可确定诊断。

2. 鉴别诊断

（1）胃十二指肠溃疡　溃疡病多有反复发作

病史，男性多于女性；胆石症多有胆绞痛发作诱因，如饱食、高脂肪性食物、暴饮暴食、过度疲劳等，女性多于男性。临床表现相似，鉴别存在困难。胃镜和B超可提供鉴别诊断。

（2）传染性肝炎 传染性肝炎常有肝炎接触病史及食欲不振、全身乏力等症状。肝脏可有肿大并触痛，很少有全身感染症状。胆石症一般有胆道感染病史，常有胆绞痛、寒战、高热症状，右上腹常有压痛阳性的体征。黄疸鉴别：胆石性梗阻引起黄疸以直接胆红素增高为主，肝炎引起黄疸直接、间接胆红素均可升高。肝炎引起的黄疸ALT、AST增高显著。血常规检查：肝炎周围血白细胞一般不高，有时淋巴细胞增高，胆石性梗阻多伴有不同程度感染，白细胞和中性粒细胞增高，B超、CT等影像学检查可见肝内外胆管扩张及结石影像。

（3）壶腹周围癌 主要鉴别其梗阻性黄疸，壶腹周围癌引起的梗阻性黄疸多以无痛性、进行性、加重性黄疸为其特点。病程较长，黄疸无波动，常伴有皮肤瘙痒，全身进行性消瘦等特点。如果梗阻完全，大便可呈陶土色。胆石梗阻多先有腹痛或出现胆道感染症状后出现黄疸，黄疸呈波动性，完全梗阻少，病人的一般情况较好，病程短。一般影像学检查如B超、CT、MRCP和ERCP等可帮助鉴别诊断。

四、治疗

1. 胆囊结石

（1）手术治疗 胆囊切除术适用于有症状和（或）有并发症的胆囊结石。腹腔镜胆囊切除术（LC）为其首选。没有腹腔镜条件的也可小切口胆囊切除或常规胆囊切除术。对于静止性结石，一般不需积极手术治疗，可观察和随诊。但对于胆囊结石较大（≥3cm），伴有胆囊息肉（>1cm）、胆囊壁增厚明显、钙化或瓷性胆囊和胆囊结石、时间较长（>10年）胆囊结石等，易引起恶变或失去胆囊功能等都可考虑手术治疗。

（2）非手术治疗 主要适用于胆囊结石伴有急性期炎症、胆囊内结石较小（<0.5cm）或全身基础病不能耐受手术等。主要措施包括：解痉、止痛、消炎利胆、应用抗菌素、纠正水、电解质紊乱及酸碱平衡失调等。溶石口服药物有鹅去氧胆酸和熊去氧胆酸，长期服用有一定效果，但停药后复发率高。排石疗法效果不肯定，且有将结石排入胆总管引起急性胆管炎的危险。

2. 肝外胆管结石

手术是治疗肝外胆管结石的主要方法，手术尽量取尽结石，解除梗阻。术后保持胆汁引流通畅。

（1）非手术治疗 适用于肝内外胆管结石直径<1cm或合并有严重心、肺、脑等严重疾病不能耐受手术，也可作为手术前的准备治疗。具体治疗措施同胆囊结石非手术治疗。

（2）手术治疗

1）胆总管切开取石、T管引流术：方法有开腹或腹腔镜手术。适用于单纯胆总管结石、胆道上下端通畅无狭窄或其他病变者。若伴有胆囊结石和胆囊炎，可同时行胆囊切除术。

2）胆肠吻合术：适用于胆总管远端炎症狭窄造成的梗阻无法解除、胆总管扩张、胆胰汇合部异常，胰液直接流入胆管或胆管病变切除后无法再吻合时，常用Roux-en-Y吻合术式。

（3）其他治疗 对于手术后残留结石，可经T管窦道胆道镜取石。也可经皮经肝穿刺胆道（PTCS）以及经十二指肠镜Oddi括约肌切开取石（EST）等。对于较大结石也可经上述途径导入激光、超声波、电力液压碎石探头直接接触胆石粉碎。

3. 肝内胆管结石

手术为主要治疗方法，治疗原则同肝外胆管结石治疗。

手术治疗：包括胆管切开取石、胆肠吻合术和肝脏切除术。肝内胆管结石术后最常见的为残留结石，有20%~40%，因此对残留结石的后续治疗极为重要。治疗措施包括：术后经引流管窦道胆道镜取石，激光、超声、微爆破碎石。经引流管溶石，体外震波碎石和中药排石等方法。

五、预防与调护

1. 调节饮食，避免过食肥甘厚味。

2. 进行总攻疗法或估计有结石排出时，应留大便查石，最好对结石进行成分鉴定。

3. 结石发作绞痛、并发感染时，宜观察血压、脉搏、体温，特别是腹痛情况变化，以便及时更改治疗方法。

4. 手术取石病人按一般外科术后护理。

第三十二节 功能失调性子宫出血

功能失调性子宫出血简称功血，是妇科常见病，属于异常子宫出血范畴。是指由调节生殖的神经内分泌机制失常引起的异常子宫出血。通常分为排卵型和无排卵型两类，其中无排卵型功血约占85%，多发生于青春期及绝经过渡期妇女。

一、病因病机

1. 病因

当机体受到内部和外部各种因素如精神紧张、情绪变化、营养不良、代谢紊乱及环境、气候骤变等影响时，可通过大脑皮质和中枢神经系统引起下丘脑－垂体－卵巢轴功能调节或靶细胞效应异常导致月经失调。

2. 发病机制

（1）无排卵型功血

1）不同时期功血病理变化：不同时期的功血其发病机制亦有异。无排卵型功血一般好发生在青春期和绝经过渡期，但也有发生在育龄期的。

2）子宫内膜出血的自限机制缺陷：无排卵型功血的异常子宫出血还与子宫内膜出血的自限机制缺陷有关。

（2）排卵型月经失调

较无排卵型功血少见，多发生于生育期妇女。患者有排卵，但黄体功能异常。常见有以下两种类型：

1）黄体功能不足。

2）子宫内膜不规则脱落。

（3）子宫内膜病理改变

1）无排卵型功血：根据血内雌激素含量和作用时间的长短以及子宫内膜对雌激素反应的敏感程度的不同，子宫内膜可出现不同程度的增生性变化，少数可呈萎缩性改变。

2）有排卵型功血（排卵型月经失调）。

二、临床表现

无排卵型功血最常见的症状是子宫不规则出血，表现为月经周期紊乱，经期长短不一，经量不定或增多，甚至大量出血。出血期间一般无腹痛或其他不适，出血量多或时间长时常继发贫血，大量出血可导致休克。根据出血特点，分为以下几种：

1. 月经过多

周期规则，但经期延长（超过7天）或经量过多（超过80mL）。

2. 子宫不规则出血过多

周期不规则，经期延长，经量过多。

3. 子宫不规则出血

周期不规则，经期可延长，经量正常。

4. 月经过频

月经频发，周期缩短，<21天。

三、实验室及其他检查

1. 全血细胞计数

确定有无贫血及血小板减少。

2. 血液测定

血红细胞计数、血细胞比容；凝血功能测定：如血常规、血小板计数、出凝血时间和凝血酶原时间、活化部分凝血酶原时间等，以利于了解贫血程度和排除血液系统病变。

3. 尿妊娠试验或血HCG检测

有性生活者，应除外妊娠及妊娠相关疾病。

4. 盆腔B超检查

了解子宫大小、形态、宫腔内有无赘生物、子宫内膜厚度等，明确有无宫腔内占位病变及其他生殖道器质性病变等。

5. 基础体温测定

了解有无排卵及黄体功能。基础体温呈单相型提示无排卵；黄体功能不全时显示双相型，后期升高时间短，不超过11天；子宫内膜脱落不全时虽呈双相型但下降缓慢。

6. 诊断性刮宫

其作用一是止血，二是明确子宫内膜病理诊

断。对年龄超过 35 岁，药物治疗无效或存在子宫内膜癌高危因素的异常子宫出血患者，应通过诊刮明确子宫内膜病变。施术时必须搔刮整个宫腔，并注意宫腔大小、形态，宫壁是否光滑，刮出物的性质和量。未婚患者，在激素等保守治疗无效或疑有器质性病变情况下也应经患者或家属知情同意后考虑诊刮。为了确定排卵和黄体功能应在经前期或月经来潮 6 小时内诊刮；若怀疑子宫内膜脱落不全，应在月经来潮第 5 天诊刮；不规则阴道流血者可在消毒条件下随时进行诊刮。子宫内膜病理检查可见增生期变化或增生过长，呈无分泌期状态。

7. 宫腔镜检查

通过宫腔镜的直视，选择病变区域进行活检，诊断宫腔病变。

8. 激素测定

经前 7~8 天测血孕酮值，表现增生期水平为无排卵；测血催乳激素水平及甲状腺功能，排除其他内分泌疾病。

9. 宫颈细胞学检查

用于排除宫颈癌及癌前病变。

10. 宫颈黏液结晶检查

经前出现羊齿状结晶提示无排卵。

四、诊断与鉴别诊断

1. 诊断

（1）病史 详细了解异常子宫出血的类型、发病时间、病程经过、出血前有无停经病史及其以往的治疗情况。注意患者的年龄、月经史、婚姻、生育史、避孕措施、干扰排卵或抗凝药物的使用情况；既往是否患有肝病、血液病、甲状腺功能亢进或减退等。

（2）症状 子宫出血。

（3）体格检查 检查有无贫血、甲减、甲亢、多囊卵巢综合征及出血性疾病的阳性体征。妇科检查应排除阴道、宫颈及子宫器质性病变；注意出血来自宫颈表面还是宫颈管内。

2. 鉴别诊断

妇女出现子宫出血原因很多，因此在诊断功血时必须排除生殖道局部病变或全身性疾病所导致的生殖道出血，尤其青春期少女的阴道或宫颈部恶性肿瘤，育龄妇女子宫黏膜下肌瘤和滋养细胞肿瘤，以及绝经过渡期、绝经期妇女子宫内膜癌所致出血最易误诊为功血，应特别注意鉴别。

（1）异常妊娠或妊娠并发症 如异位妊娠、流产、滋养细胞疾病、子宫复旧不良、胎盘残留、胎盘息肉等。

（2）生殖道肿瘤 如子宫内膜癌、子宫颈癌、滋养细胞肿瘤、子宫肌瘤、卵巢肿瘤等。

（3）生殖道感染 如急慢性子宫内膜炎、子宫肌炎等。

（4）性激素药物使用不当 如口服避孕药或口服其他激素类药引起的突破性或撤退性出血等。

（5）全身性疾病 如血液病、肝病、甲状腺功能亢进或低下、肾上腺功能失调等。

五、治疗

功血的治疗原则是止血、调整周期。无排卵型功血促进排卵，排卵型功血促进黄体功能的恢复。青春期及生育期无排卵型功血以止血、调整周期、促排卵为主；绝经过渡期患者以止血、调整周期、减少经量、防止子宫内膜病变为原则。

（一）一般治疗

贫血者应补充铁剂、维生素 C、蛋白质，严重贫血者需输血。流血时间长者，给予抗生素预防感染。出血期间应加强营养，避免过劳，保证充分休息。

（二）药物治疗

药物治疗是功血的一线治疗。常采用性激素止血和调整月经周期。出血期可辅用促进凝血和抗纤溶药物，促进止血。

1. 无排卵型功血

（1）止血 根据出血量选择合适的制剂和使用方法。对大量出血患者，要求性激素治疗，应在 8 小时内明显见效，24~48 小时内出血基本停止；若在 96 小时以上仍不止血，应考虑更改功血的诊断。

1）联合用药：性激素联合用药的止血效果优于单一药物。

2）雌激素：应用大剂量雌激素可使子宫内膜迅速生长，短期内修复创面而止血，用于大量急性出血而有明显贫血的青春期功血者。需要注意大剂量雌激素止血禁用于血液高凝或有血栓性疾病史的患者。

3）孕激素：在体内有一定雌激素水平的患者，使用孕激素治疗，临床上又称"药物刮宫"。常用药物及剂量按临床出血量的多少而定。若服药仍不能按期止血者则应进一步查明原因。

4）雄激素：雄激素有对抗雌激素、抑制子宫内膜生长、增加子宫肌肉及子宫血管张力的作用，从而改善盆腔充血，减少子宫出血，起协助止血作用。

5）其他：非甾体类抗炎药物和其他止血药物，如选用卡巴克洛、酚磺乙胺等减少微血管通透性；对羧基苄氨、氨甲环酸等可抑制纤溶酶，有减少出血量的辅助作用，但不能控制子宫内膜的剥脱过程，因此不能赖以止血。

（2）调整月经周期

1）雌、孕激素序贯法：即人工周期，适于青春期功血或生育期功血内源性雌激素水平较低者。

2）雌、孕激素联合法：开始即用孕激素以限制雌激素的促内膜生长作用，使撤药性出血逐步减少，其中雌激素可以预防孕激素的突破性出血。适用于生育期功血内源性雌激素水平较高者。

3）后半周疗法：适用于青春期或绝经过渡期功血患者。可在月经周期后半周（撤药性出血的第 16~25 天）服用醋酸甲羟孕酮每日 10mg，连用 10 天，连续 3 个周期为一个疗程。

4）宫内孕激素释放系统：通过在宫内放置含孕酮或左炔诺孕酮的宫内节育器，使孕激素在局部直接作用于子宫内膜，有减少经量的作用。

（3）促进排卵 青春期功血患者经上述调整周期药物治疗几个疗程后，通过雌孕激素对中枢的反馈调节作用，部分患者可以恢复自发排卵。青春期一般不提倡使用促排卵药物，有生育要求的无排卵不孕患者，可根据病因采取促排卵方案。

1）氯米芬：适用于有一定内源性雌激素水平的无排卵者，是最常用的促排卵药物。

2）促性腺激素：适用于低促性腺激素及氯米芬促排卵失败者。常用 HMG/HCG 联合用药促排卵。HMG 或 FSH 一般每日剂量 75~150U，于撤药性出血 3~5 天开始，连续 7~12 天待优势卵泡达成熟标准时，再使用 HCG5000~10000U 促排卵。并发症为多胎和卵巢过度刺激综合征。

3）促性腺激素释放激素（GnRH）：本药是天然十肽，利用其天然制品促排卵，是用脉冲皮下注射或静脉给药，适用于下丘脑性无排卵。

（4）手术治疗

1）刮宫术：适宜于急性大出血或存在子宫内膜癌高危因素的功血患者。

2）子宫内膜切除术：利用宫腔镜下电凝或热疗等方法，使子宫内膜组织凝固或坏死。适宜于经量多的绝经过渡期功血和激素治疗无效且无生育要求的生育期功血。缺点是子宫内膜组织受到热效应破坏影响病理诊断。

3）子宫切除术：对年龄较大、无生育要求者及久治不愈、反复发作、出血多、伴有严重贫血者，在了解所有治疗功血的可行方法后，可以由患者和家属知情选择接受子宫切除术。

2. 有排卵型功血

（1）黄体功能不全

1）促进卵泡发育：针对其发生原因，促进卵泡发育和排卵。

卵泡期使用低剂量雌激素：可于月经第 5 日起每日服妊马雌酮 0.625mg 或戊酸雌二醇 1mg，连续 5~7 天。

氯米芬：可在月经第 5 天开始口服氯米芬 50mg，每日 1 次，共 5 天。

2）促进 LH 峰形成：在监测到卵泡成熟时，使用绒促性素（HCG）5000~10000U 一次或分两次肌注。

3）黄体功能刺激疗法：在基础体温上升后开始，隔日肌注 HCG 1000~2000U，共 5 次，可以使血浆孕酮明显上升，延长黄体期。

4）黄体功能替代疗法：一般选用天然黄体酮制剂，自排卵后开始每日肌内注射黄体酮 10mg，共 10~14 天，以补充黄体酮分泌的不足。

5）黄体功能不足合并高催乳素血症的治疗：

使用溴隐亭每日 2.5～5.0mg，可以使催乳素水平下降，并促进垂体分泌促性腺激素及增加卵巢雌、孕激素分泌，从而改善黄体功能。

（2）子宫内膜不规则脱落

1）孕激素：自排卵后第 1～2 天或下次月经前 10～14 天开始，每日口服甲羟孕酮 10mg，连服 10 天。有生育要求者可注射黄体酮注射液。无生育要求者，可单服口服避孕药，从月经周期第 5 天起，每日 1 片，连服 21 天作为 1 周期。

2）绒促性素：用法同黄体功能不足，HCG 有促进黄体功能的作用。

六、预防与调护

1. 注意调节情志，避免过度精神刺激。
2. 重视饮食调养，勿过食辛辣、生冷食品。
3. 注意经期卫生。
4. 搞好计划生育。
5. 早期治疗月经先期、月经量多、经期延长等月经失调疾病。
6. 出血期间避免重体力劳动，必要时卧床休息。禁性生活。

第三十三节 盆腔炎性疾病

盆腔炎性疾病（PID）指女性上生殖道及其周围组织感染引起的一组疾病，主要包括子宫内膜炎、输卵管炎、输卵管卵巢脓肿（TOA）和盆腔腹膜炎。通常，PID 可局限于某一个部位，也可同时累及几个部位，其中最常见的是输卵管炎。PID 多发生在性活跃期、有月经的妇女，而初潮前、绝经后或无性生活者很少发生，如若发生盆腔炎也往往是邻近器官炎症的扩散。

一、病因病机

1. 病原体

包括外源性病原体（如淋病奈瑟菌、沙眼衣原体）与内源性病原体（阴道的菌群，包括需氧菌及厌氧菌），常为混合感染。

2. 感染途径

（1）沿生殖器黏膜上行蔓延　淋病奈瑟菌、沙眼衣原体及葡萄球菌沿此途径扩散。

（2）经淋巴系统蔓延　是产褥感染、流产后感染及放置宫内节育器后感染的主要传播途径，多见于链球菌、大肠埃希菌、厌氧菌感染。

（3）经血循环传播　为结核菌感染的主要途径。

（4）直接蔓延　腹腔其他脏器感染后，直接蔓延到内生殖器，如阑尾炎可引起右侧输卵管炎。

3. 高危因素

年龄（高发年龄 15～25 岁）、性活动活跃期、下生殖道感染、宫腔内手术操作后感染、性卫生不良、邻近器官炎症直接蔓延、盆腔炎性疾病再次急性发作。

4. 病理及发病机制

（1）急性子宫内膜炎及急性子宫肌炎。

（2）急性输卵管炎、输卵管积脓、输卵管卵巢脓肿。

（3）急性盆腔腹膜炎。

（4）急性盆腔结缔组织炎。

（5）败血症及脓毒血症。

（6）肝周围炎（Fitz – Hugh – Curtis 综合征）。

5. 盆腔炎性疾病后遗症

若盆腔炎性疾病未得到及时正确的诊断或治疗，可能会发生一系列后遗症。主要病理改变为组织破坏、广泛粘连、增生及瘢痕形成，导致：①输卵管阻塞、输卵管增粗。②输卵管卵巢粘连形成输卵管卵巢肿块。③若输卵管伞端闭锁、浆液性渗出物聚集形成输卵管积水；或输卵管积脓或输卵管卵巢脓肿的脓液吸收，被浆液性渗出物代替形成输卵管积水或输卵管卵巢囊肿。④盆腔结缔组织表现为主，骶韧带增生、变厚，若病变广泛，可使子宫固定。盆腔炎的后遗症包括盆腔炎反复发作、慢性盆腔痛、不孕症和异位妊娠。

二、临床表现

1. 症状

盆腔炎可因炎症轻重及范围大小而有不同的临床表现。轻者无症状或症状轻微。常见症状为下腹痛、发热、阴道分泌物增多。腹痛为持续性、活动或性交后加重。若病情严重可有寒战、高热、头痛、食欲缺乏。月经期发病可出现经量增多，经期延长。若有腹膜炎，则出现消化系统症状，如恶心、呕吐、腹胀、腹泻等。若有脓肿形成，可有下腹部包块及局部压迫刺激症状；包块位于子宫前方可出现膀胱刺激症状，如排尿困难、尿频，若引起膀胱肌炎还可有尿痛等；包块位于子宫后方可有直肠刺激症状；若在腹膜外可致腹泻、里急后重感和排便困难。若有输卵管炎症的症状及体征并同时有右上腹疼痛者，应怀疑有肝周围炎。

盆腔炎的后遗症，患者可出现盆腔炎反复发作、慢性盆腔痛、不孕症和异位妊娠。

2. 体征

患者体征差异较大，轻者无明显异常发现或妇科检查仅发现宫颈举痛或宫体压痛或附件区压痛。严重病例呈急性病容，体温升高，心率加快，下腹部有压痛、反跳痛及肌紧张，甚至出现腹胀，肠鸣音减弱或消失。

盆腔检查：阴道可见脓性臭味分泌物；宫颈充血、水肿；穹隆触痛明显；宫颈举痛；宫体稍大，有压痛，活动受限；子宫两侧压痛明显。若为单纯输卵管炎，可触及增粗的输卵管，压痛明显。若为输卵管积脓或输卵管卵巢脓肿，则可触及包块且压痛明显，不活动。宫旁结缔组织炎时，可扪及宫旁一侧或两侧片状增厚，或两侧宫底韧带高度水肿、增粗，压痛明显。

三、诊断与鉴别诊断

1. 诊断

盆腔炎性疾病的诊断标准（2006 年美国 CDC 诊断标准）：

（1）最低标准　宫颈举痛或子宫压痛或附件压痛。

（2）附加标准　体温超过 38.3℃（口表）；宫颈或阴道异常黏液脓性分泌物；阴道分泌物 0.9% 氯化钠溶液涂片见到大量白细胞；红细胞沉降率升高；血 C 反应蛋白升高；实验室证实的宫颈淋病奈瑟菌或衣原体阳性。

（3）特异标准　子宫内膜活检组织学证实子宫内膜炎；阴道超声或磁共振检查显示输卵管增粗，输卵管积液，伴或不伴有盆腔积液、输卵管卵巢肿块，以及腹腔镜检查发现 PID 征象。

最低诊断标准提示性活跃的女性或者具有性传播疾病的高危人群若出现下腹痛，并可排除其他引起下腹痛的原因，妇科检查符合最低诊断标准，即可给予经验性抗生素治疗。

附加标准可增加诊断的特异性，多数盆腔炎性疾病患者有宫颈黏液脓性分泌物，或阴道分泌物在 0.9% 生理盐水涂片中见到白细胞，若宫颈分泌物正常且镜下看不到白细胞，盆腔炎性疾病的诊断需谨慎。

特异标准基本可诊断盆腔炎性疾病，但因检查有创或费用较高，该标准仅适用于一些有选择的病例。

在做出盆腔炎性疾病的诊断后，还需进一步明确病原体。

2. 鉴别诊断

应与急性阑尾炎、输卵管妊娠流产或破裂、卵巢囊肿蒂扭转或破裂等急症相鉴别。

四、治疗

1. 药物治疗

主要为抗生素药物治疗。抗生素治疗可清除病原体，改善症状及体征，减少后遗症。经恰当的抗生素积极治疗，绝大多数 PID 能彻底治愈。抗生素的治疗原则：经验性、广谱、及时及个体化。

2. 手术治疗

经长期非手术治疗无效而症状明显或反复急性发作者，或已形成较大炎性包块者；脓肿持续存在；脓肿破裂，可采用手术治疗。

3. 物理疗法

对于炎症后期，温热的良性刺激可促进盆腔局部血液循环，改善组织的营养状态，提高新陈代谢，以利炎症的吸收和消退。常用的有短波、超短波、离子透入（可加入各种药物如青霉素、链霉素等）、蜡疗等。

五、预防与调护

1. 注意性生活卫生。

2. 及时治疗下生殖道感染。

3. 加强公共卫生宣教，注意经期、孕期及产褥期卫生。提高妇科生殖道手术操作技术，严格遵守无菌操作规程，术后做好护理，预防感染。增强体质，提高机体抗病能力。积极彻底治愈急性盆腔炎，防止转为慢性。

4. 严格掌握妇科手术指征，做好术前准备。

5. 及时治疗盆腔炎性后遗症，防止后遗症的复发。

第三十四节　自然流产

流产是指妊娠不足 28 周、胎儿体重不足 1000g 而终止者。其中流产发生于妊娠 12 周前者称早期流产，发生在妊娠 12 周至不足 28 周者称晚期流产。

一、病因病机

1. 遗传因素

胚胎染色体异常。

2. 母体因素

孕妇患严重感染、高热；孕妇患严重贫血、心力衰竭、高血压、慢性肾炎等疾病；生殖器官畸形、盆腔肿瘤（子宫肌瘤、卵巢囊肿等）；黄体功能不足、甲状腺功能亢进或低下、糖尿病等；创伤刺激（严重休克、子宫创伤、精神创伤）；过量饮酒、吸烟、饮咖啡及吸毒等。

3. 免疫因素

4. 环境因素

二、临床表现

1. 先兆流产

先兆流产指妊娠 28 周前，出现少量阴道流血和（或）下腹疼痛，宫口未开，胎膜未破，妊娠物尚未排出，子宫大小与停经周数相符者；早期先兆流产临床表现常为停经后有早孕反应，以后出现阴道少量流血，或时下时止，或淋沥不断，色红，持续数日或数周，无腹痛或有轻微下腹胀痛、腰痛及下腹坠胀感。

2. 难免流产

难免流产是由先兆流产发展而来，继续妊娠已不可能。主要表现为阴道出血量多，常超过正常月经量，或阵发性腹痛加重，腰痛如折，阴道流水（胎膜已破）。妇科检查发现子宫颈口已扩张，可见胚胎组织或胎囊堵塞于子宫颈内口，子宫大小与停经月份相符或略小。

3. 不全流产

不全流产指妊娠物已部分排出体外，尚有部分残留宫腔或宫颈内，影响子宫收缩，致流血持续不止，甚至流血过多而发生休克。妇科检查发现子宫颈口已扩张，不断有血液自宫颈内口流出，有时可见胎盘组织堵塞于宫颈口或部分妊娠物已排出于阴道内，而部分仍留在宫颈内，一般子宫小于停经月份。

4. 完全流产

完全流产指妊娠物已全部排出，阴道流血逐渐停止，腹痛亦随之消失。妇科检查发现子宫颈口已关闭，子宫接近正常大小。

三、实验室及其他检查

1. B 型超声波检查

对疑为先兆流产者，根据妊娠囊的形态，有无胎心搏动，确定胚胎或胎儿是否存活，以指导正确的治疗方法。若妊娠囊形态异常或位置下移，预后不良。不全流产及稽留流产均可借助 B 型超声波检查协助确诊。

2. 妊娠试验

临床多采用尿早孕诊断试纸法，对诊断妊娠有价值。为进一步了解流产的预后，多选用各种敏感方法连续测定血 HCG 的水平，正常妊娠 6 ~ 8 周时，其值每日应以 66% 的速度增长，若 48 小时增长速度小于 66%，提示妊娠预后不良。

3. 孕激素测定

测定血孕酮水平，能协助诊断先兆流产的预后。

四、诊断与鉴别诊断

1. 诊断要点

是否有停经史、早孕反应，以及阴道流血或伴腹痛。

2. 鉴别诊断

（1）流产不同类型的鉴别要点

表 10 - 12　流产不同类型

流产类型	症状			妇科检查		辅助检查	
	出血	下腹痛	妊娠物排出	宫颈口	子宫大小	妊娠试验	B超检查
先兆流产	少	轻	无	闭合	与孕周相符	+	胚胎存活
难免流产	中→多	重	无	扩张	相符或略小	+或-	胚胎堵在宫口
不全流产	少→多	减轻	部分排出	扩张或有物堵塞	小于孕周	+或-	排空或有
完全流产	少→无	无	全部排出	闭合	正常或稍大	+或-	宫内无妊娠物

（2）疾病鉴别

1）异位妊娠：有腹痛、停经、不规则阴道出血症状，妇科检查宫颈有举痛，附件可触及包块、压痛，B超检查宫内无胚胎，宫外有包块或孕囊，尿妊娠试验阳性，后穹隆穿刺抽出不凝血。

2）葡萄胎：停经后阴道不规则出血，恶心、呕吐较重，子宫大于孕周，血 HCG 检查明显升高，B超检查不见胎体及胎盘的反射图像，只见雪花样影像称为"落雪状"改变。

3）功能失调性子宫出血：可引起阴道不规则流血，一般无停经史，无早孕反应，尿妊娠试验阴性，B超检查无宫内外妊娠迹象。

4）子宫肌瘤：子宫增大可不均匀，且子宫硬，一般无停经史，无早孕反应，尿妊娠试验阴性，可借助血 HCG 和 B超检查鉴别。

五、治疗

卧床休息，减少活动，禁止性生活。

黄体功能不全的患者，黄体酮肌注每日或隔日 1 次，每次 10 ~ 20mg。也可口服维生素 E 保胎治疗。甲状腺功能低下者，可口服小剂量甲状腺片。

经治疗症状不缓解或反而加重者，应进行 B 超及血 HCG 测定，根据情况，给予相应处理。

第三十五节　异位妊娠

受精卵在子宫体腔以外着床称为异位妊娠，俗称为宫外孕。实际上两者稍有差别，后者仅指子宫以外的异常位置妊娠，不包括子宫颈妊娠和子宫残角妊娠。异位妊娠根据受精卵种植部位不同分为：输卵管妊娠、卵巢妊娠、腹腔妊娠、阔韧带妊娠、宫颈妊娠等。临床95%的异位妊娠为输卵管妊娠，其中以输卵管壶腹部最多见，约占78%，其次为峡部、伞部，间质部较少见。本节主要介绍输卵管妊娠。

一、病因病机

1. 病因

（1）输卵管炎症，是异位妊娠的主要病因。

（2）输卵管手术史。

（3）输卵管发育不良或功能异常。

（4）与辅助生殖技术的应用有关。

（5）避孕失败。

（6）输卵管周围肿瘤压迫影响受精卵运行。

2. 发病机制

（1）输卵管妊娠结局

1）输卵管妊娠流产：多见于输卵管壶腹部妊娠，多在妊娠 8 ~ 12 周发病。

2）输卵管妊娠破裂：输卵管肌层血运丰富，如破裂可造成迅速、大量出血，处理不及时可发生休克，甚至危及生命。

3）继发性腹腔妊娠：输卵管妊娠流产或破裂，胚囊排到腹腔偶尔存活，继续发育形成继发性腹腔妊娠。

4）陈旧性宫外孕：输卵管妊娠流产或破裂，长期反复出血形成血肿不消散，机化变硬与周围粘连，称作陈旧性宫外孕。

（2）子宫的变化　和正常妊娠一样，月经停止来潮，子宫增大变软，内膜亦受激素影响而发生蜕膜反应，蜕膜剥离可发生阴道出血。

二、临床表现

1. 症状

（1）停经 临床有 20%～30% 患者无明显停经史。

（2）腹痛 为输卵管妊娠主要症状。典型的输卵管妊娠破裂或流产时出现一侧下腹部撕裂样疼痛，常伴有恶心、呕吐。

（3）阴道出血 常有不规则阴道出血，色暗红，量少，淋沥不尽，一般不超过月经量，随出血可排出蜕膜管型或碎片。

（4）晕厥休克 急性腹腔内出血及剧烈腹痛导致。

（5）腹部包块

2. 体征

（1）一般情况 腹腔内出血多时呈贫血貌。失血性休克时，患者面色苍白，四肢湿冷，脉快、细、弱，血压下降。体温一般正常或略低，腹腔内血液吸收时体温可略升高。

（2）腹部检查 下腹有明显压痛、反跳痛，尤以患侧为著，但腹肌紧张较轻，内出血多时可出现移动性浊音。少数患者下腹部可触及包块。

（3）盆腔检查 阴道内可有少量暗红色血液，后穹隆可饱满、触痛，宫颈可有举痛或摆痛，子宫相当于停经月份或略大而软，宫旁可触及有轻压痛的包块。内出血多时，子宫有漂浮感。

三、实验室及其他检查

HCG 值测定、孕酮测定、B 型超声诊断、腹腔镜检查、阴道后穹隆穿刺、诊断性刮宫等有助于诊断。

四、诊断与鉴别诊断

1. 诊断

输卵管妊娠未发生流产或破裂前，临床表现不明显，诊断较困难，应结合以下辅助检查，协助尽早诊断。

（1）血 β-HCG 定量 异位妊娠时，该值通常低于同期正常宫内妊娠。

（2）血孕酮定量 输卵管妊娠时，孕酮一般偏低。

（3）超声检查 有助于诊断异位妊娠，阴道超声优于腹部超声。超声与血 β-HCG 结合对确诊帮助很大。

（4）阴道后穹隆穿刺 适用于疑有腹腔内出血的患者，可抽出不凝血液。

（5）腹腔镜检查术 是诊断的"金标准"。

（6）子宫内膜病理检查 适于超声不能确定妊娠部位者，对于诊断不明确的，尤其子宫内膜较厚或者宫内有囊性区者，可刮宫后 24 小时复查血清 β-HCG，较术前无明显下降或上升，协助支持诊断。

2. 鉴别诊断

应与流产、急性输卵管炎、急性阑尾炎、卵巢囊肿蒂扭转、黄体破裂相鉴别。

五、治疗

1. 手术治疗

分为保守手术和根治手术。前者保留患侧输卵管，后者切除患侧输卵管。手术治疗适应证：①生命体征不稳定或有腹腔内出血征象者。②病情有进展（如 HCG > 3000IU/L 或持续升高，有胎心搏动，附件区包块大）。③诊断不明确者。④随诊不可靠者。⑤药物治疗禁忌或无效者。

2. 药物治疗

（1）应用药物治疗的条件 ①无药物治疗禁忌。②输卵管妊娠未破裂。③妊娠囊直径≤4cm。④HCG < 2000IU/L。⑤无明显内出血。

（2）方法 主要为化学药物治疗，常用甲氨蝶呤（MTX）。常用剂量 0.4mg/（kg·d），肌肉注射，5 天一个疗程。或者单次给药每平方米体表面积 50mg。治疗第 4 天和第 7 天复查血 β-HCG，若下降 <15%，重复剂量给药，而后每周复查。药物治疗未必均能成功，故治疗期间应该随诊超声及检测 β-HCG 水平。如药物治疗无效或病情加重，甚至发生内出血，随时准备手术。并要注意化学药物的毒副反应。

六、预后转归

根据妊娠部位，就诊时间，诊断处理是否及时得当，预后不一。早期诊断，得到适当治疗，预后较好；病情重，就诊不及时，可危及生命。输卵管妊娠后，10% 患者可再患输卵管妊娠，

50% ～60% 患者继发不孕。

七、预防与调护

1. 减少宫腔手术及人工流产，避免产后及流产后感染。

2. 积极治疗盆腔炎及盆腔肿瘤等疾病。

3. 对有盆腔炎病史，放置宫内节育器，出现停经要警惕异位妊娠的发生。

4. 对疑诊异位妊娠患者，建议入院观察，尽量卧床休息，少活动，清淡饮食，保证大小便通畅，做好疾病宣教。

5. 出现内出血休克的患者，首先开放静脉通路，积极抢救休克，准备手术。

第三十六节 小儿肺炎

肺炎系由不同病原体或其他因素所致的肺部炎症。临床以发热、咳嗽、气促、呼吸困难及肺部固定湿啰音为主要表现。

发病季节以冬春二季为多发，寒冷地区发病率高。肺炎可发生在任何年龄，但以婴幼儿为多发。

一、病因病机

1. 病因

肺炎的病因主要为感染因素和非感染因素。

（1）感染因素　常见的病原微生物为细菌和病毒。发达国家小儿肺炎病原以病毒为主，发展中国家则以细菌为主。其中肺炎链球菌、金黄色葡萄球菌、流感嗜血杆菌是重症肺炎的主要病因。肺炎支原体、衣原体和流感嗜血杆菌感染有增多的趋势。此外，临床上小儿肺炎病毒与细菌混合感染者并不少见。

（2）非感染因素　常见有吸入性肺炎、坠积性肺炎、过敏性肺炎等。

2. 发病机制

病原体常由呼吸道入侵，少数经血行入肺。当炎症蔓延到细支气管和肺泡时，支气管黏膜充血、水肿，管腔变窄，导致通气功能障碍；肺泡壁充血水肿，炎性分泌物增多，导致换气功能障碍。通气不足引起缺氧和二氧化碳潴留，导致 PaO_2 降低和 $PaCO_2$ 增高；换气功能障碍主要引起

缺氧，导致 PaO_2 降低，为代偿缺氧状态。患儿呼吸频率加快，呼吸深度加强，呼吸辅助肌参与活动，出现鼻翼扇动和三凹征，同时心率也加快。

缺氧、二氧化碳潴留和毒血症，可导致机体其他系统器官的功能障碍和代谢紊乱。

（1）循环系统　病原体和毒素侵袭心肌，可引起心肌炎；缺氧时肺小动脉反射性收缩，肺循环压力增高，肺动脉高压，使右心负担增加。肺动脉高压和中毒性心肌炎是诱发心力衰竭的主要原因。重症患者常出现微循环障碍、休克甚至弥散性血管内凝血（DIC）。

（2）中枢神经系统　缺氧和二氧化碳潴留使血与脑脊液 pH 值降低，二氧化碳向细胞内和中枢神经系统弥散；高碳酸血症使脑血管扩张，血流减慢，血管通透性增加，致使颅内压增高。严重缺氧可使脑细胞无氧代谢增加，造成乳酸堆积、ATP 生成减少和 Na^+ – K^+ 离子泵运转功能障碍，导致脑细胞内钠、水潴留，形成脑水肿。病原体和毒素作用亦可引起脑水肿。

（3）消化系统　低氧血症或酸中毒，使胃肠黏膜出现糜烂、出血和上皮细胞坏死脱落等应激性反应，而致黏膜屏障功能破坏，使胃肠功能紊乱，出现厌食、恶心、呕吐及腹泻等症状，严重者可引起中毒性肠麻痹或消化道出血。

（4）水、电解质紊乱和酸碱平衡失调　严重缺氧时体内需氧代谢障碍、酸性代谢产物增加，加上高热、饥饿、吐泻等因素，常可引起代谢性酸中毒；而二氧化碳潴留可导致呼吸性酸中毒。重症肺炎可出现混合性酸中毒。缺氧和二氧化碳潴留可致肾小动脉痉挛而引起水钠潴留，且重症肺炎时常有抗利尿激素（ADH）分泌增加，加上缺氧使细胞膜通透性改变、钠泵功能失调，使 Na^+ 进入细胞内，造成稀释性低钠血症。

二、临床表现

（一）轻症肺炎

轻症肺炎以呼吸系统症状为主，无全身中毒症状。

1. 症状

起病急，发病前多数有上呼吸道感染表现。

以发热、咳嗽、气促为主要症状。

（1）发热　热型不定，多为不规则发热，也可表现为弛张热或稽留热，新生儿及体弱儿可表现为不发热。

（2）咳嗽　咳嗽较频，早期为刺激性干咳，以后咳嗽有痰，痰色白或黄，新生儿、早产儿则表现为口吐白沫。

（3）气促　多发生于发热、咳嗽之后，月龄 <2 个月，呼吸 ≥60 次/分；月龄 2～12 个月，呼吸 ≥50 次/分；1～5 岁，呼吸 ≥40 次/分。气促加重，可出现呼吸困难，表现为鼻翼扇动，点头呼吸、三凹征等。

2. 体征

肺部体征早期可不明显或仅有呼吸音粗糙，以后可闻及固定的中、细湿啰音；若病灶融合，出现肺实变体征，则表现语颤增强、叩诊浊音、听诊呼吸音减弱或管状呼吸音。新生儿肺炎肺部听诊仅可闻及呼吸音粗糙或减低，病程中亦可出现细湿啰音或哮鸣音。

（二）重症肺炎

重症肺炎除呼吸系统受累外，其他系统亦受累，且全身中毒症状明显。

1. 循环系统

常见心肌炎和心力衰竭。心力衰竭的表现为：①心率突然加快，超过 180 次/分；②呼吸突然加快，超过 60 次/分；③突然发生极度烦躁不安，明显发绀，皮肤苍白发灰，指（趾）甲微血管再充盈时间延长；④心音低钝，有奔马律，颈静脉怒张；⑤肝脏迅速增大；⑥颜面、眼睑或下肢水肿，尿少或无尿。具有前五项者即可诊断为心力衰竭（以上表现不包括新生儿）。重症革兰阴性杆菌感染还可发生微循环衰竭。

2. 神经系统

常见烦躁不安、嗜睡，或两者交替出现。继而出现昏迷、惊厥，前囟隆起，呼吸不规则，瞳孔对光反应迟钝或消失及有脑膜刺激征。

3. 消化系统

常见食欲不振、呕吐、腹泻、腹胀等。重症肺炎可见中毒性肠麻痹，肠鸣音消失，腹胀严重

时致使膈肌上升，压迫胸部，使呼吸困难加重。

三、实验室及其他检查

1. 外周血检查

（1）血白细胞检查　细菌性肺炎白细胞总数和中性粒细胞多增高，甚至可见核左移，胞浆有中毒颗粒；病毒性肺炎白细胞总数正常或降低，淋巴细胞增高，有时可见异型淋巴细胞。

（2）C 反应蛋白（CRP）　细菌感染时，CRP 浓度上升；非细菌感染时则上升不明显。

2. 病原学检查

（1）细菌培养和涂片　采取痰液、肺泡灌洗液、胸腔穿刺液或血液等进行细菌培养，可明确病原菌，同时应进行药物敏感试验。亦可做涂片染色镜检，进行初筛试验。

（2）病毒分离　应于起病 7 日内取鼻咽或气管分泌物标本做病毒分离，阳性率高，但需时间较长，不能做早期诊断。

（3）病原特异性抗体检测　发病早期血清中主要为 IgM 抗体，但持续时间较短；后期或恢复期抗体产生较多，以 IgG 为主，持续时间较长。因此，急性期特异性 IgM 测定有早期诊断价值；急性期与恢复期双份血清特异性 IgG 检测 4 倍以上增高或降低，对诊断有重要意义。

（4）细菌或病毒核酸检测　应用杂交或 PCR 技术，通过检测病原体特异性核酸（RNA 或 DNA）来发现相关的细菌或病毒，此法灵敏，可进行微量检测。

（5）其他试验　鲎珠溶解物试验有助于革兰阴性杆菌肺炎的诊断。

3. 血气分析

对重症肺炎有呼吸困难的患儿，可作 PaO_2、$PaCO_2$ 及血 pH 值测定，以此了解缺氧、酸碱失衡的类型及程度，有助于诊断、治疗和判断预后。

4. X 线检查

支气管肺炎可表现为点状或小斑片状肺实质浸润阴影，以两肺下野、心膈角区及中内带较多；也可见小斑片病灶部分融合在一起成为大片状浸润影，甚至可类似节段或大叶肺炎的形态。肺不张可见均匀致密的阴影，占据一侧胸部、一

叶或肺段，阴影无结构，肺纹理消失；肺气肿可见病侧肋间距较大，透明度增强；并发脓胸可见肋膈角变钝，积液多可见一片致密阴影，肋间隙增大，纵隔、心脏向健侧移位；肺大泡时则见完整的薄壁、多无液平面的大泡影。

四、诊断与鉴别诊断

1. 诊断要点

根据临床有发热、咳嗽、气促或呼吸困难，肺部有较固定的中、细湿啰音，一般不难诊断。胸片有斑片影，可协助诊断。确诊后，应进一步判断病情的轻重，有无并发症，并作病原学诊断，以指导治疗和评估预后。

2. 鉴别诊断

（1）急性支气管炎 以咳嗽为主，一般无发热或仅有低热，肺部听诊呼吸音粗糙或有不固定的干、湿啰音。

（2）支气管异物 吸入异物可继发感染引起肺部炎症。根据异物吸入史，突然出现呛咳及胸部 X 线检查可予以鉴别，支气管纤维镜检查可确定诊断。

（3）肺结核 婴幼儿活动性肺结核的临床症状及 X 线影像改变与支气管肺炎有相似之处，但肺部啰音常不明显。应根据结核接触史、结核菌素试验、血清结核抗体检测、X 线胸片随访观察加以鉴别。

五、治疗

（一）病因治疗

根据不同病原体选择药物。

1. 细菌感染

细菌感染者，宜采用抗生素治疗。

抗生素使用原则：①根据病原菌选择敏感药物；②早期治疗；③选用渗入下呼吸道浓度高的药物；④足量、足疗程；⑤重症宜联合用药，经静脉给药。

根据不同的病原体选择抗生素，著肺炎球菌感染，首选青霉素或羟氨苄青霉素；若金黄色葡萄球菌感染，甲氧西林敏感者首选苯唑西林钠或氯唑西林钠，耐药者选用万古霉素或联用利福平；若流感嗜血杆菌感染，首选阿莫西林加克拉

维酸（或加舒巴坦）；若大肠杆菌和肺炎杆菌感染，首选头孢曲松或头孢噻肟；若绿脓杆菌肺炎首选替卡西林加克拉维酸。肺炎支原体、衣原体感染，选用大环内酯类抗生素，如红霉素、罗红霉素、阿奇霉素等。用药时间应持续至体温正常后 5~7 天，临床症状基本消失后 3 天。肺炎支原体肺炎至少用药 2~3 周，以免复发。葡萄球菌肺炎疗程宜长，一般于体温正常后继续用药 2 周，总疗程≥6 周。

2. 病毒感染

目前尚无理想的抗病毒药物，临床可选用三氮唑核苷（病毒唑）每日 10mg/kg，肌注或静脉滴注，亦可超声雾化吸入，对合胞病毒、腺病毒有效；干扰素抑制病毒在细胞内复制，早期使用疗效好。

（二）对症治疗

1. 氧疗

凡有呼吸困难、喘憋、口唇发绀、面色苍白等低氧血症表现者，应立即给氧。多采取鼻前庭给氧，氧流量为 0.5~1L/min，氧浓度不超过 40%，氧气宜湿化，以免损伤气道纤毛上皮细胞和使痰液变黏稠。缺氧严重者可用面罩给氧，氧流量为 2~4L/min，氧浓度为 50%~60%。若出现呼吸衰竭，则需用人工呼吸器。

2. 保持呼吸道通畅

及时清除鼻咽分泌物和吸痰，使用祛痰剂，雾化吸入；喘憋严重者选用支气管解痉剂；保证液体摄入量，有利于痰液排除。

3. 腹胀的治疗

低钾血症引起者及时补钾。若中毒性肠麻痹，应禁食，胃肠减压，用酚妥拉明每次 0.5mg/kg，加入 10% 葡萄糖液 20~30mL 中静滴。

4. 肺炎合并心力衰竭的治疗

主要镇静、给氧，增强心肌收缩力，减慢心率，增加心搏出量，减轻心脏负荷。

（三）糖皮质激素的应用

糖皮质激素可减少炎性渗出，解除支气管痉挛，改善血管通透性，降低颅内压，改善微循

环。适应证：①中毒症状明显；②严重喘憋；③伴有脑水肿、中毒性脑病；④伴有感染中毒性休克、呼吸衰竭等；⑤胸膜有渗出者。可用琥珀酸氢化可的松每日 5 ~ 10mg/kg 或用地塞米松每日 0.1 ~ 0.3mg/kg 静脉点滴，疗程 3 ~ 5 天。

（四）并存症和并发症的治疗

对并存佝偻病、营养不良者，应给予针对相应疾病的治疗。对并发脓胸、脓气胸者，应及时抽脓、抽气。对年龄小、中毒症状重，或脓液黏稠，经反复穿刺抽脓不畅者，或张力性气胸都宜考虑胸腔闭式引流。

六、预防与调护

1. 预防

（1）积极锻炼身体，预防急性呼吸道感染。

（2）加强营养，防止佝偻病及营养不良是预防重症肺炎的关键。

2. 调护

（1）保持室内空气流通，室温以 18℃ ~ 20℃为宜，相对湿度 60%。

（2）呼吸急促时，应保持气道通畅，随时吸痰。

（3）咳嗽剧烈时可抱起小儿轻拍其背部，伴呕吐时应防止呕吐物吸入气管。

（4）重症肺炎患儿要加强巡视，监测呼吸、心率等，密切观察病情变化。

第三十七节 小儿腹泻

小儿腹泻，或称腹泻病，是一组由多病原、多因素引起的消化道疾病，临床以大便次数增多和大便性状改变为特点。

本病一年四季均可发生，夏秋季节尤其易于发病，不同季节发生的腹泻，临床表现有所不同。6 个月 ~ 2 岁婴幼儿发病率高，是造成小儿营养不良、生长发育障碍和死亡的主要原因之一。

一、病因病机

1. 病因

小儿易发生腹泻与其特有的解剖、生理特点密切相关。腹泻的病因主要有感染性和非感染性两大类，而以感染性多见，如病毒、细菌、真菌、寄生虫等感染；非感染性因素包括饮食不当、过敏、双糖酶缺乏及其他因素等引起的腹泻。

（1）易感因素 ①婴幼儿消化系统发育不成熟，胃酸分泌少，消化酶活性低，但营养需要相对较多，胃肠道负担重。②免疫功能差，血清中 IgM、IgA 和胃肠道分泌型 IgA 均较低。③母乳中含有大量体液因子、巨噬细胞、粒细胞及溶酶体等，有很强的抗肠道感染作用。家畜乳在加热过程中上述成分被破坏，故人工喂养儿易发生肠道感染。④肠道菌群失调：正常肠道菌群对入侵的致病微生物有拮抗作用，新生儿出生后尚未建立正常肠道菌群、改变饮食使肠道内环境改变或滥用广谱抗生素，均可使肠道正常菌群平衡失调而患肠道感染。

（2）感染因素 肠道内感染可由病毒、细菌、真菌、寄生虫引起，以前两者多见，尤其是病毒。①病毒感染：人类轮状病毒是引起秋季腹泻的最常见病原，其他如诺沃克病毒、埃可病毒、柯萨奇病毒、腺病毒、冠状病毒均可致腹泻；②细菌感染：主要为致腹泻大肠杆菌（包括致病性大肠杆菌、产毒性大肠杆菌、侵袭性大肠杆菌、出血性大肠杆菌、黏附 - 集聚性大肠杆菌），其他细菌如空肠弯曲菌、耶尔森菌、变形杆菌、绿脓杆菌、枸橼酸杆菌等；③真菌性：如白色念珠菌、毛霉菌、曲菌等；④寄生虫：如梨形鞭毛虫、结肠小袋虫、隐孢子虫等。

（3）非感染因素 ①饮食不当导致腹泻：多为人工喂养儿，常因喂养不定时，饮食量不当，突然改变食物品种，过早喂给大量淀粉类食品引起；②过敏性腹泻：如对牛奶或大豆过敏而引起腹泻；③原发性或继发性双糖酶（主要为乳糖酶）缺乏或活性降低：使肠道对糖的消化吸收不良，乳糖积滞引起腹泻；④气候突变、腹部受凉：使肠蠕动增加，天气过热消化液分泌减少等，都可能诱发消化功能紊乱而致腹泻。

此外还有症状性腹泻，如患中耳炎、上呼吸道感染、肺炎、肾盂肾炎、皮肤感染或急性传染病时，可由于发热和病原体的毒素作用而并发腹泻。

2. 发病机制

导致腹泻的机制有：因肠腔内存在大量不能吸收的具有渗透活性的物质而致，为"渗透性"腹泻；因肠腔内电解质分泌过多而致，为"分泌性"腹泻；因炎症所致的液体大量渗出，为"渗出性"腹泻；因肠道运动功能异常而致，为"肠道功能异常"腹泻。但在临床上不少腹泻并非由某种单一机制引起，而是在多种机制共同作用下发生的。

（1）感染性腹泻 多为病原微生物随污染的食物或饮水进入消化道，亦可通过污染的日用品、手、玩具或带菌者传播。病原微生物能否引起肠道感染，取决于宿主防御机能的强弱、感染菌量的多少及微生物的毒性。

1）病毒性肠炎：各种病毒侵入肠道后，在小肠绒毛顶端的柱状上皮细胞上复制，使细胞发生空泡变性和坏死，其微绒毛肿胀、不规则和变短，受累的肠黏膜上皮细胞脱落，遗留有不规则的裸露病变，致使小肠黏膜回吸收水分和电解质的能力受损，肠液在肠腔内大量积聚而引起腹泻。同时，发生病变的肠黏膜细胞分泌双糖酶不足，活性降低，使食物中碳水化合物分解吸收发生障碍而积滞在肠腔内，并被细菌分解成小分子的短链有机酸，使肠液的渗透压增高；双糖的分解不全亦造成微绒毛上皮细胞钠转运的功能障碍，两者均造成水和电解质的进一步丧失。

2）细菌性肠炎：由于肠道感染的病原菌不同，发病机制亦不相同。

①肠毒素性肠炎：各种产生肠毒素的细菌可引起分泌性腹泻，如霍乱弧菌、产肠毒素性大肠杆菌、空肠弯曲菌、金黄色葡萄球菌、产气荚膜杆菌等。病原体侵入肠道后，一般仅在肠腔内繁殖，黏附在肠上皮细胞刷状缘，不入侵肠黏膜。细菌在肠腔中释放两种肠毒素，一种为不耐热肠毒素，与小肠细胞膜上的受体结合后激活腺苷酸环化酶，使三磷腺苷（ATP）转变为环磷酸腺苷（cAMP），cAMP 增多后即抑制小肠绒毛上皮细胞吸收 Na^+、Cl^- 和水，并促进肠腺分泌 Cl^-；另一种为耐热肠毒素，通过激活鸟苷酸环化酶，使三磷酸鸟苷（GTP）转变为环磷酸鸟苷

（cGMP），cGMP 增多后亦使肠上皮细胞减少对 Na^+ 和水的吸收，促进 Cl^- 分泌。两者均使小肠液总量增多，超过结肠的吸收限度而发生腹泻，排出大量无脓血的水样便，导致患儿脱水和电解质紊乱。

②侵袭性肠炎：各种侵袭性细菌感染可引起渗出性腹泻，如志贺菌属、沙门菌属、侵袭性大肠杆菌、空肠弯曲菌、耶尔森菌和金黄色葡萄球菌等，均可直接侵袭小肠或结肠肠壁，使黏膜充血、水肿，炎症细胞浸润引起渗出和溃疡等病变。患儿排出大量白细胞和红细胞的菌痢样粪便；结肠由于炎症病变不能充分吸收来自小肠的液体，且某些致病菌还会产生肠毒素，故亦可发生水泻。

（2）非感染性腹泻 主要由饮食不当引起，当饮食过量或食物成分不当时，消化过程发生障碍，食物不能被充分消化和吸收而积滞于小肠上部，使肠腔内酸度降低，有利于肠道下部的细菌上移和繁殖，使食物发酵和腐败（即所谓内源性感染），使消化功能更为紊乱。分解产生的短链有机酸使肠腔内渗透压增高（渗透性腹泻），并协同腐败性毒性产物刺激肠壁使肠蠕动增加导致腹泻、脱水和电解质紊乱。

二、临床表现

（一）腹泻的共同临床表现

1. 胃肠道症状

大便次数增多，每日数次至数十次，多为黄色水样或蛋花样大便，含有少量黏液，少数患儿也可有少量血便。食欲低下，常有呕吐，严重者可吐咖啡色液体。

2. 重型腹泻

表现除较重的胃肠道症状外，常有较明显的脱水、电解质紊乱和全身中毒症状。

（1）脱水 由于吐泻丢失体液和摄入量不足，使体液总量尤其是细胞外液量减少，导致不同程度脱水。患儿表现皮肤黏膜干燥，弹性下降，眼窝、囟门凹陷，尿少、泪少，甚则出现四肢发凉等末梢循环改变。由于腹泻患儿丧失的水和电解质的比例不尽相同，可造成等渗、低渗、

高渗性脱水，以前两者多见。

（2）代谢性酸中毒 发生的原因有吐泻丢失大量碱性物质；进食量少，热卡不足，肠吸收不良，机体得不到正常能量供应导致脂肪分解增加，产生大量酮体；脱水时血容量减少，血液浓缩，血流缓慢，组织缺氧致乳酸堆积；脱水使肾血流量亦不足，其排酸、保钠功能低下使酸性代谢产物滞留体内。患儿可出现精神不振，口唇樱红，呼吸深大等症状，但小婴儿症状很不典型。

（3）低钾血症 胃肠液中含钾较多，吐泻导致大量钾盐丢失；进食少，摄入钾不足等均可致体内缺钾。但脱水酸中毒时钾由细胞内转移到细胞外，血清钾大多正常。当脱水酸中毒被纠正，排尿后钾排出增加、大便继续失钾以及输入葡萄糖消耗钾等因素使血钾迅速下降，随即出现不同程度的缺钾症状。表现为精神不振、无力、腹胀、心律不齐等。

（4）低钙和低镁血症 腹泻患儿进食少，吸收不良，从大便丢失钙、镁，可使体内钙、镁减少，活动性佝偻病和营养不良患儿更多见，脱水、酸中毒纠正后易出现低钙症状（手足搐搦和惊厥）；极少数久泻和营养不良患儿输液后出现震颤、抽搐，用钙治疗无效时应考虑低镁血症的可能。

（二）几种常见类型肠炎的临床特点

1. 轮状病毒肠炎

轮状病毒是秋、冬季小儿腹泻最常见的病原，故轮状病毒肠炎又称秋季腹泻。呈散发或小流行，经粪-口传播，也可以气溶胶形式经呼吸道感染而致病。潜伏期1~3天，多发生在6~24个月的婴儿。起病急，常伴发热和上呼吸道感染症状，病初即有呕吐，常先于腹泻；大便次数多，量多，水分多，黄色水样便或蛋花样便带少量黏液，无腥臭味，常并发脱水、酸中毒及电解质紊乱。大便镜检有少量白细胞。感染后1~3天即有大量病毒自大便中排出，最长可达6天。血清抗体一般在感染后3周上升。病毒较难分离，有条件可直接用电镜或免疫电镜检测病毒，或用大便乳胶凝集试验检测病毒抗原，或PCR及核酸探针技术检测病毒基因。本病为自限性疾病，病程3~8天，少数病程较长。

2. 产毒性细菌引起的肠炎

潜伏期1~2天，起病较急。轻症仅大便次数稍增，性状轻微改变；重症腹泻频繁，量多，呈水样或蛋花样，混有黏液，伴呕吐，常发生脱水、电解质和酸碱平衡紊乱。镜检无白细胞，本病为自限性疾病，病程3~7天，亦可较长。

3. 侵袭性细菌引起的肠炎

常见的侵袭性细菌有侵袭性大肠杆菌、空肠弯曲菌、耶尔森菌、鼠伤寒杆菌等。潜伏期长短不一。起病急，腹泻频繁，大便呈黏冻状，带脓血。常伴恶心、呕吐、高热、腹痛和里急后重。可出现严重的中毒症状，如高热、意识改变，甚至出现休克。大便镜检有大量白细胞和数量不等的红细胞，大便细菌培养可找到相应的致病菌。

4. 出血性大肠杆菌肠炎

大便次数增多，开始为黄色水样便，后转为血水便，有特殊臭味；大便镜检有大量红细胞，常无白细胞。临床常伴腹痛。个别病例可伴发溶血性尿毒综合征和血小板减少性紫癜。

5. 抗生素诱发的肠炎

长期应用广谱抗生素可使肠道菌群失调，肠道内耐药的金黄色葡萄球菌、绿脓杆菌、变形杆菌、某些梭状芽孢杆菌和白色念珠菌大量繁殖而引起肠炎。多见于营养不良、免疫功能低下，或长期应用肾上腺皮质激素患儿，婴幼儿病情多较重。金黄色葡萄球菌肠炎的典型大便为暗绿色，量多带黏液，少数为血便。大便镜检有大量脓细胞和成簇的革兰阳性球菌，培养有葡萄球菌生长，凝固酶阳性。真菌性肠炎多为白色念珠菌所致，大便次数增多，黄色稀便，泡沫较多，带黏液，有时可见豆腐渣样细块（菌落）。大便镜检有真菌孢子和菌丝。

三、实验室及其他检查

1. 大便常规检查

大便显微镜检查，注意有无脓细胞、白细胞、红细胞及吞噬细胞，有无虫卵、寄生虫、真菌孢子和菌丝。

2. 血常规检查

病毒性肠炎白细胞总数一般不增高，细菌性肠炎白细胞总数可增高或不增高，50% 以上的患儿有杆状核增高，杆状核 >10%，有助于细菌感染的诊断。

3. 大便培养

对确定腹泻病原有重要意义，一次粪便培养阳性率较低，需多次培养，新鲜标本立即培养可提高阳性检出率。

4. 大便乳胶凝集实验

对某些病毒性肠炎有诊断价值，如轮状病毒、肠道腺病毒等，有较好敏感性和特异性，对空肠弯曲菌肠炎的诊断有帮助。

5. 血生化检查

对腹泻较重的患儿，应及时检查 pH、二氧化碳结合力、碳酸氢根、血钠、血钾、血氯、血渗透压等，对诊断及治疗有重要意义。

6. 其他

对迁延性和慢性腹泻者，必要时做乳糖、蔗糖或葡萄糖耐量试验等。

四、诊断与鉴别诊断

1. 诊断要点

根据发病季节、病史（包括喂养史和流行病学资料）、临床表现和大便性状易于做出临床诊断。必须判定有无脱水（程度和性质）、电解质紊乱和酸碱失衡；同时注意寻找病因，一般大便无或偶见少量白细胞者，为侵袭性细菌以外的病因（如病毒、非侵袭性细菌、寄生虫等肠道内、外感染或喂养不当）引起的腹泻，多为水泻，有时伴脱水症状；大便有较多白细胞者，常由各种侵袭性细菌感染所致。

2. 鉴别诊断

（1）生理性腹泻　多见于 6 个月以内婴儿，外观虚胖，常有湿疹，生后不久即出现腹泻，除大便次数增多外，无其他症状，食欲好，不影响生长发育。近年来发现此类腹泻可为乳糖不耐受的一种特殊类型，添加辅食后，大便即转为正常。

（2）导致小肠消化吸收功能障碍的各种疾病　如乳糖酶缺乏、葡萄糖-半乳糖吸收不良、失

氯性腹泻、原发性胆酸吸收不良、过敏性腹泻等，可根据各病特点进行鉴别。

（3）细菌性痢疾　常有流行病学接触史，便次多，量少，脓血便伴里急后重，大便镜检有较多脓细胞、红细胞和吞噬细胞，大便细菌培养有痢疾杆菌生长可确诊。

（4）坏死性肠炎　中毒症状较严重，腹痛，腹胀，频繁呕吐，高热，大便糊状呈暗红色，渐出现典型的赤豆汤样血便，常伴休克，腹部 X 线摄片呈小肠局限性充气扩张，肠间隙增宽，肠壁积气等。

五、治疗

（一）饮食疗法

腹泻时应注意进行饮食调整，减轻胃肠道负担，但是由于肠黏膜的修复及蛋白丢失导致机体对蛋白质需求增加，故控制饮食应适当，以保证机体生理的需要量，补充疾病消耗，利于疾病的恢复。母乳喂养的患儿可继续母乳喂养；混合喂养或人工喂养的患儿，用稀释牛奶或奶制品喂养，逐渐恢复正常饮食；儿童则采用半流质易消化饮食，然后恢复正常饮食。有严重呕吐者可暂时禁食 4～6 小时，但不禁水，待病情好转，再由少到多，由稀到稠逐渐恢复正常饮食；病毒性肠炎多有继发性双糖酶缺乏，可采用去乳糖饮食，如用去乳糖配方奶粉或去乳糖豆奶粉。有些患儿在应用无双糖饮食后腹泻仍不改善，需要考虑蛋白过敏引起的过敏性腹泻，改用其他种类饮食。腹泻停止后，继续给予营养丰富的饮食，并每日加餐一次，共两周。

（二）液体疗法

主要是纠正水、电解质紊乱及酸碱失衡。脱水往往是急性腹泻死亡的主要原因，合理的液体疗法是降低病死率的关键。治疗小儿腹泻常用的液体疗法有口服补液法和静脉补液法。

1. 口服补液

世界卫生组织推荐的口服补液盐（ORS）可用于预防和纠正腹泻轻、中度脱水而无明显周围循环障碍者。轻度脱水 50～80mL/kg，中度脱水 80～100mL/kg，少量频服，8～12 小时将累积损

失量补足。脱水纠正后维持补液，将 ORS 液加等量水稀释使用。新生儿和有明显呕吐、腹胀、休克、心肾功能不全或其他严重并发症的患儿，不宜采用口服补液。使用过程中如发现眼睑浮肿可改白开水口服。

2. 静脉补液

适用于中度以上脱水，病情重、呕吐腹泻剧烈或腹胀患儿。静脉补液首先要根据脱水的程度和性质制定"三定"，即定量（输液总量）、定性（溶液种类）、定速（输液速度），然后根据患儿具体病情适当调整方案。

第 1 天补液

（1）定量　包括补充累积损失、生理需要及继续损失的液体总量。根据脱水的程度确定，轻度脱水时 90 ～ 120mL/kg，中度脱水时 120 ～ 150mL/kg，重度脱水时 150 ～ 180mL/kg。对少数营养不良，肺、心、肾功能不全的患儿应根据具体病情再作详细计算。

（2）定性　溶液中电解质溶液与非电解质溶液的比例应根据脱水的性质而定。等渗性脱水用 1/2 张含钠液，低渗性脱水用 2/3 张含钠液，高渗性脱水用 1/3 张含钠液。如临床判断脱水性质有困难，可先按等渗脱水处理。

（3）定速　输液的速度主要取决于脱水的程度和继续损失的量和速度。原则上是先快后慢，有重度脱水或有休克表现需尽快补充血容量，可用等渗含钠液 20mL/kg，在 30 ～ 60 分钟内快速输入。累积损失量（扣除扩容液量）应在 8 ～ 12 小时补完，每小时 8 ～ 10mL/kg；在脱水基本纠正后，补充继续损失量和生理需要量时速度宜减慢，于 12 ～ 16 小时内补完，约每小时 5mL/kg；若吐泻缓解，可酌情减少补液量或改为口服补液。

（4）纠正酸中毒　治疗重点应是纠正引起代谢性酸中毒的原发病及尽早恢复肾循环和肾功能。轻度酸中毒能随脱水的改善而得到纠正，不需另给碱性药物。对重度酸中毒可根据临床症状结合血气测定结果用 1.4% 碳酸氢钠进行纠正。

（5）钾的补充　低钾的纠正一般可按 10% 氯化钾每日 1 ～ 3mL/kg 计算，浓度一般不超过 0.3%（新生儿常用 0.15% ～ 0.2%）。每日静脉

滴入的总量不应少于 8 小时，切忌将钾盐静脉直接推注。因细胞内钾浓度恢复正常要有一个过程，一般静脉补钾要持续 4 ～ 6 天。患儿能口服或缺钾不严重时，可用口服方法，剂量同静脉注射。患儿若能恢复原来饮食的半量时，即可考虑停止钾的补充。一般情况下，补钾的原则是见尿补钾，因为无尿时补钾则钾潴留在体内，有引起高钾可能。

（6）其他电解质的补充　在补液过程中，如出现手足搐搦（尤多见于营养不良、佝偻病患儿），可由静脉缓慢推入 10% 葡萄糖酸钙 5 ～ 10mL（用等量葡萄糖溶液稀释）。如用钙剂后搐搦不见缓解反而加重，考虑低镁的可能，或经血镁测定证实时，可给 25% 硫酸镁，每次 0.1mg/kg，每日 2 ～ 3 次，深部肌肉注射，症状消失后停用。

第 2 天及以后的补液量

根据继续损失和生理需要量补充。病情明显缓解者，可改为口服补液。若腹泻仍频繁或呕吐者，应继续采用静脉补液。生理需要量则按每日 60 ～ 80mL/kg 计算，用 1/3 张含钠液补充，能口服则减量；继续损失的补充原则为丢失多少补多少，一般给 1/3 ～ 1/2 张含钠液；同时仍需注意继续补钾和纠正酸中毒。

3. 药物治疗

（1）控制感染　病毒性及非侵袭性细菌所致，一般不用抗生素，应合理使用液体疗法，选用微生态制剂和黏膜保护剂。但对重症患儿、新生儿、小婴儿和免疫功能低下的患儿应选用抗生素。根据大便培养和药敏试验结果进行调整。黏液、脓血便患者多为侵袭性细菌感染，针对病原选用第三代头孢菌素类、氨基糖苷类抗生素。婴幼儿选用氨基苷类和其他有明显副作用的药物时应慎重。

（2）微生态疗法　长期腹泻者大多与肠道功能及肠道菌群失调有关，故切忌滥用抗生素，可用微生态疗法。微生态制剂有助于恢复肠道正常菌群的生态平衡，抑制病原菌的定植和侵袭，有利于控制腹泻。常用的有双歧杆菌、嗜乳酸杆菌、粪链球杆菌、需氧芽孢杆菌等菌制剂。如肠道菌群严重紊乱，应选用 2 种以上的菌制剂进行

治疗。

（3）肠黏膜保护剂 与肠道黏液蛋白相互作用可增强其屏障功能，同时能吸附病原体和毒素，阻止病原微生物的攻击，维持肠细胞的吸收和分泌功能，如蒙脱石粉。

（4）补锌治疗 世界卫生组织（WHO）/联合国儿童基金会建议，对于急性腹泻患儿，应每日给予元素锌20mg（>6个月的患儿），6个月以下婴儿每日10mg，疗程10～14天。

注意避免用止泻剂，由于它具有抑制胃肠动力的作用，从而增加细菌繁殖和毒素吸收，感染性腹泻应用时很危险。

4. 迁延性和慢性腹泻的治疗

主要是积极寻找病程迁延的原因，针对病因治疗；同时施以液体疗法、营养治疗和药物疗法。

（1）液体疗法 预防和治疗脱水，纠正电解质紊乱，调节酸碱平衡。

（2）营养治疗 此类患儿多有营养障碍，因此继续饮食是十分必要的。应继续母乳喂养；人工喂养者应调整饮食，6个月以下小儿，用牛奶加等量米汤或水稀释，或用酸奶，也可用奶–谷类混合物，每日喂6次，以保证足够的热量；6个月以上的可用已习惯的日常饮食，应由少到多，由稀到稠；双糖不耐受患儿宜采用去双糖饮食，如豆浆或去乳糖配方奶粉。少数严重病例不能耐受口服营养物质，可采用静脉营养。

（3）药物疗法 抗生素应慎用，仅用于分离出特异病原的患儿，并要依据药物敏感试验结果选用。注意补充微量元素与维生素，同时给予微生态疗法和肠黏膜保护剂。

六、预防与调护

1. 预防

（1）注意饮食卫生。食品应新鲜、清洁，不吃变质食品，不暴饮暴食。饭前、便后要洗手，餐具要卫生。

（2）注意科学喂养。提倡母乳喂养，不宜在夏季及小儿有病时断奶，遵守添加辅食的原则。

（3）加强户外活动，注意气候变化，防止感受外邪，避免腹部受凉。

2. 调护

（1）适当控制饮食，减轻胃肠负担。对吐泻严重患儿暂时禁食，以后随着病情好转，逐渐增加饮食量。忌食油腻、生冷及不易消化的食物。

（2）保持皮肤清洁干燥，勤换尿布。每次大便后，要用温水清洗臀部，肛周涂以消毒过的植物油，扑上爽身粉，预防上行性尿道感染和尿布皮炎。

（3）密切观察病情变化。包括呕吐及大便的次数、大便量和性质以及尿量等，及早发现泄泻变证。

第三十八节 水 痘

水痘由水痘–带状疱疹病毒引起的小儿常见急性传染病，临床特征为发热，皮肤黏膜分批出现瘙痒性斑、丘、疱疹及结痂，且上述各期皮疹可同时存在。

全年均可发生，以冬春季节多见，多为散发性，但偏僻地区偶可暴发，城市可每2～3年发生周期性流行。发病年龄6～9岁多见。水痘患者为其主要传染源，通过空气飞沫或接触病人疱疹内的疱浆可传播，人群对水痘普遍易感。感染水痘后可获得持久的免疫力，但以后可以发生带状疱疹。水痘的潜伏期为10～21天，结痂后病毒消失，故传染期自发疹前24小时至病损结痂约10天。

一、病因与发病机制

1. 病因

水痘的病原为水痘–带状疱疹病毒（VZV）。水痘和带状疱疹是同一病毒所致两种不同的临床病症。VZV只有一个血清型，在体外抵抗力弱，不耐酸，不耐高热，对乙醚敏感，在痂皮中不能存活，但在疱液中–65℃可长期存活。人是该病毒唯一已知自然宿主。

2. 发病机制

病毒经眼结合膜或上呼吸道侵入人体，在局部皮肤、黏膜细胞及淋巴结内复制，然后进入血液，产生第一次毒血症；并在单核–巨噬细胞系统内增殖后再次释放入血,形成第二次病毒血症,病毒散布全身各组织器官,引起病变。临床上水痘皮疹分批出现与病毒间歇性播散有关。发病后 2 ~ 5 天特异性抗体出现,病毒血症消失,症状随之好转。

二、临床表现

1. 典型水痘

潜伏期 10 ~ 20 天,平均 14 天。临床上可分为前驱期和出疹期。前驱期可无症状或仅有轻微症状,可见低热或中等程度发热、头痛、全身不适、乏力、食欲减退、咽痛、咳嗽等,持续 1 ~ 2 天即迅速进入出疹期。

皮疹特点:

(1)初为红斑疹,数小时后变为深红色丘疹,再经数小时发展为疱疹。位置表浅,形似露珠水滴,椭圆形,3 ~ 5mm 大小,壁薄易破,周围有红晕。疱液初透明,数小时后变为混浊,若继发化脓性感染则成脓疱,常因瘙痒使患者烦躁不安。

(2)皮疹呈向心分布,先出现于头面、躯干,继为四肢,四肢远端、手掌及足底均较少。部分患者鼻、咽、口腔、结膜和外阴等处黏膜可发疹,黏膜疹易破,形成溃疡而疼痛。

(3)水痘皮疹先后分批陆续出现,每批历时 1 ~ 6 天,皮疹数目为数个至数百个不等。同一时期常可见斑、丘、疱疹和结痂同时存在。

(4)疱疹持续 2 ~ 3 天后从中心开始干枯结痂,再经 1 周痂皮脱落,一般不留疤痕,若继发感染则脱痂时间延长,甚至可能留有瘢痕。

2. 重症水痘

免疫功能低下者易形成播散性水痘,表现为高热及全身中毒症状重,皮疹多而密集,易融合成大疱型或呈出血性,或伴有血小板减少而发生暴发性紫癜。此外,重症水痘还可出现水痘肺炎、水痘脑炎、横贯性脊髓炎、水痘肝炎、心肌炎及肾炎等并发症。若多脏器受病毒侵犯,病死率极高。

3. 先天性水痘

妊娠早期感染水痘可能引起胎儿先天畸形(如肢体萎缩、头小畸形、白内障等);若发生水痘后数天分娩亦可发生新生儿水痘。该型水痘易发生弥漫性水痘感染,呈出血性,并累及肺和肝,病死率高。

三、实验室及其他检查

1. 血常规检查

白细胞总数正常或稍低。

2. 疱疹刮片

刮取新鲜疱疹基底组织涂片,瑞氏染色见多核巨细胞,苏木素 – 伊红染色可见细胞核内包涵体。

3. 病毒分离

将疱疹液直接接种于人胚纤维母细胞,分离出病毒再作鉴定,仅用于非典型病例。

4. 血清学检测

检测水痘病毒特异性 IgM 抗体或双份血清特异性 IgG 抗体 4 倍以上升高可协助诊断。

四、诊断与鉴别诊断

1. 诊断要点

典型水痘根据流行病学资料、临床表现,尤其皮疹形态、分布特点,不难做出诊断。非典型病例需靠实验室检测进行确诊。

2. 鉴别诊断

(1)丘疹样荨麻疹 本病多见于婴幼儿,系皮肤过敏性疾病,皮疹多见于四肢,可分批出现,为红色丘疹,顶端有小水痘,壁较坚实,痒感显著,周围无红晕,不结痂。

(2)手足口病 本病皮疹多以疱疹为主,疱疹出现的部位以口腔、臀部、手掌、足底为主,疱疹分布以离心性为主。

五、治疗

(一)对症治疗

皮肤瘙痒可局部应用炉甘石洗剂。

(二)抗病毒治疗

对重症或有并发症或免疫功能受损的患者应及早使用抗病毒药。首选阿昔洛韦(无环鸟苷,ACV)每次 10mg/kg 静脉滴注,每 8 小时一次,疗程 7 ~ 10 天。一般应在皮疹出现后 24 小时内开始应用。此外，早期应用 α – 干扰素可促进疾病恢复。

继发皮肤细菌感染时加用抗菌药物。糖皮质激素对水痘病程有不利影响，可导致病毒播散，应禁用。

六、预防与调护

1. 预防

（1）控制传染源。一般水痘患者应在家隔离治疗至疱疹全部结痂；消毒病人呼吸道分泌物和被污染的用品；托幼机构宜用紫外线消毒；带状疱疹患者不必隔离，但应避免与易感儿及孕妇接触。

（2）进行水痘减毒活疫苗的接种有较好预防效果。

（3）在72小时之内用水痘 – 带状疱疹免疫球蛋白肌肉注射进行被动免疫。主要适用于有细胞免疫缺陷者、免疫抑制剂治疗者、患有严重疾病者（如白血病、淋巴瘤及其他恶性肿瘤等）或易感孕妇及体弱者，亦可用于控制、预防医院内水痘暴发流行。

2. 调护

（1）水痘急性期应卧床休息，注意水分和营养的补充，不宜吃辛辣、肥腻的食物。

（2）应避免因抓伤而继发细菌感染。为了防止患儿搔抓皮疹发生皮肤感染，要剪短小儿指甲，同时还要保持衣被的清洁。

附　中医执业助理医师资格（具有规定学历）实践技能考试大纲

（2016 年版）

一、医患沟通

二、临床诊疗思维能力

（一）依据四诊内容进行辨证论治

（二）病证诊断

（三）确立治法

（四）选方与用药

（五）预防与调护

三、中医技术操作技能

（一）中医四诊

（二）针灸常用腧穴

1. 尺泽	21. 内庭
2. 孔最	22. 公孙
3. 列缺	23. 三阴交
4. 鱼际	24. 地机
5. 少商	25. 阴陵泉
6. 商阳	26. 血海
7. 合谷	27. 通里
8. 手三里	28. 神门
9. 曲池	29. 后溪
10. 肩髃	30. 天宗
11. 迎香	31. 听宫
12. 地仓	32. 攒竹
13. 下关	33. 天柱
14. 头维	34. 肺俞
15. 天枢	35. 膈俞
16. 梁丘	36. 胃俞
17. 犊鼻	37. 肾俞
18. 足三里	38. 大肠俞
19. 条口	39. 次髎
20. 丰隆	40. 委中

41. 秩边
42. 承山
43. 昆仑
44. 申脉
45. 至阴
46. 涌泉
47. 太溪
48. 照海
49. 内关
50. 大陵
51. 中冲
52. 外关
53. 支沟
54. 翳风
55. 风池
56. 肩井
57. 环跳
58. 阳陵泉
59. 悬钟
60. 行间

61. 太冲
62. 期门
63. 腰阳关
64. 命门
65. 大椎
66. 百会
67. 神庭
68. 水沟
69. 印堂
70. 中极
71. 关元
72. 气海
73. 神阙
74. 中脘
75. 膻中
76. 四神聪
77. 太阳
78. 定喘
79. 夹脊
80. 十宣

（三）针灸技术

1. 毫针法
2. 艾灸法
3. 拔罐法
4. 其他针法
（1）三棱针法
（2）皮肤针法
5. 针灸异常情况处理
（1）晕针
（2）滞针
（3）弯针
（4）断针
（5）血肿

（6）皮肤灼伤及起泡
6. 常见急症的针灸治疗
（1）偏头痛
（2）落枕
（3）中风
（4）呕吐
（5）痛经
（6）扭伤
（7）牙痛
（8）晕厥
（9）虚脱
（10）抽搐

（四）推拿技术

1. 滚法
2. 揉法
3. 按法
4. 推法

5. 拿法
6. 抖法
7. 捏脊法

四、西医临床技能

（一）体格检查

1. 全身状态检查（生命体征、发育、体型、营养状态、意识状态、面容、体位、步态）

2. 皮肤检查

3. 浅表淋巴结检查

4. 眼检查（眼睑、结膜、巩膜、瞳孔大小、对光反射）

5. 口腔检查（咽部、扁桃体）

6. 鼻窦检查

7. 颈部检查（血管、甲状腺、气管）

8. 胸廓、胸壁与乳房检查

9. 肺和胸膜检查

（1）视诊（呼吸运动、呼吸频率、呼吸节律、呼吸深度）

（2）触诊（胸廓扩张度、语音震颤、胸膜摩擦感）

（3）叩诊（叩诊方法、肺界叩诊）

（4）听诊（听诊方法、呼吸音、啰音、胸膜摩擦音）

10. 心脏检查

（1）视诊（心前区隆起、心尖搏动）

（2）触诊（心尖搏动、震颤）

（3）叩诊（心界）

（4）听诊（心脏瓣膜听诊区、心率、心律、心音、心脏杂音、心包摩擦音）

11. 外周血管检查

（1）脉搏（脉率、脉律）

（2）周围血管征

12. 腹部检查

（1）视诊（腹外形、腹部静脉、胃肠型和蠕动波）

（2）触诊（腹壁紧张度、压痛及反跳痛、腹部包块、肝脾触诊、墨菲征、液波震颤）

（3）叩诊（腹部叩诊音、肝浊音界、移动性浊音、肾区叩击痛）

（4）听诊（肠鸣音、振水音）

13. 脊柱、四肢检查

（1）脊柱检查（弯曲度、活动度、压痛与叩击痛）

（2）四肢关节

14. 神经系统检查

（1）肌力、肌张力

（2）神经反射（浅反射、深反射、病理反射）

（3）脑膜刺激征

（4）拉塞格征

（二）基本操作

1. 外科洗手

2. 戴无菌手套

3. 手术区消毒

4. 穿脱隔离衣

5. 开放性创口的常用止血法

6. 伤口换药

7. 脊柱损伤的搬运

8. 长骨骨折简易固定

9. 心肺复苏术

10. 简易呼吸器的使用

（三）辅助检查

1. 心电图

（1）正常心电图

（2）典型心肌梗死

（3）心肌缺血

（4）期前收缩

（5）阵发性室上性心动过速

（6）心房颤动

（7）心室颤动

2. X线片

（1）正常胸部正位片

（2）肺气肿

（3）气胸

（4）胸腔积液

（5）急性胃肠穿孔

（6）长骨骨折

3. 实验室检查

（1）血液一般检查

（2）尿液检查

（3）粪便检查

（4）肝功能（血清蛋白、丙氨酸氨基转移酶、天门冬氨酸氨基转移酶、γ-谷氨酰转移酶、胆红素）

（5）乙型肝炎病毒标志物

（6）肾功能（尿素氮、肌酐、尿酸）

（7）血糖、糖化血红蛋白

（8）血清总胆固醇、甘油三酯、高密度脂蛋白胆固醇、低密度脂蛋白胆固醇

（9）血清钾、钠、氯

（10）淀粉酶

（11）心肌酶

（12）抗链球菌溶血素"O"

（13）甲胎蛋白

（14）类风湿因子

（15）漏出液、渗出液

五、中医常见病

1. 感冒

2. 咳嗽

3. 哮病

4. 喘证

5. 肺痨

6. 心悸

7. 胸痹

8. 不寐

9. 痫病

10. 胃痛

11. 呕吐

12. 腹痛

13. 泄泻

14. 痢疾

15. 便秘

16. 胁痛

17. 黄疸

18. 头痛

19. 眩晕

20. 中风

21. 水肿

22. 淋证

23. 阳痿

24. 郁证

25. 血证

26. 消渴

27. 内伤发热

28. 虚劳

29. 痹证

30. 痉证

31. 痿证

32. 腰痛

33. 乳癖

34. 湿疮

35. 痔

36. 肠痈

37. 崩漏

38. 痛经

39. 绝经前后诸证

40. 带下病

41. 胎漏、胎动不安

42. 肺炎喘嗽

43. 小儿泄泻

44. 厌食症

45. 水痘

46. 肩关节脱位

47. 颈椎病

48. 腰椎间盘突出症

六、西医常见病

1. 急性上呼吸道感染

2. 慢性阻塞性肺疾病

3. 慢性肺源性心脏病

4. 支气管哮喘

5. 肺炎

6. 肺结核

7. 慢性呼吸衰竭

8. 心力衰竭

9. 心律失常

（1）过早搏动

（2）心房颤动

10. 高血压病

11. 冠状动脉粥样硬化性心脏病

12. 病毒性心肌炎

13. 胃炎

14. 消化性溃疡

15. 肝硬化

16. 急性胰腺炎

17. 肾小球肾炎

18. 尿路感染

19. 慢性肾衰竭

20. 缺铁性贫血

21. 再生障碍性贫血

22. 甲状腺功能亢进症

23. 糖尿病

24. 痛风

25. 类风湿关节炎

26. 脑梗死

27. 脑出血

28. 病毒性肝炎

29. 乳腺增生病

30. 急性阑尾炎

31. 胆石症

32. 功能失调性子宫出血

33. 盆腔炎性疾病

34. 自然流产

35. 异位妊娠

36. 小儿肺炎

37. 小儿腹泻

38. 水痘

39. 肩关节脱位

40. 颈椎病

41. 腰椎间盘突出症